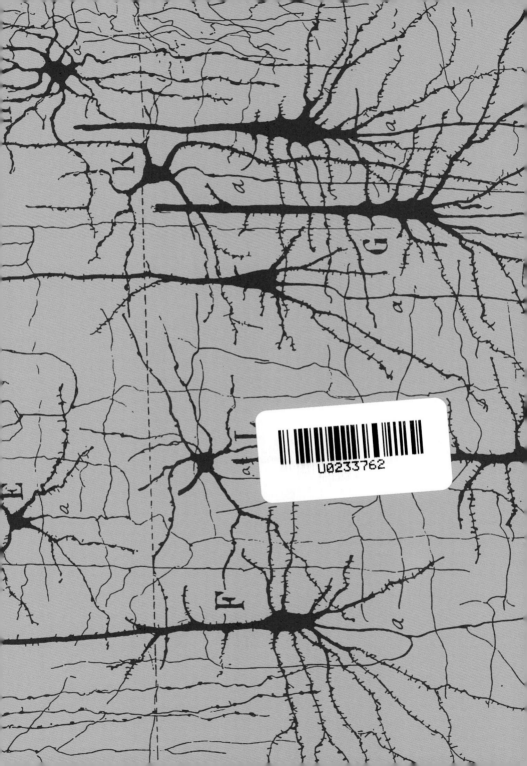

THINKr
新思

新 一 代 人 的 思 想

by Matthew Cobb

# 大脑传

# THE IDEA
## OF
## THE BRAIN
### A HISTORY

[英] 马修·科布———著

张 今———译

中信出版集团 | 北京

图书在版编目（CIP）数据

大脑传 /（英）马修·科布著；张今译 . -- 北京：
中信出版社，2022.3（2024.11 重印）
　书名原文：The Idea of the Brain: A History
　ISBN 978-7-5217-3890-2

　Ⅰ . ①大… Ⅱ . ①马… ②张… Ⅲ . ①大脑－普及读
物 Ⅳ . ① R338.2-49

中国版本图书馆 CIP 数据核字（2021）第 278523 号

大脑传
著　　者：[ 英 ] 马修·科布
译　　者：张今
出版发行：中信出版集团股份有限公司
　　　　　（北京市朝阳区东三环北路 27 号嘉铭中心　邮编　100020）
承 印 者：河北鹏润印刷有限公司

开本：880mm×1230mm　1/32　　　印张：19
插页：4　　　　　　　　　　　　字数：395 千字
版次：2022 年 3 月第 1 版　　　　印次：2024 年 11 月第 9 次印刷
京权图字：01–2021–2817　　　　　书号：ISBN 978–7–5217–3890–2
定价：128.00 元

谨以此书纪念谢菲尔德大学心理学教授凯文·康诺利（1937—2015），是他让我走上了这条道路。

脑确实是一台机器，我们是如何破解其他机器的玄机的，就应该如何去破解脑的玄机，而不能指望使用别的方法。因此，在探索脑的奥秘时，我们应该把探索其他机器的方法照搬到脑上来。我的意思是，要把脑一部分一部分地拆解下来，看一看每一部分各自能做什么，合在一起又能做什么。

——尼古拉斯·斯丹诺（Nicolaus Steno）

《论脑》（*On the Brain*），1669 年

# 推荐与赞誉

这是我一生中出版界出版的所有关于脑的图书里最好的那一本。

理查德·C.阿特金森

美国五院院士（会士）

加州大学系统荣休校长

美国科学促进会前主席

美国国家科学基金会前主席

对人类探索脑如何发挥作用的浩瀚历史做了精湛的考察，其范围之广、程度之细、见识之深令人叹服。

迈克尔·加扎尼加

美国科学院院士

美国医学院院士

美国文理科学院院士

加州大学圣塔芭芭拉分校教授

思想深邃、发人深省，真希望我能写出一本这样的书。在很长的一段时间里我都会一直思考这本书中的内容，其中一些将是未来脑研究的起点。

玛丽娜·皮乔托

耶鲁大学教授

美国医学院院士

美国科学促进会会士

《神经科学杂志》总编

这是一本学术性和奇妙性兼具的有趣指南，介绍了推动人类对脑认识的科学进展，以及取得这些进展的非凡人物。

克里斯·弗里斯

伦敦大学学院教授

英国皇家学会会士

英国国家学术院院士

美国科学促进会会士

一部智识的力作，出色地展示了历史方法往往是解释科学难题的最佳方式。

亨利·马什

神经外科医师、英国皇家外科学院院士

这是一部有趣而又引人思考的科普著作。它用有创意的手法描述了人类对大脑认识的历史，不仅展示了人类是如何一步一步理解自己的大脑是如何工作的，还启发了我们未来该如何做脑研究。作者不仅知识渊博，而且对大脑的工作机制有着自己独到的见解，并常常迸发出一些闪光的思想。

鲁白

神经科学家、清华大学药学院教授

一本精彩绝伦的科普书，描绘了西方科学界认识大脑的历程。作为一个演化了五亿多年的器官，脑的复杂程度超乎想象，就像一个内在的小宇宙。对脑的探索与对宇宙的探索一样震撼人心。人类素有用已知"隐喻"未知的习惯，"脑是机器"就是一个例子。在历经液压动力、发条装置、电报网络、电话交换机和当前的计算机后，这个"机器"隐喻已近强弩之末，下一步该向何处去？这本书教诲我们，科学中最重要的五个字是"我们不知道"。由未知生发出的想象力、创造力和实证能力，在我看来，正是人类大脑的卓绝之处。

马凌

复旦大学新闻学院教授

博士生导师、书评人

一部雄心勃勃的思想史。

《自然》杂志

科布的博学和引人入胜的写作风格带我们踏上了一段迷人的旅程。

《科学》杂志

如果你对神经科学一无所知，并且希望快速了解这门科学，不妨试试这本精彩的书。

《科学美国人》

# 目　录

# 导读暨推荐序（I）

如果你想只读一本书来了解脑科学的过去与现状，这本书大概是不二之选。

从"大脑传"这个中文书名看，这是一部大脑研究的历史。书的第一部分"过去"的确如此，它大致以年代为序介绍了从史前时代到 1950 年的大脑认知史。这个部分的介绍简明扼要，作者马修·科布对某些历史争论所做的评论也颇为中肯。不过，作者特地说明，他更关注的不是大脑研究的历史而是人们看待大脑的基本观念，书的英文原名"The Idea of the Brain"也提示出这一点。

从基本观念的层面上看，"过去"这一部分很大程度上是以精神−物质关系这一古老问题为主线展开论述的。围绕这一基本问题，一种观点认为精神或心智是物质的产物；另一种观点则主张物质不能或不足以产生精神，精神另有来源，例如直接来自上帝。现代主流观点当然认为后者错误，前者正确。不过，"产物"

这个提法其实很不妥当。包括达尔文在内的很多论者都把"物质产生精神"类比于肝脏产生胆汁。这明显犯了"范畴错误"。心智不是肝脏、胆汁那样的物质，如果要用抽象的概念来表述，我会说心智是物质的一种特殊活动——以意义为指归的活动。心智当然有其物质基础，但"一切都有其物质基础"这样的命题十分笼统，它拒斥精神的完全独立性，包括拒斥二元论，此外也没有表达出更多的什么内容。这种笼统的唯物主义现在通常以物理主义的形式出现，更为具体地主张万事万物都可以由广义的物理学来研究和澄清，或者可以还原到广义的物理学来研究和澄清。说到大脑研究，坊间流行的说法是"大脑产生心智"。这话如果说的是心智和意识离不开大脑——或者离不开神经系统——那可以接受，但也颇为无趣。可是如果由此主张我们能够通过研究大脑来充分了解心智世界，这在我看来是个根本错误的设想。我们也许可以大致把大脑或神经系统视作心智活动的载体，对载体的研究可以为了解这些活动提供线索，但并不能代替对这些活动的研究。

第一部分的另一条线索是关于大脑的一系列隐喻：液压动力装置、发条装置、电报网络系统、电话交换机、计算机。在技术性层面上，科学希望尽可能用数学来描述其研究对象，但在观念或一般思想的层面上，科学离不开隐喻。引导大脑研究的上述基本隐喻在不同时期或不同方面为大脑的研究带来了启发。但另一方面，它们也会限制甚至误导对大脑的研究。"大脑是一台计算机"是最新也是最具启发性的隐喻，然而大脑和计算机有着根本的区别：大脑并不是数字化的；大脑并不是一台对输入做出响应的机器，而是一个具有主动性的器官；大脑的"硬件"会随着经验改变、发展。人们越来越清楚地认识到了这些区别，现在已经很少有科学家简单地认为脑是一台计算机了。在所谓"人工智能"领域，人们也越来越清楚地认识到，心智的生物学基础完全不同于"人工智能"的基础。人工智能跳过了生命、生理，通过算法来实现心智的某些功能。人工智能和神经科学这两个领域的研究互相促进，但这并不是混淆这两个领域的理由。

在相当程度上，机器隐喻是不可避免的。科学旨在把握事物的运行机制，脑科学也同样如此，旨在把握大脑的运行机制。机制、机器、机械，它们是一簇亲族概念。不过相较之下，机制这个概念更宽，我们会谈论生理机制，甚至社会发展机制，虽然身体和人类社会并不真的是一台机器。一个生物学机制一方面就其运作程序而言是机械的，但它何以依照一种程序而非另一种程序运作，则需要由这个机制的生物学功能来说明。器官的功能不仅与整个有机体的结构相关，也与生物的环境相关，如英国数学家、理论神经科学家大卫·马尔所言，我们不可能仅仅通过研究羽毛来理解鸟类的飞行，还必须同时了解空气动力学，才能明白羽毛的种种不同结构有什么意义。19 世纪，颅相学盛行，拿破仑对此不以为然。他说道，人类特有的倾向和罪行"实际上源自社会和人的习俗。没有财产，对应于偷窃的隆起有什么意义？没有酒，对应于酗酒的隆起有什么意义？如果社会不存在，对应于野心的隆起又有什么意义？"脑科学当然不是颅相学，但我们可以在以下这个方向上来理解这段话：要充分理解大脑的工作，我们就必须同时了解大脑以外的世界。脑科学当然专注于大脑，但对大脑的更广泛的理解却始终不能忘记大脑有一个身体，而身体连着一个世界。

不仅如此，科学家还必须参照演化过程才能把握器官结构与功能的具体联系。诚如俄裔美国生物学家杜布赞斯基所言，"如果不从演化着眼，生物学里无论什么都没有道理可言"。脑是演化出来而不是被设计出来的，这虽然是老生常谈，但其含义仍需时时谨记。这很可能意味着，脑会用不同的方式来执行不同的任务，这些方式固然必须达成某种程度的协调，但恐怕远远不是基于某种普遍和统一的原理的。

更何况就人类而言，大脑所要成就的不只是一般意义上的生物学功能：它还是一个服务于人类感情和思想的器官。和心脏、膀胱等其他器官相比，大脑是一个更具主动性的器官，是一个随着个体经验不断改变的器官，而这正是因为大脑的结构和功能集中反映了人类心智的主动性和个体性。考虑到以上这些因素，仅仅从机械程序的视角来研究大脑的活动机制，难免会错失"大脑活动的一些关键部分"。

这本书的第二部分"现在"不是按年代，而是按问题域为序的，分别介绍并讨论了在记忆、环路、计算机、化学、定位、意识这些题域中 1950 年至今的研究状况。这一视角变化其实很自然：历史总要过去一段时间才更像历史，越接近当下，世界就越像一堆问题而不像一段历史。

近几十年来，大脑研究突飞猛进，发现了很多重要的事实，其中有些颇适合成为我们一般爱好者的谈资。通过脑区研究，科学家了解到，大脑中有相应的区域来处理人体各个部分的信息，比如刺激跟舌头相应的脑区，我们就会凭空产生味觉。科学家还根据这一发现绘制出一幅"小人图"，展示了大脑中处理人体各部位信息的相应区域。不难想象，在这幅怪怪的"小人图"里，舌头、手和脸占据了较大的区域，而屁股这样的部位则只占了很小的区域。又例如，科学家发现有些神经元（脑细胞）会对非常具体的影像做出反应。在一个案例中，有一个神经元只会对美国前总统克林顿的图像做出反应；在另一个案例中，一名病人的一个神经元对毕达哥拉斯定理做出了反应。这类案例引出了"祖母细胞"这个名字有点儿调侃味的概念——有一类神经元专门负责辨识你的祖母。镜像神经元的发现更是激起了大量想象，有些论者认为这类细胞是同情心的根源。

当然，这本书不是要为我们提供这类茶余饭后的大脑八卦。作者在书中指出了"小人图"的误导之处；他相当详细地介绍了发现"祖母细胞"的来龙去脉，既阐论了这一发现的科学意义，也指出大众认识对这一发现的误解；他澄清说，来自镜像神经元的大量想象差不多都是无根游谈，"镜像神经元"这个名字本身就有误导之嫌。这本书还有助于在一些更广为人知的问题上纠正大众的认知。例如，作者告诉我们，科学界甚至不清楚激活多巴胺能神经元是否会产生愉悦感。"在大多数情况下，精神健康问题的原因都很难用脑功能或者脑中的化学过程来解释。"

与很多同类著作相比，这本书与其说侧重介绍脑科学的进展和成就，不如说侧重于讨论脑科学面临的困难和窘境。我们现在已经了解了关于大脑的大量事实，获得了海量的数据，但就有关大脑的基本观念而言，研究者反倒陷入了困境当中。一方面，研究越深入，科学家就越发认识到大脑的复杂程度超乎想象。另一方面，数据如海啸般涌来，科学家却不知道该怎样处理这些数据。神经科学圈普遍认为，脑科学的未来之路模糊不清，更有不少研究者感到，我们对脑的理解正在陷入死胡同。每过几页，我们就会读到"我们对脑的理解仍然十分有限""我们还不清楚""我们的理解仍然很模糊""我们不知道"。作者在第二部分的每个题域下都讨论了脑科学当前面临的困境，第三部分"未来"（篇幅不大）更是聚焦于这些困境。

说到脑科学研究的难度，最明显的是大脑极其复杂的结构。首先，神经元的数量极其庞大，突触的数量就更加庞大了。其次，神经元很少"单独行动"，总是在一个网络中共同反应。"即使直接操控特定的细胞或者网络能改变或者恢复某种功能，也并不意味着这种功能就是定位于这个结构中的……这些功能通常都需要一个庞大的神经元网络的参与。"即使是小鼠饮水解渴这种极其简单的感觉–反应，参与其中的也至少是其大脑中 34 个脑区的超过 12 000 个神经元。至于上文中提到的"祖母细胞"，其实它们从来都只是作为一个巨大网络的一部分发挥其作用的。最后，或许也是最重要的一点是，突触会随着个体的经历改变和生长，在这个方面，神经系统——尤其是大脑——显著地不同于肝脏等其他器官。由于突触在不断生长变化，因此每一个个体的神经系统都与另一个个体不尽相同。世上也许有两个一模一样的水分子，但即使是两只线虫，"个体之间也可以存在长期的行为差异（如果你愿意，也可以把这称为'个性'）"。线虫犹如此，何况人呢？

大脑如此复杂，具有如此敏感的可塑性，这意味着世界能以更加丰富的区别呈现于不同的个体中。无论是人类的大脑还是人的心智，世界都对其呈现了它的极大丰富性。与这个呈现出极大丰富性的世界相对应的，正是每一个心智不可替代的独特性。

脑科学的突飞猛进和科学主义这一当代流行观念联袂，让人们对脑科学产生了某些不切实际的幻想，似乎随着对神经系统了解的深入，我们最终将能够洞见人心的一切奥秘，能够知道狄兰·托马斯是怎么写出他的诗歌的。[①] 在我看，这完全误解了脑科学要做什么和能做什么，提出了一个"无法完成的任务"。关于心智，神经科学所要回答的问题始终是，并且也只是心智的生物学基础是什么？脑科学研究大脑工作的一般机制，不研究个殊性，而狄兰·托马斯的诗，或者更一般的说，使心智成其为心智

---

① "像狄兰·托马斯那样的人的脑中又发生了些什么呢？是什么让他写出使读者与他感情共鸣的诗歌呢？"V. S. 拉马钱德兰，S. 布莱克斯利，《脑中魅影》，顾凡及译，湖南科学技术出版社，2018 年，273 页。

的个体独特性，始终是居于科学视野之外的。写下这段文字时正值情人节，有朋友发来了一篇题为《爱的神经机制》的文章。我很愿意相信，从窈窕淑女到奥赛罗，莫不落在这个机制的控制之下，但关于《诗经》和莎士比亚，它并没有告诉我们太多。

作者马修·科布本人是一位神经科学家，虽然这本书的大部分篇幅被用于介绍脑科学的过去与现状，但在介绍之际，尤其是在讨论之际，作者也常常摆明自己的观点或者至少自己的倾向。例如，他对各国的大规模"脑计划"是有疑问的，其中一个原因上文中已经提到过：大脑也许并不遵从统一的普遍原理。科布倾向于把更多的精力投入到单细胞的研究中，在单细胞水平上来理解脑活动。这是一种"还原论"的立场，但我觉得"还原论"在这里很容易产生误导。实际上，科布始终强调神经元通常在一个网络中发挥作用，但他认为要弄清楚这个网络如何协调工作，至少在现阶段，还是应该把精力集中在对单个神经元的研究上。

对于脑科学内部的分歧，我免不了有自己的偏向。不过身为外行，我很难做出有价值的判断。但本书关注的是大脑的一般观念，有些讨论难免会逸出脑科学之外。此外，作者对计算、编码、表征等概念提出了他的疑问，这些概念在脑科学中被广泛使用，对其的辨析则把我们引导到了一般概念层面的反思上。大脑是在表征外部世界吗？为谁提供表征？表征总是要向某些观者呈现的，神经元忙着表征是要向谁呈现呢？这类问题应当是普通思考者都会感兴趣的问题。

　　我对大脑研究完全外行，出版人邀我写序，实难胜任，只能写几段读后感，仍难免浅陋讹误，惟盼方家指正。

陈嘉映

首都师范大学哲学系资深教授

# 认识大脑的历程

　　大脑，这个人体最神秘的器官，数千年来一直是先哲们最痴迷的话题之一。进入 21 世纪后，脑科学以及与之相关的人工智能和脑机接口技术不仅是当下最前沿的科学领域，也是最有可能彻底改变人类社会未来的科学和技术。那么，数千年来人类对大脑的认识经历了怎样的历程？以前的经验教训又是否能让我们更准确和全面地认识大脑？针对这些话题，马修·科布教授在这本《大脑传》中做了细致的介绍和阐释，这是近年来不可多得的一本脑科学研究史佳作。

　　在这部巨著里，科布教授讲述了在历史的长河中，从古代先贤到当今的科学家，人类是怎样一步步揭开大脑的神秘面纱的。在此我从一名脑科学研究者的角度出发，简单勾勒一下这本书中描述的历史脉络，并讨论一下脑科学研究发展所面临的挑战。

# 一、脑科学研究的历史脉络：从上古到今天

沿着本书中的时间线，按照脑科学发现的相对重要程度划分，我认为脑科学研究大致可以分为四个历史阶段：蒙昧时代（16 世纪前）、启蒙时代（17 到 19 世纪）、近现代（20 世纪），以及当代（21 世纪）。

在蒙昧时代，科学家与智者们无法通过观察得知大脑的真正功能。比如，古希腊的亚里士多德认为，心脏才是产生感觉与情绪的器官，大脑看上去远不如时刻跳动的心脏更有活力，不是吗？中国古代的先贤也持类似的观点，所以我们才会有"伤心""心碎"等描述情绪的词语。单纯根据我们的直观感受，情绪波动的时候心脏的跳动好像确实会发生相应的改变，所以得出这种结论并不奇怪。

公元 162 年左右，古罗马的盖伦提出了一个有关大脑的惊世骇俗的假说。在动物身上开展了一系列的实验后，他提出大脑——而不是心脏——很有可能才是产生思想的地方。盖伦提出了一个无比玄乎的概念"精气"（pneuma），认为大脑产生的这种看不见摸不着的气体能在神经中流动，进而控制全身的运动。今天来看，这种"精气"的运作方式一定程度上就像一种非常朴素的电传导模型。1543 年，两部影响深远的科学巨著出版。一部是尼古拉·哥白尼的《天体运行论》，另一部则是安德烈·维萨里的医学巨著《人体构造论》。在《人体构造论》中，

维萨里惟妙惟肖地绘制了大脑的结构并否定了盖伦"精气"的观点。

进入启蒙时代后，先哲笛卡儿经过富有远见的思考，认为盖伦是对的：大脑里确实有可以快速移动的"精气"，这些"精气"控制着人体的运动和各种思考。今天看来，这甚至可以看作是大脑反射弧的一个雏形。但大脑的科学基础究竟是什么呢？

17至18世纪最伟大的科学进展是牛顿引领的物理学革命，科学家刚刚开始认识到庞大星球之间的神秘引力。而揭开大脑神秘面纱的，却是对自然界中另外一种力量——电的研究。

到18世纪末，路易吉·伽伐尼、亚历山德罗·伏打等意大利科学家率先揭示了生物体中电的奇妙力量，他们甚至可以利用电让青蛙的肢体收缩。古老的"精气"终于被找到了，那就是生物电。类似于伏打电池这样的发明也让人类开始能够操纵简单的生物电，甚至可以用微弱的电流刺激动物的大脑，观察大脑被刺激后怎样让四肢发生运动。

除了生物电的革命性发现外，许多脑科学教科书与科普书还会提及19世纪的颅相学研究。颅相学的说法现在看上去十分荒诞不经，其主要观点是，既然大脑是控制行为甚至性格和智力的重要器官，那大脑的结构必定会被包裹大脑的头骨所反映，因此如果想知道一个人的性格乃至智力，摸摸脑袋或许就能判断了。

这个启蒙时代的奇谈怪论从未成为学界的主流，但我此处希望谈一谈的是这个学说中涉及的另一个问题：性格与智力是先天决定的还是后天决定的？

据说拿破仑对颅相学嗤之以鼻，是因为他自己的经历：一个人的性格和智力难道不都是后天努力学习与奋斗形成的吗？拿破仑自己出生于一个破落贵族之家，从一名炮兵军官奋斗至法兰西皇帝，这难道不是后天努力的结果吗？怎么可能通过摸摸一个人的头骨就判定出他的人生走向呢？可以想象，在努力改造社会成为社会主流的 19 世纪后半叶，颅相学很快就被扫进了历史的故纸堆。

其实从科学的角度看，颅相学也并非一无是处。大脑的某种功能由特别的区域来控制，这一观点后来被发现其实是能找到证据支持的。1865 年，通过对一系列语言障碍病人的研究，法国医生保罗·布罗卡发现，一旦大脑左额叶的一个区域受损，人的语言功能就会被严重破坏。这个区域后来被以布罗卡的名字命名，称为布罗卡区（Broca's area），并被证明是大脑中分管语言的区域。

在启蒙时代的两三百年时间里，科学家建立起了包括生物电、功能分区等在内的一系列关于大脑的基本知识框架。而大脑研究真正成为科学的一个分支要等到 19 世纪末了，至此脑科学研究也进入了近现代的阶段。

某个学科成为真正的科学分支的标志，是这个学科拥有了一系列可以被广泛使用并推广的研究手段，这样一个科学家的发现就很容易被其他科学家重复验证并推进。当然，研究技术的成熟只是一个必要条件，科学的真正进步常常是我们所说的"范式革命"。在其著作《科学革命的结构》中，科学家、哲学家托马斯·库恩阐述了范式革命的过程。用通俗的话说，就是看待问题的角度改变了。再通俗一点就是，真正革命性的科学发现不可以被旧的范式"预测"出来。比如，从牛顿的经典物理学无法预测出爱因斯坦的相对论，从爱因斯坦的相对论也无法推测出量子物理学理论。让我们来看看脑科学的范式革命是如何发生的。

现代脑科学第一个革命性的发现，是 20 世纪初西班牙神经解剖学家圣地亚哥·拉蒙·卡哈尔提出的神经元学说。大脑的结构究竟是怎么样的？虽然细胞学说已经被广为接受，但大脑中是否也有细胞？发明了一种神奇染色方法的意大利科学家卡米洛·高尔基在对大脑做了一番染色后指出，大脑里没有单个的细胞，而是无数细胞连接起来的群体。但卡哈尔用这种以高尔基的名字命名的"高尔基染色法"对动物大脑染色后却惊奇地发现，大脑里的每一个细胞都是独立存在的。对无数生物的大脑做了难以计数的染色后，他系统性的阐释了大脑内的细胞不仅独立存在，相互之间的连接枢纽还是一个非常特化的结构，也就是后来被发现的突触（synapse）。

谢天谢地全世界的科学家没有被高尔基误导，卡哈尔的神经元学说让脑科学的研究真正进入了快车道。尽管从细胞学说出发，好像也能"推测"出大脑中应该有细胞，但由于纠正了大脑里的细胞是连通的这一错误学说，并绘制出令令人仍然叹为观止的大脑细胞染色图，卡哈尔一直被现代脑科学工作者奉为祖师爷。

大脑的结构基础差不多搞明白了，那这如梦似幻的"精气"——生物电究竟是如何在大脑细胞（神经元）中产生并传输信号的呢？至今难忘当我在学生时代读到神经生物学教科书的这一部分，也就是著名的霍奇金－赫胥黎传导模型（Hodgkin-Huxley model）时，那种震撼的感觉。

尽管自第二次工业革命起人类就已经可以成功生产并使用电能，但一直到 20 世纪中叶，科学家对神经元之间的电传导规律仍然一无所知。主要的原因可能是，生物电本身就非常微弱，必须用精密的仪器才能够检测。研究对象的选择也很重要，哺乳类动物的大脑被包裹在坚硬的头骨内，如果要对神经元进行电记录，必须先通过脑外科手术去除头骨，在这之后纤细的电极还需要充分接触到很细的神经纤维。20 世纪上半叶的技术还很难完成后者这样的操作。那怎么办呢？

两位英国的科学家艾伦·霍奇金和安德鲁·赫胥黎巧妙地使用一种乌贼发现了电传导的规律。他们选择枪乌贼的巨轴突系统作为研究对象，这样电极可以轻松地接触到神经纤维进行记录。在对枪乌贼细胞的放电情况进行仔细测量后，霍奇金和赫胥黎发现细胞放电的规律可以用一个简洁优美的方程式来解释，这就是著名的霍奇金-赫胥黎方程。这个方程式解释了神经元放电的基本规律。这个真正革命性的发现揭示了神经元放电的原理，基本上就是钠、钾离子的跨膜流动。这个发现同时也表明，生物学过程的底层规律仍然是物理学原理。自这个发现起，神经生理学作为一门新兴的学科，正式走进了科学的殿堂。

除了以上内容外，20 世纪一系列有关脑的重大发现——如查尔斯·谢灵顿提出的突触概念、大脑中的神经化学概念等——《大脑传》都一一做了精彩的描述。大脑中细胞间通过化学物质（也就是所谓的神经递质）来传导信息的发现，开辟了一个新的领域——神经化学。其中最为人所知的是有关成瘾的一系列神经化学发现，比如对多巴胺、阿片受体等的研究。但随着脑科学研究的深入，科学家逐渐认识到，大脑中的化学物质只是细胞间通讯的媒介，更重要的是细胞之间的通讯网络是如何工作的，这些都属于当代脑科学研究中的神经环路研究。

在 20 世纪的脑科学研究中，还有一个非常重要的分支，《大脑传》中的描写也很有趣，那就是试图运用机器来模拟并接近人类的智能。这个领域的先驱的思考推动了电子计算机的诞生。科学家一直希望用计算机来模拟大脑的工作过程，然而模拟脑的一系列努力在半个多世纪的时间里一直雷声大雨点小，进展缓慢。一直到 21 世纪发端，机器学习算法的横空出世，以及不断增长的计算机算力在某些领域开始与人类的智能相匹敌，人工智能时代终于到来了。

在了解了大脑的基本结构、细胞组成、电活动的工作原理并拥有不断增强的计算机算力后，接下来要做的就是展开探索大脑最重要奥秘的攻坚战了。当代脑科学研究（21 世纪）的很大一部分，就在致力于探索这些问题。

即使你不是专业人士，如果问你脑研究领域最重要的研究有哪些，估计你也能答个八九不离十：记忆是怎么形成并存储的？情感是怎么产生的？意识是怎么让我们与众不同的？等等。

确实，大脑研究皇冠上最耀眼的明珠就是这些高级认知功能的原理。坦白地说，对于这些问题，我们目前还没有令所有人满意的答案。我们都在期待真正"革命性"发现的到来。

《大脑传》的第三部分触及到了一部分这些内容，但可能因为这方面的进展太过迅猛，我个人认为书对这部分的描述略有缺憾，我在此处略做补充。

真正第一次揭示认知功能原理的革命性脑科学研究，我认为是西摩·本泽（Seymour Benzer）在 20 世纪后半叶开展的果蝇遗传学实验。他在果蝇这种易于繁殖与观察的实验动物中诱导随机的基因突变，再观察果蝇的哪些行为被基因突变所改变，进而一下子追溯到了行为的最底层——基因的层面。使用这种方法，本泽找到了控制生物节律的基因以及学习记忆的基因。我认为这些研究是真正革命性的，尽管距现在已经有超过半个世纪的时间，但仍然可以被称为当代的脑科学研究成果，因为迄今许多研究仍然没有走出本泽的研究范式。

但要研究清楚某一个基因具体是如何影响某种复杂行为的，基因和行为之间显然还有巨大的鸿沟和空白。在试图填补这些空白的当代脑科学研究中，最热门的领域之一就是研究大脑的某个脑区或者神经元之间的连接会怎样影响某种特定的行为（例如学习与记忆、成瘾、恐惧、开心与愉悦）。虽然研究进行得热火朝天，但这个领域里不断涌现的最新发现并没有带来"范式革命"级的突破。科学家们打趣地说，现在的研究基本上都有"套路"，无非是脑区甲的细胞 A 与脑区乙的细胞 B 形成连接，一起调节了行为 C，如此种种。汗牛充栋的研究绝大部分都可以被这样"预测"出来，那么真正"革命性"的发现在哪儿呢？

其实科学家们自己也很清楚，目前对于单个脑区的研究非常有局限性。我们在进行某个复杂行为的时候，大脑中不可能只有一个脑区的某些细胞在放电，一定是许多脑区中的许多细胞在配合默契地放电。因此，只盯着一个地方研究，只会是管中窥豹。面对这样的问题，脑科学研究领域已经发展出了一系列最新的技术，其中一种叫作神经像素（neuropixel），这是一种用无数的纤细电极同时对小鼠大脑的多个脑区进行电记录的神奇方法。有了这种方法，我们也许就可以对产生复杂行为的大脑电活动情况有更全面的认识。

当然，最大的问题可能还不是实验方法的革命。目前绝大多数脑科学研究都依赖于某种实验动物，最常用的哺乳类动物是实验小鼠。科学家能够用遗传学手段对小鼠的基因进行定点剔除和标记，甚至可以准确地跟踪某一类神经元。但我们始终不能忘记，早在 7 500 万年前，啮齿类动物在进化树上就已经与人类的祖先分道扬镳了。我们很难在小鼠身上再现人类的复杂情感与高等的认知行为（比如意识）。

不仅如此，在小鼠中也很难建立人类脑疾病的模型。当在小鼠大脑中尝试诱导人类的脑疾病时，很多情况下都不会产生与人类病患类似的病理症状。那么我们在小鼠研究中得到的脑科学知识，能够真正反映人脑中发生的情况吗？可能还不够。因此脑科学研究还需要人类的近亲——非人灵长类的参与。要想真正揭开人脑的奥秘，科学家需要将不断涌现的新技术应用到超越啮齿类的动物模型上。

## 二、未来脑科学的挑战：结构和功能

当我们回顾脑研究数千年的发展史时，首先感叹的是科学的发展非常依赖于研究技术的进步。如果没有生物电的研究和显微技术的发明和优化，人类对大脑的认识或许只能停留在蒙昧时代。

脑研究的发展史还让我们看到，与其他生命科学领域相比，脑科学领域具有很有趣的特点。这些独特性决定了科学家在接下来的一百年里将面临的主要挑战。

一个挑战是剖析大脑的结构。相比于循环系统的心脏、消化系统的肠胃等器官，神经系统的大脑的结构显然是最复杂的。深入到分子和细胞水平去剖析如此复杂的构造，是科学家尚未解决，在未来的一个世纪中将会面临的最大挑战。

面对这个挑战，科学家们先后提出了几种解决方案，比如其实已经失败的第一代大脑连接组计划。科学家们在十多年前提出了这个计划，希望用电子显微镜来重构大脑，结果用了超过 5 年的时间才将小鼠大脑中一块体积为 0.013 立方毫米的区域搞明白。

这显然是一个不可能完成的任务。

脑中神经元之间的连接就像一座大城市里的千千万万条大街小巷，因此研究神经元间连接的工程非常浩大，很了不起。但这仍然不够。要弄清大脑的结构，还需要搞明白不同细胞的性质和连接的关系。因此，剖析大脑结构的这整个工程就像是需要搞清楚这座大城市的每幢建筑物里有多少住户，每个住户会跟哪些住户经常交往，以及每幢建筑物是做什么用途的等一系列问题一样。如果将小鼠的大脑和人类社会的大城市做一个类比，你就能体会到认识大脑——哪怕是小鼠的大脑——的难度究竟有多大了。大城市上海有 2 600 万人口，而小鼠大脑中的神经元多达 7 000 万个！目前最全面的小鼠神经元连接图谱也仅仅重建了不到 2 000 个小鼠神经元的连接。这就相当于一群科学家去一个陌生的大城市探险，在经过数年努力后只搞明白了一两幢建筑物里的住户情况。

面对这类似愚公移山的任务，科学家们接下来该怎么办？继续一幢建筑物接着一幢地勘察？还是先想出一个更聪明的工作计划？在这里，我显然没法给出一个明确的方案。在我们身处的 21 世纪，人工智能、量子计算，或者其他什么先进的研究技术可以助力脑科学研究，攻克大脑的奥秘？目前还没有人能给出一个满意的答案。

脑研究面临的另一个挑战是解析大脑的工作原理。大脑的结构虽然极其复杂，但剖析脑的结构毕竟还只是一个工程问题，哪怕可能要花上人类几百年的时间，至少看上去还是能实现的。科学家们面临的真正严峻考验，是搞清楚大脑的工作原理具体是怎么样的。比如，前文中提到过的那些重要问题：记忆是如何产生并存储的？人类的意识与其他动物有何不同，让人类具有人之为人的独特性？此外，人类的复杂行为甚至精神状态是如何被控制的？更别说目前让医生和科学家都束手无策的众多脑疾病——阿尔茨海默病、精神分裂症、自闭症等等——的具体机制了。

我相信真正革命性的脑科学发现必然需要研究数据的大量积累。从牛顿物理学到爱因斯坦的相对论历经了两百多年的积累，脑科学作为自然科学里最年轻的分支之一，在下一个革命性发现到来之前，必然需要在从基因到细胞，再到神经元间的连接等不同层面上建立起扎实的知识积累。

通过脑科学当下一个非常热门的应用领域——脑机接口，我们已经能够看到解析大脑控制运动的细胞机理，结合最新的电子技术与材料科学，有可能怎样拓展大脑的疆界，从而让瘫痪的病人支配肢体重新站起来，甚至可能读取大脑的奥秘，实现科幻电影中上传意识与记忆的场景。


大脑让人类成为万物之灵，而人类对大脑的深层次认识才刚刚开始。在科幻小说《三体》中，当人类面对更高级文明的威胁时，他们选择了将一个人类的大脑作为使节送给三体人，而恰恰是这个人类大脑窥探到了三体人文明的秘密。当我读到书中的这一段时，不禁为大脑的神奇感到震撼。

数千年来，大脑这个"已知宇宙中最复杂的物体"吸引了人类历史上最聪颖的头脑去破解它的奥秘。《大脑传》详实地记录了这些曲折的探索历程。相信一百年后的《大脑传》必将记录当今的无数科学家是怎样不畏艰险，探索大脑的奥秘的。向着未来，让我们出发！

仇子龙

中国科学院脑科学与智能技术卓越创新中心高级研究员

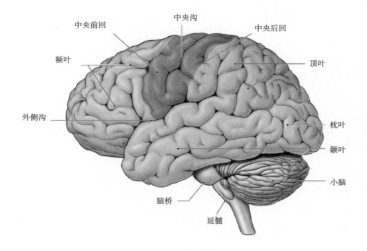

中央前回　　中央沟　　中央后回

额叶　　　　　　　　　　　　　　顶叶

外侧沟

枕叶

颞叶

小脑

脑桥

延髓

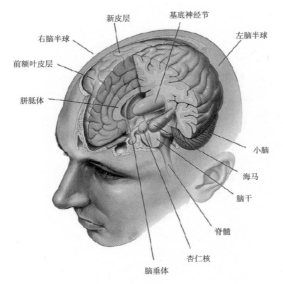

新皮层　　基底神经节

右脑半球　　　　　　　　　　左脑半球

前额叶皮层

胼胝体

小脑

海马

脑干

脊髓

杏仁核

脑垂体

人脑的关键脑区

# 绪　论

　　1665 年，一小群思想家在法国巴黎南部郊区的伊西齐聚一堂。丹麦解剖学家尼古拉斯·斯丹诺向他们做了一次演讲。这次非正式会谈是催生法国科学院的原因之一，现代对脑[①]的认知方式也是从这一刻开始的。斯丹诺在他的演讲中大胆地指出，如果我们想要理解脑的功能以及脑的运作方式，而不单单是描述其组成部分，那么我们就应该将脑视为一台机器，并拆解开来观察其如何运转。

　　这是一个革命性的理念。在此后的 350 多年里，我们研究脑的方式一直都遵循着斯丹诺的建议：窥探死亡的脑组织；切下活脑的一小块并加以研究；记录神经细胞（神经元）的电活动；甚

---

① 英语单词"brain"在日常语境中往往被翻译为"大脑"，但这个单词在神经科学领域中实际上是脑的统称，并不只限于"大脑"。本书中文版兼顾这两方面的考虑，在大众读者已经完全习惯化并且不易引起歧义的地方译作"大脑"，其余地方译作"脑"。——译者注

至在最近，通过改变神经元的功能来诱发惊人的结果。尽管大多数神经科学家从未听说过斯丹诺这个人，但他的远见卓识深刻地影响了其后几个世纪的脑科学研究，并且是我们对脑这个非凡器官的认知能够取得显著进步的根源所在。

现在，我们可以使一只小鼠记住它从未嗅过的气味，使健忘的小鼠获得良好的记忆力，甚至可以使用电流改变人类感知人脸信息的能力。我们也正在越来越详尽地描绘出人类和其他生物复杂的脑功能图谱。我们可以随意改变一些物种特有的脑部结构，进而改变其行为。我们还能使一个瘫痪的人通过意识控制机械臂，这体现了我们对脑日益深入的理解所能带来的深远影响。

但我们也并非无所不能。至少在目前，我们无法在人脑中人为地创造精准的感官体验（致幻剂能做到这一点，不过是通过一种我们无法控制的方式），尽管我们已经可以在小鼠实验中进行这种精准的操作。在最近的一组实验中，两个科学家团队训练小鼠在看到一组线条后舔食瓶子中的水，并用仪器记录下小鼠脑中视觉中枢的少量细胞对这些图像的反应。这些研究者随后使用复杂的光遗传学技术，在小鼠相关的脑细胞中人为地重现了这种神经元活动的模式[①]。这时，尽管小鼠处于完全黑暗的环境中，它们却表现得仿佛看到了这些线条一样。对于这种现象，一种解释是对于小鼠而言，这种神经元活动的模式与"看见"在本质上

---

① 在生命科学领域，"模式"可以通俗地理解为一个过程的"规律"或者"特点"。比如，此处的"神经元活动的模式"指的就是在某个时刻，哪些神经元表现出了电活动，哪些神经元没有。——译者注

是相同的。我们需要更多巧妙的实验来验证这种猜想，但现在，对于神经元网络的活动模式是如何创生出知觉的这个问题，我们距离答案已经不远了。

本书讲述了几个世纪以来有关脑的发现，向读者展示那些超凡脱俗的智者（尽管他们中的一部分人已被世人遗忘）是如何发现脑是产生思想的器官并探索脑的运作机制的。本书还描述了我们在试图理解脑的功能时所取得的一些非凡发现。这些深刻的见解源自一些设计巧妙的实验，这些实验天才般的设计本身就令人惊叹。

但这个令人惊叹的发现过程中存在一个明显的缺陷，而许多声称解释了脑如何运作的书籍都鲜少承认这个缺陷。尽管我们对脑已经有了相当程度的基本认知，但对于数十亿个、数百万个、数千个甚至仅仅数十个神经元是如何协同工作，从而产生脑活动的，我们仍然没有清楚的认识。

对于脑是如何工作的，我们已经有了一些宽泛的了解：脑与世界互动，然后和我们身体的其余部分一起，用先天和后天形成的神经网络来表征有关外界刺激的信息。脑会预测这些信息可能发生何种变化，以便准备随时做出反应。作为身体的一部分，脑还负责组织各项身体活动。这一切都靠神经元及其复杂的相互连接以及浸淫神经元的化学信号共同完成。事实上，在你的脑中并不存在一个超脱于肉体的人在注视着这些活动，无论这与你内心深处的感受多么背道而驰。脑中只有神经元、神经元之间的连接以及在这些神经网络间传递的化学物质。

然而，对于在神经网络层面和组成神经网络的细胞的层面上脑中究竟发生了什么，或者在一个特定的神经网络活动发生改变后会发生什么，我们的了解才刚刚起步。通过在小鼠的脑中精准地复制我们所发现的神经元活动模式，我们也许能在小鼠的脑中人工诱导出视觉，但我们目前仍然不太清楚视觉感知为什么会产生这样的神经元活动模式，也不清楚这样的神经元活动模式是如何产生的。

虽然我们取得了了不起的进步，但对于人脑这个神奇的器官，我们仍然知之甚少。而解答这一切问题的一个关键方法，正是斯丹诺的那个建议——我们应当把脑看作一台机器。"机器"这个词在不同的世纪被赋予了非常不同的含义，而每一个不同的含义都影响了我们对脑的看法。在斯丹诺生活的时代，世间的所有机器都是基于液压动力或者发条的装置。人们很快就发现，这类机器对于我们了解脑结构和脑功能的帮助非常有限。如今，已经没有人会从这种视角去理解脑了。随着科学家发现神经能对电刺激做出反应，19世纪的人们首次将脑看作某种电报网络系统。在神经元和突触（synapse）被发现后，人们又将脑看作电话交换机，具有灵活的组织和输出能力（这种隐喻至今仍然不时出现在研究论文中）。

自20世纪50年代以来，反馈回路、信息、编码、计算等计算机领域的概念渗透到生物学领域，并主导了我们对脑的认识。尽管在我们发现的脑功能中，有很多通常都涉及某种计算，但时至今日，我们完全弄明白的功能仍然寥寥无几。不仅如此，在有关神经系统的"计算"机制的理论中，有一些最耀眼和最有影响力的理论后来被证明是完全错误的。毕竟，当科学家在20世纪中叶首先将脑与计算机进行类比后，他们很快就意识到脑并不是数字化的。即使是最简单的动物脑，也和我们制造出的或者能够设想出的计算机不是一回事。脑不是计算机，但是比起钟表来，脑与计算机更相似，把脑比作计算机可以启发我们思考人与动物的脑中正在发生什么。

通过想象脑是哪种类型的机器，我们在不断地探索关于脑的概念。探索这些概念让我们明白，虽然我们对脑的理解还远不够彻底，但我们思考脑的方式比过去更加丰富了。这不仅仅是因为我们发现了很多令人惊奇的事实，更是因为我们解读这些事实的方式。

这样的变革有重大的意义。几个世纪以来，每一层新的技术性隐喻都加深了我们对脑的理解，让我们能够开展新的实验，并对过去的发现进行重新解读。然而，对这些隐喻的依赖也限制了我们思考的内容和方式。颇有一些科学家现在认识到，把脑看作一台被动响应输入信息并处理数据的计算机使我们忘记了脑其实是一个主动的器官。作为身体的一部分，脑能与外部环境相互作用，而且是脑过往的演化经历塑造了它现在的结构和功能。这些隐喻使我们忽视了脑活动的关键部分。换句话说，我们使用的这些隐喻塑造了我们有关脑的概念，但这种塑造并非总是有益的。

技术与脑科学之间的这种吸引人的关联意味着在未来的某一天，目前尚未可知的新技术进步又将改变我们对脑的认知。随着新洞见的出现，我们将重新解读当前已知的知识，抛弃错误的假设，发展新的理论和探究之道。当科学家们认识到他们的思考方式（包括他们提出的问题和构想的实验）一定程度上受到了技术性隐喻的框定和限制时，对未来的憧憬常常会使他们兴奋不已。他们想知道下一次重大突破会是什么，以及如何将其运用到他们的研究当中。如果对此我能知道哪怕一星半点，我都能发大财。

本书不是一部神经科学史，不是脑解剖学和脑生理学史，不是意识研究史，也不是心理学史。虽然书中包含了一些以上学科的内容，但我要讲的历史与这些学科的历史都不同，原因有二。第一，我想要探索我们在思考脑能做什么以及如何运作时，所采用的丰富多样的方法，重点关注实验证据——这与讲述某个学科的故事大为不同。本书也不会局限于讲述我们是如何认识人脑的，因为我们对哺乳动物脑和其他动物脑的探究，也对我们认识人脑的思路有所启发。

在我们探究脑的历程中，有一些主题和观点会不断重复出现，其中一些至今仍然会引发激烈的讨论。一个始终存在的争论是，脑的各项功能在多大程度上是局域化地分布在脑的特定区域的。这个想法可以追溯到几千年前，至今仍不断有研究结果指出，脑的某个功能可以定位在一个特定的脑区，例如你手掌的感觉、你读懂句法的能力或者你的自控力。但这些观点往往很快又会被一些新的发现所修正，比如脑的其他区域可能也在影响、补充着这种功能，或者这个特定的脑区也在其他脑功能中起着某种作用。如此往复很多次后，脑功能定位化的理论虽然并没有完全被推翻，但和最初的样子相比已经变得面目模糊了。原因很简单：与其他机器不同，脑不是被设计出来的，而是演化了 5 亿多年的器官。因此，我们没有理由认为脑会像我们创造的机器那样行使功能。这意味着尽管斯丹诺的出发点——将脑看作机器——一直以来十分有生命力，但它永远无法就脑的运转机制给出一个全面并且令人满意的描述。

脑科学与技术的相互作用是贯穿本书的脉络，这种相互作用也表明科学会渗入文化中。因此，本书内容的一部分是阐释这些想法是如何体现在莎士比亚、玛丽·雪莱、菲利普·迪克[①]和其他作家的作品中的。有趣的是，文化史研究发现，隐喻可以双向流动。19 世纪，就在脑和神经系统被比作一个电报网络后，顺着电报线传递的莫尔斯电码和其引发的人类读码者的反应，也反过来被比作神经系统的活动。同样，计算机从诞生之初起就被视作一个脑。为约翰·冯·诺伊曼建造第一台数字计算机的计划提供依据的，是生物学上的发现，而不是这些计划催生了生物学上的发现。

本书不是一部单纯的历史的第二个原因可以从目录页上看出

---

① 菲利普·迪克（1928—1982），美国科幻小说家，代表作包括《高堡奇人》《少数派报告》《仿生人会梦见电子羊？》等，多部作品曾被改编为电影。——译者注

来。本书被分为"过去"、"现在"和"未来"三个部分。"现在"部分讲述了过去 70 年来，在计算机隐喻的框架下，我们对脑的理解是如何发展的。这一部分的结论是，某些研究者感觉到我们对脑的理解正在陷入僵局。

这听起来似乎有些诡异。科学家们目前正在对各种各样的脑（从最小的脑到人类自己的脑）进行研究，也在积累有关脑结构和脑功能的海量数据。数以万计的研究者正付出大量的时间以及精力探究和思考脑的活动，令人惊叹的新技术也赋予了我们描绘和操纵脑活动的能力。我们每天都会听说新的发现如何为理解脑活动提供新的思路。与此同时，能让我们化不可能为可能的新技术的希望（或者威胁）也随之而来，包括读心术、通过脑电波识别罪犯，甚至把思维上传到计算机里。

与这些慷慨激昂的展望不同，过去十年间学术期刊和书籍上发表的观点显示，神经科学家群体中流传着一种看法，认为脑科学的未来之路并不清晰。除了单纯地收集更多的数据或者指望出现最新的激动人心的实验手段外，我们很难看清该往何处去。当然，并不是每个人都这么悲观。有一些神经科学家信心十足地宣称，新数学方法的应用能让我们理解人脑中难以计数的神经连接。另一些科学家则致力于研究尺度复杂性上另一极的动物脑——线虫或果蝇幼虫[1]极其微小的脑。他们试图使用成熟的技

---

[1] 英文版此处使用的单词分别是"worm"和"maggot"，中文直译分别是"蠕虫"和"蛆"。在生命科学领域，两者往往指的是两种被广泛使用的模式生物：线虫和果蝇的幼虫。中文版分别具体地译出。——译者注

术来探究这些简单的系统如何工作，然后把获得的知识应用于探究更复杂的脑。在思考过这些难题的神经科学家中，很多人都认为脑科学只可能逐步且缓慢地进步，因为这个领域并没有一个自己的"大统一理论"。

这个难题有两个层面。首先，脑的复杂程度超乎想象。任何一个脑，不只是人脑（虽然本书重点讲述的是人脑的智能），都堪称已知宇宙中最复杂的物体。天文学家里斯爵士[①]曾指出，一只昆虫都比一个恒星更复杂。达尔文也说过，蚂蚁的脑虽然很小，却能产生非常复杂的行为，简直是"世界上最不可思议的物体之一，也许比人脑还不可思议"。我们面对的正是这样量级的挑战。

这又引出了第二个层面的问题。尽管世界上各个实验室获取的与脑相关的数据如海啸般涌来，但我们却陷入了一场危机：我们不知道该如何处理这些数据，也不知道该怎样解读这些数据。我认为这表明，在过去半个多世纪大获成功的脑的计算机隐喻正在触及其边界，就好像把脑看作电报系统这一想法最终在19世纪成为强弩之末一样。有一些科学家目前已在明确质疑有关脑和神经系统的某些基本隐喻的可靠性（比如神经网络通过一种神经编码来表征外部环境这一点）。这说明我们在科学上对脑的理解，正在冲击一些有关脑工作机制的隐喻所构建的框架，而我们对其

---

① 作者此处的里斯爵士指的是天体物理学家、英国皇家学会前会长马丁·里斯。——译者注

中一些隐喻一度深信不疑。

即使再没有新的技术出现，计算科学的发展，尤其是与人工智能和神经网络（部分受到了脑工作机制的启发）相关的计算科学的发展，也有可能会反哺我们对脑的理解，令脑的计算机隐喻再现生机。也许是这样吧。深度学习是现代计算机科学里最热门和最令人惊叹的领域。但正如你将在本书中看到的那样，即使是这个领域的顶级研究者也很开心地承认，他们也不知道自己的程序是怎么实现其功能的。因此，我不太确定计算科学在未来能对理解脑的工作机制有什么启发。

我们对脑的理解仍然十分有限，这一点可悲地体现在现实生活中：我们对精神健康的理解深陷于一种危机中。从 20 世纪 50 年代开始，科学界和医学界将化学方法用于治疗精神疾病。我们斥巨资研发药物，但时至今日，对这些广泛使用的药物是如何起效的，我们仍然不甚明了。对于主要的精神疾病，未来可用的药物治疗方法目前还没有显现。由于巨大的成本和风险，大多数大型药企已经放弃了针对抑郁症、焦虑等疾病的新药探索。这并不令人感到意外：如果我们连最简单的动物脑的功能都无法弄懂，那么想要有效地治疗我们自己的脑中出现的问题，希望无疑会非常渺茫。

科学界正在投入大量的精力和资源，试图描绘脑中神经元之间浩繁的相互连接。绘制出的图谱被称为"连接组"（connectome），或者可以更简单形象地称为"连线图"（wiring diagram）。科学家现在还无法构建出哺乳动物脑的连接组，因为它太过复杂，但复杂度较低的连接图谱正在构建中。构建连接图谱的工作至关重要，因为我们需要了解非常小尺度的脑组织之间是如何连接的。但这项工作本身并不能产生一个解析脑功能的模型，我们也不应该低估这项工作将要花费的时间。研究人员目前正在绘制果蝇幼虫脑的功能连接组，这种脑含有 1 万个细胞。即使是这样微小的一个脑，如果我们能在 50 年内完全理解这些细胞和它们彼此的连接是如何工作的，我都会为之惊叹。从这一点来看，想要充分理解含有百亿数量级细胞并且能神奇地产生思想的人脑，像是一个难以企及的梦想。但科学是唯一有望实现这一目标的方法，而且最终必将实现这一目标。

历史上曾多次出现过与目前相似的时刻，当时的脑科学家们不知道该如何继续推进对脑的理解。19 世纪 70 年代，在电报隐喻渐渐退出历史舞台时，脑科学界疑虑丛生，许多研究者断言意识的本质也许永远都无法被破解。一百五十年后的今天，我们仍旧不知道意识是如何产生的，但即使困难重重，科学家们仍对我们最终能够解答这个问题变得更有信心。

为了实现这个目标，我们应当熟悉过去的思想家们为了理解脑的功能付出过怎样的努力，这一定程度上能指导我们把精力投入到需要投入的领域。我们应当把当前的无知视作一种需要克服的挑战，而不是失败的迹象，这是我们前进的动力。有了这个动力，我们才能集中注意力和资源，去发掘那些需要破解的难题并制订寻找答案的研究计划。这是本书关于未来的部分的主题。这最后一部分内容充满了推测性，有些读者也许会觉得这些内容很容易引发争议，但这正是我的目的所在。我想刺激大家反思脑是什么、脑有什么功能以及脑是如何实现其功能的，并在此基础上鼓励大家去思考，在没有新技术性隐喻指导的情况下，我们下一步该如何做。这也正是本书不仅是一部历史著作的原因之一：本书希望强调为什么科学中最重要的五个字是"我们不知道"。

2019 年 9 月于曼彻斯特

# 第一部分

# 过　去

科学的历史与其他历史颇为不同，因为科学是不断演进的，每一个时期的科学都是建立在对前一时期观点的整合、拒绝或转化上的。科学演进的结果是对世界越来越精确的理解，尽管所获的知识永远都不可能完整，未来的新发现也可能会推翻曾经被视为真理的知识。由于科学这种不断演进的特性，很多科学家往往将其所研究的学科的历史视作伟大学者（大部分是男性）的群体性传记：如果一个学者的发现被证明是正确的，那么他就会获得认可；如果他的发现被证明是错误的，那么就会遭到批判或者被忽视。事实上，科学的历史远非高明理论和发现的进步那么简单，其中充满了错误、疑惑和随机事件。

　　正确理解过去有助于明了当前的理论和框架的背景，甚至有助于想象未来会怎样发展。我们必须清楚的一点是，过去的那些思想并不曾被认为是我们获得当前见地的必经之路。这些思想本身往往就全面而复杂，但又不甚明确。每一种思想，不管现在看起来多么过时，都曾经新颖、前卫和激动人心过。我们可以觉得过去的怪异思想很好笑，但不应当心怀傲慢。因为那些对我们而言显而易见的事实，其实都源自大量的辛勤工作和深入的思考对过去错误的纠正，而这些错误在当时通常都是难以被发现的。

真正的挑战是弄清楚为什么过去的人们会接受错误的或是现在看来难以置信的思想。通常情况下，一种研究方法或者整套思想中现在看来模棱两可或含混不清的地方，正好可以解释为什么当初的人们会接受这些思想：这些不甚精准的理论能够允许持不同见解的科学家接受一个共同的框架，等待着决定性实验证据的现世。

我们永远都不应该用愚蠢这样的字眼来描述过去的思想和人。我们也终将成为过去，我们的思想毫无疑问也将会被后来者认为是奇怪而好笑的。和我们的先人一样，我们也只是在尽自己的所能。而且就像前几代人面临的情况那样，我们的科学思想不仅受到科学证据本身的影响，也会受到外在的社会和技术背景的影响，正是在后者的框架下我们发展出了这些科学思想。未来的实验证据会发现我们现在的理论和解读中存在的错误和不完整之处，而我们将会弃旧图新。这就是科学的力量。

# 第 1 章

# 心：史前时代至 17 世纪

人脑由百亿数量级的细胞构建而成，是已知宇宙中最复杂的结构。科学界的一个共识是，通过我们目前仍不甚了解的方式，这些细胞的活动使我们产生了思想。你可能会感到惊奇，我们对脑的关注似乎是很晚近才开始的事情。事实上，纵观史前时代和之后的历史，在大部分时间里，我们都认为心脏，而不是脑，才是产生思想和感受的基本器官。这些古老、前科学时代的观点的影响力至今仍可以在日常的语言中感受到："铭心""心碎""衷心"等等（其他语言中也有类似的例子）。这些词语仍旧承载着这些古老的世界观赋予的情感张力。这种源自古旧世界观的情感张力按道理早就该消失了，却并没有，不信你可以试试把这些词语中的"心"换成"脑"感受一下。

从人类最古老的书写作品中可以看出这一思想对古文化来说有多么重要。4 000 年前的《吉尔伽美什史诗》成书于现在的伊拉克，其中明确指出了情绪和感受发源于心脏。3 200 年前的印度吠陀梵文赞美诗《梨俱吠陀》中写道，心脏是思想的起源地。[1]夏巴卡石碑是一块古埃及的闪亮玄武岩灰色石板，现藏于大英博物馆。这块石板上镌刻着象形文字，描述了一个3 000年前的埃及神话，强调了心脏在思考中的重要性。[2]《圣经·旧约》中则提到，在古埃及人雕刻夏巴卡石碑的同一时期，犹太人认为人类和上帝的思想都源于心脏。[3]

美洲大陆上也存在这种心脏中心观。无论是玛雅帝国（公元250—900年）还是阿兹特克帝国（公元1400—1500年），中美洲伟大帝国的人们都坚信情绪和思想源于心脏。从北美洲和中美洲那些未曾发展出城市文明的民族的信仰中，我们也能看到这一点。20世纪早期，美国的民族学家深入到这些地区的原住民中，记录他们的传统和信仰。尽管我们无法确定这些记录中的观念在欧洲人抵达这些地区之前是否就已经存在，但大部分参与这些研究的原住民都认为，某种类似"命-魂"的东西，或者说一种情绪意识，都与心脏和呼吸相关。心脏中心观流传甚广，从格陵兰岛到尼加拉瓜都能找到记载，并且各种各样的生态地域的人都可能持这种观念，比如因纽特人、北美洲西北海岸的萨利希人，以及美国亚利桑那州的霍皮人。[4]

这种观念与瑞士精神分析学家卡尔·荣格的观点非常一致。他曾于20世纪的前几十年间到美国的新墨西哥州考察。在陶斯高原上某个普韦布洛人建造的白色土坯建筑的屋顶上，荣格与普韦布洛人欧奇维·比埃诺展开了一场对话。比埃诺告诉荣格，他很不理解白人，认为白人残暴、不安、瞎折腾。比埃诺说："我

　　　　　　　　　　　　　　　　　　　　　　　大脑传

觉得他们都是疯子。"荣格感到好奇，便问比埃诺为什么会这样想：

> "他们说他们用脑袋思考。"他答道。
>
> "难道不应该吗？那你用什么思考？"我惊奇地问他。
>
> "我们用这里思考。"他边说边指向自己的心脏。[5]

　　并非所有文化都认同这种心脏中心观。在地球另一边的大洋洲，澳大利亚原住民和托雷斯海峡的岛民的观念中的一个关键点在过去和现在都是他们与土地的联系，这种联系也延伸到了关于思维和精神的观念里。把身体中的某个部位视为思想的中枢似乎并不是这些人世界观的一部分。[6]同样，中国的传统医学和针对人体构造的研究方法主要集中在一系列"气"的相互作用上，而不是功能的定位上。但当中国的思想家们真正试图确认某个器官的作用时，心脏往往就会被他们视为关键。[7]《管子》是记载公元前 7 世纪中国哲学家管仲思想的著作。这部著作认为心脏是所有身体功能（包括所有的感官）的基础。

　　心脏中心观符合我们的日常体会。在我们的感觉发生变化时，心脏跳动的节奏也会同时发生改变。愤怒、渴望、恐惧等强烈的情绪似乎聚集在我们的一个或多个内脏中，它们可以流遍我们的全身并改变我们的思考方式，就好像是通过血液传播的一样，或者简直就是血液的一部分。这就是"发自内心"这样的古老说法能够持续存在的原因：它们与我们对重要内心活动的感知相对应。就像太阳仿佛在绕着地球旋转的表象一样，日常经验也为我们相信思考源自心脏提供了简单的依据。人们相信这样的观念，因为它看起来合情合理。

虽然心脏被普遍视为我们内部活动的中心，某些文化仍然认识到了脑具有某种功能，不过只有通过观察外伤才能产生这种发现。例如在古埃及，许多作者一起编撰了以《埃德温·史密斯纸草文稿》之名为人所知的医学文本。[8]该文稿简要描述了脑的沟回的形态，并认识到头部一侧受到损伤可能伴随着对侧身体的瘫痪。但和其他古埃及人一样，这些作者也认为心脏才是灵魂和精神的中枢。

对全面的心脏中心观第一次有记录的挑战出现在古希腊。在公元前 600 年至公元前 250 年的大约三个半世纪里，古希腊的哲学家们塑造了现代世界看待众多事物的方式，也包括看待脑的方式。与其他群体一样，古希腊人也认为感受和思想源于心脏。这一点可见于现在认为由荷马所著的口述史诗当中，它们创作于公元前 12 世纪至公元前 8 世纪的某个时期。同样，最早有记载的古希腊哲学家的思想关注的重点也是心脏。[9]公元前 5 世纪，哲学家阿尔克迈翁（Alcmaeon）对这一观点提出了异议。阿尔克迈翁居住在克罗顿，这是靴子形的意大利半岛"脚"部的一个希腊小镇。有人说他是一名医生，并将他奉为"神经科学之父"，但我们对他和他工作的所有了解都源自传闻。阿尔克迈翁的著作没有一篇被保存下来，他留存下来的所有言论都来自后世思想家引用的片段。

阿尔克迈翁对感官感兴趣，这使他把注意力自然而然地集中在了头部，因为那里集中了关键的感觉器官。根据后世作家们的说法，阿尔克迈翁发现，眼睛以及其他感觉器官都通过他所谓的"细管"与脑相连。据称生活在阿尔克迈翁之后 300 年的埃提乌斯（Aetius）曾说过，对阿尔克迈翁来说，"脑是掌管智力的设施"。我们不清楚阿尔克迈翁究竟是如何得出这一结论的，但后世的作家暗示，他的思想不只建立在内省和哲学冥思的基础上，还建立在直接调研的基础上，尽管没有证据证明这一点。他可能解剖过一个眼球（不一定是人的眼球），或者目击过一个动物头的烹饪准备过程，也有可能只是以手指为工具，探查过动物的眼睛、舌头和鼻子与颅腔内的结构的连接方式。[10]

尽管对脑的作用有了这些理解，但关于脑在思考和情感中的中心作用，最早的明确陈述出现于阿尔克迈翁去世几十年后。这些表述来自科斯岛上的医学学派，该学派最著名的成员是希波克拉底。科斯学派[①]的许多著作都被认为是希波克拉底所著，但真正的作者不得而知。在这些著作中，最重要的一部是《论神圣的疾病》（*On the Sacred Disease*）。这部针对非专业读者的著作完成于公元前 400 年左右，主题是癫痫（至今仍不清楚为什么癫

---

痫会被认为是一种神圣或者庄严的疾病<sup>11</sup>）。据作者们所说：

> 我们应该知道，和悲伤、痛苦、焦虑、眼泪一样，愉悦、欢笑和乐趣的发源器官，不是别的，正是我们的脑。脑才是那个使我们能够思考，拥有视觉和听觉，区分美丑好坏，辨别愉快和不愉快的器官……疯癫和精神错乱发源于脑；困扰我们的恐惧和惊吓（通常出现在晚上，但有时甚至出现在白天）发源于脑；失眠和梦游的原因潜藏于脑；虚妄的想法、被遗忘的职责和离经叛道的念头也来自脑。<sup>12</sup>

《论神圣的疾病》中的观点以一些颇具开创性但又很粗陋的解剖学知识为基础。比如，作者写道，"和其他所有动物的脑一样，人脑有两个部分，被一层薄膜从中间隔开"。但书中也有大量的胡言乱语。比如，该书声称"当一个人用嘴巴和鼻孔吸入空气时，空气首先会进入人脑"，并认为是静脉将空气运送至全身各处。这本书还把癫痫解读为由一种名为"黏液"的体液进入静脉，阻止空气进入人脑所致。有一些人非常重视癫痫源于脑这一观点的意义。卡帕多西亚人<sup>①</sup>阿莱泰乌斯（Aretaeus）是一名生活在公元前 150 年左右的希腊医生，他通过环钻术（在颅骨上钻孔）来治疗癫痫。在欧洲的医学手册中，这一传统方法一直延

①　卡帕多西亚是历史上的一个地区名，大致位于今天的土耳其东南部。——译者注

续到 18 世纪。[13] 阿莱泰乌斯并不是发明这种手术的人：目前已知的人类最早的医学干预痕迹就是在颅骨上钻出或刮出的孔。这种操作在全世界都可以找到记录，有一些甚至可以追溯到一万多年前。[14] 尽管很容易把史前的环钻术看作一种早期的精神外科手术（经常会有人认为，钻孔是为了从脑中放出"恶灵"），但从思想源于心脏的心脏中心观普遍占据的主导地位来看，当时的人将环钻术视作精神外科手术的可能性不大。其他解释这种危险手术的理由更为可信，包括缓解痛苦的颅下出血或者移除头部受伤产生的骨碎片。

尽管阿尔克迈翁和科斯学派都提出过脑中心观，但在没有任何证据证明脑是思想和情感的发源器官的情况下，人们没有理由为了支持这一观点而放弃那个更明显的解释——心脏是思想和情感的发源器官。正因为如此，对于脑在思考或者运动中发挥着重要作用这一观点，最具影响力的希腊哲学家之一亚里士多德持否定的态度。他在《论动物的组成》中写道：

> 当然，脑不负责任何感觉功能。正确的观点是，心脏是感觉的居所和源头……快乐和痛苦来自心脏，而且总的来说所有感觉都明显源于心脏。

亚里士多德有关心脏中心地位的观点是建立在一些看似明显不证自明的原理之上的，例如运动、热量和思想之间的联系。亚里士多德注意到，心脏的活动明显会随情绪的变化而改变，而脑则不会如此。他还声称血液源于心脏，并且血液是拥有感觉能力的必要条件，而脑中不含血液。此外，所有大型动物都有心脏，而他声称只有高等动物才有脑。亚里士多德最后的一个论据是，心脏是温热的而且会动，这两者都被视为生命的基本特征。相比之下，脑是静止和冰冷的。[15] 由于当时没有实际证据证明思维和脑之间存在联系，因此亚里士多德的逻辑论证就像科斯学派的著作一样站得住脚。人们无法在这两种观点间做出选择。在地球上的其他地方，情况一如既往：对绝大多数人来说，心脏才是最重要的器官。

亚里士多德去世后，亚历山大港涌现出了对脑的作用的深入探讨。亚历山大港位于希腊统治下的埃及尼罗河三角洲的西缘，是古希腊和罗马时期世界最重要的中心之一，拥有网格化的街道系统、地下水管道以及文化多元的居民。许多人从这种学术沃土中获益，其中包括两位那个时代最杰出的希腊解剖学家：来自查尔西顿的希罗菲卢斯（Herophilus）和来自凯奥斯的埃拉西斯特拉图斯（Erasistratus），他们都在亚历山大港工作过。[16]

希罗菲卢斯和埃拉西斯特拉图斯的著作都没有流传下来，但后世的作家声称他们在脑的结构方面做出了重大的发现。这些突破性进展能够发生在亚历山大港的原因是，在这段很短的时期内（显然也是历史上第一次），解剖人体是被允许的。甚至据说，

　　　　　　　　　　　　　　　　　　　　　　**大脑传**

被判死刑的罪犯会在非常骇人的情况下被活体解剖。究竟为什么亚历山大港允许解剖，而其他地方不允许，原因至今仍然不明。但无论如何，这座城市的医生在肝脏、眼睛和循环系统的解剖学方面取得了重大的进展。他们甚至合理地把心脏描述成一个泵。

对人体解剖学的直接研究令希罗菲卢斯和埃拉西斯特拉图斯在脑和神经系统上做出了重大的发现。据说，希罗菲卢斯描述了人脑在解剖学上的两个关键部分——大脑皮层（大脑的两个大叶）和位于大脑后侧的小脑。他认为这两者是智力的中枢，并展示了脊髓的起源和神经的分支结构。据说他区分出了与感觉器官相连的神经和指导行为的运动神经，发展出了一种感觉理论，认为视神经是中空的，有某种气体在其中流动。[17] 埃拉西斯特拉图斯显然采取了不同的方法。他将人脑与雄鹿和野兔的脑进行了比较，得出的结论是，人脑的沟回多，因此复杂程度更高，这是我们拥有更高智力的原因。

尽管他们的描述是准确的，但希罗菲卢斯和埃拉西斯特拉图斯的工作并没有解答心脏和脑哪个才是思考和感觉的器官。他们的研究只能说明脑很复杂。亚里士多德的心脏中心观仍然有巨大的影响力，部分原因是他的声望极高，但最重要的是这符合日常经验。

又过了 400 年，有关脑的作用的决定性证据才出现。这个证据来自西方文明史上最具影响力的思想家之一——盖伦的工作。盖伦是罗马公民，于公元 129 年出生在今天土耳其西部的帕加马的一个富裕家庭。[18] 虽然今天的人们主要将盖伦视作一名医学作家（他的思想塑造了1 500年间的西方医学和文化），但实际上，他是古罗马时代晚期的主要思想家之一，创作了数百万字的哲学、诗歌和散文著作。[19]

盖伦曾在东地中海地区旅行和学习，去过亚历山大港，但他人生的关键岁月是在罗马度过的。他于公元162年抵达罗马，时年32岁。此前，他在帕加马做了4年角斗士的医生，在此期间，通过治疗角斗士的伤口，他对人体有了更多的了解。盖伦很快就成了一名罗马上流社会认可的医生，治疗过罗马的一些重要人物，其中包括罗马皇帝马可·奥勒留。盖伦还获得了擅长辩论的杰出解剖学家的美名。为了展示他的发现，盖伦采用了"演讲结合评论"的方法，在讲解过程中一边阐述他的新知识，一边在动物身上做演示。在这些演讲中，观众被邀请去观摩盖伦的操作，从而验证他的观点——这体现出了盖伦所强调的亲身体验对理解的重要性。（以下关于盖伦如何得出一些结论的描述相当可怕。如果你的情感比较脆弱，你可能更愿意跳过接下来的三段文字。）

盖伦感兴趣的一个关键问题是脑的作用，以及思想和灵魂位居身体中的何处。他相信脑是行为和思想的基础，并且认为自己可以通过动物实验来证明这一点。这一切都发生在没有麻醉药的时代。盖伦本人也不能对他所造成的恐怖无动于衷——他建议不要用猴子做实验，因为猴子在实验时的面部表情太令人不安了。当时的一些人认为，其他动物缺乏与愤怒和欲望有关的那部分灵魂。尽管盖伦不认同这种观点，但他对疼痛却只字未提——在他对自己工作的描述中，没有任何疼痛的踪影。[20]

　　　　　　　　　　　　　　　　　　大脑传

盖伦最具决定性的实验之一是研究神经在发声过程中的作用。这项研究是在猪身上进行的，因为"叫声最大的动物最适合用于开展声音受损的实验"。[21] 可怜的猪被肚皮朝天地绑在地上，口鼻被紧紧地捂住。盖伦切开它的皮肉，暴露出猪颈动脉两侧的喉返神经。如果他用一根线把这些神经扎紧，猪那沉闷的尖叫声就会停止；如果他解开绑线，尖叫声就会恢复。虽然很明显是猪的喉部发出了尖叫声，但似乎有什么东西在沿着神经从脑出发向下移动。

盖伦最杰出的现场演示之一支撑了这个观点。在那次演示中，盖伦与持心脏中心观的反对者展开了面对面的交锋，证明了脑的重要性。在切开一头活猪的肚子后，盖伦让他的反对者挤压猪的心脏，阻止它的跳动。然而，即使心脏停止了跳动，这只可怜的动物仍然能够继续发出沉闷的尖叫声，这表明心脏的活动对猪发出声音来说并不是必要的。但当盖伦打开猪的颅骨，并让他的反对者按压猪的大脑时，猪立刻就停止了尖叫并失去了知觉。如果停止按压脑，盖伦记述道，"猪就会恢复意识，可以再次运动"。对当时的观众来说，这一定非常令人震惊。正如历史学家莫德·格利森所说的那样，"盖伦的解剖学演示越来越不像一场智力辩论，而更像一场魔术表演"。[22]

这项发现也得到了盖伦其他研究的支持，包括许多解剖学描述和外科手术（有些是在病人身上开展的）。盖伦据此认为，脑是思想的中心，可以产生一种特殊的气体或者说"精气"（pneuma）。在脑受伤时，精气就会泄漏，导致人丧失意识；当精气积累到足够多时，意识就会恢复。盖伦认为，神经明显是中空的，身体的活动是脑产生的气体沿着神经流动的结果。盖伦的解剖学研究大部分是在动物而不是人身上开展的。他的研究表明，所有的神经都发源于脑，而不是像亚里士多德所说的那样发源于心脏。

尽管盖伦提出了这些证据，但亚里士多德这样的思想家的权威以及日常经验的力量仍然使脑中心观无法战胜旧的思想，即便在罗马也是如此。盖伦留下了大量的著作，包括大约400篇著述，其中超过170篇留存了下来，涵盖了医学和自然科学的各个领域。但罗马帝国的衰亡导致了学术环境的崩溃，这种崩溃使人们难于再有更多的发现。至于思想源自何处这个问题，单纯地思考是永远无法得到答案的。正如盖伦的研究展示的那样，这需要开展解剖学研究和实验研究，而这只能在学术开放的环境下进行，并要通过思想的交流去了解过去研究的成败得失。在此后的几个世纪里，这种环境都不会再出现。

罗马和希腊的大部分文化遗产都保存在东罗马帝国的图书馆里，集中在拜占庭（现在的伊斯坦布尔）。从公元7世纪开始，随着伊斯兰教的兴起，出现了诸多伊斯兰教哈里发政权，一种文化也随之诞生，这种文化向西传播到了法国，向北传播到了保加利亚，向东传播到了土库曼斯坦和阿富汗。这个伊斯兰社会非常重视知识和技术。为了满足新兴统治阶级和统治集团的需求，人

　　　　　　　　　　　　　　　　　　　**大脑传**

们建造了桥梁和运河，铸造了天宫图①，还制作了纸和玻璃。想要做到所有这些，需要挖掘旧的智慧并发展新的认识。[23]

首先，社会上出现了一股翻译希腊和罗马文献的热潮，这些文献在波斯和拜占庭的图书馆里可以找到。这一趋势以巴格达为中心，由哈里发和富有的商人赞助。这些文献中的思想很快就得到了扩展：思想家们发展出了全新的知识领域，如代数、天文学、光学和化学。但医学和解剖学仍然牢牢地锚定在希腊和罗马的观点之上，与被翻译的文献中的观点保持一致。从亚里士多德和希波克拉底时代就存在的有关心脏和脑的功能的观点尤其如此，这些观点几乎原封不动地又流传了几个世纪。

伊本·西拿（Ibn-Sīnā）是这一时期具有领导地位的医生和哲学家之一，他在西方被称为阿维森纳（Avicenna）。阿维森纳于公元 980 年出生在今天的乌兹别克斯坦，后来在今天的伊朗境内生活，撰写了数百本书。他的研究融合了希腊和阿拉伯的思想以及遥远的印度的诊断和治疗方法。阿维森纳的著作在 12 世纪被译成拉丁文，对西方医学产生了 500 年的深远影响。他认同盖伦关于神经起源于脑或脊髓的观点，但和亚里士多德一样，他也坚持认为身体所有活动和感觉的发源器官是心脏。[24] 这一观点也与《古兰经》的观点相符：《古兰经》通常将心脏视为理解能力的源泉，并且和《圣经》一样，完全没有提到脑。

---

① 天宫图是占星学中表示日、月、行星以及黄道十二宫和中天位置的图。——译者注

在同一时期的另一条路线上，盖伦的思想通过一名医生的研究得以传播。这名公元 10 世纪的医生是阿里·伊本阿尔-阿巴斯·马古斯（Alī Ibn al-Abbās Maǧūsī），在西方被称为哈里·阿巴斯（Haly Abbas）。一位历史学家称他是"一个取了阿拉伯名字并且用写《古兰经》的语言进行创作的波斯人，一个受过希腊传统文明洗礼的拜火教教徒，一个在死后不到一个世纪就被西方拉丁社会所接受的伊斯兰世界思想家"。[25] 后来，一位原本是北非穆斯林难民的基督教修士在意大利将他的著作翻译成了拉丁文。这段往事正好体现了那个时期多地区文化碰撞融合的趋势。

在哈里·阿巴斯翻译的盖伦的著作中，有一些内容是关于脑的结构和作用的："脑是精神构成的主要器官，因为记忆、理性和智力都存在于脑中，力量、感觉和自主活动也都是从脑传向全身的。"[26]

哈里·阿巴斯还提出了一个盖伦没有提出过的想法：他声称脑中的三个空腔或者说脑室中充满了动物精气①，而动物精气产生于心脏中，并通过血液传遍全身。哈里·阿巴斯宣称，每个脑室都有不同的心理功能："动物精气在前脑室产生感觉和想象，在中脑室形成智力或者理性，在传输到后脑室后则会催生运动和记忆。"

---

① "动物"（animal）这个词和"有活力的"（animated）这个词有相同的词根，所以"动物精气"指的是运动的源头。

　　　　　　　　　　　　　　　　　　　　　　　　　　大脑传

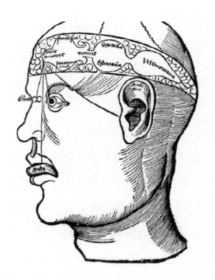

格雷戈·莱施（Gregor Reisch）在 1504 年出版的《哲学的缩影》中
绘制的三脑室定位分区理论的示意图。感觉和想象位于前脑室，认
知位于中脑室，记忆位于后脑室

虽然缺乏证据支持，但这个观点在整个欧洲和中东被广泛
接受了 1 000 多年。[27] 公元 4 世纪，叙利亚埃梅萨的主教内梅西
乌斯的著作中首先出现了这个观点。几十年后，圣奥古斯丁 ① 也
简短地提到了它。这使其获得了一种受到宗教认可的光环，帮
助它维持了受欢迎的热度。[28] 在 4 世纪到 16 世纪的 1 200 多年
里，人们普遍认为脑室定位论是不证自明的，至少提出了 24 个
不同的版本。[29] 在毫无保留地接受这一理论的人中，包括一些欧
洲和阿拉伯世界最伟大的思想家，比如列奥纳多·达·芬奇、罗

---

① 圣奥古斯丁（354—430），西方基督教早期的神学家、哲学家，死后被天主
教会封为圣人，其自传体著作《忏悔录》至今仍被传诵。——译者注

杰·培根、托马斯·阿奎那、阿威罗伊<sup>①</sup>和阿维森纳。

到 13 世纪初，阿维森纳著作的拉丁文译本，包括他将相互矛盾的思想和情感的心脏中心观与脑室定位论结合到一起的学说，在欧洲的新型大学中占据了主导地位。尽管哈里·阿巴斯版本的盖伦脑中心观已经在那不勒斯南部的萨勒诺的医学院传播开，但人们最终还是选择相信阿维森纳的观点，因为后者是基于亚里士多德哲学发展起来的。亚里士多德的观点之所以能够主导欧洲的思想，一部分原因是依靠天主教多明我会的修士托马斯·阿奎那的著作，他在西方学术领域的领袖地位持续了好几个世纪。通过把基督教教义以及与之相冲突的古代异教徒思想融合到一起，阿奎那试图调和亚里士多德的思想和基督教的矛盾。在这种情况下，解剖学等本应依赖于经验性研究的学术领域却被宗教信仰的迷雾所笼罩。神学家们可以决定传播什么知识，接受什么观念。

对于阿维森纳和亚里士多德的心脏中心观与萨勒诺学派和盖伦的脑中心观之间的差异，以及试图调和这些差异的各种尝试，这些新面世的文献的读者都非常清楚。例如在 13 世纪，大阿尔

---

① 阿威罗伊（1126—1198），中世纪哲学家，著作中有大量对亚里士多德的评论，对亚里士多德思想和著作的传播起了重要作用。——译者注

伯特（Albertus Magnus）①就毫不讳言地直接指出盖伦错了，事实正如亚里士多德所言，所有的神经确实起源于心脏。[30] 面对这些相互矛盾的说法，现代人的做法是直接通过观察结果来分辨，但中世纪学者的解决办法则是借助于经院哲学：思想家们试图通过细致的文本分析，而不是通过实验，来解决他们尊敬的前辈们的观点对立。

但在14世纪初的博洛尼亚医学院，中世纪经院哲学对解剖学的束缚有所放松，那时蒙迪诺·德卢奇（Mondino de Luzzi）在该院担任医学和解剖学教授。蒙迪诺撰写了一部题为《蒙氏解剖学》（*Anatomia Mundini*）的手稿，这部手稿是根据他解剖人体的经验写成的。自1 500多年前亚历山大港的埃拉西斯特拉图斯和希罗菲卢斯时代以后，还是第一次有这样的著作问世。

究竟14世纪早期的哪些道德变化和社会变迁使人们允许蒙迪诺开展解剖学研究，至今仍不得而知。他解剖的似乎是罪犯的尸体。《蒙氏解剖学》中的解剖指南的第一句话就直白地说："因斩首或绞刑而获得的人类尸体置于仰卧位。"[31] 尸体解剖在蒙迪诺之前就有先例：在12世纪的萨勒诺，曾有学者解剖过动物尸体，而在几十年前的博洛尼亚，有学者对尸体进行过尸检，其目的显然是确定死因。因此，蒙迪诺将解剖纳入医生培训体系的做法，可能更像是一种时代进步的产物，而不是大胆的创新。[32]

---

① 大阿尔伯特（1200—1280），中世纪神学家、哲学家，被一些学者认为是中世纪德国最伟大的哲学家和神学家。——译者注

这并不标志着与宗教教义的决裂，因为基督教和伊斯兰教神学并没有禁止解剖。9世纪和12世纪的一些阿拉伯语文献都提到过解剖，但总的来说，学者们发现并翻译了盖伦和亚里士多德的著作后，对其中包含的知识似乎就感到满足了，因而并没有尝试将古人的观点和自己的观察结果进行比较。[33] 在蒙迪诺之后，情况开始发生改变。在1 500多年前的亚历山大港，解剖曾被短暂地允许过。但这一次情况有所不同：人们对解剖的态度发生了永久性的转变，至少在西欧是如此。

蒙迪诺研究的关键不是他探索了一具尸体的内部结构，而是他这样做揭示了个人研究的重要性。他的研究表明，有关人体的推断是可以被检验的，知识是可以独立获取的，而不是只能从古人那里照搬过来的。这一切将被证明是具有革命性的。然而，尽管蒙迪诺的方法很激进，他的结论却毫不新颖：他只是重申了盖伦关于解剖结构的观点，并补充了一个对解剖结构功能的亚里士多德式的解读。根据这一解读，心脏是运动（包括声音）的起源。[34]

蒙迪诺的书表明，解剖是一种有潜力的工具，能帮助我们理解人体。但他的工作没有产生任何重大影响。在印刷术出现之前的世界里，思想传播得很缓慢。那时的人们把古文献中的文字看作决定性的证据。阿奎那和其他教会领袖已经将从圣经开始的所有文献融入了他们的神学理论。信仰，而不是事实，仍然是知识的本质，并且构成了欧洲学术世界的框架。

从 15 世纪开始，欧洲文化和技术变革的步伐突然加快了，自此开始的一段连续的时期在传统上被称为文艺复兴和科学革命。历史学家们至今仍在争论是什么造就了这些变革，甚至这所谓的变革是否真的发生过。印刷术在欧洲的出现（中国在几百年前已经发明了活字印刷术）改变了知识的传播方式。《圣经》被翻译成了各种地方语言，加之新教的崛起，一种观念开始流传开来：有关世界的知识可以由普通人直接获得，而不一定要仰仗权威。荷兰和英国的革命推翻了旧贵族的统治，为新的阶级提供了政治、社会和经济上的发展空间，使人们对世界有了更激进的看法。与此同时，美洲大陆的发现以及梅毒等新型疾病的出现，削弱了人们对古代文献的信仰，因为这些文献对理解人类世界的新进展并没有多大用处。最后，望远镜和显微镜的发明揭开了此前人们无法想象的世界，而活塞泵和发条装置等技术的发展为人们提供了具有启发性的新隐喻，这些新隐喻似乎可以解释从宇宙到人体的一切事物是如何运作的。

1543 年，两部重要的著作得以出版，它们在很大程度上改变了我们对宇宙及生活在宇宙中的人的看法。第一部是尼古拉·哥白尼的《天体运行论》。这部著作利用阿拉伯天文学家在两个多世纪前提出的理论，概述了一个地球围绕太阳旋转的宇宙数学模型。第二部是安德烈·维萨里的《人体构造论》。这部书共 7 册，篇幅超过 700 页，将知识和美学结合在一起，为读者呈现了有史以来最精确的人体解剖学描述。维萨里充分利用了新兴的印刷技术，在书中插入了 200 多幅吸引人的木刻版画。这些插画都是基于他对人体的解剖实践创作出来的，丰富了他的作品。维萨里是帕多瓦大学的医学教授，他的著作之所以具有革命性，不仅是因为其中包含的知识，还因为这些知识的获取和呈现方式。

在此前的几十年里，其他作家，如雅各布·贝伦加里奥·达·卡尔皮（Jacopo Berengario da Carpi），就发表过基于解剖实践的人体解剖学图解，但这些著作既没有产生维萨里解剖图谱的影响力，也没有提供解剖学上准确的细节。[35] 甚至就脑的解剖来说，都有不少先例：1517 年，德国军队外科医生汉斯·冯·格斯多夫（Hans von Gersdorff）绘制了显示大脑皮层在不同解剖阶段的 6 张小图；1538 年，马尔堡的约翰内斯·德吕安德尔（Johannes Dryander）出版了 11 张木刻版画，用非常简单的术语描绘了脑的解剖过程。[36] 但维萨里 1543 年的杰作与前人的完全不同。此前没有出现过类似的著作。

《人体构造论》的每一册都涉及不同的身体系统（骨骼、肌肉、内脏等）。最后一册有 60 页，是关于脑的，内含 11 幅打开颅骨的脑的解剖图。可以很明显地看出，这些脑取自至少 6 个人。[37] 虽然这些对脑的刻画看起来非常写实、准确，但和《人体构造论》其他册中的图一样，这些图所呈现的部位也是经过精心选择的，只画出了能够看到的部分。[38] 尽管如此，这部著作仍然体现了解剖学知识的巨大进步。例如，盖伦曾声称脑中存在一个

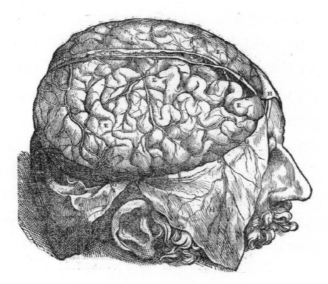

维萨里的人脑解剖图

"迷网"（rete mirabile），是使动物精气得以进入脑的血管网络。而维萨里则在《人体构造论》中说，他没有在脑中观察到迷网。维萨里大胆而准确地得出结论：盖伦错了，这种结构并不存在于人体中。[39] 维萨里认为，学生应该参加尸检并仔细观察，只有这样，"将来才会更少轻信解剖学书籍"。[40] 通过反对盖伦有关迷网结构的观点，维萨里得以积极倡导研究身体结构的新方法。

对于身体究竟是如何工作的，尤其是脑是如何工作的，维萨里也试图寻找答案，并试图解答这一切意味着什么。但在这一点上，他的手术刀无能为力。这是可以理解的。仔细解剖人体可以揭示结构，但除了描绘出一些细枝末节的躯体部分（骨头、肌肉和神经）外，这种方法无法提供任何对功能的真正理解。在理解人类行为的起源以及我们与动物之间的差异时，解剖结构的解释力遭遇了最大的困难。维萨里解释说，问题在于他发现"我在绵羊、山羊、母牛、猫、猴、狗和鸟类身上解剖过的脑结构，与人脑的结构根本没有任何不同"。[41]

尽管按照脑占身体的比例来说，人脑比其他动物的脑大得多，但维萨里并没有发现人脑的结构与其他脊椎动物的脑结构有本质上的区别。在行为和心理上，人和动物之间有明显的差异。可不管这种差异是如何产生的，维萨里都没有在脑中找到答案。尽管维萨里的解剖研究无法解释脑是如何运作的，但这些研究确实表明，主流的心理学脑室理论可能是错误的：脑室似乎"只是空腔或者通道"。在对脑的运作机制没有更好的解释的情况下，维萨里总结道："我们不应该谈论至高精神官能在脑中的定位。"他还猛烈抨击了那些胆敢为官能定位的神学家，将他们的想法描述为"谎言和荒唐的谬误"。这样的批评称得上非常尖锐了。

维萨里对脑的全部研究都基于这样一种观点：思想和运动起源于脑，而不是心脏。然而，支持这个猜想的证据实际上相当薄弱，唯一的实验证据来自 1 200 多年前盖伦的研究。维萨里去世 30 年后，蒙彼利埃大学教授、法国国王亨利四世的医生安德烈·杜·劳伦斯（André du Laurens）同样没办法给出更多的实验证据，只能坚持自己对脑的作用的信念：

> 我要说的是，灵魂的中枢存于人脑，因为至善之力栖

居其中，它最具价值的活动也在脑中显露无遗。所有运动、感觉、想象、论述和记忆的工具都存在于脑中，或直接依赖于脑。[①, 42]

至于脑室有何作用，杜·劳伦斯谨慎地回避了这个问题，只是说这个问题"尚未被完全解决"。

对于脑在思维产生的过程中发挥的作用，人们在探寻答案时显得犹豫不决。这表明历史上从来没有出现过一个"以脑为中心的时刻"，能让思想家们意识到思维产生的关键器官是脑而非心脏。与心脏相比，脑具有显而易见的复杂性，这强烈地暗示思想和情感应该定位于脑。但传统的惯性和日常经验的力量意味着，一些十六七世纪最伟大的思想家必然会持有相互冲突的观点。莎士比亚的《威尼斯商人》的第 3 幕中的一首歌很好地总结了人们的困惑：

告诉我爱情生长在何方？

是在头部，还是在心房？[43]

---

① 杜·劳伦斯描述了广泛传播的"玻璃错觉"，受其影响的患者确信他们是玻璃做的，害怕自己会碎掉。自 19 世纪早期以来，对这些症状的报告频率有所下降，这表明某些精神健康症状与社会环境密切相关。士兵经历的创伤后应激障碍甚至也是如此：与第一次世界大战期间报道的症状相比，现在报道的症状非常不同。见：Speak, G. (1990), *History of Psychiatry* 1:191–206。

# 第 2 章

# 力：17 世纪至 18 世纪

　　到了 17 世纪，欧洲的思想家们越来越相信，对于莎士比亚
提出的问题，答案肯定是"头部"，更确切地说，是脑。态度的
转变是缓慢而复杂的，没有哪个单独的实验或者解剖研究能够给
出支持脑中心观的强有力证据。虽然逐渐积累的思想和知识都表
明，脑在其中扮演着某些作用，但新旧思想仍然长期共存。例如，
威廉·哈维①在 17 世纪 20 年代证明了"心脏只是一块肌肉"，几
十年后的丹麦解剖学家尼古拉斯·斯丹诺也这样认为。¹虽然哈
维认识到脑的复杂性，将其称为"感觉器官"和"身体中最富
有的器官"，但他也认为亚里士多德是对的，认为血液携带着某
种由心脏产生的神秘精气。现在看来，哈维的思考还不够清晰，
这反映了那个时代缺乏决定性的证据。

---

① 　威廉·哈维（1578—1657），英国医生、实验生理学的创始人之一，最重要
　　的科学贡献是阐释了血液循环现象。——译者注

在强调脑的重要性的人物中，最具影响力的一个人是法国思想家勒内·笛卡儿，他在17世纪二三十年代对脑开展了解剖研究。由于伽利略在1633年遭到天主教会的迫害和定罪，因此笛卡儿决定不发表自己的研究，但在他去世后，这些研究最终还是在1662年面世了。[2] 和许多其他思想家一样，笛卡儿也否定了"心是感情的中枢"的说法，认为这种观点"不值得认真考虑"。[3] 他对脑的看法则要新颖得多。在笛卡儿看来，动物的身体似乎是像机器一样在运转，他甚至认为动物就是动物机器（或者更夸张地说，是野兽机器），而脑在这种机器中发挥着根本的作用。[4] 笛卡儿认为，人类与其他动物的根本区别在于人类拥有灵魂，并且能够使用语言。而人脑和猿脑的关键解剖学区别在于松果体，这是位于大脑的底部的一个豌豆大小的结构。笛卡儿声称松果体是人类独有的，它从心脏供应的血液中产生出动物精气，从而使心灵和身体之间能够相互作用。根据笛卡儿的说法，宇宙的两个基本部分——广延物（res extensa，也就是物质实体）和思维物（res cogitans，也就是思想实体、思维或者精神）是在松果体中发生相互作用的。

　　这种以松果体为中心的论点，是建立在没有依据的断言和不可信的解剖学证据之上的。笛卡儿声称，向上投射到大脑皮层的神经可以使松果体发生摇摆。这种摇摆可以使人对感知到的不同物体产生响应，因为"摇摆的方式有很多种，可以与感知到的物体的差异相对应"。[5] 这种神经是不存在的。17世纪60年代，在他的观点开始被世人所知后，解剖学家们很容易就证明，这种笛卡儿认为的人类独有的结构，其实存在于几乎所有的脊椎动物中。

在笛卡儿的思想中，有一个方面产生了持久的影响，那就是他对动物精气在神经中移动方式的解释。和许多其他人一样，笛卡儿认为这些精气是流动的，能快速移动。但与之前的思想家不同的是，笛卡儿对动物精气的移动如何产生行为做出了解释：液压自动机当时风靡于法国的皇家花园，他在这些自动机上看到过这种现象。当水和空气穿过它们的金属身体时，这些移动的雕像会诡异地从植被中出现，演奏乐器，甚至说话。笛卡儿明确地将这种自动机与人类和动物的行为进行了类比：

> 事实上，你可以将我所描述的动物机器的神经对应于喷泉的水管，肌肉和肌腱对应于驱动自动机的各种设备和弹簧，动物精气对应于驱动自动机的水，心脏对应于水的源头，脑中的空腔对应于储水罐。[6]

笛卡儿用这个模型来描述一类简单行为的起源，我们把这类行为称为"反射"。[①]他展示了一幅图，图中有一个巨大的婴儿，正把脚从火中挪开，因为动物精气从脚出发，沿着神经向上进入脑，然后又回到了腿上的肌肉中。[7]这幅图标志着我们从以前对

---

① 现实存在的和想象中的自动机古已有之，但为什么自动机没有激起其他哲学家同样的思考，至今原因不明。

行为和神经功能相当模糊的解释向前迈出了决定性的一步。几千年来，思想家们一直认为精气像液体或风一样流动。这样的运动快而无形，因此成为有吸引力的类比对象。自动机中液压动力的机制是一个更有说服力的隐喻，但尽管它意义重大，对于神经中的精气是由什么构成的这一问题，仍然存在广泛的分歧。由于盖伦有关神经气体或者精气的想法非常混乱，所以也没有太大的帮助。[①] 1665 年，斯丹诺这样描述了这一问题：

> 它们是一种从……腺体中分离出来的特殊物质吗？血浆物质不是它们的来源吗？有些人把它们比作酒中的酒精，有些人怀疑它们实际上是一种类似于光的物质。简而言之，我们标准的解剖方法无法阐明这些有关动物精气的困惑。[8]

斯丹诺对当时存在的所有描述神经功能的说法如此不屑一顾，其底气一定程度上来自新出现的显微镜技术。他的朋友、荷兰显微镜学家扬·斯瓦默丹（Jan Swammerdam）和意大利解剖学家马尔切洛·马尔皮吉（Marcello Malpighi）都曾研究过神经的内含物，他们都认为神经内部既没有液体也没有气体，斯瓦默

---

① 根据历史学者埃丽卡·戴格尔的说法，"精气的本质一直困扰着盖伦学说的读者，这些困惑的读者中也包括维萨里、托马斯·威利斯、笛卡儿以及 17 世纪其他对此有兴趣的人"。她可以把我也加到这个名单上。见：Daigle, E. (2009), 'Reconciling Matter and Spirit: The Galenic Brain in Early Modern Literature', PhD thesis, University of Iowa, USA, p. 7, http://ir.uiowa.edu/etd/286。

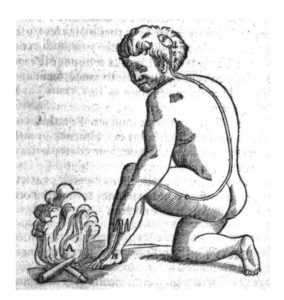

笛卡儿对运动如何发生的看法

丹认为这些想法既无聊又荒谬。⁹斯瓦默丹的一项研究结果对笛卡儿有关神经功能的液压观点提出了挑战。他发现如果用一把剪刀去触碰解剖出来的青蛙的神经，神经连接的肌肉就会收缩，他声称这个结果"适用于所有人和野兽的肌肉活动"。无论神经中导致行为发生的究竟是什么，都不可能是笛卡儿的液压自动机中流动的水，因为即使把神经的末端切断，使其中存在的任何液体或者气态的精气溢出神经，当用剪刀触碰神经时，肌肉还是会收缩。斯瓦默丹解释说："神经的一个简单而自然的活动或者刺激本身，就足以引发肌肉的活动，不管神经是起源于脑、骨髓还是其他地方。"

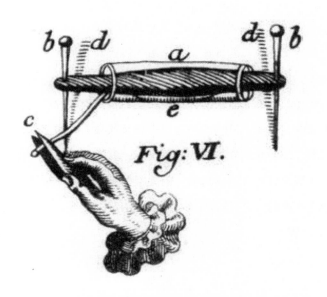

斯瓦默丹的实验展示，用金属剪刀触碰青蛙神经（c）会引发肌肉（a）收缩

尽管斯瓦默丹相信，对神经功能的真正解释"隐藏在无法穿透的黑暗中"，但他准备用一个新的隐喻来推测神经的运作机制：

没有任何实验表明，有可以感觉到的或者可以想象到的物质通过神经传入肌肉。也没有任何别的东西通过神经进入肌肉：一切都是一种非常迅速的活动。这种活动的速度很快，所以用"瞬时活动"来描述非常恰当。因此，所谓的精气，或者说那种微妙的物质，是在瞬间通过神经传到肌肉的。这个过程最贴切的类比是，当用手指按压一下一根木条或者一块木板时，按压引发的震动沿着木头传递至另一端，其速度之快，就好像是另一端在同一瞬间发生震动一样。

斯瓦默丹的实验表明，神经功能的精气模型和液压模型都是不正确的。相反，神经的功能似乎涉及某种无形的活动：对神经的刺激几乎使肌肉立刻就产生了反应，就像振动一样。斯瓦默丹仍然在努力寻找合适的隐喻，但关键的一点是，他证明了先前的解释是错误的，并且证明通过物理方法刺激神经，可以人为地产生肌肉活动。

在其他科学家探索神经功能的基础时，解剖学家们也对笛卡儿的思想做出了回应，对脑展开了新的研究。最重要的贡献也许来自托马斯·威利斯（Thomas Willis），他是牛津大学一位人脉很广的医生。与他同时代的约翰·奥布里热爱八卦，他用半句话概括了威利斯："中等身材，像一头红猪，说话结结巴巴。"[10] 17 世纪 60 年代早期，威利斯受到新成立的英国皇家学会知识领袖罗伯特·波义耳①的影响，开始对精神健康问题进行唯物主义的解释，他认为这些问题起源于脑。[11]

---

① 罗伯特·波义耳（1627—1691），爱尔兰化学家，近代化学的奠基人，对化学和物理学都有杰出贡献。——译者注

　　　　　　　　　　　　　　　　　　大脑传

1664 年，威利斯出版了一本拉丁文著作，描述了脑的解剖结构，他的朋友克里斯托弗·雷恩①为这本书绘制了精美的插图。在接下来的 20 年里，这本书再版了 8 次，并在阿姆斯特丹、日内瓦和伦敦发行。1684 年出版的英文译本现在很难读懂，部分原因是译文是古英语，但还有别的原因。根据一向言辞犀利的比较解剖学史家 F. J. 科尔的说法，威利斯的拉丁文"优美而艰涩"。在科尔看来，威利斯缺乏"清晰易懂的表达天赋"，并且容易陷入"揣测性争论的细枝末节"中。[12] 不客气地说，威利斯不清楚自己到底在思考什么。

在这部著作中，威利斯描述了他开展的解剖研究的结果，其规模远超笛卡儿的相关研究：除了人脑外，威利斯的研究还涉及大量其他动物：马、绵羊、小牛、山羊、猪、猫、狐狸、野兔、鹅、火鸡、鱼和猴子。[13] 他还通过将染料注入血管来显示脑的不同区域之间的联系。把这些发现和他的解剖学研究结合到一起，威利斯得出了自己的结论：是脑这个物质实体使思考成为可能，而不是脑室，脑室只是"一个外围结构折叠产生的空腔"。[14] 正如维萨里所说，脑室只不过是充满液体的空间。

在威利斯看来，构成脑的物质在结构上的复杂性，反映了脑根据功能进行组织的方式。他称脑具有"错综复杂的或断裂弯曲的框架"，这种表述对理解脑的结构没有什么帮助。威利斯声

———————————

① 克里斯托弗·雷恩（1632—1723），英国天文学家、建筑师、英国皇家学会创始人之一，最著名的建筑作品是伦敦的圣保罗大教堂。——译者注

称，记忆储存在大脑皮层的沟回中，而小脑参与了非自主的活动（比如心跳），并且他认为大多数脊椎动物都是如此。威利斯得出这些结论的主要依据是大量的比较解剖学研究，以及他观察到的上述区域与身体各部分之间的连接。威利斯注意到，人脑表面的结构非常复杂，有许多沟回，而猫脑的表面结构就简单得多，鱼和鸟的则更加简单。他将这些差异与不同的思维能力联系了起来，指出："人脑表面的这些褶皱和卷曲比其他任何生物的都更多、更深。也就是说，就高级官能而言，人脑的能力要比其他生物脑的能力强很多倍。"

以视觉感知为例，威利斯宣称，眼睛能产生一种"可感知的印象"①，这种印象会通过某种"波动或者水波"传递至大脑，感知随即就会"出现"。他还认为，有关影像的记忆将存储在脑的外层，也就是大脑皮层中，而由于某些不清楚的原因，想象会储存在连接大脑两个半球的胼胝体（corpus callosum）中。在威利斯看来，动物精气是在大脑皮层中产生的。在这里，血液中的某些东西会转化为精气。他认为生命的基本特征都起源于血液和心脏，这种观点与过去几千年的思想家们所持的观点相同。至于这些精气是如何产生行为的，威利斯的言辞很模糊：它们"转变为其他形式的活动，以不同的方式散开"，精气会"展开"、"扩散"和"前进"，最终"产生想象、记忆、食欲和灵魂的其

---

① "印象"（impression）一词在17世纪被人们用作"感觉"的同义词，表达了这样一种观点：通过某种压力，感觉会改变神经的形状或功能，从而留下某种物理痕迹，也就是"印象"。

他高级官能"。

尽管威利斯在解剖学上做得很精确，但他对脑的工作机制的观点纯粹是推测。1665 年初，在威利斯的书出版几个月后，斯丹诺应他的资助人的邀请访问巴黎。他的赞助人梅尔奇塞德·特韦诺是个富有且有影响力的法国藏书家，之前还做过间谍。[15] 斯丹诺当时年仅 27 岁，却才华横溢而且热情坚定。在特韦诺位于巴黎南部伊西的乡间别墅，斯丹诺做了一次关于脑的演讲。面对特韦诺的一小群知识分子朋友（这个知识分子圈子是法国科学院的前身），斯丹诺侃侃而谈。他直截了当地描述了那个时代人们对脑的无知："我无法保证将会满足各位对脑解剖结构的好奇心，而是必须真诚而公开地承认，我对这个话题一无所知。"[16]

对于斯丹诺和威利斯来说，脑的组织方式应该能够反映其功能。然而，正如斯丹诺所强调的那样，脑的组织结构无比复杂，非常难于理解。斯丹诺不仅对脑室定位论不以为然，而且对于威利斯没有依据地认为脑的不同区域负责不同的活动这一点，他也嗤之以鼻。威利斯声称胼胝体是想象发生的部位，斯丹诺则指出，人们对胼胝体知之甚少，以至于任何人都可以"随心所欲地谈论它"。[17] 正如斯丹诺反复强调的那样，大多数当时关于脑的著作都存在使用"非常晦涩的术语、隐喻和不恰当的比较"的问题。

与笛卡儿不同的是，除了认为脑"肯定是我们灵魂的主要器官，是灵魂执行令人钦佩的行为时所用的工具"外，斯丹诺对灵魂存在于什么位置并不感兴趣。斯丹诺是虔信宗教的人，他不久后就皈依了天主教，放弃了科学并成为一名主教。但由于他的研究并没有告诉他灵魂位于脑中的什么位置，所以他没有进行推测。

斯丹诺认为，思想家首先必须准确地描述脑的组成部分，包括制作出精确的图示，以及对动物不同发育阶段进行比较研究。斯丹诺的言辞接着出现了一个巨大的转折，他提出了一个大胆的建议，不仅是关于我们应该如何理解脑的，而且是关于我们应该如何研究脑的：

> 脑确实是一台机器，我们是如何破解其他机器的玄机的，就应该如何去破解脑的玄机，而不能指望使用别的方法。因此，在探索脑的奥秘时，我们应该把探索其他机器的方法照搬到脑上来。我的意思是，要把脑一部分一部分地拆解下来，看一看每一部分各自能做什么，合在一起又能做什么。[18]

斯丹诺自己并没有开展这样的研究。他不久后去了托斯卡纳，在那里用了很短的一段时间就创立了地质学。他不仅发现妇女体内有卵子，还发现了肌肉的工作原理，并在 1675 年成了一名神父。然而，对于我们应该如何研究脑的功能，斯丹诺的见解是深刻的。他提出的这种将脑拆分并搞清楚每个部分的功能的策略，时至今日我们仍在或多或少地使用。

斯丹诺认为，脑不仅仅是像一台机器，实际上确实就是某种设备。他的这种观点是 17 世纪欧洲观念变革的一部分。哲学家和医生在思考身体的时候很乐意使用机械隐喻（同样的倾向也延伸到了对整个宇宙的研究中：人们把天体力学的规律性比作某种宇宙发条装置的特性）。[19] 例如，哲学家托马斯·霍布斯在 1641 年满怀诗意地问道："何为心脏？不过是一只弹簧；何为神经？不过是一根根弦线；何为关节？不过是一个个车轮。它们让身体得以活动。"[20]

霍布斯在技术和解剖学之间做的类比相当贴切，许多身体部位的生理功能的确像他类比的那样：心脏确实是一个泵（或者弹簧），其他部位的情况也类似。然而脑是相当不同的。首先，当时的人对脑内部的组织方式还缺乏了解，因此无法通过物理组件的模式来理解它；其次，也没有比时钟更高级的机器可以为理解脑提供一个恰当的隐喻。在 17 至 18 世纪，由于对脑功能的研究没有获得任何决定性的实验证据，因此人们对脑与思维之间关系的争论集中在两者之间的联系可能以怎样的形式存在上。这种争论只停留在形而上学的层面上，既没有使用当时的机器作为启发性的隐喻，也没有依靠证据得出扎实的结论。不过这些争论为后来大多数关于脑和思维之间联系的观点奠定了基础。

霍布斯的观点体现了一种严格的唯物主义论证方法，他摒弃了笛卡儿关于灵魂是一种"非物质实体"的矛盾观点，而是认为思维的实体必须由物质组成，这种物质就是"思维物质"（thinking matter）。1664 年，英国的纽卡斯尔公爵夫人玛格丽特·卡文迪许也提出了类似的观点。[21] 卡文迪许认为，"感性和理性的物质……不仅构成了脑，还构成了所有的思想、概念、想象、幻想、理解、记忆、回忆以及头颅或者脑中的任何活动"。她进而对那些认为思维的基础并非物质的人提出了挑战：

> 有些人说脑没有感觉，没有理性，没有自主活动，因此也就没有感知能力。他们认为这些能力不是从肉体，而是从一种非物质的原理和一种非实体的精神发展出来的。他们还认为，是这种非物质的原理和非实体的精神在驱动物质实体。既然如此，我倒是很想问问他们，他们所谓的非物质的思想存在于身体的哪个部位或者什么地方？[22]

在 1643 年写给笛卡儿的一封私人信件中，波希米亚公主伊丽莎白同样表达了她对笛卡儿观点的不理解："我不得不说，比起承认非物质的东西可以驱使肉体和被肉体驱使，我发现承认灵魂是物质的延伸要容易得多。"[23]

笛卡儿认为非物质的实体（不管它究竟是什么）以某种方式与物质世界相互作用。对伊丽莎白公主来说，比起接受笛卡儿的想法，想象思维物质的存在要直截了当得多。

几十年后，激进的荷兰哲学家巴鲁赫·斯宾诺莎也坚信"思

　　　　　　　　　　　　　　　　　　　　　　　　　　　**大脑传**

维和身体是一回事"，但他也承认，鉴于当时的知识水平，这个观念无法得到证实：

> 我在此重申，没有人知道思维是如何或者通过什么方式使身体运动的，也没有人知道它能让身体做出多少不同程度的运动，更没有人知道它能使身体以多快的速度运动。因此，当人们谈到某个身体行为源于思维，而思维掌控着整个身体时，他们使用的都是毫无意义的词语。或者说，关于身体行为真正起源的那些似是而非的措辞，他们用了，却搞不懂，也没有深想。[24]

许多哲学界的重量级人物都对思维的唯物主义解释表示反对。1712 年，在他最后一批著作中的一篇里，戈特弗里德·莱布尼茨表达了哲学界普遍持有的一种观点，认为思维物质根本不存在，因为根本就无法想象思维物质是如何运作的：

> 如果我们假设有一种机器，它的结构使它能够思考、感觉和感知。那么想象一下，把它同比例扩大许多倍，大到我们可以像进入磨坊一样进入它的内部。假设我们进入它的内部，我们会发现这里面除了相互推动的各个部件之外，没有别的什么东西：我们永远也找不到任何能够解释感知的东西。[25]

这种论证后来被称为"莱布尼茨的磨坊"。在随后的几个世纪里,这种论证的技术性更新版本一直被人们使用,在当今关于脑如何工作的争论中仍能见到其身影。

在约翰·洛克于 1689 年发表《人类理解论》后,[26] 关于思维物质是否存在的哲学探讨变得更加热门。今天的人们把洛克看作一名哲学家,但他实际上最早是一名医生,也是理查德·洛尔的密友,后者曾在 17 世纪 60 年代初帮助威利斯开展过解剖学研究。洛克还是英国皇家学会会士(罗伯特·波义耳是他的赞助人)。尽管《人类理解论》最初很受欢迎,很快就在牛津大学被教授,但是到了 17 世纪末,由于洛克对待思维物质的方式,这部著作受到了越来越多的攻击。洛克的观点(今天的哲学家们仍然在争论他到底是什么意思),或者说人们所认为的他的观点,塑造了 18 世纪西方关于思维、灵魂和自我的大部分思想。

令人惊讶的是,尽管洛克的观点产生了深远的影响,他对思维物质的争论的直接贡献其实相当小。在《人类理解论》的第三部分,洛克简要地提出了思维起源的两种可能的解释,并且认为这两种解释的可能性大致相当。洛克认为,上帝要么创造了能够思考的物质,要么将非物质的思维赋予了惰性的物质。洛克的文字一向冗长费解,在解释思维的起源时也不例外:

我们有物质和思维的概念，但可能永远都无法知道是否存在单纯的思维物质：想要在没有天启的情况下，通过深思我们自己的想法，发现全知全能的主有没有恰当地赋予某些物质系统感知和思考的能力，或者有没有将非物质的思维实体添加并固定到物质上，这对我们来说是不可能的。就我们的概念而言，不难理解，如果上帝愿意，他完全可以直接赋予物质思考的能力，而不是先赋予其他实体思考的能力，然后再把这种实体固定到物质上。[27, ①]

洛克提出思维物质可能存在的方式其实相当温和，远不及霍布斯或卡文迪许的观点那么言之凿凿。但这仍然激怒了许多保守的思想家，他们在洛克的观点中解读出了亵渎神明的论点：如果物质能够思考，那么就意味着灵魂必然是物质的，如果是这样的话，按逻辑推理，灵魂就不可能不朽。一位爱尔兰神学家指责洛克的工作"很可能是魔鬼为了反对基督教做出的最后的巨大努力"。[28]

另一个反对思维物质存在的论证源自人们越来越相信宇宙是由粒子组成的。其论点是假定所有的物质都是由原子构成的，那么构成思维物质的原子必定具有某种特殊的属性，但所有的同类原子都是完全相同的，所以组成脑的物质不应该有任何特别之

---

① 我的同事海伦·毕比教授向我保证，并不是只有我觉得洛克的著作晦涩难懂："你对洛克的这种看法，世界各地的哲学系本科生都深有同感。"

处。许多人认为，这个悖论足以彻底否定思维物质存在论：要么所有物质都能思考，要么没有物质能思考。1692 年，理查德·本特利 ① 在英国皇家学会发表了题为《物质和运动不能思考》的演讲，他声称人们对思维物质的信仰导致了"荒谬至极的结论"："每一只家畜和每一块石头都是具有感知能力和理性的生物……我们身体里的每一个原子都是一只独特的动物，具有自我意识和自己的感觉。"[29]

一些思想家接受了上述可能性。英国医生弗朗西斯·格利森认为，所有物质的一个基本特征是应激性（大致对应于现代术语中的"响应性"），这是感知的基础，也暗示了整个宇宙在某种程度上是具有知觉的。这种观点被称为泛心论，至今仍在现代神经科学关于意识本质和起源的辩论中产生反响。[30]

对本特利来说，任何形式的思维物质都是不可能存在的。为了拒绝洛克提出的上帝创造了思维物质的可能性，他甚至准备否定造物主的全知全能："全知全能本身不能创造出可思考的实体，这并不是上帝能力的某种缺陷，而是探讨的主题存在问题：物质的理念和思维的理念是绝对不相容的。"[31] 在洛克的支持者中，有一个名叫马修·史密斯的神学家。他对本特利的论点做了公正的评价："他所有推理的实质不外乎是认定我们无法想象仅靠物质和运动如何产生感觉。"[32]

---

① 理查德·本特利（1662—1742），英国古典学者、神学家，被誉为"历史语文学之父"。——译者注

在洛克去世后，一系列撰写于 1706 至 1708 年的信件得以发表，这些信件的内容总结了有关思维物质的争论。通信双方是安东尼·柯林斯和哲学家塞缪尔·克拉克。柯林斯是一位富有的英国自由思想家，也是洛克的朋友，而克拉克则强烈反对洛克的观点。就像 10 年前的理查德·本特利一样，克拉克认为，如果人体的某个部分是有意识的，那么人体的每一个粒子也都应该有意识，因为任何物质系统的每一种特性都必须同样存在于它所有的组成部分中。[33] 对此，柯林斯试图用"涌现性"（emergent property）这一概念来解释脑中粒子的组织方式是如何产生意识的：

> 也许我们可以这样来理解：所有这些组成脑的粒子中都蕴含着一种力量。这种力量在它们组织成脑之前就存在，但只有在组织成脑后才会产生思考的能力。在没有组织成脑的时候，这些粒子并不比让我们产生甜味感受的物质拥有更多的意识……而在各组分彼此分离的情况下，甜味物质仍能让我们感受到甜味。[34]

最终，这一论点围绕着物质本身的性质展开，特别是如柯林斯解释的那样，存在着这样一种可能性：整体具有其组成部分所不具有的某些特征。[35] 这些都是宏大的问题，单靠争论是解决不了的。

在思维物质可能引发的诸多问题中，有一个尤其让许多思想家感到恼火：如果思维物质确实存在，那么就意味着人和机器之间没有本质的区别。人们通常认为将人与机器进行类比是非常不道德的，因为这被认为是在质疑自由意志。如果人的抉择在某种程度上是基于一个物质过程，而不是精神过程，那么道德就会崩溃。许多批评家怀疑唯物主义者会利用这个人与机器的类比来诱骗天真的年轻人进行放肆的性行为。根据一个叫约翰·威蒂的人的说法，唯物主义者的狡猾计划是"首先说服他们自己，从而相信自己是纯粹的机器。然后就给女士们写信，其目的并不难猜，就是为了说服她们，使她们相信不存在非物质和不朽的灵魂"。[36]

当时的人们广泛地接受了这种令人费解的观念，认为唯物主义是对性道德的真正威胁。例如，英国数学家汉弗莱·迪顿认为，对思维物质的信仰正在使整个世界高速滑向地狱。他还认为，这种信仰将破坏"基督教的最重要根基"，并且是"当代所有不忠行为"的幕后推手。[37]对于接受思维物质存在的后果，迪顿夸张的描述表明了他对这个问题的感受是多么强烈："这种信仰把所有的心智能力从我们身上剥离出去，将我们的灵魂说成是一堆轮子和弹簧，按这个说法，我们只不过是一套移动的闲聊机器。"[38]

在法国，正如一些人料想的那样，关注思维物质对道德、性和其他方面的影响的人比较少，洛克的试探性观点也相对更受欢迎。例如，在 18 世纪的前几十年，一部题为《物质的灵魂》的匿名手稿在法国知识界广为流传。在这部观点混乱的作品集中，可以找到这样的文字："负责思考、推理、感觉以及产生欲望的是组成脑的那些物质。"[39]事实上，这部手稿从未正式出版，这表明官方不赞成这样的观点，但知识分子讨论这些观点的欲望却真实存在。

在哲学家们为心智的形而上学烦恼时，医生和其他研究者已经解决了一个明显更简单的问题：知觉和身体的运动是如何发生的。[40]甚至艾萨克·牛顿也参与到了探讨中：在1713年出版的《自然哲学的数学原理》第2版的第3卷末尾，牛顿指出，在"所有大型实体"里都能找到"一个最微妙的精神"。身体的运动发源于"这种媒介的振动，它在脑中被意志的力量激发，并从脑中出发，沿着实心、透明并且均匀的神经细丝传至肌肉中，使肌肉收缩和舒张"。[41]牛顿的观点不是基于任何具体的生理学知识，而是基于他对宇宙如何运作的假设。在缺乏任何实验数据的情况下，这些观点只是猜测。

在18世纪有关脑和身体运动之间联系的观点中，很多最具影响力的观点都是通过莱顿大学的医学教授赫尔曼·布尔哈夫（Herman Boerhaave）的教学传播开的。布尔哈夫可能是他那个时代最有影响力的医生。1715至1776年间，仅仅是在英国一个国家，他的著作或评论就出版了近一百版，他的一些学生后来也成了那个时代最杰出的解剖学家和生理学家。在他生命的最后几年里，布尔哈夫将斯瓦默丹的杰作《自然之书》（The Book of Nature）结集成册出版。尽管布尔哈夫知道斯瓦默丹和格利森的研究表明不存在神经液这种东西，但他仍然坚持声称神经中有"汁液"，是"所有汁液中最迅速、最轻快的"。[42] 布尔哈夫宣称，这种"微妙的液体"是由血液产生的。自盖伦以来，人们一直都这样认为。他还认为，斯瓦默丹在青蛙上所做的实验对理解人体的作用不大：

> 事实上，这些实验不能否定神经液的存在，因为前两个实验并没有产生什么不利证据，而其余的实验只表明，神经的结构在冷血的两栖动物上与在四足动物和温血动物上是不同的。因此，我们不能得出什么有关人体的有力结论。

布尔哈夫提出的有关身体运动和神经功能的概念是笛卡儿液压驱动观的加强版，乔治·巴格利维①的工作可能强化了这个概念。巴格利维曾在 1702 年宣称，是脑的搏动推动了神经液的循环（事实上这种脑搏动是动脉搏动的结果）。[43]

1752 年，布尔哈夫的学生、虔诚的瑞士加尔文宗基督徒阿尔布莱希特·冯·哈勒（Albrecht von Haller）概述了一种看待神经和脑功能的新视角。哈勒描述了活体组织的两个基本特性——

---

① 乔治·巴格利维（1668—1707），意大利医生和科学家，对当时的临床教育做出过重要的贡献。——译者注

应激性和感受能力。哈勒认为身体的活动是由应激性（他使用了格利森提出的这个术语）产生的，当肌肉收缩时可以观察到这种应激性。他认为传递应激性的是一种"收缩力"（vis insita）。这种收缩力在肉体死后仍然存在，这一点从斯瓦默丹用青蛙腿所做的实验中可以看出来。另一方面，神经拥有感受能力，传递感受能力的是"神经力"（vis nervosa）。哈勒认为，神经力会随着死亡而消失，而且他的实验表明，通过扎紧神经、损伤脑或者用鸦片治疗病人，可以抑制这种力。哈勒认为，大量的实验表明这两种基本力是完全分开的，他写道："最具应激性的部分完全没有感受能力，反之亦然，最具感受能力的部分不具有应激性。"[44]

哈勒后来提出，神经内一定含有某种液体，这种液体产生于大脑皮层，沿着"神经的小管道"流动。他认为，这种"神经的精华液"是"感官和运动的工具，必须有极强的动能，这样才能将感官的印象或者意志的命令毫无延迟地送到目的地"。[45]尽管哈勒声称知识应该建立在实验而不是类比的基础上，但他对神经功能的理解最终与几个世纪以来的主导思想并没有不同：哈勒所说的神经液与盖伦所说的动物精气并没有差别。

其他思想家则要更大胆一些。1749 年，约克郡的医生大卫·哈特利出版了一本书，他在书中提出，振动沿着神经传导，"就像声音沿着河流表面传导一样"。这一观点遭到了布尔哈夫的另一名学生、爱丁堡大学教授亚历山大·门罗的反对。门罗坚信神经中存在液体，而且"神经不适合振动，因为它们的末端……非常柔软并且呈糊状"。[46] 哈特利反驳说，他不相信"神经本身需要以琴弦的方式振动"，因为神经很明显并不是绷紧的，然而他也无法解释振动为什么能沿着柔软、糊状的神经向下传导。[47]

尽管存在这些问题，哈特利还是将他的振动理论扩展到了整个脑。他认为知觉在某种程度上诱发了脑的振动，并且这些振动在不同的人身上本质上是相同的。此外，这种振动的定位可以解释学习的机制：

> 当两个或两个以上的对象同时出现时，它们造成的感官的印象会相互靠得很近，因此就这部分感官而言，心智在审视一个对象的时候必然会看到另一个对象，所以响应这些对象的想法此后就一直互不分离。[48]

哈特利的想法后来被称为联想主义（associationism）。这种观点表明，在脑中有物理联系的感觉可以形成记忆。[49] 此外，哈特利还对"自主活动"（比如心脏和肠道的活动）和随意运动进行了区分。[50]

哈勒和哈特利的观点都遭到了罗伯特·怀特的反对。怀特是苏格兰爱丁堡的一名医生，也是布尔哈夫的学生。怀特认为存在一种非物质的"感知力"，这种感知力通过神经和脑发挥作用，使身体能够运动。1751 年，怀特抨击了哈勒关于引起肌肉收缩的是一种力的说法，认为这种观点"是在为无知提供生存空间"。与此相反，他认为应激性不过是灵魂的一种能量罢了。[51]哈勒对怀特的说法感到恼火。他指出，除非灵魂以某种方式存在于身体的每一个部分，否则怀特无法解释为什么从身体上分离的一块肌肉在受到刺激后仍然会收缩。[52]这两位学者不断通过著述展开论战，直到怀特于1766年去世。交锋甚至在怀特去世后也没有停止：在怀特去世后的十几年间，哈勒仍然在继续攻击他已故的对手。[53]

对于行为具有物质基础这种可能性，怀特怀有很深的敌意，因此他不会使用"自主"（automatic）这个词来描述无意识活动。他警告说，这种观念暗示身体是"一个无生命的机器，纯粹凭借其机械结构产生各种活动"。[54]然而，怀特敏锐地注意到，一些无意识的活动实际上是可以被心智影响的，这表明这些活动并不是真正的机械反应："因此，当一个饥饿的人看到想吃的食物，甚至只是想到想吃的食物时，嘴里就会分泌大量的唾液。"

怀特对我们现在称为"反射"的研究，是以蒙彼利埃和巴黎的医学教授让·阿斯特鲁克（Jean Astruc）的思想为基础的。阿斯特鲁克是一名非同寻常的学者，他不仅是第一部性病学著作的作者，也是将文本分析应用于解读《圣经》的先驱之一，他提出《创世记》的作者不止一人。阿斯特鲁克认为，眨眼、射精和呼吸等无意识行为是由动物精气产生的，精气沿着神经流动，到达脑后折返。当折返的精气到达相应的器官时，就会产生相应的身体动作。阿斯特鲁克创造的"反射"（reflex）这个词就来源于"折返"（reflection）。[55]在将近一个世纪前，这个过程第一次被笛卡儿描述，此时它有了"反射"这个名字。

怀特的主要贡献是对反射活动生理基础的探索。他证明了脊髓是产生这些反应的必要条件，而且不同的反射与脊髓的不同部分相关，比如下肢的活动就是由脊髓较下方的部分产生的，等等。[56] 和阿斯特鲁克一样，怀特使用接受刺激的神经与参与运动的神经之间的连接来解读这些现象，这些连接似乎位于两种神经在脊髓或者脑中相遇的位置。[57] 尽管在思维的根基这个问题上，怀特是坚决反唯物主义的，但他的研究表明，某些行为的产生可以用身体不同部位间的某种神经连接来解释。

对 18 世纪有关思维物质的辩论做出最重要贡献的是布尔哈夫的另一个学生——法国人朱利安·奥弗雷·拉美特利（Julien Offray de La Mettrie）。1747 年，拉美特利出版了著作《人是机器》（*L'Homme machine*），这标志着一种看待人类心智和身体的新视角的诞生：身体和心智的所有活动都可以用物质来解释。[58] 拉美特利写道："灵魂的所有官能在很大程度上依赖于脑和整个身体特定的组织方式，因此这些官能不是别的东西，就是这种组织方式本身。"[59] 因此，拉美特利宣称存在思维物质这种东西：思维物质就是脑。

据他的赞助人普鲁士的腓特烈大帝所述，拉美特利在 1744 年一次发烧时意识到，"思考的能力仅仅是机器组织恰当的产物"。1746 年，拉美特利在出版物中试探性地概述了这一想法。他的著作立即遭到法国当局的谴责，随后他机敏地逃到了荷兰。

但拉美特利并不气馁，他更深入地思考了心智的物质基础这个问题，并于 1747 年将这些成果结集成册，在莱顿以匿名的形式出版，书名是《人是机器》。这本书具备了成为畅销书所需要的一切特质：它讲述了一个大胆的想法，但行文采用了轻松的对话体，书中不仅有笑话，嘲弄了一下权贵，还包含了一些温和的荤段子。这本书立即在法国成为禁书，这不可避免地鼓励了印刷版和手稿版的秘密流通。即使在公认的宽容城市阿姆斯特丹，这本书也成为违禁书，还被刽子手公开焚烧过。尽管此书"恶名昭彰"，或者更有可能正是因为如此，拉美特利很有市场头脑的莱顿出版商很快又再版了两次。[60]

拉美特利的许多想法听起来非常现代。他认为我们或许可以教会大猿使用手语，因为"从动物到人，没有突然的转变……在人发明词汇和学会语言之前，人又是什么呢？不过是一种特殊的动物罢了"。[61] 他还声称"四足动物脑的形式和组成与人脑差不多相同……人类在起源上和所有可以比较的方面都与动物非常相似"。这比达尔文的学说早了一个多世纪。

有趣的是，拉美特利创作《人是机器》的出发点是讨论精神健康，以及精神健康如何受身体状态的影响。尽管拉美特利提到的一些症状在今天看来很离奇（"有的人认为自己变成了狼人、公鸡或者吸血鬼"），但他描述了各种形式的情感错乱、失眠的可怕后果以及截肢患者经历幻肢综合征 ① 的悲剧，并且对这些病人充满了同情。18 世纪后半叶，欧洲人对精神疾病的态度发生了缓慢的转变，拉美特利的观点就是其中的典型代表。这种转变在英王乔治三世于 1788 年被诊断为疯了后得到了进一步的巩固。然而，虽然一些医生开始更加关注有精神健康问题的病人，但他们对如何治疗身体疾病尚且知之甚少，对如何理解和治疗心理健康问题就更无能为力了。[62] 尽管拉美特利富有同情心，也有听起来很现代的想法，但他也毫无办法。

在拉美特利明显的现代性背后，是一些相当古老的思想。他对脑如何运作的解释集中在无意识运动上，并将其称为"人类机器的弹簧"，但他只能用时钟的类比来对此进行模糊的描述。[63] 由于无法解释物质是如何思考的，拉美特利又回到了原来的假设上：这是某种未知的、生命特有的力导致的。他写道："有组织的物质被赋予了一种动机力，这使它们有别于无组织的物质……这足以解开实体和人类的谜团。"这种观点构建出了一幅关于人脑和身体的非凡景象。拉美特利将人脑和身体视作"一台能自己扭动弹簧的机器——永动机的鲜活案例……人是一组弹簧的集合，这些弹簧能彼此激活"。[64] 正如现代评论家所认识到的那样，这些生机论的观点表明，尽管拉美特利的书的标题很夸张，但他并没有完全接受唯物主义的方法。

---

① 幻肢综合征是一种幻觉，截肢者感到截去的肢体仍然存在并感到疼痛。——译者注

1748 年 2 月，拉美特利已经确定无疑将会因为《人是机器》在荷兰陷入水深火热的官司，因此他接受了普鲁士腓特烈大帝的邀请，逃往柏林。他成了腓特烈的御医，与伏尔泰和其他激进思想家一起在宫廷任职。在哲学问题上，腓特烈是一名极端自由主义者，他与拉美特利在思维物质这个问题上持相同的观点。腓特烈在给伏尔泰的信中写道："思考和运动……是有生命的机器的属性，它们组织起来构成了人。"[65]

拉美特利是一个开朗活泼的人，从画像上看，他像是那种你会愿意在酒吧里与之闲聊的家伙。他以轻慢的态度对待宫廷传统，这也让他背负恶名。他会扑倒在宫殿的沙发上睡着；天气热的时候，他会把假发扔到地上，摘掉衣领，并解开外套的扣子。[66]与他同时代的人对他的评价不怎么好，保守的哈勒拒绝与他产生任何瓜葛，而法国哲学家德尼·狄德罗则把他描述为"疯子""放荡、鲁莽、傻瓜、马屁精"。[67]1751 年 11 月，拉美特利突然离奇地去世了，年仅 42 岁。根据伏尔泰的说法，原因是拉美特利吃了一顿"野鸡肉酱，但野鸡其实是假的，实际上是鹰……食物里混了变质的猪油、碎猪肉和生姜"。[68]

到 19 世纪上半叶时，拉美特利已经被人遗忘了。人们之所以最近对他的著作重燃兴趣，主要是因为他著作中的部分观点与脑和行为的现代概念存在一些相似之处，而不是因为他对后世科学思想的影响。[69]然而，从更广泛的意义上来说，拉美特利的工作是有意义的。他有关人是机器的观点很快就渗透到了流行文化中，而且正如一些批评洛克的人所预测的那样，色情行业一马当先。

《欢场女子回忆录》是英文出版史上最著名的书之一，人们更熟悉的是以该书主人公的名字命名的另一个书名——《范妮·希尔》。这本书在《人是机器》出版一年后出版，但不到12个月后，作者约翰·克莱兰就被指控腐化国王的臣民，该书随后被禁。由于内容过于露骨，这本书的未删节版直到1970年才得以在英国销售。在书中，年轻的范妮反复使用"机器"这个词来描述她遇到的各种阴茎（确实很多），而勃起通常被描述成是"刺激"引起的。当书中的几个角色进行活塞运动式的性行为时，作者将他们描述为"机器"或者"人机"，而书的主题则是以无处不在的各种性欲为切入点，探讨身体和心智之间的联系。[70] 克莱兰可能读过《人是机器》并对这本书印象深刻，也可能满怀嘲讽地加入了一种违禁哲学的趣味，使自己的这本小书阅读起来更有滋味。不管是哪一种情况，将人视为机器的新观点对文化产生了实实在在的影响。

拉美特利作品的核心是人与机器的类比，尽管阐述非常含糊，但这契合了当时人们对复杂机器和自动机日益增长的兴趣。技术的发展，尤其是小型化技术的发展，意味着笛卡儿的液压动力雕像早已被栩栩如生的发条装置超越。1738年，法国发明家雅克·沃坎森发明了机械长笛吹奏机，令巴黎人惊叹不已。一年后，他又发明了一种用鼓伴奏的管乐器吹奏机，以及一种可以移动、进食和排便的"吃饭鸭"。[71] 在伦敦，钟表匠人詹姆斯·考克斯有一整间画廊，专门用于展示他的自动机，包括他漂亮的机械银天鹅，这件装置目前收藏于杜伦郡的鲍斯博物馆。或许这一时期最具创造力的作品是"作家玩偶"，这是瑞士钟表匠人皮埃尔·雅克－德罗在 18 世纪 70 年代制造的一台自动机，由近 6 000 个部件组成。这个了不起的装置目前陈展于纳沙泰尔的博物馆，可以用鹅毛笔书写，玻璃眼睛能随着机械手的移动来回转动，就像它在集中注意力一样。

没有人认为这些自动机是活的，也没有人认为它们在思考，但它们复现各方面行为的神奇能力表明，它们嘀嗒作响的内部结构可能在某种程度上展示了柔软的脑和身体是如何工作的。

在整个 18 世纪，脑扮演的基本角色在学术界和大众的想象中得到了越来越深入的认识。1734 年，英国作家塞缪尔·科利伯宣称："脑是感觉的中枢（而我们发现感觉是一种思考方式），这一点目前已得到普遍认同。"[72] 这么说有一点夸张，但事情显然就是这样发展的。近半个世纪后，深受大卫·哈特利影响的伟大英国化学家（也是一名不遵从教会教条的教士）约瑟夫·普里斯特利宣称，思维"是神经系统的一种属性，或者更确切地说，是脑的一种属性"。[73] 他用约克郡人典型的耿直风格写道："在我看来，既然我们能得出脑又白又软的结论，就能得出脑会思考的结论。"[74] 普里斯特利甚至拿出了一些有力的证据来支持他的观点：

根据我们的判断，思维能力和特定状态的脑总是形影不离并且相辅相成。正因为如此，我们相信任何属性都是物质的内在属性。没有任何一个人在他的脑严重受损后还能保有思考的能力；每当这种能力受到阻碍或者发生损伤时，就有充分的理由相信脑也发生了与之对应的异常。因此，我们必然会把后者看作是前者的中枢。[75]

然而在整个 18 世纪，科学思想都在发生缓慢的转变，人们从相信一个由机械论解释主宰的宇宙，过渡到了相信一个似乎由各种力和敏感性主宰的宇宙。生机论在 17 世纪就被宇宙的数学化描述驱逐出了哲学，但此时它卷土重来了。虽然牛顿和其他一些学者的研究表明机械论的观点非常成功，但这种观点也显示出了局限性：尽管牛顿的引力理论具有巨大的预测能力，但没有人确切地知道引力是如何起作用的。[①] 引力是真实存在的，但我们只能观察到它，却不能捕获到它，也不能分解出它的组成部分。在生理学领域，人们试图用力学模型解释身体内的热，但实验没有成功。18 世纪中期，生机论者给出了更多的解读。他们认为活体中的过程存在某些特别之处，这一点与拉美特利的观点相符。[76] 类似地，有关神经功能和心智本质的观点一直由机械论的类比所主导，但当人们新发现了应激性和感受能力时，这些类比似乎就不够充分了。

―――――――――――

① 我们现在仍然不知道。

此外，应激性和感受能力在神经中的表现并不像某种由压强产生的液压力。相反，它们的出现是有条件的，只有在特定情况下才能观察到。1784年，奥地利生理学家乔治·普罗查斯卡声称："火花潜藏在钢或者燧石中，除非钢和燧石之间发生摩擦，否则不能激发火花。同样，神经力也是处于潜伏状态中的，只有被施加的刺激激发时，才能激发神经系统的活动。"[77]

这种有条件并且非机械的观点引出了一个问题：究竟哪种已知的力能够发挥这种作用？水、空气和振动似乎都不符合要求。但关于这种潜在的力量可能是什么，有一些令人兴奋的线索。这些线索来自一种新现象，它对身体产生了夸张而可怕的影响，而且似乎与生命本身相连。这就是电。

# 第 3 章

# 电：18 世纪至 19 世纪

　　1815 年 4 月初，印度尼西亚的坦博拉火山爆发，爆发的威力令人震惊。100 立方千米的岩石被磨碎并抛向高空，浑浊的气体和火山灰在大气中持续循环了几个月，整个地球的气候都受到了严重的影响。接下来的一年被称为"没有夏天的一年"。在这一年，农作物歉收，疾病蔓延，而在瑞士的日内瓦湖湖畔，4 名英国游客发现自己被"潮湿、不舒适的夏天以及连绵不断的阴雨"困在屋子里。[1] 为了打发时间，他们决定每人写一个鬼故事。其中一名游客是 18 岁的玛丽·雪莱，她写的故事的标题是《弗兰肯斯坦》。正如雪莱后来解释的那样，她关于弗兰肯斯坦博士组装人体器官并使其复活的想法源于几年前进行的一些实验。当时，刚被处死的罪犯的身体受到电流刺激，这使他们的肌肉发生抽搐，就好像他们还活着一样。[2]

　　人们对电的兴趣贯穿了整个 18 世纪。到 18 世纪 50 年代时，在公开场合展示电现象在欧洲已经司空见惯。[3] 这些展示活动由

"电工"完成，他们使用羊毛摩擦一块玻璃或者琥珀，从而产生静电。还有一种更便捷的方式：利用一台定制的机器，使手摇飞轮带着玻璃物体旋转并摩擦毛毡，以此产生电荷。结果有时显得不可思议。比如，一个玻璃球里能产生圣艾尔摩之火（St Elmo's Fire）[①]。而在一个被称为"吊男孩"的把戏里，一个倒霉的少年被吊在天花板上，电工用一根玻璃管摩擦少年的身体从而产生静电，羽毛和金属薄片等轻盈的物体就会神奇地在空中飞舞，最终黏附在少年的身上。

关键的时刻出现在 1746 年，当时莱顿大学的彼得·范·穆森布罗克（Pieter van Musschenbroek）发明了一种捕获和储存电的方法。[4] 穆森布罗克发现，当用一根丝线把起电机和一个玻璃瓶连到一起时，玻璃瓶就能积累电荷。这种瓶最早是注满水的，但人们很快就发现，将空瓶内部和外部贴上金属箔效果更好。如果一个人同时触摸连接瓶外和瓶内的线，就会感受到强烈的电击，因为瓶在这一瞬间会放电（这种瓶可以储存超过 30 000 伏特的电）。如果某个勇敢的人用自己连接起了这个装置的两个部分，而另一个人把手搭在这名勇士的身上，那他们两人都会被电击。这种串联可以扩展到不可思议的长度：法国哲学家让·诺莱曾说服 200 名倒霉的僧侣，让他们手拉手连在一起。这条人链超过 400 米，当电流流过这些僧侣时，他们都不由自主地蹦了起

---

① 圣艾尔摩之火是古代海员观察到的一种自然现象，经常发生于雷雨中，船只桅杆等尖状物上会产生如火焰般的蓝白色闪光。此处指的是玻璃球中产生了与之类似的视觉效果。——译者注

来，这让旁观者看得很开心。[5]

人们也用电来治疗各种各样的瘫痪。卫理公会的创始人约翰·卫斯理和未来法国大革命的领袖让-保罗·马拉都是带着起电设备和所谓的"莱顿瓶"在英国巡回行医的人。这种疗法非常成功，以至于从 18 世纪 80 年代开始，欧洲许多医院都配备了起电机和莱顿瓶。[6]

人们很快认识到，电可以对任何动物的身体产生影响，即使动物是死的。1753 年，都灵的吉亚姆巴蒂斯塔·贝卡利亚（Giambatista Beccaria）教授声称，如果用电火花刺激，"强壮的公鸡的大腿肌肉"会剧烈收缩。[7]在博洛尼亚，马可·卡尔达尼（Marc Caldani）切除了一只青蛙的两条后腿，然后用一根带电的棒接触蛙腿。他写道："我们总是看到下肢的肌肉在运动，这完全是通过电的力量实现的。"[8]约瑟夫·普里斯特利也研究了电对青蛙的影响，他发现用莱顿瓶电击死的青蛙会使青蛙的肺膨胀。普里斯特利对他为什么没有做更多的实验来研究这个问题给出了解释，他的解释表明这些研究人员并不都是铁石心肠的野蛮人："我本想用蟾蜍、蛇、鱼等各种少血动物来进行电击实验，但我没有这个机会。此外，购买这些动物来开展实验会牺牲我们的人性，这会使哲学发现代价高昂。"[9]

1749 年，大卫·哈特利将人们对电的日益着迷与牛顿关于神经功能的粗略想法联系起来，指出"电也以各种方式与振动学说存在联系"。[10]6 年后，瑞士思想家查尔斯·邦纳（Charles Bonnet）更进一步，提出"动物精气是否与光或者电物质具有类似属性"的疑问。邦纳可能是第一个使用"传递"这个词的人，而这个词现在对我们理解神经是如何工作的起到了至关重要的作用。他问道："神经会不会只是专门用来传递这种速度奇快的物质的丝线？"[11] 1760 年，邦纳再次思考了电和神经功能之间的联系这一问题，他认为这些神经内含有"一种液体，其精细度和移动能力接近于光"。邦纳还小心翼翼地声明，他没有支持这个想法的证据：

> 我们不知道动物精气的本质是什么，它们超出了我们的感官和仪器的探究范围，甚至比过滤或者产生它们的血管更难理解。只有通过推理，我们才会接受它们的存在，才会猜测这些精气和电流之间存在某种相似之处。这种相似性主要体现在这种液体的一些奇异属性上，尤其是当它沿着一条或多条丝线移动或者穿过一个水体（即使这个水体在移动）时，都能够快速而自由地移动这一点。[12]

从 18 世纪 50 年代末开始，世界上历史最悠久的大学的所在地——博洛尼亚成了一个舞台，那里上演了关于电在神经功能中所起作用的一系列激烈辩论。马可·卡尔达尼和菲利斯·丰塔纳（Felice Fontana）支持哈勒的观点，认为应激性是问题的根源所在。其他人则为有关动物精气的传统观念辩护，但他们顺应邦纳的观点，认为动物精气是一种电。[13] 争论双方无法达成一致，这表明对这个问题的认识已经陷入僵局，需要新的证据才能取得进展。

几千年来，人们知道有些鱼能产生一种奇怪的电击。在欧洲，人们知道有一种小鳐鱼能使人产生麻木感，这种鱼被称为"电鱼"或者"电鳐"（"电鳐"来自拉丁语 torpere，意思是"变得僵硬"或者"瘫痪"）。古埃及人绘制过具有类似能力的尼罗河鲇鱼的图像，而亚马孙盆地的各个民族也知道电鳗有能使动物瘫痪的能力。[14] 然而对于这些动物产生的剧烈电击的确切性质，当时的人们仍然很不清楚。那些研究过这种现象的人（比如 17 世纪的弗朗西斯科·雷迪和 18 世纪的列奥米尔）得出的结论是，这种电击是由鱼的快速运动产生的。

1757 年，法国探险家米歇尔·阿当松发现，塞内加尔一种淡水鲇鱼电击产生的效果与莱顿瓶放电产生的效果相同。[15] 10 年后，博物学家爱德华·班克罗夫特指出，圭亚那的鳗鱼（实际上并不是一种鳗鱼）产生的电击可以通过一根钓鱼线传到 12 个彼此接触的人身上，"就像一台起电机产生的电一样"。博物学家约翰·沃尔什的相关研究为进一步研究电鳐提供了灵感，物理学家亨利·卡文迪许[①]和解剖学家约翰·亨特也加入到了研究者的行列。后续的研究表明，负责产生电击的器官位于电鳐体表两侧上方的区域，这种器官能像一串莱顿瓶一样放电。

---

① 亨利·卡文迪许（1731—1810），英国物理学家、化学家，在力学、电学等领域都有杰出贡献，被认为是牛顿之后英国最伟大的物理学家之一。——译者注

大脑传

1775 年，沃尔什终于从电鳐产生的电荷中捕获到了电火花，这证明这种鱼可以放电。认为动物精气可能是电的观点遇到了一个很大的难题：根据这种观点，动物精气显然仅存在于神经中，然而电能够轻松流遍全身。电鳐的例子说明电可以被存储在一个特定的器官中，这提示神经可能也有类似的功能。[16] 基于这些研究结果，法国物理学家皮埃尔·贝托龙得出结论：所有动物都有"自己的电"，这种电是由呼吸、血液循环等运动产生的摩擦生成的，其原理和人造的起电机的工作原理相同。[17] 贝托龙声称，这种电是所有身体活动的基础，能通过神经刺激肌肉。

几年后，博洛尼亚的医生路易吉·伽伐尼（Luigi Galvani）开始研究动物对莱顿瓶释放的电有何反应。他的这些研究是对 30 年前普里斯特利等人研究工作的跟进，主要手段是用电刺激离体的青蛙腿并观察其活动。1791 年，伽伐尼偶然发现，在雷雨的日子里，即使是带电的空气也能使蛙腿的肌肉收缩，这表明神经对电非常敏感。[18] 伽伐尼最具挑战性的发现是，在没有任何外部电荷源的情况下，他也观察到了肌肉收缩现象。早在一个多世纪前，斯瓦默丹就曾发现，如果他用手术刀触碰青蛙的神经，附着的肌肉就会收缩，他认为这是一种应激性。伽伐尼也发现了类似的效应，但他注意到，如果把青蛙的肌肉放在一个铁板上，然后用另一种金属（如银）触碰与之相关的神经，肌肉也会收缩。伽伐尼的结论是，神经里有某种内生的电，这种电通过金属传导到肌肉里。[19] 这种效应不仅限于青蛙。1792 年 5 月，伽伐尼在博洛尼亚的圣乌苏拉医院观摩了加斯帕·詹蒂利教授的双截肢手术。手术结束后，"当着詹蒂利教授、其他医生以及一些博学人士的面"，伽伐尼立即用这个可怜病人截掉的手臂和腿做了演示。仅仅通过用一片锡箔接触神经，用一片银接触肌肉并且把两片金属相连，伽伐尼就使手指动了起来，并使腿部的肌肉开始收缩。[20]

伽伐尼声称，这些实验揭示了他所谓的"动物电"的存在，这种电"存在于动物身体的大部分组织，但在肌肉和神经中体现得最明显"，其在本质上与电鳐和其他类似鱼类中观察到的东西相同。[21] 伽伐尼认为，动物电是由大脑皮层产生的，然后从血

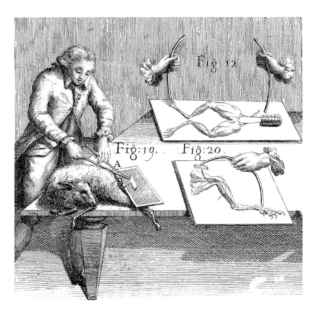

伽伐尼用青蛙腿所做的实验。图中位于左侧的人正在通过摩擦绵羊的羊毛产生静电

液中分离出来，进入神经。在某种程度上，这种观点谈不上新颖，与几个世纪前有关动物精气产生的观点很相似。

至于神经里的电流是如何使肌肉收缩的，伽伐尼无法给出解释，不过他思考过是某种蒸气或者应激性导致了肌肉收缩的可能性。尽管理解这种最简单的身体动作是如何发生的都遇到了困难，伽伐尼还是准备探究最复杂的问题——心智与身体活动之间的联系：

> 心智拥有不可思议的力量，它也许能将某种动力注入脑，这很容易理解。又或者，它能够随意让动力进入脑以外的神经。神经电流会受到这种动力的召唤，很快从相应的肌肉流向神经。[22]

1793 年，都灵医生尤西比奥·瓦利热情地支持并补充了伽伐尼的观点。他认为，旧的动物精气思想已经被新的动物电思想所取代。[23] 瓦利意识到，如果神经是在电的基础上工作的，那么就像电鳐的放电器官一样，神经一定有一些特殊的、与其他组织中发现的完全不同的结构。他写道："脑、脊髓和神经有一种特定的结构，它们的电模式依赖的正是这种结构。"

几个月后，爱丁堡医生理查德·福勒指出了一个问题：伽伐尼的动物电效应似乎只有当组织被两种不同的金属接触时才会发生。[24] 这一论点也是帕维亚大学的亚历山德罗·伏打（Alessandro Volta）研究结果的核心。他指出，仅仅是两种不同金属的接触就会产生微弱的电流，从而导致青蛙的肌肉收缩。伏打对伽伐尼动物具有内生电的观点持完全否定的态度，认为肌肉收缩只是肌肉对两种金属接触产生的电刺激的反应。[25]

伏打的批评刺激了伽伐尼，他随后和外甥乔瓦尼·阿尔蒂尼（Giovanni Aldini）开展了一系列的实验。这些实验表明，只需要让一根神经接触裸露的肌肉就能使肌肉收缩，不需要任何金属。这一结果在两年后被亚历山大·洪堡①证实。[26]伏打对此并不买账，他认为在这些情况下，是一些外部因素（比如组织外部的液体）引发了肌肉的收缩。[27]伏打声称，实验条件下的躯体是完全被动的，只是对外界的电刺激做出反应，而这些电刺激是由他所谓的"异质物质"通过某种未知的方式相互作用产生的。

伏打的这种观点偏离实际情况并不远。我们现在知道，伽伐尼最初的双金属实验得到那样的结果，是由于两种金属的电子亲和力有差异，因此产生了电流。而伽伐尼和洪堡的无金属实验则产生了所谓的"损伤电流"（injury current），这是因为与身体的其他部位相比，受损伤的组织带负电荷。[28]伽伐尼认为动物的体内存在一种电，并且认为电流的根源是他所谓的"平衡紊乱"。这种观点在本质上是正确的，但更深层的解释是体内的电荷具有化学基础，因为神经是以电化学的方式传递信号的。不过这种深

———————————

① 亚历山大·洪堡（1769—1859），德国探险家、博物学家、自然地理学家，近代气象学、植物地理学等学科的创始人之一。——译者注

层的解释要在将近 150 年后才会慢慢变得明朗起来。

并不是所有人都认为这些实验揭示了身体的活动是如何发生的。1801 年，英国医生伊拉斯谟·达尔文（查尔斯·达尔文的祖父）写道："伽伐尼和伏打等人最近发表了一些实验结果，我认为这些结果并不具有说服力，无法说明使肌纤维收缩的动物精气和电流之间存在什么相似之处。"[29] 伊拉斯谟·达尔文很快发现自己成了少数派，因为新实验似乎解决了这个问题。

这些新的见解以伏打的惊人发现为基础。当时他决定集中精力研究电鳐的放电，这是支持动物拥有某种内生电的最有力论据之一。1799 年秋，循着英国化学家和发明家威廉·尼克尔森的想法，伏打开始研究电鳐电器官的重复式结构，试图搞清楚这种结构是不是其具有放电能力的原因。[30] 为了验证他的假设，伏打根据电鳐的解剖结构，制造出了他所谓的人造电器官。这种装置由圆形的锌片和铜片交替堆叠而成，金属片之间夹着浸了稀酸的硬纸板。伏打把这个由金属圆片堆叠而成的装置称为"电堆"。法语和意大利语今天仍然使用这个词，但在英语中，我们现在将其称为"电池"[①]。

令人惊叹的是，这个装置各个组件之间的相互作用产生了连续的电流。伏打和伽伐尼的争论催生了一种新的能源！ 1800 年 3 月，伏打的这一划时代发现得以向全世界公布。发现以写给英

---

[①] "原子堆"（atomic pile）这个词是个例外，它仍然被用于描述核反应堆。"原子电池"听起来会很奇怪。

国皇家学会的信件的形式在皇家学会被宣读，并于同年 6 月发表。[31] 化学电的时代就此开启，全欧洲的物理学家和化学家很快都开始在他们的研究中使用电池。他们用这种新型能源演示的现象令公众痴迷，汉弗莱·戴维（Humphry Davy）[①] 在伦敦的一系列著名演讲就是范例。1812 年，一个十几岁的女孩可能观看了戴维戏剧性的电能演示。她的名字叫玛丽·戈德温，但人们更熟悉她婚后的姓氏——雪莱。[32]

在写给皇家学会的信中，伏打描述了在没有肌肉产生的任何电荷的情况下，使用外界的电流刺激神经所产生的效果。他解释了为什么当他把人造的电器官连接到自己头部的不同位置时，能诱导出舌头上的味觉、眼睛里的光感和耳朵里的听觉。伏打唯一无法通过人工刺激产生的感觉是嗅觉：用电流刺激鼻子内部只能产生一种刺痛感。[②] 值得注意的是，伏打并没有解释神经是如何工作的。他认为身体对电的反应总是由外部刺激引起的，但他没有解释在没有这种刺激的情况下神经是如何工作的。伽伐尼认为，在正常状态下，脑以某种方式通过神经放电，而伏打对此不置一词。

---

① 汉弗莱·戴维（1778—1829），英国化学家，被誉为"无机化学之父"。——译者注

② 伏打的鼻子没有被刺激出嗅觉，这是因为他并没有刺激到真正的嗅觉神经元，这些神经元位于鼻腔的高处（与眼睛的位置差不多高），从颅腔底部垂下来。不要在家尝试这种操作。

尽管伏打一直活到了 1827 年，但他对动物电的研究没有再做出进一步的贡献。颇具讽刺意味的是，伽伐尼有关电对身体至关重要的思想是通过他的外甥和合作者阿尔蒂尼的工作得以普及的，而阿尔蒂尼的研究能够开展，正是得益于伏打发明的电池。19 世纪初，阿尔蒂尼在欧洲多个城市开展了一系列令人毛骨悚然的实验。在这些实验中，他用伏打发明的电池演示了电使动物的躯体产生活动的能力。更引人瞩目的是，阿尔蒂尼还在死人身上开展了类似的实验。[33] 在这些事件中，最广为人知的一件发生在 1803 年 1 月的伦敦。阿尔蒂尼使用了乔治·福斯特的尸体来展示电的能力。福斯特因为把妻子和孩子淹死在运河里而在 1 小时前被绞死。[34] 在英国皇家外科学院的一小群医生面前，阿尔蒂尼把电极置于福斯特的头上，电流使福斯特睁开了左眼，面部表情扭曲。[35] 据《泰晤士报》上一篇简短的报道描述："在接下来的过程中，尸体右手抬起，握紧拳头，小腿和大腿动了起来。旁观者中不知情的那部分人似乎觉得这个卑鄙的男人即将复活。"[36]

阿尔蒂尼在欧洲各地演示了他的实验，这些实验令那些老练的医学观察家感到震惊，因为电池输出的连续电流竟然能够诱发无比怪异却又栩栩如生的协调动作，这与莱顿瓶放电导致的单次电击所引起的短暂痉挛大不相同。这表明电不仅仅是一种刺激物，它实际上是神经产生复杂行为的来源。[37] 阿尔蒂尼对自己实验的描述经常都很怪诞并且令人不适。以下是两个比较温和的例子。他对动物的研究表明，当一头死亡的公牛的头部流过一股电流时，"牛的四肢会剧烈地舞动，这使几个旁观者大为惊恐，认为还是离远点为好"。让电流通过被斩首的母牛的身体，则会导致膈剧烈收缩，牛的身体还会排出粪便。[38] 对阿尔蒂尼在法国进行的一个实验，法兰西学会做了如下报道：

> 一只狗的头被砍了下来，阿尔蒂尼用一个强力的电堆刺激它，这使狗头出现了可怕的抽搐。狗头张着嘴，咬牙切齿，眼珠在眼眶里打转。如果没有理智和反思限制住想象力，人们可能会认为狗已经复活了，而且处于极度痛苦的状态中。

阿尔蒂尼的实验并不都是这么冷酷而残忍。他还用电刺激的方法使蝉鸣叫，使萤火虫发光。他甚至想知道是否有可能使用这种技术来"获得关于昆虫组织的更精确的知识"，但他的这种远见在此后近200年的时间里都不会产生实质性的结果。阿尔蒂尼还用电池进行了一些开创性的治疗。他描述了27岁的农民路易斯·兰扎里尼的病例。兰扎里尼患有"严重的忧郁"，阿尔蒂尼对他进行了一系列的电击，先是脸部，然后是颅骨。兰扎里尼的症状最终消失了，阿尔蒂尼在跟踪观察了他几个月后报告说，病人"健康状况良好，并且能从事日常的工作"。[39]

虽然阿尔蒂尼远不及弗兰肯斯坦那般神奇，但其他一些人却非常接近了。德国医生卡尔·奥古斯特·魏因霍尔德（Karl August

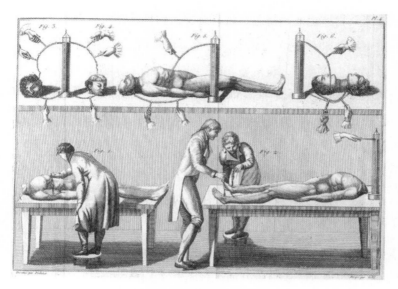

阿尔蒂尼将电用于人体实验

Weinhold）记录了一系列夸张的所谓观察结果，这些结果可以让人联想到玛丽·雪莱的经典之作《弗兰肯斯坦》，其中包括双金属产生的电实际上可以复活生命。[40]胆小的读者可以跳过下面这一段。

1817 年，魏因霍尔德出版了一本书，书名令人不寒而栗：《生命及其基本力的实验》。魏因霍尔德在这本书中指出，不同的金属可以充当人工脑。他声称从一只活的小猫的头颅中取出了脑，然后将锌和银的混合物注入被挖空的颅腔，并说小猫随即开始活动，在随后的 20 分钟里，"它抬起头，睁开眼睛，带着呆滞的表情直视前方，试图爬行，几次栽倒，然后再站起来，显然很费劲地蹒跚着，最后筋疲力尽地倒在了地上"。[41]魏因霍尔德以弗兰肯斯坦的风格总结说，这项实验证明他可以"创造一个完整的物理生命"。[42] 所有这些都不能轻信：几十年后，年轻的德国医生马克斯·纽伯格将魏因霍尔德的工作描述为"非常离奇"，并表示魏因霍尔德的实验结果"表明他的思维和观察产生了幻象"。[43] 纽伯格的嘲讽原因很简单：魏因霍尔德的实验结果根本不可能。

尽管这些证据非常夸张并且令人生疑，或者说正是因为如此，电是脑工作机制的基础这种观点逐渐变得司空见惯。德国化学家、物理学家约翰·里特尔在 1805 年指出，动物精气和伽伐尼观察到的动物电在功能上是相同的。[44] 许多思想家都认同里特尔的这一观点。随着公开演示直流电疗（galvanism）成为一种娱乐形式，公众很快就接受了这些观点。1804 年 9 月 28 日，《泰晤士报》宣布某位哈迪先生将在兰心剧院举行讲座，他承诺讲座中将包括用电刺激"从动物身上解剖分离出的肢体，使它们产生令人兴奋的爬行、踢腿、跳跃等动作，并且在羊、牛或其他大型动物的头从身体上分离很久之后，使这些头产生嗅闻、撕咬、咀嚼、吞咽、饮水以及其他的随意运动"。

1827 年版的《大英百科全书》向普通读者解释了这些发现对理解神经和脑功能的意义。后来成为《类语辞典》（*Thesaurus*）① 作者的彼得·马克·罗吉特医生解释说，神经的功能有

---

① 《类语辞典》是一本参考书，罗列了各类单词的同义词和反义词，写作者常常从中寻找最能表达其意图的单词使用。——译者注

　　　　　　　　　　　　　　　　　　　　**大脑传**

"类似于通过导线传输的电的特性，与自然界中我们熟知的任何其他事实相比，它都更像电沿导线传输"。[45] 在 19 世纪的英国，自我完善运动日渐盛行，类似的思想也在这些运动中传播。1832年，一位名叫伊莉莎·沙普尔斯的年轻女子与激进的小册子作者罗伯特·卡莱尔①缔结了不体面的"道德婚姻"②。她在卡莱尔位于伦敦的黑修士圆形剧场做了一系列讲座，并在讲座中把自己打扮成各种各样的古代和神话人物。[46]1832 年 3 月，沙普尔斯做了题为"圆形剧场女士的第七次演说"的演讲。她向听众解释说，脑只不过是"使心脏跳动并催生身体所有现象的一个电堆"。[47]

《造物的自然史遗迹》是 19 世纪中叶被最广泛阅读的科普读物，书中写到了脑、心智和电之间存在联系，这可能是大众已经对这种观念有所了解的最重要的标志。[48] 这本书于 1844 年以匿名形式出版并成为国际畅销书，作者是苏格兰作家和地质学家罗伯特·钱伯斯。在讲述脑的章节中，钱伯斯大胆地强调"脑本质上是一个原电池"，但他引用的证据是魏因霍尔德在小猫上开展的实验的结果，这些描述都不具备可信度。[49] 钱伯斯指出，如果脑是一块电池，那么思想就可能仅仅是电，而如果精神活动

---

① 卡莱尔在使公众关注 1819 年曼彻斯特彼得卢屠杀的过程中扮演了重要的作用。诗人雪莱在他的著名诗作《暴政的假面游行》中引用了卡莱尔的部分文字。

② 作者此处的"道德婚姻"指的是沙普尔斯和卡莱尔的婚外情，两人相遇并交往时卡莱尔已经结婚。在后来发布的一份声明中，卡莱尔将两人的关系描述为一种"道德婚姻"。——译者注

是电活动，那么它的传播速度就可以测量。当时最新的对光速的计算表明，光以每秒 19.2 万英里①的速度快速传播，因此可以假定，电以及由电引发的精神活动也以同样的速度传播。[50]

虽然人们对神经活动和电存在联系这一点有了越来越多的共识，但这一观点的实验证据却非常薄弱。尽管对电在神经活动和肌肉收缩中所起作用的研究已经进行了近半个世纪，但仍然没有人证明沿着神经传导的只是电流，也没有人能解释这种电流是如何传导的。正如法国医生弗朗索瓦-阿奇利·朗杰在1842年所说："没有直接证据支持神经中存在电流这一假说"。[51]

在这个问题上，要想得出决定性的结论面临着巨大的困难，这一点可以从意大利生理学家卡洛·马泰乌奇（Carlo Matteucci）的工作中看出来。马泰乌奇的实验结果使他反复改变主意，无法确定电和神经活动之间是否存在联系。1838 年，马泰乌奇使用电流计研究了肌肉的收缩（电流计能够测量电流的强度和方向），他发现肌肉的收缩总是与电流的流动存在关联。[52] 在 4 年的时间里，面对复杂的实验结果，马泰乌奇先是改变了自己的观点，认为电并不是肌肉收缩的原因，并认为收缩是一种叫作"神经力"的东西导致的。[53] 但到 19 世纪 40 年代结束时，新的实验证据又

---

① 1 英里 ≈ 1.61 千米。——译者注

让马泰乌奇再次改变了观点，声称"这些肌肉收缩的起因显然是一种电现象"。[54] 作为该领域的一名重要研究者，马泰乌奇的这种反复无常几乎不可能使人们对任何解释产生信心。

柏林大学的约翰内斯·弥勒（Johannes Müller）是 19 世纪最伟大的科学家之一，他启发了一项研究工作，其结果最终使这一领域实现了突破。[55] 弥勒对神经活动的本质及其与心智和知觉的联系非常感兴趣。弥勒在 25 岁左右时注意到，如果你刺激某种神经（比如说，通过按压眼球刺激视网膜的神经），那么机体感知到的并不是刺激的物理性质（在这个例子中是压力），而是与这种神经所负责的官能（视觉）相对应的特征。弥勒把这种效应称为"特定神经能量定律"：他设想每一根外周神经都携带着一种特定的能量，具体是哪种能量取决于与神经相连的感觉器官。

弥勒持这一立场的原因之一是他不接受神经传导电的观点。相反，他认为生物体的体内蕴含着一种"生机力"，这种生机力与心智的运作和行为的产生有关，并使生物体得以存活。这种生机论的观点是 19 世纪早期欧洲浪漫主义运动的典型思潮之一，也是玛丽·雪莱《弗兰肯斯坦》一书的创作思路之一。对于弥勒来说，所有关于生物体中电的讨论都只是一种隐喻：

> 因此，当我们谈到神经中的电流时，我们的表达只是象征性的，就如同我们把神经力的作用与光或磁力相比较时一样。我们对神经力的本质一无所知，就像我们对光和

电的本质一无所知一样。然而我们对神经力的特性颇为熟悉，就如我们对光和其他一些难以衡量的物质的性质颇为熟悉一样。[56]

弥勒不仅不清楚神经活动的本质究竟是什么，他还认为神经活动的速度使人们永远无法完全理解它："我们也许永远也无法测出神经活动的传播速度，因为我们没有机会像测量光速那样去探索它在广阔空间中的传播速度。"

弥勒的学术生涯比较短暂，他于 1858 年离世（明显是自杀身亡），享年 57 岁。但他吸引了一批杰出的学生和研究人员，其中包括 19 世纪科学界最伟大的一些人物。这些人包括赫尔曼·冯·赫尔姆霍兹和恩斯特·海克尔，以及鲁道夫·菲尔绍[①]和埃米尔·杜布瓦-雷蒙等不那么知名但同样重要的人物。[57] 在弥勒的影响下，这些年轻人形成了将物理学方法和观点运用到生理学研究中的理念。不仅如此，他们还敢于质疑自己的老师，这成了学生试图证明老师错了这一悠久学术传统的一部分。在这个例子中，他们拒绝接受弥勒的生机论，而是支持一种一以贯之的唯物主义方法。杜布瓦-雷蒙和恩斯特·布鲁克在 1842 年写的一份宣言中便表示，"除了物理学和化学中常见的作用力外，生物体中没有其他力量在起作用"。[58]

---

① 鲁道夫·菲尔绍（1821—1902），德国医生、病理学家，被誉为"现代病理学之父"。——译者注

1841 年，弥勒敦促杜布瓦-雷蒙去探究马泰乌奇关于电在神经中的作用的那些相互矛盾的发现，如果可能的话，再深入研究一下神经活动的本质。到 19 世纪 40 年代末，杜布瓦-雷蒙已经证明神经的运作方式并没有什么神秘之处，神经活动的确是以电为基础的。杜布瓦-雷蒙把沿着神经传导的电流称为"动作电流"，并发现当电流传到组织时，组织会被"极化"（polarised），意思是组织中包含比例不等的正负电荷。他认为，动作电流的基本特征是所谓的"负变化"（negative variation），而极性的变化会导致电流的流动。虽然杜布瓦-雷蒙的观点的很多细节后来被证明是错误的，但他在 1848 年用呼应《弗兰肯斯坦》的文字宣称："我已经把物理学家和生理学家一百年来的梦想——证明神经物质和电的同一性——成功地变成了现实。"[59]

并不是每个人都同意杜布瓦-雷蒙的观点。即使是在近 40 年后，这个问题仍然在某些领域争论不休。1886 年，哈佛医学院院长亨利·鲍迪奇在《科学》杂志上发表了一篇文章，驳斥了杜布瓦-雷蒙的观点。鲍迪奇的证据之一是一个众所周知但被误解的事实：被扎紧的神经无法刺激肌肉，但仍能传导电流。[①] 鲍迪奇还说，神经中产生电荷的过程会产生热，但精确的实验测量没有发现这种效应。因此他确信电与神经功能无关，并转而支持旧的观点，认为"神经力通过某种振动作用从一个分子传递到

---

① 扎紧的神经仍然能够传导电流这一现象可以用神经周围的导电液体来解释。

另一个分子，就像声音通过一根绷紧的线传递一样"。[60]

弥勒的另一个学生赫尔曼·冯·赫尔姆霍兹则研究了一个弥勒认为不可能研究的问题：神经冲动的传导速度。[61]1849 年，赫尔姆霍兹发明了一个特别的装置，装置中包含了一只青蛙腿，腿的一端连接着一个断路器。当蛙腿的肌肉收缩时，电路就会被切断，电流计上读数的变化就是从刺激开始到电路切断的时间。用这个时间和神经的长度做一些简单计算，就可以算出神经冲动的传导速度。计算结果显示，神经冲动的传导速度非常慢，甚至比声速还慢，一点也不像弥勒或者《造物的自然史遗迹》的作者所想象的光速。不管神经中的电是什么，其表现似乎都与电线中的电不同。为了证实这一惊人的发现，在另一项实验中，赫尔姆霍兹要求受试者在感觉到轻微电击时给出反馈。通过计算从电击点到脑的距离，他计算出感觉神经活动的传导速度大约是每秒 30 米，并在后来证明人运动神经的反应速度与此相似。赫尔姆霍兹还发明了一个新的术语来描述这种沿神经传导的信号——动作电位（action potential），这个术语一直沿用至今。

这种慢得惊人的传导速度引出了两个问题。首先，正如赫尔姆霍兹所意识到的那样，这种慢速传导会对感知产生影响，因为这意味着脑只能对过去的事件做出反应。但赫尔姆霍兹不认为这是导致现实世界中任何重大问题的原因："令人高兴的是，我们的感觉在到达脑之前需要传导的距离很短，否则我们的意识就会总是远远落后于现在。"[62]尽管赫尔姆霍兹语调轻松并充满信心，但我们确实是活在过去的（虽然只是比当下早一丁点儿的过去），我们从来都无法感知即刻的世界。

第二个问题更为关键：为什么神经中的电活动的传导速度比电线里的传导速度慢得多，这需要一个解释。尽管杜布瓦-雷蒙和赫尔姆霍兹已经证明神经系统是按照物理学原理运作的，但他们的研究没有揭示神经的电活动是如何传播的。对赫尔姆霍兹和19世纪的许多其他思想家来说，神经系统最明确的技术性隐喻是电报网络，后者当时正在整个欧洲普及开来。[①]事实上，两者之间的联系并不仅仅限于隐喻，包括赫尔姆霍兹在内的早期的神经生理学家在探究神经活动的实验中都使用了电报装置。[63] 1863年，赫尔姆霍兹做了一个类比，他指出神经就像电报线一样，可以执行各种各样的功能：

> 人们常常把神经比作电报线，这种比喻非常恰当……使用不同的终端设备，我们可以用电报线发送电报、鸣钟、引爆地雷、分解水、移动磁铁、使铁磁化、发出光等等。神经也与此类似。[64]

但电报无法产生感觉和知觉，而神经却可以。当时的人们还不清楚其中的机制。

---

① 这个隐喻是双向的：不仅神经系统被比喻为电报系统，电报系统也被比喻为一个国家的神经系统。用当时的语言来表述，电报和神经都能在瞬间传递信息并使人行动起来。

在 19 世纪中叶人类探索脑、思维和电之间的联系的尝试中，最为严肃和深入的一次尝试来自阿尔弗雷德·斯密（Alfred Smee），但他的这些尝试如今已经被人遗忘。斯密是一名无比聪颖的全才和发明家。他在 22 岁时获得了英格兰银行一个近乎闲职的外科医生的职位（这个职位是专门为他设立的），并在次年被选为英国皇家学会会士。斯密兴趣广泛，从研究蚜虫传播的土豆疾病（这使他的名字出现在德鲁里巷皇家剧院的哑剧中）到发明一种新的电池，均有所涉猎。19 世纪中叶，他用电来解释从感官到记忆的一切脑功能。[65] 在他出版于 1849 年的《电生物学原理》一书中，斯密宣称脑是由数十万个微小的电池组成的，每个电池都与身体的某个部位相连。他认为欲望只是脑中电荷状态的一种表现：在欲望得到满足，电荷被释放后，电池就需要一定的时间充电，只有在充电后人才能再次产生欲望。[66] 斯密甚至把他的理论应用到心智的本质上，认为思想和意识是大脑中电池组合的产物。[67]

斯密是一名多产的作家，一年后，他在一本名为《本能与理性》的书中介绍了自己的理论，书中的这种表述后来在大众中广为传播。斯密的某些想法似乎很有先见之明。以"落在神经上的光决定了通过神经进入脑的伏特电流"这一假设为出发点，他提出了通过把"许多与光伏电路相连的管子"聚集到一起，可以制造出人造眼的想法。你只需要一次又一次地复制这些

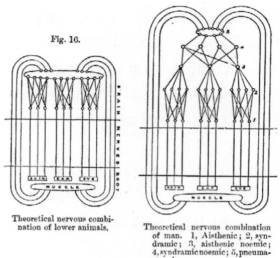

Fig. 16.

Theoretical nervous combi-
nation of lower animals.

Fig. 17.

Theoretical nervous combination
of man. 1, Aisthenic; 2, syn-
dramic; 3, aisthenic noemic;
4, syndramic noemic; 5, pneuma-
noemic.

斯密绘制的动物脑和人脑图解

结构，那么"伦敦圣保罗大教堂的景观就没有理由不能通过类
似神经的管道传送到爱丁堡，印象正是以这种方式通过神经传
送到脑的"。[68] 斯密认为，其他的感官也可以通过类似的方式传
导。如果感觉的本质是电，那么就有可能制造出能够模仿感觉的
设备。

斯密绘制了一幅复杂的图，展示了肌肉和皮肤中的神经是如
何汇聚到脑的一个中央电池上的，图中的皮肤神经显示出错综复
杂的相互作用关系。他声称，这种结构可以解释为什么"鸟能
产生鸟巢的概念，黄蜂和蜜蜂能产生蜂巢的概念，蜘蛛能产生蛛
网的概念。基于这种推测，我们对本能行为有了一个完整的解

释"。斯密认为，这些固化的、与生俱来的连接是本能行为在动物脑中的构建方式。更为复杂的人类则需要额外的两层神经组合，这使一种斯密所谓的"普遍原理"可以通过简单的表达组合表现出来："人是由大量的伏特元素构成的，这些元素排列组合成一个整体。"根据斯密的观点，所有脑和身体的运作都遵循这一普遍原理，这些原理与当时最精妙的技术具有相似性：

> 在动物体内的神经系统里，确实存在电报式的通信传输。我们看到的、感觉到的、听到的一切都传给了脑……此外，我们之前的想法也包含在这些电路里，所有这些想法决定了即刻发生的行为。

斯密以他的电池理论为基础来描述人类心智的原理，尽管这一尝试听起来很现代，但其中的见解并没有比前几个世纪的哲学家和研究人员的发现更深刻。也许正因为如此，斯密的观点被一位评论家描述为"愚昧"，而另一位评论家则驳斥他的观点为"粗鲁、没有哲学和事实依据"。[69] 这些批评刺痛了斯密，他后来抱怨说，他的书受到了某些人"毫无保留的辱骂"。[70]

1851 年，斯密提出了一种装置的概念。这种装置的基本原理是"脑中的每一个想法或者行动，最终都可以分解成基于某种神经纤维组合的活动"。这表明斯密试图制造一种会思考的机器。他最初描述了可以表示一个概念或一个词的原始编码机，并声称这很容易实现：

根据我对这些原理的了解，我认为可以构建出遵循这些法则的机械。这些机械能够产生一些人认为只有心智本身才能产生的结果。

这种机器由一系列通过铰链连接的金属板组成，虽然斯密绘制出了一部分图解，甚至声称制造出了一些原型机（"在我写下这段文字时，我的面前是七八种这样的发明"），但目前仍不清楚这些机器是如何工作的。他只是说这需要机械原件"一级一级的活动"，并且会用到伦敦的任何机器都没有用到的一些新原理。至于在他的装置里表现人脑的全部活动，斯密认为这是不可能的：

当我们假设一台机器足够大，大到能包含所有单词和序列时，我们立刻就会发现，建造出一个有实际用处的这种机器是绝对不可能的。因为它的占地面积将超过整个伦敦，光是试着让它的组成部分结合到一起，都将不可避免地使它解体。

因此，斯密把注意力集中在他假想的装置的两个组件上。第一个组件被他称为"关系机"，能对给定的刺激产生预设的反应，因此可以用于数学计算。斯密声称："这一机制是对思考的自然过程的一种类比式呈现，其准确性已经达到了人类发明的机械装置的极致。"斯密于 1875 年出版了关系机的图解，展示了一个复杂的扇形层级结构，但没有说明它是如何工作的。第二个组件更为神秘，被称为"差分机"。通过一个包含不同大小的撞针的系统，差分机能"根据评判法则做出判断"。针对斯密所谓的一组事实或者原理之间可能存在的关系，差分机可以给出四种结论中的一种（有／很可能有／也许有／没有）。

斯密以一段自信的文字结束了他的讨论，这段文字似乎是在暗示他是试图让机器模仿思想的一位现代先驱：

将关系机和差分机结合使用，我们能够理解任何事实，

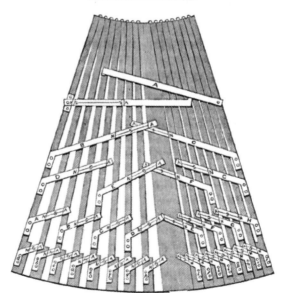

RELATIONAL MACHINE.

斯密提出的神秘的关系机

或者得出心智能够得出的任何结论。从一定数量的前提假定出发，通过尽可能模仿思维的自然过程，这些装置可以得出正确的答案。

值得注意的是，在斯密之前，查尔斯·巴贝奇曾尝试过制造机械计算器，但斯密在他的著作中完全没有提及这一点。巴贝奇首先在 19 世纪 20 年代尝试制造分析机，19 世纪 30 年代起又开始尝试制造差分机。与斯密的机器相比，这些设备的目的要简单得多，但两者的相似之处显而易见。在斯密构思他的机器的时候，巴贝奇仍然很活跃，而且两人都是英国皇家学会的成员，但没有证据表明他们曾经见过面。

斯密的思想也存在明显的局限性，这表现在尽管他声称他最初关于脑功能的概念完全是基于电的，但这些概念同样可以基于液压来运作，就像笛卡儿的那些雕像一样。虽然他用电报和光伏电池的类比来描述神经系统的运作原理，但这对他提出的模型不会产生任何影响，也没有为理解脑的功能提供任何更深刻的见解。当真正要制造一台机器来呈现他的想象时，电池和电的语言被铰链和金属的语言取代了。虽然斯密宣称他的发明表征了脑和思想，但这些装置纯粹是机械性的。

虽然斯密现在已经被大多数历史学家遗忘，他对我们理解脑的功能甚至计算的历史都没有产生影响，但他用机器活动来表征思想的大胆尝试还是很了不起。[71] 他接受了脑、心智和电活动密切相关的思想，并充满自信地提出，如果脑就是思维物质，那么机器就可以思考，或者至少可以像脑一样运作。斯密的方法存在致命的缺陷，这不仅仅是因为当时的技术水平很低，不足以支持他的研究，还因为他似乎没有怀疑过，他所认为的组成脑的数十万电池可能分别有特定的功能以及与之相应的特定结构。在斯密的概念中，不同的脑功能在脑中没有具体的分布区域。然而到了19世纪中叶，脑结构与脑功能有关的这一假设（实际上是脑结构与人的个性有关的假设）已经深深扎根于大众的想象之中了。

第 4 章

# 功能：19 世纪

 1850 年夏天，伦敦的共产主义劳工教育俱乐部举行了一次野餐，地点是汉普顿宫或者邱园（不同的人的回忆存在差异）。在参加野餐的人中，有一位是 24 岁的德国社会主义者威廉·李卜克内西，他当时刚刚因从事革命活动而被瑞士驱逐出境。共产主义运动的领袖卡尔·马克思也参加了聚餐，这是他们两人第一次会面。据李卜克内西回忆，32 岁的马克思"通过提问来考察我，但也用他的手指以一种鉴赏家的风格在我的头顶摸索"。[1] 和 19 世纪的许多其他欧美人一样，马克思相信，通过感觉一个人头上的隆起，可以判断这个人的个性。在政治天平的另一端，维多利亚女王也相信这种无稽之谈，两次邀请一位权威从业者来解读她的孩子们的颅骨特征。[2]

 这种被称为"颅相学"（phrenology）的思想在夏洛特·勃朗特的《简·爱》、巴尔扎克的《高老头》等小说以及阿瑟·柯南·道尔的福尔摩斯探案系列故事中都出现过，例如在第一次见到福尔摩斯时，莫里亚蒂就对福尔摩斯的颅相学特征做了轻蔑的评论。[3]事实上，19世纪英语世界的每一个文化人物，从马克·吐温到乔治·艾略特，都或多或少地接受了颅相学。[①] 在欧洲大陆，法国的社会学创始人奥古斯特·孔德等重要思想家也接纳了这种审视脑和行为的新方法。[4]仅仅是在英国，各类颅相学题材的畅销书就卖出了几十万本。然而，所有这一切其实完全是一派胡言。

颅相学最初被称为"颅镜检查"（cranioscopy），是维也纳医生弗朗兹·加尔（Franz Gall）的心血结晶。[5] 18世纪90年代，加尔提出了一种观点，认为人的行为和性格可以被分成许多心智官能，每一种官能都是由脑中的特定功能单位产生的，并且可以通过感觉颅骨的形状来检测这些功能单位的相对大小。1800年，加尔遇到了内科医生约翰·斯普尔茨海姆。斯普尔茨海姆比加尔小18岁，很推崇他的观点。据加尔回忆，在接下来的十年左右的时间里，他们二人游历欧洲，向"国家元首、大臣、知识分子、行政官员和各类艺术家"介绍他们的思想。[6]保守势力对他们的观点持怀疑，有时甚至是完全反对的态度：神圣罗马帝国皇帝和天主教会都谴责过这一理论。1807年，加尔在巴黎定居，拿破仑不情愿地接受了他的存在。尽管加尔很快就在上流社会中赢得了一批追随者，但他从未被法国学术界所

---

① 狄更斯是个例外，他完全不相信这一套。在《远大前程》中，罪犯马格韦契解释说，监狱的访问者没有用简单的原因来解释他的行为，而是对他进行了颅相学检查："他们测量了我的头……可他们更应该测量我的胃。"

接受：他加入法国科学院的努力屡屡被拒绝，他也从未获得他所渴望的学术上的认可。[7]

尽管加尔的理论完全是错误的，但它仍然有重要的意义，因为他的理论以三种观点为基础，而直到今天，我们理解脑、心智和行为之间的联系仍然依赖于这三者。首先，颅相学的关注点是脑，按加尔的说法，"脑是所有感官和随意运动的器官"。[8]其次，加尔猜测脑的各种功能有其具体的定位，各不相同并且泾渭分明的部分负责不同的思想和行为。最后，加尔解释了为什么人和动物的大部分心理官能以及产生这些官能的功能单位是相同的。在27种心理官能中，只有8种是人类独有的，包括智慧、诗歌等等。加尔声称这种比较的方法使他发现了"生命体的法则"，尽管动物行为和人类行为之间的联系有时非常微弱。例如，对于山羊、鸟类等居住在高处的动物来说，它们和人一样具有自尊心这种心理官能。[9]通过比较不同物种来探索生物学原理后来证明是一种非常强大的科学方法，但加尔的颅相学并非基于进化论的观点，他仅仅是假设相似的结构应该有相似的功能。

加尔的想法并非完全原创，他指出的许多心理官能都可以追溯到18世纪的苏格兰思想家托马斯·里德和杜加尔德·斯图尔特的工作。此外，基于一种古老的观念，瑞士牧师约翰·拉瓦特在18世纪70年代提出了"面相学"（physiognomy）的概念，这种观念认为可以用面部特征来鉴定人的性格。[10]加尔收集了超过300个人类颅骨的测量数据，并将获得的解剖学知识和这些前人的观念整合到了一起。

1815 年，斯普尔茨海姆与加尔闹翻，并在随后发表了自己版本的理论。在某种程度上，两人理论的差异似乎微不足道：斯普尔茨海姆只是描述了 8 个额外的功能单位及其官能，并引入了一组不同的心理学术语。[11] 但两人之间的争论却要深刻得多：斯普尔茨海姆版本的颅相学只关注人，这极大地改变了这一理论的社会意义。加尔此前认为，官能是与生俱来和固定不变的，还认为如果表达过度，许多官能都会导致令人反感的行为，如淫欲、争斗或者欺骗，因此人的行为需要用宗教和惩罚来约束。[12] 然而，对于斯普尔茨海姆来说，"所有的官能本身都是好的，都是服务于一个有益的目标"。他认为不道德的行为和犯罪行为都只是经验的结果，而教育可以改变功能单位的大小，从而改变行为（但他没有解释如何通过坚硬的颅骨来感知功能单位大小的变化）。[13] 斯普尔茨海姆关于脑、思维和行为之间的联系的观点更为积极，甚至可能被用于治疗疾病，这使这一版本的观点开始在欧洲和美国引起广泛关注。随着加尔的参与度越来越低（他于 1828 年去世，享年 70 岁），斯普尔茨海姆的颅相学理论占了上风。

在英国，斯普尔茨海姆的成功一部分要归功于苏格兰律师乔治·康姆的不懈努力。康姆不仅帮助在爱丁堡创建了第一个英国颅相学学会，还撰写了大量的畅销书、文章和小册子来概述他的颅相学理论，其专注的主题是自我完善。[14] 从 19 世纪 20 年代起，颅相学社团在英国遍地开花。起初，这些团体主要由专业人士和知识分子组成，但它们随后逐渐开始与技工学校以及文学和哲学学会互动，这些组织都是不断发展的工业城市的特色产物，旨在工人阶级的自我完善。康姆和颅相学家们并不是革命者，但对于当权者来说，他们自我完善和奉行唯物主义的双重宗旨具有令人不安的激进含义。但这并没有阻止一些宗教领袖接受颅相学。19 世纪 30 年代，英国圣公会都柏林大主教查德·沃特利声称，他"确信颅相学是正确的，就像确信现在太阳挂在天空中一样"。[15]

在英吉利海峡的另一边，也发生了类似的情况。拿破仑一世最终禁止加尔的著作在法国出版，但在 1830 年一个更加自由的君主政体建立后，一些重要的医生开始拥护颅相学，法国国王路易·菲利普对这个话题也表现出了兴趣。[16] 和英国的情况一样，人们乐于追捧强调自我完善的颅相学理论。虽然大众表现出了这种兴趣，或者说正是因为如此，知识分子和医生们从来没有彻底接纳颅相学。德国哲学家格奥尔格·黑格尔是颅相学最早的批评者之一，他在 1807 年批驳了这种新的风尚。黑格尔认为，杀人犯颅骨上的隆起不可能揭示一个人本性凶残，这不仅是因为颅骨上有很多各式各样的隆起，还因为包括谋杀在内的人类行为是非常复杂的现象。一个凶手的动机和行为与另一个凶手并不相同。[17]拿破仑是另一个怀疑者：

> 看看加尔有多蠢！他把自然界中不存在的倾向和罪行归因于一些隆起，而这些现象实际上源自社会和人的习俗。如果没有财产的话，对应于偷窃的隆起有什么意义？如果没有

酒，对应于酗酒的隆起有什么意义？如果社会都不存在，对应于野心的隆起又有什么意义？[18]

19世纪20年代，彼得·马克·罗吉特为《大英百科全书》写了一系列关于颅相学的文章，这些文章对颅相学进行了更实质性的批评并且大体上是科学的，其中一些后来作为小册子出版。罗吉特认为颅相学"将人类的灵魂分解为33个特殊官能是陷入了形而上学的迷宫"并对其表达了嘲讽。他还驳斥了颅相学有关脑部损伤会导致心智官能改变的观点，声称"对于这一原理，可以引述无数个直接的反例"。[19]虽然罗吉特承认脑是"心智的器官"，但他坚持认为，"没有任何直接证据支持脑的任何特定部分对心智的运行是必不可少的"。他还认为，那些罹患精神疾病的人特别能说明这一点："最精确的解剖并没有发现任何有关精神异化的区域。"对加尔和斯普尔茨海姆关于通过颅骨能判断出脑的形状的基本主张，罗吉特也嗤之以鼻。他指出了这种主张一个相当明显的问题：颅骨的某些区域比另一些区域厚，并且颅骨外还覆盖着肌肉和皮肤，因此很难准确地测量出它的形状。罗吉特的观点得到了新一代知识分子的广泛认同，这些知识分子就是科学家群体。① 在私下里，科学家们甚至表现得更直言不讳：

---

① 在1834年发表的一篇对英国数学家玛丽·萨默维尔的著作《论物理科学间的联系》的评论中，英国哲学家、科学史家威廉·惠威尔首次在印刷品中使用了"科学家"这个词。这个词是他在几年前创造的，用来描述英国科学促进会的"绅士们"。见：Whewell, W. (1834), *The Quarterly Review* 51:54–68, p. 59。

1845 年，剑桥大学地质学教授、牧师亚当·塞奇威克给他的同行查尔斯·莱尔写了一封信，把颅相学描述为"人类愚蠢行为和浮夸言谈的污水坑"。[20]

从 19 世纪 40 年代后期开始，颅相学作为一种社会力量开始衰落。伦敦颅相学学会于 1846 年解散，甚至乔治·康姆最后也不再撰写颅相学的著作了。[21] 在 1848 年席卷欧洲大陆的革命浪潮蔓延至法国后，许多法国颅相学家倡导的针对个人并且谨小慎微的改革就显得非常不够了。和与自我完善对应的颅骨隆起相比，马克思和恩格斯宣扬的共产主义为个人和社会的不幸提供了更为根本的解决方案。

对于学术界来说，颅相学的失败是由于科学思想的最终裁决者——证据。无论一个理论有多么美，多么合乎逻辑，多么诱人或者时髦，如果没有实验结果的支持，它最终都会被抛弃。就颅相学而言，法国医生马里-让-皮埃尔·弗卢朗（Marie-Jean-Pierre Flourens）开展了一系列研究，研究结果对颅相学的理论提出了尖锐的挑战。弗卢朗生于 1794 年，非常年轻就已经在法国学术界崭露头角。作为伟大的博物学家乔治·居维叶的门生，他不仅是法国科学院院士，而且还是极负盛名的文学机构——法兰西学术院的院士，这与加尔未能被他的第二祖国承认形成了最鲜明的对比。

弗卢朗用各种动物开展了一系列研究，他通过外科手术移除脑的不同部分，并观察动物随后的行为。加尔曾批评过这种方法，声称不可能精确地切除脑的某个特定部分，因此也就无法保证只有那个部分受到了影响。弗卢朗意识到了这种可能，但正如历史学家罗伯特·扬所说，他的方法基本上是"我移除了这一部分后，动物停止了这种行为，所以这个部分一定是这种官能的所在位置"。[22]

　　在20年的时间里，弗卢朗一直在研究各种各样的鸟类、爬行动物、两栖动物以及一些哺乳动物，其研究范围之广令人震惊。他最明晰的实验发现之一与延髓（medulla oblongata）有关。所有脊椎动物都有延髓，这种结构位于脊髓的最顶端，就在脑的下方。弗卢朗发现，延髓损伤会影响呼吸和心跳，这似乎表明延髓是生命必需的生理活动的基础性中心。当弗卢朗损毁延髓上方紧邻的结构——位于脑后侧基底部的小脑时，他发现动物的动作变得不协调了。根据他的记录，一只小脑受到损毁的鸽子表现得就像一个醉汉。[23]

　　损毁脑的最外层——脑叶（cerebral lobe）则产生了非常不同的结果。如果脑叶被移除，动物就变得完全无法响应刺激——一只青蛙可以以这种状态存活长达四个月的时间，但它"处在完全糊涂的状态……它既听不到也看不到，更无法表现出拥有意志或智能的任何迹象"。弗卢朗的结论是，移除脑叶会导致"所有感知能力和一般智能的丧失，还会导致决定各个物种独特行为的所有独特形式的智能的丧失"，这些物种也包括人。

　　　　　　　　　　　　　　　　　　　　　　　　　　**大脑传**

弗卢朗拒绝接受存在大量心理官能的观点，他认为智能和意志的各个方面是合而为一的，并拒绝承认大脑皮层中存在任何解剖学上的细分结构。他认为，他发现的"最重要的结果之一"是，作为"智能中枢"的大脑皮层是一个单一的结构：

> 不仅所有的感知、意志和智能官能都只存在于这个器官中，而且所有这些官能都占据着同一个空间。一旦某种官能由于这个实际的脑的某个部分受到损伤而消失，所有其他官能就都会消失。同样，一旦某种官能因为受到损伤的部分被治愈而重新出现，所有其他官能也都会重新出现。

1842 年，弗卢朗写了一部作品，严厉地驳斥了颅相学尤其是加尔的理论，此时距离加尔去世已经有 14 年了。通过这部厚达一本书的作品，弗卢朗证明了自己在法国学术界的核心地位。他不仅用实验发现来驳斥加尔，还援引了心智领域的法国哲学家典范——笛卡儿的著述，并把这部著作题献给笛卡儿。弗卢朗的实验表明心智是一个整体，这与笛卡儿从哲学角度出发得出的论证结果一致。他还指出，无论是在动物身上还是在人身上，许多与心智和感知有关的高级行为功能似乎都不像加尔所说的那样是高度定位化的，而是广泛分布在大脑皮层中的。弗卢朗认为，功能定位只适用于基本的生理功能以及与运动协调有关的功能。例如，中风的证据表明，如果右脑受损，那么病人就会出现身体左侧的一部分或者整个左侧瘫痪。但与人类心智的深层奥秘相比，这种功能定位对对侧运动的影响是微不足道的。心智似乎分布在整个大脑皮层中。

加尔声称，脑的每个部分都负责产生一种特定的心智活动，这种活动在法语中被称为"专有活动"。[24] 而弗卢朗认为，脑的大部分活动似乎是全脑范围的协调活动（所谓的"共同活动"），这体现在"每个部分都会对整体产生影响，整体也会对每个部分产生影响"。弗卢朗指出，即使脑包含了一些具有特定生理功能的区域，但作为一个整体，脑"完全是一个合而为一的系统"。[25]

弗卢朗无意中开启了一场深刻而旷日持久的辩论，辩论的一方认为脑作为一个整体运转，而另一方则认为脑包含不同的区域，这些区域分别产生不同的精神活动。在弗卢朗看来，只有最简单、最生理性的行为以及与运动相关的行为才表现出定位性，而所有代表更高层次心智活动的官能则是一个整体，以某种方式通过整个脑表现出来。

弗卢朗的这种观点遭受的第一轮打击来自对语言的研究。加尔的颅相学观点源自他年轻时的一种信念：眼睛鼓出来的孩子最擅长死记硬背式的学习。因此，他把语言官能以及其他与记忆有关的官能定位在脑的前方，紧贴在眼睛的后部。1825 年，一位名叫让-巴普蒂斯特·布约（Jean-Baptiste Bouillaud）的年轻法国医生在巴黎的法国皇家医学院宣读了一篇论文，抨击了弗卢朗关于脑不存在功能分区的观点。布约指出，许多病理学的病例表明，脑中有一个负责语言输出的功能单位，语言输出也不同于对语言的理解以及对语言的记忆。作为颅相学的公开倡导者，他还说，几十个病例表明加尔是正确的，负责语言输出的功能单位位于脑的最前端。布约声称，对于那些生前无法讲话但能理解和记住词语的病人，尸检研究都发现他们存在大脑额叶的损伤。[26]

由于布约的观点与加尔越来越不受欢迎的颅相学之间存在联系，再加上弗卢朗充分的实验证据，这使布约的观点最初鲜有支持者。此外，还有许多明确的反例。1840 年，法国病理学家加布里埃尔·安德拉尔描述了 14 例丧失讲话能力的病人。这些病人的尸检结果显示，他们的额叶并没有损伤。另一方面，许多额叶受损的病人仍然可以正常讲话。安德拉尔总结说，认为脑的特定部分参与了语言输出"还为时过早"。[27] 但这些发现对布约几乎没有产生任何影响，他对自己的观点非常有信心，甚至悬赏500 法郎，寻找额叶受损但没有语言障碍的病人（他最终在 1865年支付了赏金）。[28]

1861 年 2 月，巴黎的法国人类学学会主办了一系列关于脑的大小与心智能力的辩论。法国外科医生保罗·布罗卡（Paul Broca）认为，脑的大小与智力之间存在明显的联系，他还指出脑在男性和女性之间以及不同的种族之间可能存在差异。[29] 布罗卡的观点是对美国医生塞缪尔·莫顿 1839 年提出的观点的拓展。使用不同种族的颅骨测量数据，莫顿确定了这些颅骨的容量，并将其与所谓的智力差异关联了起来。莫顿毫不意外地发现，他所谓的"白种人"在智力上优于其他"种族"，这反映在他们的颅骨大小上。[①]

在这些辩论中，与布罗卡针锋相对的是法国动物学家路易-皮埃尔·格拉蒂奥雷。格拉蒂奥雷曾采用比较解剖学的方法把大脑分成四个叶，并根据覆盖它们的颅骨依次将其称为"额叶"、"顶叶"、"颞叶"和"枕叶"，这种命名法一直沿用至今。此外，他还证明了大脑的沟回在同一个物种的不同个体间是一致的。[30] 格拉蒂奥雷认为，心智和脑都是不可分割的，不存在功能的分区，颅腔容量和智力之间也没有简单的联系。

针对格拉蒂奥雷的观点，布约的女婿、内科医生欧内斯特·奥比坦提供了一些令人震惊的证据，以一个试图用手枪自杀的巴黎病人为例，证明了脑功能定位的存在。枪伤使这个可怜的病人的前额叶被直接暴露了出来。在治疗这个病人的过程中（最终还是失败了），奥比坦做了一个可怖的实验，很容易让人联想到 1 700 年前盖伦用猪做的研究：

---

① 1981 年，生物学家斯蒂芬·杰伊·古尔德提出，莫顿轻微地歪曲了他的测量结果，从而得出了一个符合他种族主义预期的结论。30 年后，一些人类学家对这一说法提出了批评。但 2014 年发表的一篇论文又对这些批评提出了质疑，充分捍卫了古尔德的观点。无论如何，颅骨大小和颅腔容量的差异并不比颅骨表面的隆起更能反映不同群体的智力水平。见：Gould, S. (1981), *The Mismeasure of Man* (New York: Norton); Lewis, J., et al. (2011), *PLoS Biology* 9:e1001071; Weisberg, M. (2014), *Evolution & Development* 16:166–78。

　　　　　　　　　　　　　　　　　　　　*大脑传*

在病人说话的时候，我把一个大的压舌片的平端放在他的脑的前叶上轻轻按压。病人的**讲话立刻就停止**了，已经开始讲出的词也没有讲完。按压一结束，讲话就恢复了。在这个病人的脑叶上非常小心地进行按压，对脑的一般功能没有影响，语言能力是**唯一受损的官能**，并且只有在按压前叶时语言能力才会暂时丧失。[31]

这有力地说明布约是正确的，而脑的前部确实是说话所必需的。

不到两个月后，一个偶然的事件为布罗卡提供了测试这个想法的机会。1861 年 4 月，在法国人类学学会的一次会议上，布罗卡向他的同行们展示了一个刚过世不久的 51 岁老人的脑。这个人生前已经有 21 年无法说话了，他唯一能重复发出的声音就是"坦、坦"。因此，在他作为住院病人居住了 20 多年的医院里，人们称他为"坦"。"坦"的真名是路易·勒博涅，他一生都患有癫痫，却能从事鞋楦匠人的日常工作。30 岁时，他突然失去了说话的能力。[32]虽然他在入院时被诊断为身体和智力都正常，但他的身体右侧逐渐瘫痪，视力也不断减退。1861 年 4 月12 日，勒博涅因严重的坏疽被收入布罗卡的外科病房，这是布罗卡第一次见到他。虽然勒博涅不会说话也不会写字，但他能看懂时间，还能通过打响指来表达数字。布罗卡的印象是，虽然勒博涅无法通过语言表达自己的想法，但他比看起来更聪明。五天后，可怜的勒博涅去世了。尸检结果显示他的大脑出现了一系列的病变，主要集中在左侧额叶。布罗卡总结说："发现的一切都让我相信，在这个病例中，大脑额叶的损伤是语言输出能力丧失的原因。"[33]

布罗卡很快发表了一篇论文，详细地陈述了他的观点。在这篇论文中，他把勒博涅的情况与布约关于语言输出功能定位于额叶的观点联系了起来。[34] 他还对勒博涅的脑进行了详细的解剖学描述，将功能的逐渐丧失与病变的扩散进行了一一对比，从而进一步说明了一些官能是定位在脑中特定的区域的。虽然布罗卡坚持说他无意使加尔的颅相学在科学上受到重视，但他使用的术语完全是颅相学的：他声称正在探索口语的官能及其在脑中对应的潜在功能单位。

几个月后，又有一名病人转诊到布罗卡处。这位髋部骨折的病人名叫勒隆先生，他在 5 个月前失去了说话的能力，只能说出几个字，其中包括"勒洛"——这是他在努力读出自己的姓氏。入院近两周后，勒隆去世。尸检结果显示，他的左额叶有一处病灶，与在勒博涅脑中观察到的病灶所在的区域完全相同。[35] 布罗卡在报告中说，当他发现这一点时，他感觉自己"震惊到接近心神恍惚的地步"。然而，他还是更愿意把自己的工作放在布约理论的背景之下，认为整个额叶都参与语言的输出功能。布罗卡声称，这两名患者大脑的左侧均表现出相同的、局域化的病变，这纯粹是一种巧合。[36]

在收集了 8 例语言输出能力缺失或失语症病例后，布罗卡小心翼翼的态度开始消退，因为所有这些病例的状况都与左额叶同一区域的损伤有关。1863 年 4 月，布罗卡发表了一篇论文，陈述了这些结果，但文中仍旧充满了谨慎的态度，这表明弗卢朗的反定位主义思想在当时仍占主导地位：

> 这里我们有 8 个病例的病变位于第三额回的后三分之一处。这个数字似乎大到足以做出一些强有力的推测。颇为值得注意的是，在所有这些病人中，病灶都在左侧。我不敢从中得出任何结论，我等待着更多的发现。[37]

布罗卡刚发表这些结果后不久，他就发现自己卷入了一场痛苦的优先权纠纷中。古斯塔夫·达克斯是一名蒙彼利埃的医生，他声称在 19 世纪早些时候，他的父亲马克·达克斯观察到了 40 例病例，显示失语与左额叶损伤有关。小达克斯声称，他的父亲于 1836 年在蒙彼利埃的一次医学会议上汇报了这些结果，但至今没有找到此事的任何痕迹。1863 年 3 月，古斯塔夫·达克斯向法国科学院提交了两篇论文，一篇是他父亲在 1836 年写的，另一篇是他根据自己的观察写的。两篇论文显示左额叶的病变与语言障碍有关。[38]

很明显，布罗卡不知道达克斯父子的研究工作，而且即使没有达克斯父子的研究工作，布罗卡最终也会得出那个不可避免的结论——语言输出能力是由左额叶的一个区域产生的，这个区域现在被称为"布罗卡区"（Broca's area）。不过当达克斯的论文最终在 1865 年 4 月发表时，这两篇论文为布罗卡的主张提供了有力的支持。虽然小达克斯的解剖学证据不如布罗卡的精确，但他已经收集到了大量的数据来支持他关于语言输出功能定位的假说。达克斯重新分析了一系列的病例研究，其中包括布约使用过的那些病例。他描述了 140 个案例，其中 87 个出现了左额叶病变和语言输出能力丧失，而 53 个出现了右额叶病变但没有丧失语言输出能力。达克斯总结说："大脑中的语言输出功能单位找到了。"[39]

布罗卡被达克斯的优先权声明弄得心烦意乱，他发表了一篇很长的论文，指出达克斯父子的工作对自己的观点没有影响，并且提供了新的证据来强化自己的论点。这些证据正是他两年前所说的他等待的更多发现。布罗卡描述了身体右侧出现瘫痪的病人往往伴有语言输出障碍，而右侧瘫痪表明大脑左侧有病变。这种语言障碍并不是口腔或咽喉的运动障碍导致的，也不是对语言的理解有障碍导致的，而是明显与清晰表达的能力有关。

布罗卡的观点意味着，对于一个非常特定的功能，负责的是大脑一侧半球上的某个特定区域，这给布罗卡带来了一个大问题。从解剖学的角度来看，大脑的两个半球似乎完全相同。而且众所周知，当器官成对存在或形态对称时，两个半边的功能往往都完全相同。虽然大脑的两侧没有明显的解剖学差异，但布罗卡指出，从发育的角度来看，两个半球并不完全相同：在胚胎发育时期，左半球比右半球发育得早，这也许提示两者在功能上存在差异。此外，大多数人都是右撇子，这可能是左脑半球发育更早的缘故。布罗卡认为，大脑的其他区域也可能参与语言功能，原则上讲，通过训练可能恢复某些受损的功能。布罗卡的结论一如既往地谨慎，他坚持认为"这并不意味着两个大脑半球之间存在功能上的不一致"。[40]

不久之后，年轻的德国医生卡尔·韦尼克（Carl Wernicke）揭示了布罗卡的发现所隐含的复杂性。1874 年，韦尼克描述了一名女病人的情况。她能说话，但语无伦次，也无法理解语言。韦尼克记录道，"病人完全无法理解她听到的每句话"。[41] 韦尼克的结论是，整个语言能力都位于布罗卡确定的颞叶区域的"可能性很小"。他认为，虽然言语产生于布罗卡区，但其他区域，包括现在被称为"韦尼克区"（Wernicke's area）的大脑后部区域，都参与了语言的理解。韦尼克并不是简单地将不同的语言要素定位在了不同的区域，他的论点是，语言理解作为一个整体功能在脑中的分布是高度分散的。[42]

在寻找语言功能局域化定位的更有力证据时，研究者面临着种种困难，其中一部分被布雷斯特的外科医生安吉·杜瓦尔教授在 1873 年清楚地指了出来。在列举了一系列支持语言功能定位于左半球的病例后，杜瓦尔强调了每个人都面临的方法学问题：

> 这些大量的事实足以构成间接证明，但在生理学上，我们更偏好由动物实验提供的直接证明。但动物不能用来研究它们不具备的功能。因此，我们必须等待偶然事故在人脑上产生损伤，指望这些损伤与我们在活体解剖实验中制造的损伤类似。[43]

杜瓦尔的道德顾虑为他赢得了称赞，但在 19 世纪 70 年代结束之前，科学家们便开始相信功能在脑中具有定位，这并不是因为意外或疾病造成的损伤，而是部分由于在一个人身上进行的可怕而可耻的实验。

1874 年 1 月 26 日，30 岁的玛丽·拉弗蒂住进了辛辛那提的好撒玛利亚人医院（Good Samaritan Hospital）。玛丽身材瘦小，是一名家仆。一段时间以来，她的头皮上出现了一种可怕的溃疡，溃疡慢慢地侵蚀了她的部分颅骨，露出了里面的脑组织。尽管处于这种状况，玛丽仍旧保持着和颜悦色。但感染已经开始加重，在那个还没有抗生素的时代，她的前景并不乐观。42 岁的外科医生罗伯茨·巴索洛（Roberts Bartholow）教授见了玛丽，并向玛丽阐述了他想实施的一个手术。显然在得到玛丽的同意后，巴索洛在她左脑暴露的表面下植入了两根细长的电极，然后开启了一个能产生微弱电流的发电机。

结果是戏剧性的：玛丽的右臂和右腿肌肉收缩并向前移动，同时她的手指向外伸展。当巴索洛将电极植入玛丽的后脑时，她的眼睛颤动、瞳孔放大，并描述说她的右腿和右臂"有一种非常强烈且难受的刺痛感"。巴索洛的报告还记录道："尽管她显然感到很痛苦，但她还是面带微笑，仿佛觉得这很有趣。"巴索洛毫无畏惧地继续他的实验，把电极植入玛丽大脑的另一侧。接下来的一幕令人担忧："她的面部表情表现出极大的悲痛，她开始哭泣"，但巴索洛继续实验，直到这个可怜的女人癫痫发作，失去了知觉。过了二十分钟，玛丽醒了过来，并说自己感到虚弱头晕。但巴索洛继续实验，重复用电刺激玛丽的脑，这产生了与此前类似的痛苦效果，但没有引发癫痫。

两天后，玛丽再次被带到巴索洛的诊疗室，他再次将电极植入玛丽的大脑。这次使用的是由 60 个电池产生的直流电，这些电池装在一个玻璃罐里，而玻璃罐则放置在一个气派的木柜里。随着玛丽脸色苍白，嘴唇发青，实验很快就停止了。她表示自己感到头晕，右侧身体也开始痉挛。巴索洛对玛丽的身体状态很担心，因此让助手给玛丽使用了氯仿来减轻疼痛。第二天，玛丽连床都下不了，到晚上时，她突然癫痫发作，导致右侧身体完全瘫痪。过了一会儿她就去世了，巴索洛没有报告她确切的死亡时间。

几周后，巴索洛于 1874 年 4 月发表了一篇关于他这次实验的简短报告。这立即引发了一场风波，不仅是因为其中戏剧化的内容，还因为实验的方式有悖伦理。美国医学会批评了巴索洛的工作，因为这是在一个人身上做实验。《英国医学杂志》则发表了巴索洛一篇半道歉式的文章，巴索洛在文中对他的研究结果"是以对病人造成部分伤害为代价而获得的"表示抱歉。他甚至承认重复这样的实验"将是最大程度的犯罪"。[44]英国脑生理学家大卫·费里尔（David Ferrier）警告说，无论巴索洛的研究结果多么有趣，"实验的过程都对生命造成了危险，因此不应该受到赞扬，也不可能被重复"。[45]

撇开严重的伦理问题不谈，科学家们之所以对巴索洛的研究很感兴趣，是因为这些研究为最近一些关于脑功能极具争议的发现提供了强有力的支持。虽然阿尔蒂尼在 19 世纪初已经证明用电刺激头皮可以引起身体的活动，但人们普遍认为大脑半球完全不会对电刺激有反应。人们还认为，与脑较低的部位不同，这些区域在受到物理刺激、化学刺激或电刺激时都不会有反应。

但是在 1870 年，两名年轻的德国医生古斯塔夫·弗里奇（Gustav Fritsch）和爱德华·希齐格（Eduard Hitzig）证明，用电刺激狗的大脑皮层外部可以使狗做出高度特定的身体动作。[46] 在执业过程中，希齐格使用了时髦的外源电疗法来治疗轻微的神经肌肉症状，如痉挛和轻微的瘫痪。1869 年，他同时把电极置于一名病人的耳朵和颅骨后侧，并用轻微的电击刺激病人。他惊奇地注意到病人眼睛周围的肌肉收缩了。如果电极是被放置在眼睛的任何一侧，希齐格会认为这是电流刺激肌肉收缩的典型表现。但在电极被置于耳朵和颅骨后侧的情况下，他怀疑是电流进入了脑，以某种方式刺激了负责运动的"中枢化特征"（centralized feature）。①

作为一名经验丰富的电生理学家，希齐格与弗里奇合作研究

---

① 30 多年后，希齐格指出，他实际上并没有刺激到"深处的脑中枢"。相反，他无意中刺激了位于脑表面附近的前庭神经。他遗憾地指出，这是一个错误的假定导致正确的发现的例子，并说这不是第一次出现这种情况，也不会是最后一次。见：Hagner, M. (2012), *Journal of the History of the Neurosciences* 21:237–49, p. 243, note 1。

了是否有可能通过刺激狗暴露在外的皮层，使狗产生特定的反应。这个实验是在希齐格夫人的梳妆台上进行的，使用了杜布瓦-雷蒙发明的非常精密的电极。从1846年开始，随着麻醉药的广泛应用，侵入性生理学研究成为可能，而约瑟夫·李斯特在1867年发现，简单的消毒程序可以降低术后感染的风险。希齐格与弗里奇的这次实验就是那个侵入性生理学研究浪潮的一部分。他们使用非常微弱的电流来刺激麻醉动物皮层前部的薄外层，这种电流微弱到"施加在舌尖时几乎察觉不到"的程度。[47]在施加电流时，他们发现狗对侧的多块肌肉会抽动。这种效应具有高度的定位性：刺激大脑的这一部分会使前肢活动，刺激那一部分会使脸部抽搐，刺激第三个部分会使后腿的肌肉运动。[48]

这一发现与一个多世纪以来的科学确定性相悖，它表明产生行为的脑功能在脑中是区域化分布的，这种区域化分布远不限于布罗卡所发现的人类语言产生的区域化分布。我们知道，典型的反射，如膝跳反射，是在没有脑参与的情况下发生的。但与反射那种小范围的、重复的动作相比，直接由电刺激脑引发的身体动作更像是正常的行为。考虑到大脑皮层被广泛认为是思维和意志的中枢，弗里奇和希齐格的发现意味着他们已经定位了随意运动的中枢，尽管他们审慎地不去做出这样明确的断言。

这两名年轻人意识到了这一突破的重要性，因此迅速发表了一篇论文，描述了他们的研究结果，其中很大一部分内容是将他们的发现与之前通过刺激皮层来诱导行为的失败尝试进行对比，这些失败可以追溯到18世纪的哈勒。他们还在论文中提供了精确的实验细节，并最终总结说，正是他们采用的技术解释了为什么他们的结果与前人得到的结果截然不同。弗里奇和希齐格相信，他们已经证明了"具体的心智功能"发生在"大脑皮层上的各个可圈定的中心"。[49]

弗里奇和希齐格的这一重磅发现立即促使年仅 27 岁的大卫·费里尔进行了自己的实验[50]。和当时的大多数科学家一样，费里尔承认大脑是"记忆和感知的中枢"，但不知道这些神秘的能力是集中在某一个特定的区域还是分散在整个皮层表面。[51] 正如他所说，目前还不清楚：

> 作为一个整体，大脑的每个部分是否可能以某种神秘的方式承载着各种各样的心智活动，或者大脑的特定部分是否具有特定的功能，这些问题都是实验研究所无法解释的。

费里尔随后开始通过一系列令人伤感的实验来探究这个谜题。他在实验中把青蛙、鱼、鸟和兔子的大脑半球切除掉，就像 40 年前弗卢朗所做的那样。在每一种动物中都发生了同样的事情：如果动物足够幸运能在手术后存活下来，那么它会坐着不动，只对诸如捏拧的刺激做出反应。费里尔写道："如果让动物自己待着，不受任何外部刺激的干扰，它就会在同一个地方保持固定不动，除非人工喂养，否则就会饿死。"

费里尔的结论是"切除大脑半球会使某些基本的心智能力消失"，他认为这包括了意志，或者说行动的意愿。

更精确的损毁研究揭示了一个有趣的矛盾。在哺乳动物中，运动行为中显然包含重要的学习成分。比起那些更依赖于本能行为的动物，破坏哺乳动物的"皮层运动中枢"更有可能导致瘫痪。这表明意志在高等哺乳动物中更为重要，并进一步强化了那个猜想：大脑皮层的特定区域参与身体特定部位的随意运动。

费里尔通过对弗里奇和希齐格的技术进行改进，获得了一系列最惊人的发现。利用斯密发明的电池，费里尔用微弱的电流刺激猴子的大脑皮层。他发现电刺激能够在某些区域引起反应，而他的德国竞争对手此前声称这些区域是无法被激发的。为了总结这些发现，费里尔绘制了一幅示意图，展示了猴脑不同部位能产生特定身体动作的功能区的具体位置。例如，刺激第3区（顶部中心）会使猴子晃动尾巴，刺激与之邻近的第5区会使猴子伸展对侧的手臂并弯屈手指和手腕，而刺激第9至第14区则会使面部和眼睛产生精确和可重复的动作。

费里尔还用狗、猫、豺（取自伦敦动物园）、兔子、豚鼠、大鼠、鸽子、青蛙和鱼做了实验。每次他都发现，刺激大脑半球的特定区域会引发特定的动作。唯一的例外是青蛙，它的脑太小了，这使费里尔很难获得清晰的数据。费里尔甚至能明显地在他的猴子身上诱发幻听。当他刺激第14区时，他观察到猴子"对侧的耳朵竖了起来，头和眼睛转向那一侧，瞳孔扩得很大"，就好像听到了什么一样。

费里尔把比较解剖学图谱和病人脑损伤的各种报告（包括在玛丽·拉弗蒂身上开展的可怕实验的结果）整合到一起，绘制出

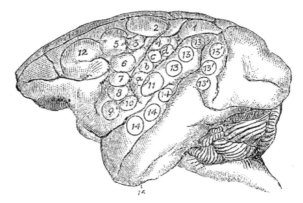

FIG. 29.—The Left Hemisphere of the Monkey.
The circles and numerals have the same signification as in last figure.

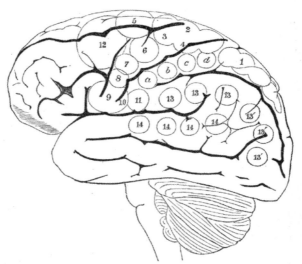

FIG. 63.—Lateral view of the Human Brain. The circles and letters have the same signification as those in the brain of the monkey

费里尔绘制的脑分区图，用以展示猴脑（上图）和人脑（下图）的脑区。数字标注了两个物种拥有的对等脑区

大脑传

了一幅人脑运动功能的定位图，但脑中有一部分区域似乎对他电极的轻微刺激没有反应。费里尔在 1876 年出版的著作《脑的功能》(*The Functions of the Brain*) 一书中介绍了他的这些发现。他指出，对猴子、猫或狗的大脑额叶区域施加任何"电刺激"，他都没能观察到任何反应。这与他对菲尼亚斯·盖奇这个病例的初步理解相吻合。1848 年，美国铁路工人菲尼亚斯·盖奇遭遇了一场可怕的事故，一根 1 米长的铁捣棒在爆炸中穿透了他的颅骨前部。[52] 盖奇奇迹般地活了下来，又活了 12 年，甚至在智利当了几年公共马车司机。盖奇的尸体最终被挖掘了出来，他严重受损的颅骨和那根铁捣棒一起被陈列在哈佛大学医学博物馆里，参观者至今仍能看到它们。无论是在他生前还是在他刚去世后，科学家们对盖奇都很感兴趣，因为他从这场可怕的事故中活了下来，并且似乎没有受到明显的损伤。

费里尔是一名细心观察的实验者。虽然他声称在一只猴子大脑的前部区域被移除后，这只猴子"没有表现出情感状态受到影响的症状，也没有表现出运动官能的特殊感觉受到损伤的症状"，但他还是指出他察觉到了"这只动物的性格与行为发生了确定的改变……是一种相当大的心理变化"，这种改变的特点是缺乏兴趣和好奇心。用费里尔的话说，这只可怜的动物失去了"专注和敏锐观察力的官能"。

出于好奇，费里尔重新检视了盖奇的病例。[53] 他被约翰·哈洛 1868 年一份报告中的一个细节震惊到了。约翰·哈洛是 20 年前盖奇的主治医生，他在报告中简要描述了盖奇在事故发生前后的行为。根据哈洛的记录，盖奇从一个"最有效率和能力的领班"变得"反复无常，对人不敬，有时满嘴污言秽语"，他的朋友说他"不是原来那个盖奇了"。[54] 虽然现在的人在陈述盖奇的病例时经常用到这些描述，但在费里尔之前，这些都没有被人注意到。应当注意的是，这些描述的出处和真实性都是未知的。哈洛这个含糊的逸闻性的报告出版于事故发生几年后，是表明盖奇的个性或行为发生了改变的唯一信源。但这足以说服费里尔，他开始强调事故发生后"盖奇变得不再是原来那个盖奇"，并推测盖奇可能变得更加孤僻和冲动。

在 1878 年出版的著作《大脑功能的定位》( *The Localisation of Cerebral Function* ) 中，费里尔大胆地将盖奇的性格改变与他自己观察到的额叶受损的猴子的行为变化进行了比较。从许多方面看，人们对盖奇的外伤及其意义的现代解读都可以追溯到费里尔结合实验、心理学和生理学所产生的见解。各种教科书现在经常提到盖奇，但很少能将这个复杂的故事叙述准确。[55]

所有这些证据都表明，心智世界中与注意力和行为相关的许多方面在某种程度上都定位于大脑的额叶部位。令人惊讶的是，费里尔甚至还提供了颅相学的证据来支持自己的观点，这表明颅相学的这些观点在一些科学家中一直流传到了 19 世纪：

> 我认为，颅相学家有充分的理由认为思考能力定位于脑的额叶区域。除此之外，有一种观点认为，额叶一些特殊区域的发育可能表明，思想和智力能力可以在特殊方位上集

中，这种观点本质上并非不可能。[56]

费里尔有证据表明，运动和一些更高级的心理功能（比如注意力）位于大脑的特定部位。但当涉及思维这个脑功能中最复杂和最非物质的方面时，证据却不支持功能定位的结论。当人一侧的大脑皮层受损时，身体对侧的感觉和运动功能会丧失，但思考能力显然不会受影响，因为心智存在于整个脑中。正如费里尔所说：

> 在作为运动和感觉器官，或者说表象意识器官时，脑是由两个半球组成的单一器官；而在作为思维器官，或者说表征意识器官时，脑是一个双重器官，每个半球本身都具有完整的功能。在一个半球被移除或者被疾病破坏后，单侧的运动和感觉会损坏，但心智活动仍然能够通过另一个半球完整地运行。如果一个人大脑一侧（如右脑）由于疾病受损，那么他身体对侧的感觉和运动能力可能会丧失，但他在精神上并不会瘫痪，因为他仍然能够感受、具有意志、可以思考，并且能用一个大脑半球来聪明地理解事物。

虽然有了这些发现，但费里尔并没有提出解释脑工作机制的模型。事实上，他怀疑这个问题根本就无法破解。他认为，即使有可能获知"当人经历某种感觉时脑细胞里发生的分子变化的本质"，但"这仍然不会使我们距离有关感官本质的答案更近"。和许多其他科学家一样，莱布尼茨 1712 年提出的把脑比作磨坊的想法让费里尔对充分认识脑缺乏信心。即使你能看到脑的内部，理解其中所有正在发生的事情，这也并不一定意味着你就能理解意识或思想的本质。费里尔并不是那个时代唯一一个对用科学理解脑的能力持怀疑态度的思想家。尽管那时已经有了了不起的发现，但科学家们还是开始拿不准了。

# 第 5 章

# 进化：19 世纪

1838 年 2 月，29 岁的查尔斯·达尔文坐在位于伦敦卡纳比街正对面的住所中，翻开了他那本《关于知识力量的询问和对真理的调查》，这是苏格兰医生和哲学家约翰·阿伯克龙比所著畅销书的最新版本。在开篇几页中，阿伯克龙比直截了当地宣称他完全不知道思维和脑之间的确切关系：

> 事实上，我们什么都不懂。我们知道物质和精神的一些特定属性，这些性质彼此截然不同。但关于这两者，除了已知的事实外，我们的能力已经无法使我们再向前迈出哪怕一步。在基础层面和本质层面，两者究竟是相同还是不同，我们不知道，而且以我们现在的水平，我们永远都无法知道。[1]

阿伯克龙比指出了一个基本问题，但达尔文对此毫不关心，他在左侧文字的下方用铅笔划出两条波浪线，并在页底写道："指出思维与脑结构存在密切关系就够了。"[2]

达尔文认为脑和心智有紧密的联系，他在某本笔记本上简洁地写道："脑创造思维。"但他感兴趣的主要是这种联系的含义，而不是它的确切性质。³ 18 个月前，达尔文搭乘的勘探船"小猎犬号"结束长途旅行返回了伦敦，他开始专注于研究物种的起源以及物种为何如此多样。随着研究的深入，达尔文越来越相信自然选择在塑造生物体的过程中扮演的作用，并探索了这一发现对于脑和思维之间的联系的意义。

1840 年，达尔文在一本约翰内斯·弥勒的著作《生理学原理》（*Elements of Physiology*）上批注道："脑的这种遗传结构一定是本能的起源：这种结构可以像其他任何适应性结构一样被培育出来。"⁴ 达尔文意识到，如果是脑产生了思维，那么脑的结构和它产生的思维之间一定有某种联系，这意味着自然选择可以通过改变脑结构来改变心智和行为。这不仅可以解释本能行为的起源，原则上也可以解释人类心智的起源。从这个角度来看，脑及其产生的行为与其他任何器官没有什么不同。事实上，达尔文在他的一本笔记中写道，思维是"脑的分泌物"，"就像器官的功能，正如胆汁之于肝脏一样"①。⁵

① 这段类比源自法国医生皮埃尔-让-乔治·卡巴尼斯在 18 世纪 90 年代的一次演讲。19 世纪后半叶，德国动物学家卡尔·沃格特宣称"心智活动仅仅是脑的功能，或者简单粗暴地说，思想之于脑，就如同胆汁之于肝脏或尿液之于肾脏一样"，这种表述从此变得非常著名。见：Vogt, C. (1855), *Köhlerglaube und Wissenschaft: eine Streitschrift gegen Hofrath Rudolph Wagner in Göttingen* (Giessen: Rider), p. 32; Cabanis, J. (1815), *Rapports du physique et du moral de l'homme,* vol. 1 (Paris: Caille et Ravier), pp. 127–8。

20 多年来，达尔文一直把精力集中在他所谓的"有关大物种的书"上，收集自然选择和人工选择的例子，并撰写各章节的草稿，但没有任何特别的紧迫感或要完成写作的迹象。1858年6月，达尔文收到了年轻探险家阿尔弗雷德·拉塞尔·华莱士的一封信，信的内容令他感到震惊。华莱士给达尔文寄去了一篇他写的文章，文中概述的自然选择的机制竟然与他在过去20年里私下探索的机制完全一样。研究结果可能被别人抢先发表，这使达尔文深感不安，他把这封信转发给了他的朋友约瑟夫·胡克和查尔斯·莱尔。两人匆忙间找到了一个解决方案，既保留了达尔文的优先权，又认可了华莱士的见解。在一次例会上，林奈学会（Linnean Society）①听取了华莱士的信和达尔文的注释，以及达尔文在1844年撰写的一篇总结了他观点的论文的摘要。华莱士的信最终促使达尔文采取行动，并于1859年11月出版了《物种起源》。[6]

值得注意的是，达尔文这本惊天动地的书回避了人类进化这个尖锐的问题，也没有谈及行为、心智和脑之间的联系。在第一版中，"脑"这个词只出现过一次，文中也只出现了一条关于人类进化的暗示性评论。达尔文后来对这一做法给出了解释：

多年来，我一直在做有关人类起源或谱系的笔记，但并

---

① 林奈学会成立于1788年，得名于瑞典博物学家卡尔·林奈，是一个研究生物分类学的协会。林奈学会出版动物学、植物学以及其他生物学期刊，同时也研究分类学本身的历史沿革。——译者注

不打算在这个问题上发表见解，因为我认为出版这些内容只会增加人们对我的观点的误解。在我的《物种起源》第一版中，我认为我已经说得很清楚，这部著作"足以使人类的起源和历史拨云见日"。这意味着，任何有关人类产生的论述同样遵从其他生命产生所遵从的一般性规律。[7]

《物种起源》的出版对许多读者来说具有颠覆性意义，这使西方学术界进入了一段充满不确定性的时期：根据历史学家欧文·查德威克的说法，19 世纪 60 年代，"英国、法国和德国进入了'疑惑时代'，这里的疑惑单指对人类起源的疑惑"。[8]其中一个关键问题正是达尔文在他的工作中巧妙回避的问题——意识是如何从脑活动中产生的（或者是否是从脑活动中产生的）？这个关键的问题既是引发疑惑的原因之一，又是疑惑的焦点。1861 年，达尔文的支持者、爱尔兰物理学家和科学教育家约翰·丁达尔在伦敦周报《星期六评论》上探讨了这个问题。丁达尔以对这个问题看似简单直接的唯物主义描述开始：

> 我们相信，每一个思想和每一种感觉在神经系统中都有其明确的、机械的关联物——它伴随着脑中原子的某种分离和再聚合过程。

但正如他所描述的那样，当你探究"关联物"（correlative）和"伴随"（accompanied）的真正含义时，情况很快就变得复杂起来：

> 当我们试图从物理学现象过渡到思维现象时，我们遇到
> 的问题的难度远远超出了我们的能力所及。我们可以反复思
> 考这个所有已知智识都难于描述的问题，而最后，我们仍然
> 面面相觑，毫无头绪。[9]

在解释意识是如何从脑活动中产生的这个问题上，甚至没有
人知道该如何下手。

但这并没有阻止一些科学家进行猜测。1860 年，德国生理
学家古斯塔夫·费希纳（Gustav Fechner）做出了脑科学史上最
大胆、最卓越的预测之一。费希纳指出，心智明显的一体性源自
脑结构的完整性，这意味着如果你切断连接两个大脑半球的胼
胝体，那么你将会产生两个心智。费希纳说，这两个心智最初
是一模一样的，但随着经验的积累，它们会逐渐变得不同。[10] 直
到一个多世纪后，这一戏剧性的假设才在美国通过精神外科学
（psychosurgery）研究得到验证。

几年后，丁达尔分别于 1868 年和 1874 年在英国科学促进会
发表了两场影响深远的演讲，进一步解释了他的立场。演讲使用
了莱布尼茨磨坊理论的现代版本：

> 即使我们的心智和感官足够全面、强劲和聪慧，使我们
> 能够看到和感觉到脑的每一个分子，即使我们能够追踪和观

察它们的所有运动、聚集和放电现象（如果它们放电的话），即使我们非常熟悉思维和感觉的对应状态，对于"这些物理过程是如何与意识产生联系的？"这个问题，我们还是像以前一样一无所知。[11]

对于丁达尔和莱布尼茨来说，以物理过程为基础来解释思维是不可能的，因为这两种现象存在本质上的不同。两人使用了不同的术语，但他们的结论是相同的。

对于意识是如何产生的这个问题，当时主要有两种看法：要么承认这个问题的答案还不清楚，但总有一天会得到解答；要么像丁达尔一样，坚持认为这个问题在本质上是不可知的。埃米尔·杜布瓦-雷蒙同意丁达尔的观点，他在 1872 年掷地有声地指出，唯物主义永远无法解释思维的本质："想象不出物质粒子能有什么样的运动可以将我们带入意识的领域。"[12] 他还提到，心智过程"不受因果律约束，因此是无法被理解的"。[13] 杜布瓦-雷蒙用一个拉丁短语结束了他的论述：*Ignoramus et ignorabimus*。几十年间，这个短语在有关科学知识局限性的争论中变得很有名，它的意思是"我们现在不知道，我们将来也不会知道"。

这种质疑我们理解脑的能力的浪潮也影响到了进化生物学界。当涉及人类的进化时，达尔文的一些最紧密的追随者的态度也变得微妙起来，开始摒弃他们对自然选择的支持。1866 年，阿尔弗雷德·华莱士提出，人类的进化，特别是人类心智的进化，不能用自然选择来解释，并认为其中一定涉及某种超自然的力量，这令达尔文大为震惊。这种态度激变的直接原因是华莱士在那年冬天参加了一个降神会，并开始痴迷于唯心论。在表演的过程中，灵媒尼科尔小姐突然出现在了一张桌子上，而且看起来是飘浮着的，她还变出了沾着露水的夏日花朵。[14] 这一切令华莱士着了魔。

华莱士痴迷于"外质"（ectoplasm）[①] 和他眼之所见的证据，并把他新发现的关于精神世界的信念应用于人类的进化问题上，还用丁达尔的疑惑来支持他的新观点——人类不受达尔文理论的约束：

> 无论是自然选择还是更普遍的进化理论，都无法解释任何有感知的或有意识的生命的起源问题……有意识的生命的出现是一个独特的现象，而人类拥有道德和高级智能也是如此。说后者起源于任何进化规律，这令人难以接受。[15]

华莱士认为，适用于人类的法则与自然界的其他法则截然不同，其中重要的一点就是人显然无法解释思维的物理起源。[16]

---

① "外质"是招魂术中的一个术语，指的是通过物理媒介"外化"的物质或精神能量。——译者注

在达尔文的支持者中，华莱士并不是唯一一个认为人类进化需要某种超自然解释的人。在他出版于 1863 年的著作《人类古老性的地质学证据》中，著名地质学家查尔斯·莱尔整合了古生物学、地质学和人类学的一系列证据，论证了人类与其他灵长类动物拥有共同的祖先。[17] 这部著作使达尔文欣喜不已，但他对书的最后一部分却不怎么买账，因为莱尔在这一部分提出，只有神的干预才能解释人类语言的出现。[18]

就连华莱士和莱尔这样的盟友也声称自然选择无法解释人类进化的所有方面，这使达尔文感到有必要更清楚地阐明自己的观点。1871 年 2 月，他出版了著作《人类的由来》（*The Descent of Man*），这本书采用了与《物种起源》同样有效的论证方法。在这本书中，达尔文提供了解剖学和行为学层面的同源性的例子，以揭示物种具有共同的祖先。他还将某些原始特征进行了比较，以此解释适应性的起源：这些特征曾经承担着不同的功能，但当前的用途已经变得相同。达尔文的结论是，即使是在脑、行为和道德这些领域，人类和其他灵长类动物之间也没有不可逾越的鸿沟。"我的目的，"他写道，"是要表明人类和其他高等动物在心智官能方面没有根本的区别。"[19] 达尔文的意思并不是说猿类和人类是完全相同的，而是说就像其他身体特征一样，不同物种的脑结构是存在延续性的，因此它们在心智上也是如此。

《人类的由来》出版后不久，达尔文意识到他需要更多进化过程中脑结构变化的详细证据，因此他请朋友和支持者托马斯·赫胥黎（有"达尔文的斗牛犬"之称）为该书的第二版准备一个附录，比较人脑和猿脑的解剖学差异。赫胥黎伸出了援手并得出结论：

> 黑猩猩大脑的每一个主要沟回在人脑中都有明确的对应结构，因此适用于黑猩猩大脑的术语也适用于人脑。在这一点上，没有不同意见……那么，关于猿脑和人脑在基本特征上存在相似性这一点，就没有争议了。同样，黑猩猩的大脑和人脑之间如此相似也就不足为怪了。

虽然人脑和猿脑并不完全相同，但正如达尔文喜欢说的那样，两者的区别在度上，而不在质上。赫胥黎在总结证据时写道："如果人类和其他灵长类动物一样，也是通过同一种形式的生命逐渐演化而来的，那么这就应该是我们预期的结果。"[1] 正如

---

[1] 和他的许多同时代人（包括达尔文）一样，赫胥黎也陷入了他那个时代的矛盾中。他反对奴隶制，但关于脑，他所持的观点又摇摆于天真幼稚和种族主义之间。在 1865 年写的一篇文章中，赫胥黎声称白人的脑比黑人的大，这导致了两者智力上的差异（他没有提供任何证据）。赫胥黎解释说，这种差异的结果是，"没有一个理性的人在认识到这一点之后，会相信一个普通的黑人在智力上比得上一个普通的白人"。他因此得出结论，无论采取什么措施来消除进步的阻碍，"我们这些肤色深暗的表亲都肯定无法跨入文明等级的最高位置"。赫胥黎在文章中还写道，在女性中，大脑大小的差异也会导致能力的差异。赫胥黎赞成消除所有系统性的压迫，但这并不意味着他认为男性和女性、白人和黑人具有同等的能力——他只是希望确保"不让不公正加剧不平等"。见：Huxley, T. H. (1898) *Collected Essays*, vol 3: *Science and Education* (London: Macmillan), pp. 66–75。

达尔文所解释的那样，不同的灵长类动物之所以存在行为和智力上的差异，是因为两者的脑在解剖学上存在微小的差异，而不是那种"你有我无"式的巨大差异。

　　达尔文不允许自己被有关脑和思想之间确切联系的疑问分散注意力，而这恰恰是许多科学家和哲学家所关心的问题。他相信这样的联系是存在的：自然选择要作用于脑的结构，进而改变行为，脑和思想之间必须存在因果联系，而不仅仅是相关性。但达尔文并没有专注于探索这种联系的确切本质。正如他在30多年前所写的那样，为了他的目的，他只需要这种联系存在即可。因此，在《人类的由来》的书页上，达尔文以一个优雅转身，避开了困住他同时代许多人的认识论泥潭："至于心智能力最初是怎样发展起来的，这个问题和生命最初是怎样起源的这个问题一样，是没有希望破解的。这些问题更适合在遥远的未来去解决，如果那时的人类还需要解决这些问题的话。"[20]

　　虽然脑和思想间的确切联系是未知的，甚至可能是不可知的，但所有动物中脑和行为之间更普遍的联系是达尔文关注的一个问题。这个问题是《人类的由来》一书的核心，书中详细描述了非人动物表现出的复杂的行为适应或本能，并从自然选择的角度对其进行了解释。蚂蚁等群居性昆虫给达尔文留下了特别深刻的印象，它们复杂的交流系统和识别同巢同伴的能力表明它们

　　　　　　　　　　　　　　　　　　　　　　　　　**大脑传**

拥有记忆。蚂蚁之所以拥有这样丰富的行为能力，是因为这些昆虫拥有相对较大的脑。在达尔文看来，考虑到蚂蚁身体的大小，这些脑称得上"尺寸非凡"。在解释蚂蚁的脑如何将所有的行为都集中在这么小的空间中时，达尔文显得滔滔不绝：

> 可以肯定的是，一团质量极小的神经物质就可能产生非凡的心智活动：众所周知，蚂蚁拥有惊人的多样化本能、心智力量和情感，但它们的脑神经节还没有一个小针尖的四分之一大。从这一点看，蚂蚁的脑是世界上最神奇的物质原子之一，也许比人脑更神奇。[21]

在蚂蚁的例子中，显然没有必要对脑和心智之间的联系进行形而上的吹毛求疵——没有人怀疑蚂蚁令人惊叹的行为是由它们的脑产生的。这同时也突显了一个事实：微小动物的脑与行为之间的联系像人脑与心智之间的联系一样不可思议、神秘莫测。

在思考这个问题的过程中，达尔文得出了一个重要的结论。他认为，大多数动物的本能行为都具有重要的意义，但在人类中，本能行为的作用却明显较小。他提出，如果本能在某种动物的行为中所起的作用相对较小，那么这种动物的脑结构就应该更为复杂：

> 我们对脑的功能知之甚少，但我们可以感觉到，随着智

力的高度发展，脑的各个部分必须通过非常复杂的渠道联系到一起，这些渠道承担着自由程度最高的交流的功能。因此，每一个单独的部分可能不太适合以一种明确的、可遗传的（也就是本能的）方式来对应于特定的感官或联系。

达尔文的意思是，在更发达的脑中，功能的局域化程度会更低，因为"自由程度最高的交流"将以某种未知的方式支持更复杂的智能。

达尔文的这些论述揭示了一个原理，可以解释为什么不同动物的脑有不同的形状——因为它们朝不同方向进化以产生不同的行为。把通过自然选择实现的进化和共同谱系的模式结合到一起，可以解释复杂结构的起源，在原则上甚至可以解释人类意识的起源，尽管后者的运作原理充满了形而上学的神秘性。达尔文坚信，某种形式的意识深入延展到动物谱系当中，人类和其他动物之间的差异只是程度上的：我们只是比我们的猿类"亲戚"们意识更强，而不是拥有一个需要特殊解释的全新特征。

这些关于意识的起源及其与脑功能联系的争论并不局限于学术界。中产阶级和受过教育的工人对这些观点也有巨大的兴趣，尤其是在赫胥黎于 1874 年在贝尔法斯特英国科学促进会会议上做了一场极具影响力的演讲之后。赫胥黎的演讲后来被刊登在

《自然》杂志上，还以修改过的形式刊登在读者众多的《双周评论》杂志上。在接下来的几年里，在《自然》杂志、报纸、杂志和小说上，出现了针对这篇演讲的成百上千的回复。[22]

赫胥黎的演讲之所以激起了如此大的反响，是因为他声称动物（包括人）是"有意识的机器"或者说"有意识的自动机"：

> 根据我们所知的神经系统的运作方式，当神经系统的核心部分发生某种特定的分子变化时，这一变化就会以我们完全不清楚的某种方式导致我们称为感知的意识状态。[23]

为了解释"有意识的自动机"这个术语，赫胥黎详细地重新审视了笛卡儿的观点，将这些观点与最新的科学证据进行对比。这些科学证据表明，动物中某些相当复杂的行为，比如青蛙的游泳和跳跃，是不需要脑参与的反射。虽然笛卡儿认为动物只是没有感受的机器，但赫胥黎认为这是"一个非常令人惊讶的假设"，并遵循达尔文的方法来证明动物和人之间并没有严格的区别：

> 低等动物的脑中有一些特别的部分，这些部分虽然发育得更简单，但我们完全有理由相信，它们和人脑中产生意识的那一部分是相同的。在其他情况下，功能和器官是相辅相成的，因此我们可以下结论，脑的情况也是如此。这些动物虽然不具备我们拥有的强烈的意识，虽然由于语

言的缺乏，它们不能产生思想而只能产生感受，但它们还是拥有某种形式的意识，这种意识或多或少清晰地对应于我们自己的意识。[24]

赫胥黎认为，动物的意识是动物身体活动的"附带产物"，不可能影响行为，就像"火车头工作时发出的汽笛声不会影响机器的运转"一样。他认为动物的意识是神经活动产生的，但无法影响动物的行为，动物就像机器，其行为受内置规则的支配。

在将这一观点应用于人类时，赫胥黎坚持认为，"我们的心智状态只是意识中某些变化的一种象征，这些变化是在生物体中自行发生的。举个极端的例子，我们称为意志的那种感觉并不是引发随意行为的原因，而只是某种大脑状态的象征，这种大脑状态才是这种行为的直接原因"。无论是在当时还是现在，这种观点都是对大多数读者日常经验的一项重大挑战。我们都认为我们拥有意志，而赫胥黎的观点意味着所谓的自由意志，也就是人类拥有思考多种可能性并在这些可能性中做出选择的能力，只是一种错觉。

赫胥黎在这方面做过颇多论述。1870 年，他做了一场关于笛卡儿的讲座，并在讲座中探讨了机器具有意识的可能性：

和唯物主义者一样，我相信人体是一台机器，其他一切有生命的机体也是如此。迟早有那么一天，它的一切活动都可以用物理原理来解释。我相信，我们迟早有一天会发现意识的机械等价物，就像我们已经发现热能的机械等价物一样。

这一观点比 20 年前斯密的观点更进了一步，它意味着无论思维的本质和它与脑的关系有多么高深莫测，最终都可以通过创造一个合适的机器来解释思维。在赫胥黎看来，至少在他的知识发展到的这个阶段来看，物质是可以思考的。

1882 年，达尔文去世。在这之后，进化生物学家们对脑和心智之间存在物质联系这一点似乎丧失了信心。当时的人们普遍认为，科学家乔治·罗曼斯将是达尔文理念的继承者（现在除了历史学家外已经没有人记得他了）。但罗曼斯很快就形成了一种与泛心论相去不远的观点，认为所有物质都是有意识的，并且不认为自然选择是生物适应的驱动力。罗曼斯不仅认为"人类没有能力解释心智和物质之间的联系"，他甚至质疑自然选择是否能够解释复杂的本能。罗曼斯对掘土蜂的例子尤其感到惊叹。这种蜂会挖洞，并把一只被自己麻醉瘫痪的毛毛虫埋在自己的卵旁边。这使罗曼斯怀疑大自然"是否可能仅仅通过偶然的变异形成这样的本能"。[25]

相比之下，英国心理学先驱康威·劳埃德·摩根（Conway Lloyd Morgan）在 19 世纪 90 年代和 20 世纪初的著作中则颇有信心地认为，这种行为可以通过自然选择形成。摩根指出雏鸟不需要学习也能啄食谷粒，因为雏鸟的神经系统"组织化程度很高，谷粒的刺激可以使神经系统的各个部分有机而协调地运作，从而使雏鸟啄食谷粒，这种协调不依赖于有意识的知识或经验"。[26] 劳埃德·摩根关于意识本质的观点随着时间的推移而改变，但他在 1901 年概述了他所谓的意识的"双面理论"：

> 最安全的一种假设是，从物理学和生理学角度上看起来的复杂的分子扰动，从心理学角度上看则是一种意识状态。这两者是同一自然现象的不同方面。为什么这样的现象会有两个如此不同的方面，我们一点也不清楚。

一些法国哲学家并没有被说服（他们什么时候被说服过？）。他们认为，无论脑能做什么，它都不负责产生思想。这些哲学家追随笛卡儿，认为思想是一种非物质的实体。1883 年，亨利·柏格森宣称："如果思想存在于脑中，那么它就会在脑中占有一块位置。如果是这样的话，通过解剖手术就能找到这个位置……但思想并不存在于脑中。"[27]

1872 年，精神病学先驱亨利·莫兹利（Henry Maudsley）注意到了在一些科学家中蔓延的信心危机，并试图稳定局面：

> 认为物质不论以多复杂的状态或组织形式存在，都不可能产生意识，不可能有感觉，不可能会思考，这种说法只是当前人类智慧的自以为是。而且如果顺着这种逻辑推演下去，这种观点得出的结论将是我们会囿于已有的概念，不可

能形成任何新概念。[28]

换句话说，即使我们现在还不能理解某个特定的现象，这并不意味着我们永远都不能理解它。认为有些事情我们永远无法理解，这就破坏了科学的全部意义，因为科学就是用来解释目前无法解释的事情的。

然而不到十年，莫兹利的信心便消失了，就连他也陷入了当时的普遍情绪中。他猜测存在一种"无处不在并能传递精神的以太"，这种以太不是物质，但能以某种方式与物质相互作用。当以太在感知对象和脑中扩散时，感知就产生了，而当物体产生的波动通过以太扩散到脑中时，脑中就会产生意识。莫兹利在1883年指出，心智不过是"由脑那褶皱卷曲、极其复杂而精妙的结构所调控的有规则的波动"。[29]莫兹利谦虚地表示，如果他的理论得到适当的阐述，它"无疑能解释一切"关于宇宙的问题。与此同时，除了援引他所谓的"超越想象的快速原子颤动"外，他实际上并不能真正用这种说法来解释意识。在"超越想象的快速原子颤动"这一点上，他或许是对的，但没有必要引入一个连接所有物质的"传递精神的以太"的假设。这个假设没有增加任何知识，也没有做出任何可以被检验的预测，只是把莫兹利的观点带向了一个猜测性的、非唯物主义的方向。大约在同一时间，本着同样的精神，神经病学家约翰·休林斯·杰克逊（John Hughlings Jackson）提出，"我们并不是说心理状态是脑的功能，而只是说心理状态是在脑运转的过程中出现的"。[30]似乎再也没有什么是确定无疑的了。

早在 10 年前，达尔文就发现没有必要进行莫兹利所热衷的那种揣测。休林斯·杰克逊的疑惑也没有影响到他，因此他一直都在思考脑和心智的角色。达尔文把注意力集中在了证明自然选择也作用于脑，进而作用于行为和心理活动上。不管脑结构和心智功能之间有什么联系，这种联系都是自然选择作用的焦点。通过直接塑造生命的形式，自然选择可以产生心理和行为上的结果。此外，无论脑如何运作，在人类心智的神秘现象和我们动物"亲戚"的内心世界之间，是一个从"近亲"延伸向"远亲"的连续体。

当疑惑的浪潮席卷欧洲时，这些洞见都被遗忘了。在达尔文去世后，他的伟大见解的影响力逐渐消退。这非常不幸，因为达尔文的观点有坚实的理论基础，它们原本可以大大增加许多有关脑的突破性进展的影响力。这些进展出现于 19 世纪 60 年代，增加了我们对脑功能的理解。其中的每一项进步，都对现有的脑功能解释的各个方面提出了关键的问题，无论是模糊的机械隐喻，较老的液压概念，还是人们对脑活动以电为基础的认识。面对这些新的想法和发现，科学家们不得不重新审视他们关于脑功能的观念，包括重新审视他们使用的词语、他们想象出的隐喻以及他们表达这些想法的方式。

# 第 6 章

# 抑制：19 世纪

从 17 世纪 70 年代开始，人们就知道人工刺激神经会引起肌肉收缩。神经似乎是肌肉收缩的原因。但到了 19 世纪中叶，人们发现某些神经显然具有另一种同样重要的特性——它们能阻止肌肉发生收缩。[1] 1845 年，莱比锡的恩斯特·韦伯和爱德华·韦伯兄弟研究了用电池产生的连续电流刺激迷走神经时会发生什么。双侧迷走神经发源于脑后部的小脑，深入胸腔，支配包括心脏在内的所有主要内脏。韦伯兄弟惊讶地发现，用电持续刺激迷走神经会导致心率减慢。迷走神经似乎能抑制心脏的跳动，足够强的刺激甚至能使心脏完全停止跳动。

韦伯兄弟立即把他们的发现与意念有时可以阻止身体的移动和反应的现象联系到了一起："如果抽搐不太强烈的话，意念可以控制抽搐。意念还可以抑制许多反射运动的产生……这些经验表明，脑也可以抑制运动。"[2]

韦伯兄弟的发现与约翰内斯·弥勒和马歇尔·霍尔的观点一

致，两人近期都发现损毁大脑半球会导致不受控的反射行为，但弥勒和霍尔对这种效应的基础原理持不同意见，并在这个发现的优先权问题上发生了不体面的争吵。韦伯兄弟的发现也和阿尔弗雷德·沃克曼的发现相符。沃克曼在 1838 年发现，如果你切掉一只青蛙的头，它的身体就会表现出在完整青蛙身上不会出现的反射行为。正如沃克曼所说："很明显，脑中存在能阻止神经力被激活的原因……心智的影响可能会阻止这种激活。"[3]

此后一系列针对其他外周神经的研究发现，神经对基本的生理过程也具有抑制作用。1863 年，俄国生理学家伊凡·谢切诺夫（Ivan Sechenov）将这些见解概括为一个关于脑功能的理论。谢切诺夫此前曾与杜布瓦-雷蒙、赫尔姆霍兹、克洛德·贝尔纳（Claude Bernard）[①] 等欧洲伟大的生理学家一起工作过。基于韦伯兄弟和沃克曼的观点，谢切诺夫提出脑必须包含两个互补的中枢："一个能抑制运动，而另一个正相反，能加强运动。"[4] 在谢切诺夫看来，这似乎可以解释行为的大部分方面："一个人不仅通过频繁重复的关联反射学会了如何组织自己的身体动作，同时，他（也通过反射）获得了抑制身体动作的能力。"

这个想法使谢切诺夫勾勒出了一个关于脑如何工作的理论。他的出发点是反射通路：

---

① 克洛德·贝尔纳（1813—1878），法国生理学家，最早倡导用双盲实验来确保科学观察客观性的学者之一。——译者注

刺激 → 中枢抑制或强化 → 肌肉反应

谢切诺夫声称，要理解脑功能，即使是最复杂的脑功能，这个简单的反应链就足够了。他说："想法是一个心理反射的前三分之二部分。"换句话说，一个想法对应于诱发它的外部刺激和适当的中枢活动。至于这个想法是否会被付诸行动，或者说最后三分之一的反射（也就是肌肉的反应）是否会被唤起，这取决于环境。持这种观点的并非只有谢切诺夫一人。对于英国神经病学家休林斯·杰克逊来说，这是不证自明的。他在1870年写道：

> 一个"概念"，比如说关于一个球的"概念"，是在表征对球表面的特定印象以及特定肌肉的舒张和收缩，除此之外还能是什么过程呢？所谓回忆，不就是那些已经在过去成为有机体本身一部分的过程的重现吗？[5]

在一篇面向大众读者的文章中，针对一种对他理论的批评，谢切诺夫做了回应。这种批评观点认为思考似乎不像是"反射的三分之二"，更像是一个内在的过程，充满了随意活动，并且常常独立于外部因素。谢切诺夫的回答严谨而又冷酷：

> 当我们没有注意到外界的影响（也就是感觉刺激）时，我们甚至会认为思考是行动的初始原因，而这种情况经常发生。再加上思考具有强烈的主观性，你就会明白，当自我意

识的声音告诉一个人某些事情时，他会多么坚定地相信这个声音。但实际上，这是最大的谬误；任何行动的初始原因总是来自外界的感觉刺激，因为如果没有这些刺激，思考是不可想象的。[6]

谢切诺夫试图为思考的本质提供一种生理学解释，同时阐明反射的抑制和激活模式是如何产生复杂行为的。正如亨利·莫兹利在 1867 年所写的那样："脑最重要的功能之一就是对其下方的神经中枢施加抑制力。"[7]

费里尔了解谢切诺夫的思想，并且同意抑制是脑工作机制的核心。他认为抑制是"注意力的基本要素"：生物体必须抑制对无关事件的反应，才可能专注于一个特定的刺激。费里尔声称，正因为如此，脑中的抑制中枢"构成了所有高级智力官能的有机基础"，而且"这些中枢越发达，生物体的智能就越高"。[8]抑制似乎是决定智力的一个关键因素。几年后，心理学先驱威廉·詹姆斯（作家亨利·詹姆斯的哥哥）写道："近来所有生理学和病理学领域的思考，都倾向于将抑制看作一种有序活动中始终存在且必不可少的条件。"[9]

尽管抑制激起了这些兴趣，但科学界仍然不清楚抑制究竟是如何起作用的。当时出现了各种各样的理论，这些理论都涉及某种物理隐喻。维多利亚时代的博学学者赫伯特·斯宾塞认为，人的神经力是有限的，当神经力耗尽时，反射就会受到抑制。[10]德国生理学家威廉·冯特（Wilhelm Wundt）则提出，抑制和兴奋是同时发生的，"因此，整个兴奋过程依赖于兴奋和抑制每时每刻的相互作用"。[11] 英国心理学家威廉·麦克杜格尔（William McDougall）也持类似的看法，他认为神经系统存在一种"内平衡"，一部分"神经系统"的活动会抑制另一部分"神经系统"的活动，因此"抑制似乎总是其他部位兴奋增强过程的一个互补性的结果"。[12] 麦克杜格尔将神经中包含的力称为"神经素"（neurin），并从液体的角度考虑，认为抑制是"游离神经能量从受抑制的系统中被引流到抑制系统中"的过程。[13] 这和笛卡儿的观点比较一致。

其他思想家使用了更复杂的液压隐喻，认为当系统的两个部分的活动相互干涉时就可能产生抑制，就像两组波相遇时，它们的活动会相互抵消或发生改变一样。[14] 大卫·费里尔则更加直截了当地承认，"抑制机制的本质显得非常模糊"。[15] 现有的神经功能模型，无论是基于精气、液体、应激性、振动还是电，都无法解释这种现象。

与此同时，科学家们也开始探索抑制缺失能揭示脑的哪些工作机制。1865年，年轻的英国医生弗朗西斯·安斯蒂（Francis Anstie）提出，毒品和麻醉药能"使脑一定程度上出现一种非常独特的麻痹"。他还指出，在使用了大麻和酒精后，"某些官能会出现异常兴奋，这更应该归结于控制能力被解除了，而不是对这些官能的直接的正向刺激"。[16]精神活性药物之所以能遏制脑对身体的控制能力,其机制之一就是通过抑制来实现的。每次在手术室使用麻醉剂时都可以看到这一点——最高的心智功能最先消失,这会使病人在失去知觉之前就失去对自己的控制能力。

"控制"这个概念现在是我们理解脑功能的核心,然而在安斯蒂之前,人们还没有把控制看作理解脑功能的一种方式。[17]但安斯蒂以及后来的一些科学家认识到,对身体的控制是脑的整体性功能之一,而且抑制和控制存在紧密的联系。有了这样的基本见解,我们就有可能以新的方式来理解脑在健康和疾病中的作用。例如,休林斯·杰克逊认为,癫痫可以理解为脑由于抑制缺失而失去了控制。[18]对心理学家康威·劳埃德·摩根来说,抑制是生物体学会控制自己的行为所必需的一个特征:

> 我们所谓的对自己行为的控制,是通过对成功的反应模式有意识的强化和对不成功的反应模式的抑制而获得的。成功的反应会被重复,因为它能带来满足;不成功的反应不能带来满足,因此不再被重复。[19]

劳埃德·摩根还把这一观点加以扩展,应用到了控制和意识的联系上,这与谢切诺夫的观点一致。谢切诺夫认为,在人这样的高等生物中,控制的重要性与行为灵活性的增加存在关联:"意识的主要目标、客体和目的就是控制。在纯粹的自动机中,

大脑传

意识是一种无用并且不必要的附带现象。"[20]

赫胥黎认为人是有意识的自动机，这是一个自相矛盾的观点，因此摩根对这种观点敬而远之。他提出了一个复杂的进化论视角的观点，认为意识的作用是控制，只有在那些并不仅仅是由反射组成的生物体中才会起作用，因此自动机不需要意识。

人们很快就观察到了与控制缺失相关的各种疾病：梦游症、精神错乱、癔症式的性发作（很显然，在那个歧视女性的年代，这种病只发生在女性身上），甚至哮喘。19世纪70至80年代，对我们理解脑控制心智和身体的方式影响最大的地方之一是巴黎的萨尔佩特里埃医院（La Salpêtrière hospital），神经病学家让-马丁·夏尔科（Jean-Martin Charcot）曾在那里执业。夏尔科和他的同事发现，许多有严重行为症状的疾病的原因都可以追溯到脑抑制能力和控制能力的损伤，这些疾病包括多发性硬化症、帕金森病、运动神经元疾病和图雷特综合征（这种病以夏尔科的同事德拉图雷特命名）。

为了治疗他的病人，夏尔科使用了多种疗法，包括希齐格的电疗法和振动椅（也有一种便携式的版本，是一个可振动的头盔）。但他最具创新性的方法是催眠，这种方法可以使人丧失有意识的控制能力，从而重现梦游症等癔症症状。1880年，《科学美国人》杂志的一篇报道描述了夏尔科催眠的过程。他把手指放在他的明星病人，绰号"布兰奇"的玛丽·威特曼的面前，并让她集中注意力。不到10秒钟，"她的头就沉重地向一边倾斜……她的身体处于完全松弛的状态。如果有观察者抬起她的一只手臂，它就会再次重重地落下"。[①,21] 在威特曼处于这种状态的情况下，夏尔科能够诱使她产生各种幻觉和症状，这些幻觉和症状与他的其他病人报告的幻觉和症状非常相似。对夏尔科来说，催眠术的意义在于通过重现各种症状，可以更加深入地理解心智的运作方式。这一切给一名在萨尔佩特里埃医院访问的奥地利人留下了深刻的影响，他的名字叫西格蒙德·弗洛伊德。[22]

夏尔科承认他不明白催眠是如何起作用的，他也不太关心这个问题，因为他的理念是"事实为先，再研究理论"。但是在1881年，波兰生理学家鲁道夫·海登海因（Rudolf Heidenhain）指出，"催眠现象的原因是大脑皮层的神经节细胞的活动受到了抑制"，而这种抑制是"脸部的感觉神经、听觉或视觉神经受到温和的持续刺激"导致的。[23] 这种解释没有直接的证据，在"大脑皮层的神经节细胞"的活动这一点尤其如此，虽然这种说法听起来很科学，但基本上是猜测。然而，海登海因和他的俄国同行尼古莱·巴布诺夫（Nikolai Bubnov）一起，将催眠和吗啡的作用进行了类比，他们声称两者都降低了人体维持"抑制性过程"的能力。[24] 两人还发现，刺激大脑皮层的运动区可以抑制这

---

① 法国画家安德烈·布鲁耶在1887年创作了一幅著名油画，名为《萨尔佩特里埃医院的一堂临床课》。这幅画作敏锐地抓住了这些事件背后的性别政治，在画中，夏尔科当着24名身穿深色西装的男性医护人员的面，对威特曼施了催眠术，威特曼的白色衬衫已经从肩上滑落。弗洛伊德拥有一份布鲁耶这幅作品的印本。见：Morlock, F. (2007) Visual Resources 23:129–46。

些区域的兴奋，这表明脑的各个神经中枢以类似于抑制的方式相互作用，从而产生控制效果。

弗洛伊德和俄国心理学家伊万·巴甫洛夫后来都在他们关于行为的著作中使用了抑制的概念，但他们对脑都不是特别感兴趣。弗洛伊德后来提出了科学性有限但极具影响力的精神分析理论，在走上这条路后，他逐渐对心理学的物质基础失去了兴趣。夏尔科曾试图将癔症与脑的解剖结构联系起来，但弗洛伊德在1893 年与这种尝试划清了界限：

> 相反，我相信癔症瘫痪中的损伤必然与神经系统的解剖结构完全无关，因为从瘫痪以及癔症的其他表现看，癔症似乎不受解剖结构的影响。[25]

对弗洛伊德来说，脑功能不能解释心理学。1915 年，他认识到"有不可辩驳的证据表明，心智活动与脑功能关系密切，密切程度远超其他器官"，但他坚持认为他的心理学理论"与解剖学无关"，"它与解剖学定位无关，而是与精神结构的区域有关，不论这些区域在身体中位居何处"。[26] 正如他在1916 年解释的那样，"从心理学的角度理解焦虑时，我最不感兴趣的问题莫过于焦虑的神经兴奋具体是沿着什么神经路径传递的了"。[27] 虽然弗洛伊德在1923 年出版的著作《自我与本我》中提出，自我的心理结构和身体在大脑皮层的表征之间存在"解剖学上的类比"，但这对他的心理学理论没有影响。另一方面，他的理论也没有就脑损伤和某些心智障碍间可能存在对应做出任何预测。

在这个总的倾向中，有一次短暂的例外。1895 年，弗洛伊德疯狂地撰写了一篇很长的手稿，这篇手稿后来被称为"科学心理学项目"。弗洛伊德不仅没有发表这部作品，而且很快就拒绝承认自己是它的作者，并解释说整件事是"一种疯癫"。[28]在这份奇怪的文件中，弗洛伊德设想脑中包含 3 种神经，其中一些神经就像连接管道。不同的神经表现出不同程度的通透性，从而使这些结构能够达到静息状态，而弗洛伊德认为，达到静息状态正是这些神经的目的。他的这个推测性的理论框架基于液压隐喻——手稿中反复提到了神经的"流动"甚至"压强"。无论这个简短的理论推测和他成熟的精神分析理论之间有什么智识上的联系（他的追随者和反对者在这个问题上看法不一），弗洛伊德对于脑的工作机制都没有什么新奇或深刻的见解。

巴甫洛夫最初的兴趣是消化生理学。19 世纪 90 年代，当他将这种兴趣扩展到英语中被称为"条件反射"（最著名的例子是狗听到铃声后会垂涎三尺①）的研究时，他仅仅把抑制看作一种减少反射反应强度的现象。巴甫洛夫后来曾试图把他对条件反射的研究与对脑功能的研究，甚至是精神病学结合起来，但他没能对脑的工作机制提出进一步的见解。[29]

这两位二十世纪早期心理学界的伟大人物都对行为和心智的

---

① 丹尼尔·托德斯著的《巴甫洛夫传》的开篇提到，这位伟大的俄国科学家"从未训练一只狗去听铃声流口水"。见：Todes, D. P. (2014), *Ivan Pavlov: A Russian Life in Science* (Oxford: Oxford University Press)。

　　　　　　　　　　　　　　　　　　　　　　　　**大脑传**

观念产生了重大影响，但他们的观点对我们如何理解脑没有产生
影响。

在抑制和控制之后，脑功能的第三个出人意料的方面于 19
世纪 60 年代被发现。赫尔曼·冯·赫尔姆霍兹在他 1867 年出版
的《生理光学手册》（*Handbook of Physiological Optics*）中对此
进行了探讨。几个世纪以来，许多关于心智的哲学讨论都集中在
当我们感知一个物体时发生了什么这一点上。一种惯常的解释
是，感知仅仅是感觉器官受到物理刺激的结果：我们之所以能看
到我们面前的东西，是因为这些东西反射的光刺激了我们的眼
睛，就像穿过了一扇窗户一样。但赫尔姆霍兹意识到事情并非如
此简单。在现实中，神经系统（尤其是脑）在构建我们对事物的
感知的过程中扮演着特别活跃的角色，即使是非常简单的事物也
是如此。脑不是在简单地记录外部世界，而是在选择和表征外部
世界的各个方面。即使是我们最简单的感知也涉及脑对正在发生
的事情做出的推断，而不只是简单的观察。

幻觉的存在是赫尔姆霍兹的出发点，比如当你按压眼球
时，你会感觉到有颜色的图形。令人痛苦的"幻肢"幻觉是另
一个例子，在这种情况下，截肢者仍然能感觉到已经不存在的
肢体。这些效应让弥勒相信每根神经都有自己的能量，但赫尔
姆霍兹认为，这些错觉实际上是人"对呈现给感官的材料产生

了错误的判断，从而导致了错误的认识"。赫尔姆霍兹知道，在这些情况下，人感受到了对神经的刺激，就好像正常的感官（如按压眼球的例子）参与其中，或者好像缺失的肢体确实存在一样。他的解释是，脑并不是简单地记录了刺激的发生，而是对它所接受到的刺激的本质"得出了一个结论"。这有点像来自逻辑三段论的推论——眼睛的功能是探测光，眼球受到了刺激，那么刺激一定是由光构成的。幻肢也可以用同样的方式来解释，赫尔姆霍兹推测，"对皮肤神经的所有刺激，甚至当这些刺激发生在神经干或神经中枢本身时，都会被机体感知为发生在相应的皮肤外周表面"。[30]

赫尔姆霍兹把这种观点应用到了正常的感知上，并提出当我们产生感知时，神经系统会对所感知事物的本质得出他所谓的"无意识结论"。他宣称，感知不是环境产生的简单印象，而是"无意识地形成的归纳性结论"。[31]赫尔姆霍兹的解释意味着在神经系统中存在某种过程，能在心智没有察觉的情况下得出结论。他认为，只要重复足够多次，这种过程就能在人完全无意识的情况下进行，也就是说，我们的感知能力是通过学习获得的。

赫尔姆霍兹描述的另一个无意识结论的例子是立体视觉的形成：利用两只眼睛捕获的略有不同的图像，我们可以构建出立体的三维视图（试着交替地睁开和闭上双眼，你就会看到两只眼睛看到的图像有何不同）。正如他的同事威廉·冯特所指出的那样，在脑中视觉系统的某个地方，这两幅图像被组合成了一个统一的图像，使我们能够感知到深度。这个过程在我们意识到之前就发生了，因此我们对三维世界的印象是由我们的脑在无意识的情况下通过两幅二维图像构建出来的。

德国生理学派的另外两名成员恩斯特·韦伯和他的学生古斯塔夫·费希纳发现，我们感知两个刺激差异的能力与刺激的强度有关，比如，两个物体越重，它们重量的差异就需要越大才能被感知到。同样的情况也适用于其他感官：可以感知到的差异和两种刺激的强度间遵循一个接近常数的对数关系。换句话说，我们很擅长感知低强度的刺激间的细微差别。我们的脑和感官系统遵循特定的法则，甚至在我们意识到之前，就对世界得出了无意识的结论。

对于我们是如何感知这个世界的，赫尔姆霍兹对当时的观点提出了更为尖锐的挑战，他指出感知涉及一种过滤机制：脑对呈现在它面前的所有刺激并不会给予同等的关注。首先，我们的身体会对环境做出反应，并且经常会相应地改变我们的感知，比如在黑暗中瞳孔会放大。就像赫尔姆霍兹说的，"我们不只是被动地接受强加在我们身上的印象，我们还会观察，也就是说，我们会调整我们的器官，使它们能够最准确地辨别这些印象"。[32]

更令持传统观点的人感到不安的是，在我们的视野中有一个"盲点"，这个点对应的区域我们实际上根本就看不见，[①] 这是因为在你的视网膜上，与这个点对应的区域是视神经离开眼球的地方，那里并没有光感受器。盲点位于左右眼视野中心稍微偏左或

---

① 作者此处的意思是指只用一只眼睛。——译者注

偏右的地方，但在我们观察到的世界中，我们察觉不到这样一个缺口。除非集中注意力，否则我们完全不会知道它的存在，原因之一就是我们的眼球一直在转动（即使只是轻微的转动），因此视野的空缺部分不断被填满。

另一个原因让赫尔姆霍兹特别感兴趣，也揭示了脑处理刺激的一般性原理，他写道："对于那些外部物体，我们习惯于忽视感觉中所有不重要的部分。"[33] 脑的策略非常简单：忽略掉那些缺失的刺激，然后根据视野中周围区域的形状和颜色，用模糊的视觉影像来填补空缺，这个过程我们都注意不到。赫尔姆霍兹认为，即使在处理相对简单的刺激时，脑也会不断地对刺激神经系统的物体的本质得出无意识的结论。这也就意味着脑的复杂结构不仅能在没有意识参与的情况下以某种方式执行逻辑运算，而且实际上还是有意识思考的先决条件。[34]

赫尔姆霍兹认为脑是一个活跃的器官，知觉是一个不完美并且带有选择性的过程，这些过程构建出了我们对世界的感知。他的这一观点代表了我们对脑功能的看法的重大突破，这种观点至今仍占主导地位。这种看法完全是科学发现的产物，没有使用来自技术的隐喻。另一方面，从某个层面来说，哲学先于科学到达了这一高度。在观念的来源这个问题上，休谟和康德等18世纪的知觉哲学家就曾展开过论战，他们有的人认为观念来自外部世界（休谟），有的人认为我们的知觉中使用了与生俱来的概念（康德）。哲学家和历史学家们一直在争论赫尔姆霍兹是否是一个真正的康德主义者，但他关于感知和脑功能的观点至少与康德哲学的一个方面是一致的，这种观点一直延续到今天。[35] 在他出版于 1787 年的著作《纯粹理性批判》中，康德指出，我们感知能力的某些特征是先天存在的，不需要经验。虽然康德主要的兴趣是在空间、时间和道德判断等方面，但他提出了当我们与环境互动时发生的那些事情的一个关键特征。我们的感官并不是简单地让所有刺激进入大脑的阀门，相反，我们只能感知环境的特定部分。举一个例子，我们看不到紫外光，但其他动物，比如昆虫和鸟类，却能够看到紫外光。我们的脑中也存在更复杂的过滤机制。

许多后来的科学家喜欢用"康德式的先天综合"（Kantian synthetic a priori）这个术语：我们的神经系统包含了与生俱来的认知和神经生物学框架，这些框架能够过滤和处理未加工的感官刺激，把这些刺激转变成一幅描绘世界的图像。[36] 对赫尔姆霍兹来说，脑不只是记录印象，它还会改变和解释印象，并做出无意识的推论。[37]

由于理解整个脑的难度非常大，因此许多生理学家倾向于通过关注神经系统的基本组成部分来研究控制和抑制的新思想。利物浦大学的查尔斯·谢灵顿（Charles Sherrington）采用的就是这种方法，他希望搞清楚神经和肌肉的组合，或者说"反射弧"（reflex arc）是如何相互作用，进而产生反射行为的。[38] 对谢灵顿来说，反射弧是神经系统的基本单位，所有复杂的行为都是由反射的组合组成的。例如，这些组合可以解释青蛙捕食的全过程：青蛙注意到飞行的苍蝇，扑上去，用嘴捉住苍蝇，然后把苍蝇吞下去。[39]

谢灵顿认为，在一个由一系列反射组成的行为反应中，上一个反射活动会降低下一个反射活动发生的阈值，这确保了神经系统能从一个反射快速地过渡到下一个反射，从而产生一个单一、协调、复杂的行为反应。就像 250 年前的斯丹诺一样，谢灵顿认为动物是一个复杂的机器，可以通过研究它的各个组成部分来理解它。1906 年，谢灵顿出版了一部具有里程碑意义的著作《神经系统的整合作用》( *The Integrative Action of the Nervous System* )。这本书总结了他的思想，至今仍在刊印。谢灵顿在书中写道："在分析动物的生命时，可以像分析运行中的机器一样将总体行为拆分为不同的组成部分，以便对各个部分进行研究，虽然这种拆分是人为的。"[40]

谢灵顿对狗身上的各类反射提供了精确的论述，尤其是搔反射( scratch reflex )。在这种反射中，刺激狗侧腹上的皮肤会引起狗腿有节奏的抓挠动作。（你可以通过抓挠一只友好的狗的侧腹来尝试一下，但这种操作在猫身上效果不好。）通过实验，谢灵顿展示了每根感觉神经是如何连接到皮肤的一个特定区域的，他把这些区域称为这些神经的"感受野"( receptive field )，如果感受野受到刺激，相应的神经就会做出反应。任何这些神经被激活都会引发同样的行为——抓挠，谢灵顿把这种肌肉反应称为搔反射弧的"最终共同通路"。[41]

抑制在这个过程中也起了作用。在狗完成"抓挠"动作后，这种反射会被抑制一段时间，这显然是脑中的某些过程引起的，而且这种抑制作用可以用士的宁（strychnine）等药物解除。谢灵顿确信，在脑功能的最高层次上，抑制扮演着重要的角色："神经–抑制一定是心智功能中的一个重要要素。"[42]

基于用动物开展的比较解剖学研究的结果，谢灵顿认为脑实际上只是另一束神经。在他看来，理解脑的挑战在于解释为什么"脑作为一组有限的神经节段，统领了所有其他神经节段"。[43]他的答案是，脑进化成了"一个协调器官，在这个协调器官中，众多的刺激汇聚到一起，从而产生有序的行为和适应生物体需求的反应"。从进化的角度看，大脑半球的功能，特别是在人类中的功能，是使生物体能够做出广泛而灵活的反应，从而充分控制身体以及身体与环境的相互作用。了解这是如何发生的成了下一个世纪面临的挑战，谢灵顿指出："到那时，生物学的主要兴趣将最终转移到大脑以及它的生理和心理属性上。"

虽然没有人声称自己能准确地解释脑是如何运作的，但通过他们使用的词语、引入的隐喻和制作的图示，每一个就这个主题写作的人都不可避免地透露出了他们的想法。1880年，在他的著作《脑作为心智的器官》（*The Brain as an Organ of Mind*）

中，英国神经病学家亨利·查尔顿·巴斯蒂安（Henry Charlton Bastian）总结了当时关于脑结构和脑功能的认识。[44]他使用的术语显示了新旧观念的混合。他的出发点是神经所承载的"印象"，这个古老的隐喻暗示了感官刺激作用在神经上的物理印记。这些印象通过"传入纤维"的"线路"，被"传递"到脑内的"中枢"，并在那里被"记录"下来。接着，这些印象通过"结构性的联系"出现在了"传出的电流"中，但就像费里尔说的那样，其作用是"使自动的运动装置动起来"。

这些表述都不足以作为解释脑工作机制的模型或假设，但巴斯蒂安使用的术语都与压强或水有关（没有迹象表明巴斯蒂安曾想到过电流）。在整个 19 世纪后半叶，"中枢"（centre）这个模糊的术语被广泛使用，但除了指神经特别集中的区域，或许还带一点功能定位的意味之外，这个术语并没有其他真正的含义。然而印象被"记录"下来的想法暗示了某种实体印迹的存在。此外，巴斯蒂安从费里尔那里借鉴来的观点纯粹是机械性的，使人联想到蒸汽机或其他运动受控制杆支配的机器。

在 25 年后出版的《神经系统的整合作用》中，谢灵顿提出的观点并没有太多进展。尽管谢灵顿使用了源自电学的术语来描述神经的功能——和其他人一样，他也提到了"传导"（conduction）的概念——但谢灵顿主要是用物理隐喻来解释这一切。他提出，反射弧传导"可以用惯性和动量来形象地描述"，因此反射弧的作用就像拉一根橡皮筋，而不是拉一根刚性棒。[45]谢灵顿认为动物是一台机器，可以通过研究它的组成部分来理解它，因此他不可避免地将这种机械类比应用到脑中。和其他所有科学隐喻一样，谢灵顿的观点也受制于他所处时代的技术水平：生活在蒸汽时代的他很难想到比活塞和汽缸更深刻的东西，即使它们是由肌肉和软骨而不是钢铁组成的。

为了向读者阐明自己的观点，也可能是为了帮助自己厘清头绪，许多研究者都绘制了神经系统的解剖学图解，特别是脊髓的反射弧的图解。这些图解没有被附加任何隐喻，它们不是"连线图"，这个隐喻要在几十年后才会出现。但这些图解上添加了一些箭头，用来表示不同的神经中枢是如何相互影响的。

例如，夏尔科在1886年展示了一幅图，图上是我们在听到、说出、看到或书写单词"cloche"（钟）时所涉及的各个中枢。不同中枢之间的联系，包括图顶部标注为"IC"的部分（意思是"智力中枢"），基本上都是凭空想象的。然而由于这种图解展示了某种特定的缺陷可能存在于哪个层次，因此它也可以作为或大胆或鲁莽的外科医生探究病人的脑的指南，指导医生在何处寻找肿瘤，以及在何处（或不该在何处）进行切除手术。在此十年前，费里尔曾用箭头表示过"向心或离心的方向"，分别指神经纤维从外周向中枢流动和从中枢向外周流动。[46] 然而归根结底，这只不过是一张高度简化的解剖图罢了。对于这些中枢中到底在发生什么，或者到底是什么在向心和离心神经中移动，没有什么可以用来建立模型或者假说的东西。

谢灵顿的图解比费里尔的图解晚了30年。通过使用正号和负号，他在图解中引入了抑制，并试图用基本上是代数的术语来

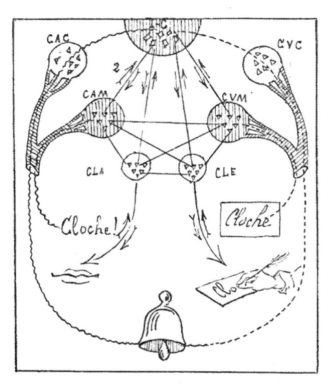

夏尔科在 19 世纪 70 年代绘制的脑的不同区域的连接图。不同的缩写代表的是夏尔科假设的不同的"中枢"。每个"中枢"都有一个功能（视觉、听觉、听觉记忆等）

描述反射功能（在这里是膝跳反射）：

如果我们用正号（＋）来代表一个兴奋性的末端效应，用负号（-）来代表一个抑制性的末端效应，那么搔反射这样的反射就可以被称为"双符号反射"，因为即使是在施加

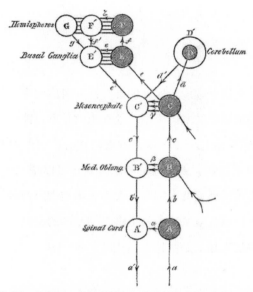

FIG. 58.—Schematic Diagram of the Cerebro-spinal Nerve-centres. The further explanation of the diagram is given in the text.

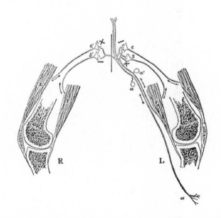

FIGURE 37. — Diagram indicating connections and actions of two afferent spinal root-cells

费里尔（上）和谢灵顿（下）绘制的脊髓图解，可以看到对箭头和正负号的使用

兴奋性刺激的过程中，这个反射也会先产生兴奋性的末端效应，然后产生抑制性的末端效应。[47]

想要把这个图示与实际的神经活动对应起来，从而使其成为一个有关脑功能的基础模型，这在当时是不可能的。尽管电刺激是 19 世纪最后几十年里众多发现的核心，但电刺激通常只是被看作一种更微妙、更精确的刺激方式，可以用来揭示脑的功能。要想让潜藏的奥秘变得明晰，要想正确地理解神经活动，要想在脑的工作机制的全景图上补上脑活动基础的空白，科学家必须首先搞清楚脑实际上是由什么组成的。

# 第 7 章

# 神经元：19 至 20 世纪

19 世纪最伟大的科学成就之一是细胞理论：人们意识到所有生物都由细胞组成，细胞只能源自其他细胞，因此生命不会自发产生。至此，生物学找到了它的"基本粒子"。致使这一理论被快速接受的证据之一，来自捷克解剖学家扬·浦肯野（Jan Purkinje）在 19 世纪 30 年代开展的研究。浦肯野使用一台当时最新的显微镜，观察了人类小脑的薄层切片。[1] 他和他的学生加布里埃尔·瓦伦丁发现，小脑是由诸多小球组成的，这些小球是布满小斑点的花瓶状结构，它们聚集成一层，下方是一系列长长的纤维。1838 年，约翰内斯·弥勒的学生罗伯特·雷马克（Robert Remak）发现，每一根纤维都与其中一个小球相连。脑中存在着细胞。

这些小球和纤维是神经细胞的一部分，脑和身体的其他部分一样，也是由细胞组成的，这种认识在十多年后被瑞士解剖学家阿尔伯特·冯·科立克（Albert von Kölliker）流传甚广的著作《人类组织学手册》推广开来（雷马克的贡献没有被承认 [①]）。神经细胞似乎由三部分组成，分别是一组被称为"原生质延伸"（protoplasmic expansion）的分支结构，一个细胞体或者说"胞体"（soma），以及一根长管形的纤维或者说"轴索"（axis cylinder）。

虽然有了这些进展，但对于神经细胞是如何组织到一起的这个问题，还是出现了重大的争议。在身体的其他部位，细胞都是离散的单位，每个细胞都以细胞膜为边界。但冯·科立克绘制的精美图像显示，浦肯野的小球和纤维构成了一个单一的有机网络：随着纤维的分支越来越精细，纤维似乎融合到了一起，构成了一个单一的网状结构。此外，对没有脑的水母的神经（最早被研究的完整的神经系统）的研究表明，这些神经也是组织在一种网中的。冯·科立克不同意这种观点，他坚信每个神经细胞都是一个独立的结构，但他也认识到自己没有直接的证据证明网状理论是错误的。在当时的技术条件下，根本不可能确定不同细胞的分支是否是分离的，冯·科立克对是否有可能解决这个问题也持怀疑态度。

1873 年，意大利解剖学家卡米洛·高尔基（Camillo Golgi）的实验室里发生了一场小事故，这为上述问题带来了意想不到的答案。高尔基不小心把一些硝酸银撒在了之前用重铬酸钾硬化过

---

① 雷马克是犹太人，由于德国当时反犹性质的法律，他无法在德国的大学成为教授。他还注意到，一些神经细胞被一种白色物质覆盖（另一些神经细胞则没有），现在这种物质被称为"髓鞘"。这种差异使脑可以被分为灰质和白质，灰质包含了大部分的神经元的胞体，是大脑皮层的主要组成部分。

的组织切片上。令他烦恼的是，这两种化学物质的反应使组织变黑了。显然，这些切片被毁掉了。但当高尔基在显微镜下观察这些切片时，他发现只有很小一部分神经细胞被染上色了，这些细胞最细微的细节现在也能看清，在光亮的背景下显现出黑色的轮廓。但少比多好，仅有极少的细胞被染色意味着研究者可以精确地描述单个神经细胞的结构。如果所有的细胞都被染色，显微镜下将是一团难于描述的深色的混乱结构。[2]

这项技术难度很高，最初被称为黑色反应，但很快被简单地称为"高尔基法"或"高尔基染色"。在接下来的几年里，高尔基使用这一技术探索了脊椎动物脑的各个部分，如小脑、嗅球（olfactory bulb）、海马（hippocampus）[①]和脊髓。高尔基在显微镜下看到的世界的复杂程度令人难以想象，后来的研究表明，使用此前的方法发现的神经分支结构仅仅是一个开始。使用高尔基染色，可以看到分支会继续分支，分支的分支还会有分支。

虽然这种新技术提供了更高的分辨率，但仍然无法看到两个相邻的神经细胞间相互缠绕的细微分支是否真正彼此独立。高尔基确信这些分支确实是分开的，但他坚持神经系统是一个网状结构的观点，认为神经细胞在轴索的水平上是融合到一起的。尽管高尔基认识到，脑细胞之间可能存在与其功能差异相对应的化学上或者其他形式的差异，但他确信神经细胞的任何活动都会在这

---

① 此处的"海马"指的是脑中的一个结构，因为其外形与海洋中的生物海马相似而得名。——译者注

个假想出的网络中共享。[3] 在高尔基看来，神经功能"显然不是细胞个体的孤立活动，而是大量群组的同时活动"。他对这个理论非常自信，以至于在 1883 年对脑的工作机制下了一个明确的结论，并拒绝接受任何脑功能定位化的观点。尽管他赞赏弗里奇和希齐格"一度举世闻名"的成果，并承认他无法驳倒"不同沟回承担不同功能的生理学学说"，但他还是总结道：

> 所谓大脑功能定位化的概念，严格来讲（也就是某些特定的功能完全由脑的某一个区域完成），无法得到任何形式的细致的解剖学研究结果的支持。

高尔基显然是那种反对功能定位化的人。

高尔基染色法掌握起来很困难，这种技术在被发明几年后才被广泛使用。当其他研究者最终发表他们的观察结果时，他们在一个关键的问题上与高尔基的观点不一致。19 世纪 80 年代中期，莱比锡大学的威廉·希斯（Wilhelm His）报告说，他没有发现神经细胞之间的融合，因此得出结论，认为神经细胞和其他细胞一样，都是独立的结构。他还创造了一个新术语来描述神经细胞中复杂得像树一样的那一部分：借用希腊语中"树"（dendron）这个单词，他把这种结构称为"树突"（dendrite）。与此同时，瑞士科学家奥古斯特·佛瑞尔（August Forel）做了一个实验。他切断了动物体内通向舌头的神经纤维，并研究了脑中的哪些组织在几天后会死亡（因为这些组织与为其提供营养的细胞的主要部分失去了联系）。令佛瑞尔惊讶的是，脑中只有一小块区域受到了影响，这表明神经细胞间并没有相互连通。佛瑞尔观察到的神经退化现象发生的区域不仅非常具体而且范围也很有限，这表明每个细胞体及其树突形成了一个单一的单位。

对神经系统的网状理论的最后一击来自圣地亚哥·拉蒙·卡哈尔（Santiago Ramón y Cajal）的工作。卡哈尔是一位西班牙神经解剖学家，他对科学的贡献与维萨里不相上下。众所周知，卡哈尔不仅是一位技艺娴熟的解剖学家，还是一位才华横溢的画家和摄影师，甚至发明了他自己的彩色照片制作方法。卡哈尔有一幅著名的自拍照，描绘了 1885 年在实验室里的自己。他穿着一件脏兮兮的工作服，头戴一顶时髦的帽子，坐在一张放着 3 台显微镜的桌子旁边，头倚在自己的手上。在他身后的架子上摆满了盛有化学物质的瓶瓶罐罐——它们是解开脑中隐藏的结构和功能的钥匙。正如他后来所说的那样："我们能看到，对脑结构的确切了解对于建立理性心理学至关重要。我们认为，了解脑，就等于弄清思想和意志的实质过程。"[4]

卡哈尔的世界在 1888 年被改变了，他把这一年称为"我最伟大的一年，我的幸运之年"。[5]一位来自马德里的同事给他看了一些用高尔基法染色的神经细胞。卡哈尔对他所见结果的描述生动地展示了这种技术的力量：

多么意想不到的景象！在非常清楚的黄色背景下，我看见了稀疏分布的黑色细丝，有些细长而光滑，有些厚实而多棘，还有那黑色的结构，有三角形的、星形的还有纺锤形的。这一幕就像是在透明的日本纸上画出的中国水墨画。当组织被胭脂红或苏木精染色时，会产生纠缠的灌木丛般的图像，难以分辨清楚。熟悉这些染色方法的人都知道，想要从这些图像中解读出细微的结构信息注定会徒劳无功，这非常令人沮丧。而在这里，一切都显得简单和清晰。你甚至都不需要去解读，你唯一需要做的就是去看……太让人惊叹了，我简直无法将目光从显微镜上移开。[6]

这样的染色效果本就已经非常惊艳了，但卡哈尔很快还找到了改善高尔基染色的方法。通过研究鸟类、鱼类等动物不成熟的脑，并对一些技术进行摸索和微调（如把切片切得更厚以及二次染色），卡哈尔使这种方法变得更加可靠，并且能显示更多信息。他绘制的图解以前所未有的丰富细节展示了脑的结构，其中一些至今仍无法超越。这些图解清晰明了，富有视觉冲击力和美感，因此深受现代神经科学家的喜爱。但这些图解也是人为构建的。卡哈尔愉快地承认，每一幅图都是对许多不同脑显微切片观察的结果：在检视了这些切片后，他煞费苦心地将这些结果归纳成了一幅信息丰富的图像。这些图像的细节很准确，它们在外观上看起来也很自然，但它们仍然是人为构建的。

卡哈尔的观察表明，脑和外周的感觉器官（如视网膜）有着清晰但神秘的组织形式。细胞的树突朝向外部的环境，而轴索则指向脑的中心。使用他改良后的高尔基染色法，卡哈尔发现神经细胞有许多不同的形状，而且形状相似的细胞会聚在一起分层排列。这些结果可能得出的一个诱人结论是，这种组织形式与脑的工作方式存在某种联系，不过卡哈尔无法想象出这是一种怎样的联系。但对于神经细胞是否连接成网这个棘手的问题，他可以用他敏锐而精确的观察来解决。

首先，卡哈尔发现轴索并非像高尔基认为的那样是相互融合的。他随后还提出树突也不是相互融合的，而且也不提供营养，而是承担着一种至关重要的功能。卡哈尔的解释使用了当时最复杂的技术性隐喻——电报。卡哈尔认为，小脑中的浦肯野细胞与另一种类型的细胞——颗粒细胞（granule cell）存在联系，颗粒细胞"有点像支撑导线的电报线杆"，而这些细胞的树突的作用是与附近的细胞建立"传输接触点"。

卡哈尔的电报隐喻与法国解剖学家路易-安托万·朗维埃（Louis-Antoine Ranvier）在 1878 年提出的一个类比恰巧相似。朗维埃猜测，包裹脊椎动物运动神经和感觉神经的髓鞘的作用是作为一种绝缘体，这种构建方式类似于海底的电报电缆。[7] 卡哈尔的研究发现，嗅球的结构可以作为一个例子来表明树突如何接收"从神经纤维传来的电流"：鼻子里的感觉细胞在脑中汇聚，形成一系列被称为"嗅小球"（glomerulus）的圆形实体，而另一类细胞的树突则与这些嗅小球形成连接，其轴索伸入脑的深处。卡哈尔指出，在视网膜中也可以发现类似的精确解剖结构。[8]

1889 年 10 月，卡哈尔出席了德国解剖学会的柏林会议。他带去了一些他最好的幻灯片，向参会代表展示了他惊人的研究成果。他后来回忆道：

> 我开始用蹩脚的法语向好奇的人们解释我制备的标本中包含着什么。一些组织学家围在我周围，但只有少数几位……毫无疑问，他们在等着看我的笑话。然而，当无可指摘、极其清晰的图像出现在他们的眼前时……他们眉宇间的傲慢消失了。最后，参会者对这位谦逊的西班牙解剖学家的偏见消失了，转而对他报以热烈而真诚的祝贺。[9]

显微镜下的这些细胞被染成了深红色或者黑色，在黄色背景的映衬下显得格外醒目，许多参会者都被这一幕震撼到了，神经解剖学的老前辈冯·科立克也是其中之一。冯·科立克很快复证了卡哈尔的发现，并让这位西班牙人的研究成果成为国际科学界的关注焦点。卡哈尔后来回忆道："由于科立克在学界的权威地位，我的思想得以迅速传播，并得到科学界的赏识。"[10]

1891 年，德国解剖学家威廉·冯·瓦尔德耶（Wilhelm von Waldeyer）总结了卡哈尔、冯·科立克和其他一些人的研究结果。瓦尔德耶在报告中指出，一位名叫弗里乔夫·南森（Fridtjof Nansen）的挪威学生的研究表明，神经细胞之间没有发生融合。[11]（南森后来成了著名的极地探险家。）基于所有这些证据，冯·瓦尔德耶认为神经细胞是独立的个体，他将其称为"神经元"（neuron，有时写成

neurone，源自希腊语"纤维"一词）。[12,①] 有关神经细胞的另一个重要的现代解剖学术语出现于 1896 年，此时已经 80 岁高龄的冯·科立克提出了"轴突"（axon）的概念，用来指代轴索。[13] 一切都齐备了，这种新的观点很快被科学界所接受，被称为"神经元学说"或者"神经元理论"，并成为未来所有神经系统研究的理论基础。[14]

　　然而，高尔基继续拒绝承认神经元是独立的细胞。两种观点的争论一直持续到 1906 年，高尔基和卡哈尔在这一年共同获得了诺贝尔奖（两人在斯德哥尔摩的颁奖典礼上首次见面）。高尔基的获奖感言显得很不情愿，而且有些古怪，他完全反对神经元理论，并强调对他来说，神经系统，尤其是脑，有一个"统一的活动"。他确信，脑的不同区域的组织结构不能揭示其功能，并指出："特定的功能与中枢组织结构的特征无关，而是与注定要接收和传输神经冲动的外周器官的特性有关。"[15]

　　就像弥勒半个世纪前提出的"特定神经能量定律"一样，高尔基认为不同的感觉器官会产生不同类型的感觉活动。尽管高尔基对科学做出了巨大的贡献，但他的观点明显已经落后于时代了。

　　1894 年 2 月，卡哈尔在英国皇家学会做了一次著名的演讲。

---

① 冯·瓦尔德耶很擅长创造新词。3 年前，他创造了"染色体"（chromosome）这个术语，用来描述细胞中被染色后会着色的神秘线状结构（"chromo-"和"-some"的意思分别是"有颜色的"和"实体"）。

他回顾了半个多世纪以来对脑结构的微观研究，描述了自己的独特贡献，并探讨了审视脑工作机制的各种方式。[16] 他的出发点是一个已经被广泛接受的观点：哺乳动物的脑构成了"自然界中可发现的最精细复杂的机器"。[17] 但与之前的思想家不同的是，卡哈尔能够描述出他所谓的这种结构的各个组成单元，并提出它们的功能类似于当时覆盖欧洲和北美大部分地区的电报网络的组成部分：

> 神经细胞由以下部分组成：接收电流的装置（树突延伸和胞体）、传输装置（轴索）以及分配或发布装置（神经末梢的树状分支）。[18]

神经元不同部分的这三种功能（接收、传输和发布）被演讲中使用的图解充分地展现了出来。图解中包含一个卡哈尔从1891年开始使用的关键说明工具：他在图解中使用了箭头来表示"神经电流的可能方向以及细胞之间的动态关系"。[19] 卡哈尔将其晦涩地称为"神经元的动态极化"：

> 在可确定兴奋来源的器官中，我们看到细胞是极化的，这样神经电流总是通过原生质体或细胞体进入，然后通过轴索离开，由轴索把神经电流传送到一个新的原生质体。[20]

卡哈尔并不是唯一提出这个想法的人——大约在同一时

期，比利时神经解剖学家亚瑟·范·格胡克滕（Arthur van Gehuchten）也提出了类似的想法。[21] 神经电流只能向一个方向流动的原理，在感觉系统的微观组织结构中是显而易见的，比如在视网膜上，感觉的印象是从外周向中枢传导的。这个方向性的原理在大尺度的神经纤维层面上同样适用，人们知道这一点已经好几十年了：到 19 世纪 30 年代时，由于英国解剖学家查尔斯·贝尔爵士和法国生理学家弗朗索瓦·马让迪（François Magendie）的研究，人们已经接受了脊髓中的反射弧是有方向的这一观点。轻拍膝盖下的肌腱会使你的大腿肌肉收缩，但刺激你的大腿并不会让肌腱做出反应。

当卡哈尔和范·格胡克滕在微观层面上发展他们关于神经功能的单向性的观点时，心理学先驱威廉·詹姆斯总结了神经和肌肉的宏观解剖学和功能研究的结论，以及它们形成反射弧所遵循的通路。他在 1890 年出版的《心理学原理》中写道：

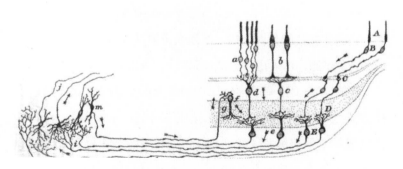

卡哈尔绘制的视网膜图解。光线从顶部进入
视网膜，到达标记为"A"的视网膜细胞

通路都是单向的，即从"感觉"（sensory）细胞到"运动"（motor）细胞，再从运动细胞到肌肉，方向绝不会与此相反。例如，运动细胞永远不会直接唤醒感觉细胞，而是通过放电产生身体的动作，由身体动作产生流入电流，通过这些电流来激活感觉细胞。感觉细胞总是或通常倾向于向运动区放电。让我们把这个方向称为"正方向"。我把这个规律称为假说，但实际上它是不容置疑的真理。[22]

为了强调他的观点，詹姆斯用了一些图示来说明不同细胞类型的组织结构。在这些图中，细胞与细胞间都形成了连接，就像在一个网络中一样。和卡哈尔一样（但比卡哈尔早一年），威廉·詹姆斯也使用了箭头来表示假设的神经电流的方向。

虽然神经系统具有高度组织化的结构，但卡哈尔有关整个神经系统的运作机制的观点却远远不是机械的。树突复杂的分支模式表明，其功能可能涉及多个可供选择的通路，这取决于卡哈尔所谓的"敏感印象"（sensitive impression）的强度。卡哈尔认为，弱兴奋将直接传递到网络中，而强兴奋则可能通过树突分支传播到邻近的细胞，结果是"整个对侧短分支系统都将受到影响"。[23]

尽管卡哈尔强调了神经元不同部分的功能与电报系统的工作方式之间有明显的相似性（接收 → 传输 → 发布），但他认为电报并不是研究脑工作机制的一个好模型。[24] 他对胚胎发育的研究告诉他，神经系统的复杂性不仅来自它所包含的单元的数量，还来自这些单元之间的相互连接，而这些连接会随着经验（experience）①而改变。卡哈尔认为，经验会使"原生质体和附属的神经分支系统发育得更完善"。这不仅适用于加强现有的联系，也适用于"创造全新的细胞间的连接"。[25]卡哈尔声称，学习可以使连接得到加强，并且揭示了比利时科学家让·迪莫尔（Jean Demoor）所谓的"大脑神经元的可塑性"（plasticity of cerebral neuron）。[26]卡哈尔意识到，这种可塑性意味着如果只把脑看作一种电报系统，那么能够获得的理解将十分有限：

> 电报系统是事先建立的一个连续的网络，在这种电报线组成的网络中，既不能创建新的节点，也不能创建新的线路，因此这个网络是刚性的、不可变的，不能被更改。而人们普遍认为，通过精确的心智锻炼，思想的器官在一定限度内是能够被塑造并变得完美的，至少在其发育过程中是如此。这与电报网络的特征是相冲突的。

卡哈尔无法找到任何更复杂的技术隐喻，因此只好退回到用其他形式的生命物质来描述脑：

> 冒着做牵强比较的风险，我提出以下想法：大脑皮层就像一个拥有无数树木的花园，锥体细胞就是树木，通过精心

---

① 此处的"经验"指的是生物体对外部世界的感知和反应所产生的效果，大致可以理解为经历和体验。——译者注

栽培，树木可以形成更多的枝丫并扎根更深，产生更多样、更美的花和果实。[27]

其他思想家则不怯于使用更现代的技术隐喻来解释脑能够做什么。在他为卡哈尔 1894 年出版的《神经系统结构的新概念》撰写的前言中，法国解剖学家马蒂亚斯·杜瓦尔（Matthias Duval）指出，神经细胞的独立性意味着神经系统及其所体现的功能不是固定不变的，而是可以被塑造的：

> 在它们的路径中，传导和联系的神经通路似乎被赋予了无数的转换开关，因此我们看到，练习能够加强某些更具体的神经通路的传导，这些神经通路与那些我们习得的技能相对应。[28]

杜瓦尔的想法是，具有转换开关功能的有机结构可以使解剖学上固定不变的结构在功能上具有可塑性：根据经验的变化，神经冲动的传导可以选择不同的路径，切换到不同的通路上去。这是在神经系统的组织方式这个话题上，我发现的最早的涉及转换开关的说法，尽管这个词在电学领域已经有 30 多年的历史了。

两年后，法国哲学家亨利·柏格森在他的文章《物质与记忆》中使用了一个类似的现代隐喻来解释脑可能的功能。具有讽刺意味的是，柏格森此举主要是为了淡化脑的重要性，因为他对心智的本质持唯心主义的立场，拒绝承认思想和脑活动是一回事。但他认为脑功能和那个年代最先进的技术之间存在潜在的相似性，这一点很有启发性。柏格森写道：

> 脑只不过是一种中央电话交换机：它的职责是允许或延迟通信……它的确构成了一个中枢，在那里，来自外部的兴奋与某一个运动机制产生联系，这个过程是有选择性的，而不是被规定好的。[29]

当柏格森使用这个类比时，电话交换机已经被应用了大约20年，其工作原理是这样的：当呼叫人拿起电话时，交换机上代表呼叫人号码的插槽上的一盏灯就会亮起来。操作员会手动将电缆的一端插入插槽中，并要求呼叫人报出想要拨打的号码，然后将电缆的另一端插入对应的插槽中。如果被呼叫号码位于该交换区域内，那么就插入对应于呼叫号码的插槽中，如果被呼叫号码位于更远的交换区域，就插入对应于更远交换区域的插槽中，并重复以上操作。

通过英国最完善的公众科学讲坛——英国皇家研究所圣诞讲座，电话交换机和脑之间的相似性在公众中得到了广泛的传播。1916年，第一次世界大战期间，生理学家和外科医生亚瑟·基思（Arthur Keith）教授就"人体的引擎"这一主题做了一系列演讲。这些讲座的听众主要是孩子，所以基思的讲解相对简单。在关于神经系统的演讲中，基思将脑中的细胞与电话交换机操作员进行了类比，认为两者都是"中继单元"。[30] 在更进一步的比较中，基思把注意力集中在了不受意识控制的反射活动或反应上，包括挠痒痒的效果，以及眼睛通过流泪去除灰尘颗粒所涉及的一系列反应。当基思试图揭开随意行为的神秘面纱时，他使用了一个脚被石头硌痛的人把石头从鞋中移去的例子。但他并没有真正解释任何事情。在描述了疼痛信息如何到达脑之后，他继续讲道：

> 为了缓解疼痛，大脑皮层的"驱动细胞"必须启动……它们控制着局部交换系统中的驱动单元并把它们的活动集中到一起，使肌肉发动机执行由皮层交换系统内的操作所决定的动作。[31]

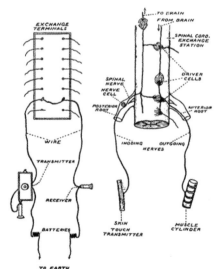

FIG. 47A.—The arrangement of two units in an exchange of a telephone system.　FIG. 47B.—The arrangement of two units of an exchange in the nerve system of the spinal cord.

基思对脊髓（右）和电话交换机（左）的比较

　　　　　　　　　　　　　　　　　　　　　　　　**大脑传**

这些叙述并没有解释清楚驱动细胞是怎么知道该如何缓解疼痛的，它们是如何在众多可能的活动模式中进行选择的，或者该在什么时候停止它们的疼痛缓解行为。此外，尽管脑将信息传递到合适的目的地这一观点似乎很有说服力，但如果按字面意思理解的话，这意味着每个细胞只与另一个细胞形成连接，而且神经元之间的信息传递是线性的。神经解剖学研究表明，这种看法非常幼稚。

然而，基思这些更进一步的隐喻的意义在于，通过技术比较，他讲清楚了神经系统各组成部分的功能——它们分别扮演着电话话筒、输入和输出信息、中继单元或转换开关的作用。这个科普传播的例子表明，随着解剖学知识的增加和更复杂的当代技术的出现，人们对脑功能的看法是如何发生转变的。

1899 年，卡哈尔大胆地提出了人脑中那难以描述的复杂细胞网络可能是如何产生意识的，他没有使用任何技术隐喻：

> 神经冲动在神经元的树状分支中引发化学变化，这种化学变化接下来以理化刺激的形式作用于其他神经元的原生质，从而在这些神经元中产生新的电流。因此，意识状态和这些神经末梢在神经元中引起的化学变化存在精确的联系。[32]

尽管这种说法如今已经被科学界普遍接受，但对卡哈尔来说，它更像是一种信仰，而不是一种科学解释。他无法提出任何机制或类比来帮助说明化学变化是如何产生意识的。坦率地说，一个多世纪后的今天，我们仍然没有太多进展。

20 世纪初，研究神经系统工作机制的科学家面临着一个重大问题。卡哈尔和其他一些研究者发现，神经元都是独立的结构，而且大家都知道有某种电荷通过神经元，从树突传递到轴突，就像电报或电话信息通过电线传递一样。但人们不太清楚接下来发生了什么。如果像高尔基和其他一些人提出的那样，神经元是一个连续的神经元大网的一部分，那么电荷就会在整个网络中传开。但大多数动物的神经并不是这样组织的。尽管细胞与细胞之间是分开的，但通过某种未知的方式，神经冲动还是从一个细胞传递到了另一个细胞。对于卡哈尔来说，对这个过程最好的类比来自技术领域："只有通过邻接（contiguity）或接触（contact），电流才能从一个细胞传输到另一个细胞，就像拼接两根电报线一样。"[33]但这充其量只是一种假说，实际上，这只是一种猜想。尽管卡哈尔技艺精湛，但他还是没有证据证明当两个神经元相遇时会发生什么，也没有证据说明电流是如何传输的。

有时候，一个问题会先得名，然后才能被完全理解。理解神经冲动传递方式的突破就是如此，突破始于对两个神经元相互作用的部位的命名。1897 年，谢灵顿受邀为剑桥大学生理学教授迈克尔·福斯特编辑的新版《生理学手册》撰稿。在谢灵顿撰写的那一章中，他引入了一个术语来描述两个细胞如何相互作用：

> 就我们目前的认识而言，树状分支的"枝头"和与它作用的树突或胞体的物质并不是连续的，两者只是有所接触。一个神经细胞与另一个神经细胞之间这种特殊的连接，可以被称为"突触"（synapsis）[34]。

"突触"这个词源自希腊语，意思是"扣住"，因为传入细胞轴突的树形结构就像扣在下一个细胞的树突上一样。在不到两年的时间里，由于某些未知的原因，突触的英语单词从"synapsis"变成了"synapse"，这个术语从此一直沿用至今。

谢灵顿不仅命名了这个神经解剖学空间，他还推测突触并不只是两个细胞之间的一个被动的间隙。他认为在从一个细胞传递到另一个细胞时，神经冲动的性质很可能发生了改变：

> 我们似乎可以假设，每个突触都提供了一个改变神经冲动特征的机会。当神经冲动通过一个轴突的树状分支传到另一个细胞的树突后，树突产生的新冲动会拥有与原先的冲动不同的特征。[35]

1906 年，谢灵顿在其著作《神经系统的整合作用》中发展了他关于突触的观点，并试图将这种神经解剖学的新概念与已知的神经功能联系起来。对于谢灵顿来说，神经细胞"具有非凡的能力，可以在空间中传递（传导）它们内部所产生的兴奋状态（神经冲动）”，这些神经冲动随后会被神经系统整合起来，引发适当的行为。[36] 这种整合"通过由静止的活细胞组成的一根根线路发送理化扰动波，在到达远处的器官后，这些波会扮演释放力（releasing force）的角色"。科学界当时对这种扰动的确切性质还不清楚，但谢灵顿混合运用理化和电报隐喻来描述神经系统的功能，标志着沿袭自19世纪的观点开始发生改变了。此外，通过将突触描述为"分离表面"（surface of separation），谢灵顿把关注点放在了当时仍无人关注的微观位置——轴突和树突的表面上，暗示这些表面的行为或结构也许能揭示当一个神经冲动通过它们时发生了什么。

谢灵顿的出发点是神经元的物理结构，他将其描述为"一个传导单元，在这个单元中，许多分支（树突）向一根伸出的茎（轴突）聚拢、相遇、融合，神经冲动通过这个树形结构流动，就像树中的水一样，从根系流向茎"。[37] 这听起来像是一个没有什么新意的隐喻，因为从水流的角度来思考神经活动与从电流的角度思考神经活动并没有什么不同，两者都把神经活动视作流体。但是当涉及突触时，水的类比就失效了，因为必须要有东西穿过这个间隙。当谢灵顿审视相关的可用数据，分析突触两侧的神经冲动的变化时，他意识到这里还存在一种漏斗效应，这意味着突触的工作方式类似一排倒下的多米诺骨牌：

在每一个突触，传递中释放出的少量能量会扮演释放力的角色，作用于新储存的能量上。这种释放并不是像在神经纤维中那样，纯粹和简单地沿着一根同质化的导电材料进行的，而是跨越了一个障碍，不论这个障碍是小还是大，总归在某种程度上是一个障碍。

这个障碍就是突触，它在神经元的"传导链"中产生了谢灵顿所说的"阻力"，其结果就是他所说的"反射环路的阀门特征"——反射的发生只能是单向的。

卡哈尔所说的神经元的动态极化是神经元的活动具有单向性的另一种说法。这种特征和突触表面活动的共同结果是，反射环路的行为就好像其中含有阀门一样（关于阀门和环路的思考也受到了供水系统的启发）。谢灵顿认为，分离表面具有阀门样行为的原因"可能是突触膜在一个方向上比在另一个方向上更具通透性"——研究者不久前刚发现，盐在穿过肠壁时就表现出了类似的特点。[38] 对突触功能的解释显然有赖于对两个相关细胞的细胞膜的结构的认识。突触中究竟发生了什么？这个问题还需要几十年的艰苦探究才能弄清楚。在 20 世纪最漫长的一场科学论战中，两种相互矛盾的观点的支持者一直彼此攻伐，这场论战被称为"汤与火花之战"（war of the soups and the sparks）。[39]

1877 年，杜布瓦-雷蒙试图搞清楚神经的兴奋是如何引起肌肉收缩的。他提出了两种解释，这两种解释主导了随后 70 多年中人们对这个问题的思考：

> 在我看来，在已知能够传递兴奋的自然过程中，只有两种值得讨论：要么在收缩物质的边界存在一种刺激性物质，比如一层薄薄的氨、乳酸或者其他强烈的刺激性物质；要么收缩现象在本质上是电引起的。[40]

换句话说，要么是神经细胞通过某种化学过程影响肌肉，导致其收缩，要么是电流从神经跃入肌肉中，直接导致其收缩。

直到 19 世纪末，对神经功能的大多数研究都是以运动控制为基础的，包括被频繁研究的脊髓反射弧。但神经系统也有与运动控制无关的部分，比如控制心率的迷走神经，正是对迷走神经的研究为科学家提供了神经系统具有抑制作用的证据。这些部分组成了所谓的自主神经系统（autonomic nervous system）——这个词是由剑桥大学的生理学家约翰·兰利（John Langley）创造的，和谢灵顿一样，他也是迈克尔·福斯特的学生。[41]

20 世纪初，兰利开始研究机体对内脏（包括唾液腺、胃、胰腺、肝脏、膀胱、肠道和阴茎）的自主控制。人们早就知道，箭毒等药物可以改变甚至完全阻断自主神经的功能。19 世纪末，研究者意识到这些药物的靶点是神经-肌肉接头（neuro-muscular junction），也就是自主神经与肌肉形成联系的部位。兰利研究了肾上腺素的作用。肾上腺素是从肾脏上方的一个小腺体（肾上腺因此得名）中提取出来的一种物质，这个腺体被认为对维系生命具有关键的作用。兰利发现，肾上腺素的作用与自主神经系统激活产生的效果基本相同：抑制肠道和膀胱的活动、扩大瞳孔、升高血压。几年后，兰利的同事托马斯·艾略特（Thomas Elliott）总结道："当冲动到达外周时，肾上腺素可能就是那种被释放出来的化学刺激。"[42] 但艾略特认为产生肾上腺素的并不是神经本身，他认为肾上腺素是神经冲动通过刺激肾上腺，由肾上腺分泌的。然而在 1921 年，一向坚持事实、不轻信猜测的兰利驳斥了肾上腺素可能在突触中起作用的观点，"因为这将需要神经末梢分泌一种物质"，而这是不可能的。[43]

意识到神经确实能分泌物质的关键人物之一，是另一位英国科学家亨利·戴尔（Henry Dale）。在第一次世界大战之前的几年里，戴尔研究了麦角真菌提取物的生理学效应，包括一些能重现肾上腺素和自主神经刺激效应的提取物。他最早的发现之一是尼古丁等物质可以改变自主神经系统的神经功能。戴尔发现，麦角真菌提取物中的乙酰胆碱（acetylcholine）能使心脏基本上停止跳动（在戴尔第一次给猫注射乙酰胆碱后，他认为猫已经被这种物质杀死了，因为他完全检测不到猫的心跳了）。[44] 在刚开始的时候，戴尔确信乙酰胆碱仅仅是一种强效药物，因为他找不到证据表明体内存在乙酰胆碱或者类似的物质。[45] 尽管他慢慢积累了一些证据，证明有多种化合物可以模拟或阻断自主神经系统的活动，但由于缺乏相应的证据，戴尔始终没有提出这些物质也在体内存在的观点。

突破发生于 1920 年。这一年，德国生理学家奥托·勒维（Otto Loewi）做了一个梦，这个梦和他多年前与艾略特讨论过的一个想法有关：神经在刺激肌肉时可能会释放出某些化学物质。40 年后，勒维是这样记述这个梦的：

　　　　那年复活节的前一天晚上，我在半夜里醒了过来。我打开灯，在一张小薄纸条上草草记下了几句话，然后又睡着了。早上 6 点，我突然想到那天晚上我写下了一些很重要的东西，但这时我已经完全辨认不出那些潦草的字迹了。第二天凌晨 3 点，那个念头又出现了。这是一个实验设计，目的是确定我 17 年前提出的化学传递假说是否正确。我立即起身前往实验室，按照那个夜间想出的设计，在青蛙心脏上做了一个简单的实验。[46]

　　勒维每次重述这个故事的时候，具体的细节都会有些变化，但无论这个故事的真实情况如何，这个实验都是成功的。[47] 至少他是这么说的。在这个实验中，勒维研究了两颗青蛙的心脏。他首先通过刺激其中一颗心脏的迷走神经来抑制这颗心脏的跳动，然后将之前灌注这颗心脏的盐溶液灌注入另一颗心脏中。他发现第二颗心脏的跳动也会减慢。尽管勒维很有信心地得出结论，认为这表明迷走神经能够分泌一种可以抑制心脏跳动的物质，但大多数科学家并不接受他的结果。他们要么无法复制勒维的发现，要么就是不相信他的论文中相当模糊的图片。[48] 尽管勒维收集了大量的证据（在短短几年的时间里，他发表了 17 篇有关这个问题的论文），但许多研究人员仍然持怀疑态度，因为他们无法重复出勒维的研究结果。我们现在知道，勒维的结果难于重复的部分原因在于他实在太幸运了：他实际上研究的物质——乙酰胆碱非常不稳定，很容易降解，但在处于冬眠的假死状态的青蛙中，乙酰胆碱降解的可能性就相对较小，而勒维第一次做这个实验使用的正是处于假死状态的青蛙。[49] 那些试图在夏季重复勒维研究结果的研究人员的实验通常都以失败告终。

到 20 世纪 30 年代初，实验设备得到了改进，人们对乙酰胆碱被自然界中的酶分解的过程也有了更深入的了解，这使人们越来越相信勒维发现的效应是真实的。但令人惊讶的是，即使是勒维自己也不认为乙酰胆碱是某个更普遍现象的一个范例——和大多数科学家一样，他认为与运动相关的突触不是通过化学传递来运作的。

大约在同一时期，亨利·戴尔开始将自己的注意力转向突触中究竟在发生什么这个问题上。纳粹上台后不久，犹太裔科学家威廉·费尔德伯格（Wilhelm Feldberg）逃离德国，来到了戴尔的实验室，这使戴尔的工作很快有了进展。费尔德伯格带来了一种能检测微量乙酰胆碱的复杂技术。这种技术能将神经提取物传送给从某种水蛭中分离出的特定肌肉，肌肉上连接了一个仪表，可以读出肌肉收缩的程度。虽然这个实验很复杂，但在到达戴尔实验室的 3 年内，费尔德伯格发表了 25 篇论文，证明很多种自主神经都能分泌乙酰胆碱，其中包括迷走神经的所有分支。尽管费尔德伯格和戴尔不能证明乙酰胆碱的功能，但这项技术足够精确，可以证明这种物质被分泌到了自主神经系统的突触中，而且也存在于参与随意运动的神经突触中。1936 年，诺贝尔委员会一反常态，迅速将诺贝尔奖授予了勒维和戴尔，两人的获奖原因是揭示了所谓的"神经体液传递"（neurohumoral transmission）。勒维在梦中想到了这个实验，戴尔证明了这个理论的正确性，但对戴尔的工作有巨大贡献的费尔德伯格却没有获奖。

自从杜布瓦-雷蒙在 60 年前首次提出神经兴奋的两种可能解释以来，主张电突触传递（火花）的人和主张化学效应（汤）的人之间的分歧就一直没有停止过。现在，争论变得更加激烈了。在支持突触活动的"火花论"的人中，最坚定的或许是固执己见的澳大利亚生理学家、谢灵顿的学生"杰克"约翰·埃克尔斯（John 'Jack' Eccles）。埃克尔斯坚信，中枢神经系统中的所有突触都是电突触，但面对戴尔等人提出的越来越多的证据，他逐渐接受了突触处的化学作用也可能在神经传递中起着一些次要作用的观点。

"火花论"派的这次让步并没有平息事态，有关这个问题的争论有时会完全失控。1935 年，未来的诺贝尔奖得主伯纳德·卡茨（Bernard Katz）首次在剑桥参加生理学学会的会议。他惊讶地发现埃克尔斯和戴尔之间"看起来就快大打出手了"（埃克尔斯本人将其描述为"一次非常紧张的相遇"）。[50] 但这些争论并没有引发长期的敌意：虽然埃克尔斯和戴尔的争论在外人看来无比激烈，但两人的关系其实很好。

大脑传

埃克尔斯一直坚决反对"汤理论"，直到20世纪50年代初，来自他自己实验室的数据终于使他确信自己错了。1947年，他提出了一个理论，试图从电学的角度解释抑制现象：突触附近一种现在被称为"闰绍细胞"（Renshaw cell）的小细胞可以改变突触后神经元的极性，从而有效地对抗电信号的传递。（和勒维一样，埃克尔斯的这个想法也是在梦中产生的。[51]）但不到4年后，埃克尔斯的梦就被一个残酷的事实击碎了：闰绍细胞确实会影响突触后的细胞，但方式与埃克尔斯预测的正相反，因此埃克尔斯的理论无法解释抑制现象。埃克尔斯和他的同事在1952年的实验报告中写道："因此，我们可以得出结论，抑制性突触的作用是由一种特定的递质物质介导的，这种物质从抑制性突触的球状凸起中释放出来。"他们还更进了一步，接受了"兴奋性突触活动也可能是由化学递质介导的"这一观点。[52]

至此，"汤理论"将会赢得这场论战的胜利已经确定无疑了，学界也慢慢接受了被称为"神经递质"（neurotransmitter）的物质在神经功能中的作用。但这些精巧并将彻底改变神经科学理念的研究对理解脑是如何工作的这一问题暂时没有产生太多的影响。原因很简单，几乎所有这些研究都聚焦在自主神经系统和内脏肌肉相对缓慢的运动上。许多科学家相信，对于中枢神经系统所支配的更快的运动，相应突触中不应该存在任何化学刺激——很少有人准备考虑神经递质也可能在脑中发挥作用。尽管在20世纪20年代中期，谢灵顿和其他一些研究者认为，脑中的抑制作用可能与自主神经系统中的抑制作用有相似的化学基础，但要验证这一假设在技术上颇具挑战性：这需要将神经从脑中分离出来，并消除对神经活动可能产生影响的其他因素。几十年来，这些困难都是无法克服的。

突触传递的发现丰富了我们对神经功能的理解，但与此同时也凸显了一个重大的难题：应该用什么样的新隐喻来理解脑的这种工作机制？19世纪，在神经电活动被发现的同时，电报和电话也出现了，这帮助人们构想出了脑功能的概念。但到了20世纪30年代，很明显，无论这种类比多么诱人，它在最基本的层面上都是不准确的。神经系统可能是由无数个转换开关组成的，但这些开关的工作方式与电子设备中的开关并不相同。生物学领域的发现正在逐渐否定这种占主导地位的技术隐喻，不管基思教授1915年在皇家学会的演讲对他的年轻听众来说多么有说服力，脑并不是一个电话交换机。要理解脑的功能以及脑如何实现这些功能，需要其他的隐喻。

第 8 章

# 机器：1900 至 1930 年

1922 年 10 月，一部戏剧在纽约上演。它将用一个单词改变整个世界。这部剧作的英文名是"RUR"，由捷克剧作家卡雷尔·恰佩克（Karel Čapek）创作，于 18 个月前在捷克斯洛伐克首演，到该剧 1923 年在伦敦上演时，已经被翻译成了 30 种语言。这部戏剧的全球影响力在于其标题："RUR"是"罗素姆万能机器人"（Rossum's Universal Robot）的英文首字母缩写①，"机器人"这个如今无处不在的词就源自这里。恰佩克从古捷克语中借用了这个词，其原意是"劳役"。在这部剧作中，社会依赖于温驯服从的机器人的工作来运行，这些机器人是一位名叫罗素姆的科学家研发出来的。但当这些机器人被赋予人性的元素时，它们就会杀死主人。虽然这些机器人是由一些奇怪的机械肉体构成的（因此从技术上讲，它们实际上是半机械人），但它们不能

---

① 因此这部戏剧的中文版名称是《罗素姆万能机器人》。——译者注

繁殖后代。在最后一幕中，两个机器人克服了不育，成了新的亚当和夏娃。

《罗素姆万能机器人》部分是对《弗兰肯斯坦》的改编，部分是出于对自动化的恐惧，部分是对 20 世纪资本主义的讽刺，表达了全世界日益增长的对机器有朝一日可能拥有人类能力的痴迷和焦虑。恰佩克使用的这个新词以极快的速度传播到了所有的主流语言中，这显示出全球范围内都存在一个词汇真空——我们知道机器人，我们只是没有一个词来表述它。这个词和它表述的概念很快就像野火一样蔓延开来：在 1927 年上映的电影史上最伟大的电影之一——弗里茨·朗①执导的《大都会》中，一个机器人被制造出来，用于诋毁工人起义的女领袖；在未来家园专题的杂志文章中，出现了关于家用机器人的遐想；[1] 科幻作家们开始运用这种新概念，预言天堂与地狱。拉美特利在 18 世纪提出的令人震惊的人是机器的观点，如今被彻底颠倒了过来：看起来，机器会在 20 世纪变成人。

尽管创造一台独立自动机的想法很早就植根于文化中（这至少可以追溯到古希腊时期），但在 20 世纪早期，人们对人和机器之间联系的痴迷一直在增长。[2] 生产过程机械化程度的提高，再加上亨利·福特发明的生产线以及生产线工人被迫进行的有限而重复的工作，似乎使工厂工人们成了他们操作的机器的一

---

① 弗里茨·朗（1890—1976），德国表现主义电影大师，代表作包括《大都会》《M 就是凶手》等，常常与希区柯克、卓别林等并列出现在媒体评选的"电影史最伟大电影人"名单中。——译者注

　　　　　　　　　　　　　　　　　　　　　　　　**大脑传**

部分。随着第一次世界大战在 1914 年爆发以及与之相伴的杀戮技术的发展，痴迷变成了恐惧。有一件艺术品概括了这种转变。1913 年，英国雕塑家雅各布·爱泼斯坦创作了一件成功的作品，这尊雕像外形似人，棱角分明，脸如鸟喙，骑跨在一个由工业用凿岩机制成的三脚架上。这座名为"凿岩机"的作品的创作初衷是庆祝现代化和机械化，它在完成之后不久就被以这种形象示人，但仅此一次。当这件雕塑于 1916 年再次展出时，它已经被改得面目全非了，变得既险恶又可悲。只有躯干、头和一只胳膊得以保留，整件雕塑都是用铜锡合金铸造的，爱泼斯坦砍掉了他的人形机器的关键部分，使其无法移动，欠缺力量，就像大规模生产线上生产出的那些用来摧毁人体，令数百万人死伤的可怕武器一样。

虽然在人和机器的关系这个问题上，社会文化对其的态度显得不甚明了，但大多数科学家都热情地使用机器的隐喻来解释我们的身体：在 1926 年的皇家研究所圣诞讲座中，阿奇博尔德·希尔（Archibald Hill）[①]有关生理学的讲座的标题是《有生命的机器》；生理学家查尔斯·贾德森·赫里克则在 1929 年出版了一本有关生命本质的书，这部鸿篇巨制的标题是《会思考的机器》。[3]从某种程度上说，科学家们对机器意象的使用是对某些哲学家的回应：一些哲学家试图抗拒唯物主义对最新科学发现

---

[①]　阿奇博尔德·希尔（1886—1977），英国生理学家，因阐明肌肉做功和生热过程获 1922 年的诺贝尔生理学或医学奖。——译者注

的解读，尤其是涉及行为、遗传和发育的发现。这些哲学立场是生机论的一种复兴。生机论不是通过唯物主义的机制，而是通过所有生物共有的某种独特的精神属性来解释生物学现象的。

生机论复兴主义者的主要目标之一，是建立一个理解动物和人类行为的新框架。20 世纪初，生理学家雅克·勒布和他的学生、心理学家约翰·沃森主张科学家应该专注于仅仅观察人类或动物的行为，而不是从某种内在的精神世界中寻求解答。[4] 勒布认为，大多数的身体动作都可以用潜藏在其背后的两种简单过程来解释：趋性（taxis）和向性（tropism）。例如，他认为，一只动物远离光是因为它具有负趋光性。虽然这种说法对行为进行了简洁的分类，但它是基于存在一种共同的驱动力这一假设的，比如，存在一种使动物远离光的驱动力。但研究发现根本不存在这种东西。归根结底，勒布的趋性和向性理论只是一个几乎什么也解释不了的循环定义，并没有提供一个可以通过检视神经系统和脑的作用来验证的解释性框架。沃森公开宣称行为主义心理学的必要性，并以谢切诺夫和巴甫洛夫（他们曾用条件反射来解释行为）的工作为基础建立了这门学科。虽然沃森很快就放弃了科学，转而投身广告业，但他帮助创立的行为主义理论却产生了巨大的影响，在美国尤其如此。但是由于只关注行为，并且越来越不关注行为在脑中的生理基础，行为主义无法形成任何有关脑的工作机制的真正见解。事实上，沃森的追随者，比如主宰美国心理学数十年的伯尔赫斯·斯金纳，对这个问题并不感兴趣。

对这些进展持反对意见的生机论者主要是出于两方面的考

虑。[5] 除了对生命和心智的唯物主义观点根深蒂固的反对外，当时又出现了一种新的基于目的论的批评论调。根据目的论的观点，生命中蕴含着某种内在的目的，这种目的能通过发育、生理活动以及行为表现出来。目的论认为，唯物主义观点无法解释生物所特有的目标导向行为，对这种现象的唯一解释是存在某种所有生命共有的内在精神冲动。反对这种生机论观点的科学家们一直面临着一个难题：在生理学和行为学领域，对于明显的目标导向行为，仍然没有一个很好的解释。不过，答案很快就会揭晓了。

在第一次世界大战爆发前的几年里，一些科学家和工程师开始使用机器构建神经系统的模型，这些模型有的是真实的，有的是想象的。他们构建这些模型不是为了简单地像自动机那样复制行为，而是希望帮助理解生命系统中产生行为的过程和结构。

1911 年，密苏里大学的马克斯·梅尔（Max Meyer）描述了机器如何能够执行神经系统的一些基本功能。梅尔使用了电路连线图的新方式来展示他的模型，但他有关神经系统工作机制的所有观点在概念上都和液压相关。[6] 两年后，这种基于压强的模型的局限性表现了出来。圣路易斯的工程师 S. 本特·拉塞尔当时提出了一种装置的设计方案，这种装置能"通过纯机械的方式模拟神经放电的过程"。拉塞尔提出的装置是一个由直动阀、汽缸和连杆组成的蒸汽朋克混合体，他声称这个装置的运行逻辑与梅尔的模型的逻辑"有一定相似性"。[7]虽然他似乎从未制造出一台原型机，但拉塞尔对他这个装置的描述却信心满满："我们已经展示了机械发射器和接收器可行的排布方式，它们会对信号做出反应，像神经系统一样控制动作，并且拥有联想记忆，因为它可以通过经验进行学习。"[8]

拉塞尔对梅尔绘制的神经系统功能的示意图系统轻描淡写，这使梅尔很恼火并且对拉塞尔的这个装置冷嘲热讽，他要求拉塞尔说明这个装置的几十个部件中每个部件分别对应于身体的哪一个解剖结构。即使这个装置能够运行，如果没有与解剖结构的对应关系，那么它的科学价值也将是有限的。这些批评对于梅尔自己的想法同样适用。在梅尔的想法中，没有任何办法能让系统认识到它已经完成了一项任务，或者在它任务执行得不够充分时改善自己的表现。在拉塞尔的模型中，学习的一项基本特征的解剖学基础同样缺失了。

并不是所有对行为的技术模仿都显得那么无害。1910 年，一位名叫约翰·海斯·哈蒙德（John Hays Hammond）[①]的美国无线电工程师正在设计研制一种自动制导鱼雷，他对勒布关于趋性的观点——动物如何靠近或远离刺激——特别感兴趣。1912 年，哈蒙德与本杰明·米斯纳（Benjamin Miessner）合作，制造出了一个他们所谓的电子狗（实际上是一个有三个轮子的盒子）。这

---

① 约翰·海斯·哈蒙德（1855—1936），美国发明家，被誉为"无线电控制之父"，他在电子远程控制方面的开创性研究是所有现代无线电遥控技术的基础。——译者注

大脑传

只狗被命名为"塞雷诺"并在几年后展出。"塞雷诺"的前部有两个由硒（因此得名[①]）制成的光探测器，它会把这些光探测器检测到光之后发出的信号用于导航，以大约每秒1米的速度向一个手电筒移动。[9]

勒布随后指出，哈蒙德和米斯纳制造的狗"证明了我们观点的正确性"，并得出了一个不合理的结论——机器可以复制一只动物的行为，这意味着动物只是一台机器：

> 我们可以有把握地说，没有任何理由把低等动物的趋光反应归因于任何形式的感觉（例如亮度、色彩、愉悦或好奇），正如没有理由把哈蒙德先生的机器表现出的趋光反应归因于这些感觉一样。[10]

哈蒙德和米斯纳制造"塞雷诺"的主要目的并不是科学探索，更无关动物或机器的感觉。1916年，正当美国准备加入第一次世界大战的时候，米斯纳解释说"塞雷诺"的原理可以用在哈蒙德设计的鱼雷上，使鱼雷用船的引擎声作为导航信号命中并摧毁目标。除了表达他对这项成就的自豪外，在思考这种技术潜在的影响时，米斯纳也早早地表达了一丝技术恐惧：

> 现在的电子狗只是一种神秘的科学奇景，但在不久的将

---

① 　两者的英文单词分别是"Seleno"和"selenium"。——译者注

来，它们可能会成为真正的"战争狗"，没有恐惧，没有感情，没有易受欺骗的人类特征。它们只有一个目的：在主人意志的驱使下，袭击并杀死在它感觉范围内的一切活物。[11]

这些通过制造机械模拟物来描述神经系统如何运作的尝试都没有立即产生太多科学结果。但在战争结束后，科学家开始用更抽象的方式来思考动物（也包括人）是如何与世界互动的。爱沙尼亚生物学家雅各布·冯·于克斯库尔（Jacob von Uexküll）提出了两个关键的见解。[12] 首先，他强调每一个物种中都存在一个内在感官世界（德语中被称为"Umwelt"），这种内在感官世界植根于这个物种所处的环境。于克斯库尔依据康德对感官的先天假设来探索这个概念，这与荷兰药理学家鲁道夫·马格努斯（Rudolf Magnus）的方法类似。关于这个问题，马格努斯曾经写道："我们感官印象的本质，是通过感官的生理器官、感觉神经和感觉神经中枢而被先天决定的，也就是说，在任何经验发生之前即已存在。"[13] 这种方法现在已经成为一种工具，可以帮助我们理解自然选择是如何塑造脑和神经系统的。不仅如此，在试图理解身为其他某种动物（比如蝙蝠）是一种什么样的体验时，我们也会用到这种方法。于克斯库尔的第二个创新是一些有趣的图解，他将其称为"功能圈"（function circle）。这些图解显示了神经系统或脑是如何感知世界，并对其产生影响以实现特定目标的。于克斯库尔不关心如何将这种模式转化为一种设备，而是专注于理解行为从这种模式中产生的原理。在他的模式中，有一些

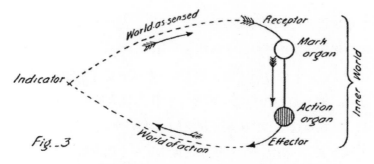

于克斯库尔的"功能圈"展示了神经系统是如何感知并
作用于世界的

梅尔的方案中不具有的关键特征：系统可以感知其输出是如何改
变世界的，并据此调整其运作方式。[14]

在美国数学家、理论种群生态学的奠基人阿尔弗雷德·洛特
卡（Alfred Lotka）的著作中，也能找到这种见解。在他1925年
出版的著作《物理生物学原理》（Elements of Physical Biology）
中，洛特卡描述了一种玩具发条甲虫，这种发条甲虫明显表现出
了具有目的性的行为：它能够感觉到自己何时会从桌子上掉下来
并采取规避动作。这背后的机制并不稀奇。甲虫由一对轮子驱动，
在驱动轮的正前方还有一个与驱动轮方向垂直的可自由移动的轮
子。甲虫的头上有两根金属触角，触角与桌面接触，从而使自由
轮轻微地抬起，这样甲虫就可以不受阻碍地沿直线移动。当甲虫
移动到桌面的边缘时，触角的末端就会落下，甲虫身体的前端也
随之下降，自由轮就会与桌面接触。在这之后，由于自由轮的存
在，驱动轮向前的运动将使甲虫做圆周运动，掉头离开。甲虫会
一直旋转，直到触角重新回到桌面上，这时自由轮将会被抬起，

整个装置又会继续向前移动。

洛特卡用三种器官来解释这个简单的玩具：一个效应器（驱动轮）、一个调节器（横向轮）和一个接收器（触角）。正如他所说，调节器的作用是"解释"由作为接收器的触角提供的信息，并根据这些信息来调整玩具的运动规则，从而避免甲虫从桌上掉下来。[15]洛特卡的这个系统提供了一个明确的案例，以一个简单的反射弧为基础，这个系统就可以表现出带有明显目的性的目标导向行为。接收器、调节器和效应器实际上和于克斯库尔的功能圈的三个组成部分是等效的。通过把相应的器官抽象成接收器、调节器和效应器，洛特卡证明这些概念可以被应用到各种各样的情况中，描述动物做出的带有明显目的性的适应反应。

"一战"后，技术领域的进展开始影响科学家对神经系统和脑的看法。1929 年，耶鲁大学心理学家克拉克·L. 赫尔描述了一个使用电子元件的条件反射模型，不久后，这个模型又有了两个改进的版本。[16]这种装置由一系列并联的电阻器和蓄电池组成，并配有按钮和灯，其行为能在反复使用的过程中发生改变。据赫尔说，设计这个装置的目的是"帮助把有关哺乳动物复杂的适

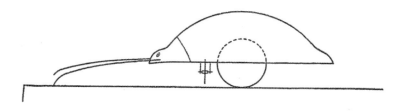

玩具发条甲虫的示意图，洛特卡用它来展现带有明显目的性的行为

应性行为的科学从一直如影随形的神秘主义中解放出来"。[17]虽然赫尔并不确定他的模型和真正的解剖学或生理学之间的联系，但他希望通过这个装置证明，复杂的适应性行为可以从简单的结构和功能中产生，而不依赖于任何生机论的概念。他还声明说，自己"没有声称这些机制是相应有机过程的翻版"，但他认为这种方法可以帮助我们理解神秘的学习过程。[18]

1933年，华盛顿大学一位名叫托马斯·罗斯的学生取得了新的进展。在《科学美国人》的一篇文章中，罗斯概述了他的研究，文章的标题很吸引眼球：《会思考的机器》。[19]这篇文章介绍了一种电子设备的设计方案，这种设备可以学会在一个短迷宫中找到出路。罗斯这样描述他的项目："为了验证有关思维本质的各种心理假说，首先要根据这些假说所包含的原理构建机器，然后将这些机器的行为与智能生物的行为进行比较。"[20]3年后，他更精练地总结了自己的这种研究策略："要想相对肯定地理解一种机制，一个方法是模仿并复制这种机制。"[21]

在心理学教授史蒂文森·史密斯的帮助下，罗斯制造出了这个装置。这是一个可以移动的三轮"机器鼠"，看起来有点像一个装有闹钟的滑板。这个机器鼠能够通过一个由12个Y形分支组成的简单迷宫，并通过一种粗糙的机械模拟记忆来学习它走过的路线。在每一个Y形的岔路口，都有一个分支通向死胡同。当这个装置在死胡同中撞到墙时，机器前部的一个杠杆就会被按下，使其后退到岔路口并进入另一个分支。这样不断运行，机器鼠最终就可以到达迷宫的出口。这台机器还包含一个物理"内存磁盘"，在它进入一个死胡同并且转向杠杆被压下后，磁盘上的一个键就会弹起，这样一来，在这台机器成功走完整个迷宫后，如果再把它放在迷宫的入口，它就可以找到正确的路线，不会犯错。显然，它已经学会了正确的路线。

在接受《时代》周刊采访时，史密斯说："这台机器比任何人或动物都记得更清楚。没有一种生物能在一次试验后就不再犯这类错误了。"[22] 的确如此。虽然这个装置给公众留下了深刻的印象，但它并没有阐明学习的过程是怎样的：它无法将它所学到的东西应用到任何其他的迷宫中；即使是它学习过的迷宫发生了最轻微的变化，它也无法做出应对。最后，在这个装置中，试错学习和对正确反应的即时而不可改变的记忆被结合到了一起，这并不符合自然界中所见的任何学习形式。

从梅尔的示意图到罗斯的机器鼠，所有这些建立模型的尝试都存在局限性，因为它们都不是基于神经系统的真实运作方式建立的。从简单的机械或电子模型出发，科学家们所能建模的行为和神经系统活动的种类都是有限的。在人们用电线和金属构建这些模型的同时，神经生理学家们意识到，真正的神经系统是以一种完全不同的方式工作的。

从 19 世纪中期开始，科学界就已经清楚神经冲动的电学本质了。1868 年，赫尔姆霍兹的学生尤里乌斯·伯恩斯坦（Julius

Bernstein）发现，一股去极化的电位[①]会沿着神经向下移动，其动力学特征与神经冲动完全相同。[23] 虽然很容易得出这种电位变化与神经冲动是同一回事的结论，但科学家却缺乏证据和解释。1902 年，在经过近 40 年的研究后，伯恩斯坦提出了一个理论来解释两者间的这种联系可能是什么。[24] 他的想法围绕着离子（带电粒子）的运动展开，这些离子存在于神经元内外的溶液中。将一个带正电荷的钾离子从细胞内移到细胞外，意味着与细胞外相比，细胞内带有微量的负电荷。根据伯恩斯坦的模型，神经元的细胞膜是一种半透膜：在静息状态下，神经元内外的离子浓度是固定的，但是当一个神经冲动传过细胞时，细胞膜局部的性质会发生暂时性的改变，少量的离子会流入或流出细胞，导致细胞去极化。[25] 正如人们长期以来所怀疑的那样，神经冲动的电化学传输与电流通过电报电缆或电话线的传输是截然不同的。事实证明，生物学比技术更复杂。

如果说神经冲动的物理形式出人意料的话，那么神经的行为表现也让人惊奇。1898 年，牛津大学生理学教授弗朗西斯·高奇（Francis Gotch）发现，如果快速地连续刺激一束神经纤维（由许多神经元组成）两次，那么当两次刺激的时间间隔不到 0.008 秒时，第二次刺激就不会引起反应。[26] 这个间隔被称为不应期

---

① "电位"是神经科学领域对电势的惯常叫法。在静息状态下，神经元内外存在一个电位差，当这个电位差变小时，这个过程就被称为"去极化"（depolarization）。作者此处使用的原文是 "negative polarization"，直译的意思是"负极化"。由于神经科学领域主流的术语是"去极化"（作者后文中也用的是"去极化"），因此此处统一译为"去极化"。——译者注

（refractory period），是所有神经元的基本特征之一。高奇发现，正如预期的那样，神经纤维受到的刺激越强，其反应就越强。[①]但他也观察到，不管刺激的强度如何，反应总是表现出相同的时间历程。高奇把他对运动神经的研究结果与心脏中已经广为人知的效应进行了类比：肌肉要么对刺激有反应，要么没有反应，这被称为"全或无"（all-or-none）反应。[27]

为了探索包括感觉神经和运动神经在内的所有神经纤维是否都有这种"全或无"反应，剑桥大学的基思·卢卡斯（Keith Lucas）设计了灵敏的新设备，使他能够在运动肌肉纤维中确认高奇的直觉是否正确。卢卡斯发现，如果刺激超过一个阈值，肌肉就会有反应，但如果刺激太弱，肌肉就完全没有反应。[28] 为了获得更直接的证据，卢卡斯请他年轻的博士生埃德加·阿德里安（Edgar Adrian）去研究神经纤维中究竟发生了什么。对阿德里安来说，这是他人生的转折点，为他开启了一扇通向最伟大成就的大门。他在剑桥大学一直工作到退休，后来成为三一学院院长，最后成为剑桥大学校长；他被选为英国皇家学会主席，成为世袭贵族，在 42 岁时获得诺贝尔奖，看着他的儿子也成为英国皇家学会会士；他的两个弟子，艾伦·霍奇金（Alan Hodgkin）和安德鲁·赫胥黎（Andrew Huxley），在 1963 年获得了诺贝尔奖。除了获得这些耀眼的荣誉外，阿德里安一生都对精神分析感兴趣（他曾两次提名弗洛伊德为诺贝

---

① 作者此处的"反应越强"很容易让读者产生误解，认为是强度大小上的变化，但情况并非如此，具体情况见下文。——译者注

大脑传

尔奖候选人[29]），并使用各种各样的动物（包括鳗鱼、青蛙、金鱼、水甲虫和他自己）研究神经系统的功能。虽然他有这样的名望和影响力，但除了神经科学家外，现在已经很少有人听说过他了。[30]然而，阿德里安不仅改变了我们对神经元功能的认识，他还引入了一种新的语言，帮助塑造了我们对脑工作机制的看法。

当时，爱德华时代末期的英国还一片宁静祥和，机械化战争的恐怖阴影尚未笼罩世界，阿德里安在卢卡斯的指导下开展研究，很快就发现了证据，证明肌肉的神经纤维也遵从"全或无"的工作原理。但科学界当时仍然不清楚，感觉神经是否也是如此，也不清楚神经纤维中的单个神经元是如何反应的。[31]1914 年 8 月，第一次世界大战爆发，阿德里安和卢卡斯都把注意力转移到了别处：卢卡斯在英国皇家飞机制造厂工作，而阿德里安则完成了他的医学学业。1916 年，卢卡斯在威尔特郡发生的一次可怕的空中撞机事件中丧生。[32]阿德里安失去了一位导师，也失去了一位同事。这件事在阿德里安身上刻下了无法磨灭的烙印：在他后来的所有著述中，当他提到卢卡斯及其工作时都带着明显的失落感。

战争结束后，阿德里安回到剑桥大学，继续他中断的研究工作，探索"全或无"原理是否也适用于感觉神经纤维。战争推动了新的无线电技术的发展，特别是让能放大微弱无线电信号的电子管得到了改进。从理论上看，这些装置也可以用来放大神经纤维的微弱电活动。战争期间，卢卡斯和阿德里安在一次面谈中曾讨论过这种可能性，这事实上成为他们的最后一次会面。许多科学家也有同样的想法，包括哈佛大学的科学家亚历山大·福布斯。战后，使用这些电子管，福布斯和他的学生凯瑟琳·撒切尔将青蛙神经纤维中的信号成功地放大了超过 50 倍。[33] 福布斯是阿德里安的朋友，他在 1912 年春天访问了剑桥大学，在卢卡斯的实验室待了 3 周，并被他所说的"卢卡斯的人格魅力"所折服。[34] 这次访问持续的时间比预期的要长，因此福布斯和他的妻子不得不推迟他们返回美国的日程。他们原本计划搭乘一艘开启处女航的巨轮返美，这艘船的名字叫"泰坦尼克号"。

1921 年，福布斯再次来到剑桥大学，为阿德里安的实验室带来了一些珍贵的电子管。[35] 阿德里安花了一段时间才充分利用起这项新技术：20 世纪 20 年代早期，结婚、当选英国皇家学会会士，以及为剑桥大学的本科生授课都耗费了他大量的时间。突破性的进展出现于 1925 年。当时，瑞典研究人员英韦·左特曼（Yngve Zotterman）来到阿德里安的实验室工作。起初，事情并不顺利。左特曼发现阿德里安"性情喜怒无常"，一部分原因是"大量的讲课"让他筋疲力尽，脾气很坏。在 1925 年 12 月给朋友的一封信中，左特曼写道："过去一周和他一起工作有点困难，即使是有人没关紧水龙头，也会让他非常暴躁。"[36]

尽管有这样的摩擦，左特曼的访问还是带来了一项重大发现。[37] 使用一种新的放大器，左特曼和阿德里安能够记录与青蛙腿上的牵张感受器相连的感觉神经纤维的活动。他们甚至能够剥开纤维，直到只剩下一个神经元，并记录下它的反应。神经系统最基本单位的活动现在可以被研究了。通过这项工作，阿德里安和左特曼做出了三项重大发现，这些发现形成了我们对神经系统工作机制的看法。

　　首先，他们发现感觉神经元是以"全或无"的方式做出反应的：如果刺激超过了一个阈值，神经元就会放电，否则就不会。其次，他们发现如果一个神经元被反复刺激，比如被连续刺激，这个细胞很快就会停止反应，这和之前建立的任何一种机械模型都不一样。最后，当神经元放电时，反应的幅度和形状是恒定的，但放电的频率会随着刺激强度的变化而变化。神经元的这些反应最先被记录在烟雾覆盖的鼓或者纸上，后来则显示在阴极射线显示屏上。很快，由于其形状的原因，这种电位的变化被称为"锋电位"（spike）。这意味着神经元是通过改变其放电频率来告诉神经系统刺激强度的大小的，但来自给定细胞的每一个放电反应都是相同的。在他们的一篇论文中，有一张图展示出了这种效应：当牵拉纤维的力增加时，相同形状的锋电位的发放频率会增加。

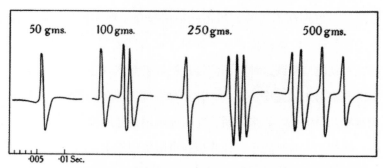

Fig. 5. Analysis of electrometer records, *Exp. 2*, showing that the size of individual impulses does not vary with the stimulus.

牵张检测神经元对重量增加的反应。每个锋电位反应的形状保持不变，改变的只是锋电位的频率

由于这一发现，阿德里安和谢灵顿在 1932 年共同获得了诺贝尔奖。两人都是由阿奇博尔德·希尔提名的。在评价阿德里安的研究时，希尔写道："这是一个绝美的发现，既简单又精妙……这是过去 25 年生理学领域最伟大的成就之一。"[38]

在获得诺贝尔奖后不久，阿德里安把注意力从神经系统最简单的组成部分转向了神经系统最复杂的形式。他探索了汉斯·伯格（Hans Berger）① 令人惊讶的最新发现：借助高效的放大器，使用体外电极就可以透过头骨记录到人的脑电活动。阿德里安称赞这是一个"非凡的"发现。[39]更令人惊讶的是，伯格报告说如果实验对象闭上眼睛，电信号会表现出一种清晰的节律，就好像脑在展示协调的活动一样。1934 年，阿德里安和他的学生布莱恩·马修斯探索了他们所谓的伯格节律（现在被称为阿尔法波）的本质。伯格曾报告说，如果受试者闭着眼睛平静地坐着，研究者就能检测到这种节律信号，但如果受试者睁开眼睛或者被要求非常努力地集中注意力（比如做一些困难的心算），这种节律信号就会消失。后来证明，在按要求用自己的脑产生节律这方面，阿德里安是个能手，他甚至在英国生理学学会的一次会议上

---

① 汉斯·伯格（1873—1941），德国精神病学家，脑电图技术的发明者。——译者注

演示了这个技能。虽然伯格声称整个脑都参与了这种同步活动，但阿德里安和马修斯最终把这种节律的来源定位到了枕叶。枕叶位于脑的后部，人们认为它与视觉有关。让阿德里安和马修斯大为惊讶的是，他们发现水甲虫的脑在黑暗中也能产生非常相似的节律，而且就像阿德里安自己记录到的那样，如果打开灯，这种节律就消失了。

阿德里安和马修斯的研究表明，对于人类来说，破坏节律的关键在于对图案的感知，甚至是在黑暗中试图看到图案的尝试。他们的结论与伯格类似，认为节律在某种程度上与视觉注意的机制相关：当受试者没有活跃地使用他们的视觉感知能力时，神经元就会"以固定的频率自发放电（中枢神经系统的其他部位也是如此），并且倾向于保持步调一致"。[40]

至于这些神经元的活动与意识有何种关系，阿德里安变得谨慎小心：

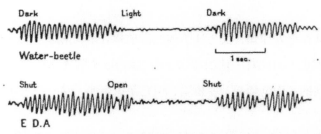

FIG. 15.—Comparison of waves from water-beetle preparation in darkness and light (upper record) and from human subject (E. D. A.) with eyes closed and open (lower record). In both the rhythm is abolished during visual activity.

阿德里安和马修斯描记的图，展示了水甲虫（上）和人（下，来自阿德里安本人）的脑活动

对于脑和心智之间有怎样的联系这个问题，生理学家和哲学家一样困惑不解。或许，对我们知识体系的一些重大修正将能解释神经冲动的某种模式是如何引发思维的，或者证明两者实际上是一回事，只不过是从不同的角度来审视罢了。如果真的出现了这样的修正，我只希望我能理解它。[41]

尽管有这些困难，阿德里安关于神经功能的研究还是提供了证据，证明神经元活动和感知之间存在明确的联系。使用他收集到的有关持续按压对感觉神经活动的影响的数据，阿德里安总结出了一幅图示，向普通读者解释了这个问题：

> 感受器中的兴奋过程会逐渐减弱，随着兴奋过程的减弱，感觉纤维中的神经冲动之间的时间间隔会变得越来越长。这些冲动会被某些中枢过程整合起来，感觉的增强和减弱与感受器兴奋过程的增强和减弱非常相似。

阿德里安深知，要想证明神经活动和有意识的感知是一回事非常困难，因此对于他的图示，他总结道："它无法在刺激和感觉之间的鸿沟上架起一座桥梁，但它至少表明，这一鸿沟比以前稍窄了一点。"

虽然阿德里安认为，"毫无疑问，通过感觉神经纤维传递的讯息所做的最有趣的事情……是为我们的心智官能带来了一些改变"，但他无法证明神经冲动的频率和感觉实际上是一回事。

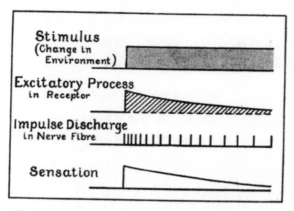

FIG. 31. RELATION BETWEEN STIMULUS, SENSORY MESSAGE AND SENSATION.

阿德里安总结的刺激、神经活动以及感觉之间的联系

　　和大多数科学发现一样，如果阿德里安没有开展这项研究，也会有其他人在差不多同一时间开展这项研究，科学的本质就是如此：除了极少数例外之外，如果研究者甲没能完成某项研究，通过研究者乙的工作，事件也会在相同的道路上继续发展。但对于我们理解脑是如何工作的，阿德里安还有一个关键的贡献，这个贡献并不依赖于他的实验研究工作，更多是来自他本人的特质。在阿德里安的早期职业生涯中，他对他工作的介绍很受大众欢迎，这使他以一种新的方式来思考神经的功能，这种方式与他在科学论文中的表达方式完全不同。正是在这些向大众解释他的发现的作品中，阿德里安以新颖的方式使用了一些已经存在的术

语，包括讯息、编码、信息等。这些概念都产生了持久的影响，并成为我们现在有关脑的工作机制的基本科学观念的基础。

在阿德里安之前，就有人把神经冲动描述为被传输的讯息，这是 19 世纪流行的脑的电报隐喻的一部分，但此前并没有人想过这种讯息是由什么组成的。在阿德里安开创性的实验中，他解构了神经冲动，证明它是由一个个非常短的脉冲组成的。每一个脉冲都有相同的形状，尽管彼此之间没有差别，但神经活动仍然能够传递讯息。为了解释这一点，阿德里安做了一个类比，这个类比现在看来理所应当，但在当时却非常新颖：

> 组成讯息的只是一系列的短脉冲，或者一波紧接一波的多少紧密相连的活动。在任何一根神经纤维中，这些波都有相同的波形，不同的讯息之所以不同，是因为神经纤维的放电频率和放电的持续时间不同。事实上，感觉信息并不比莫尔斯电码中一连串的点更复杂。[42]

今天，认为基因或者神经元等有机结构中含有某种编码的想法已经相当老套了。学龄儿童就会学习遗传密码，神经科学专业的学生们则会探索不同形式的神经编码。但当阿德里安在 20 世纪 30 年代初写下这些文字时，这还是一种思考神经元可能功能和脑运作机制的全新方式。此外，它还为一个全新的研究领域指明了方向：如果神经讯息存在编码，那么这种编码就有可能被破解，从而揭示出神经元向脑传达的讯息是什么。由于没有任何详细的研究解释编码究竟意味着什么，阿德里安借用了一个抽象的概念，虽然这个概念并非他的原创，但当它与编码和讯息结合到一起使用时，就表现出了非同寻常的意味：在阿德里安看来，神经讯息（message）中包含了信息（information）。

其他人以前也用过"信息"这个词。在一本出版于19世纪中期的医学词典中，词典的编撰者斯宾塞·汤姆森医生告诉读者："脑可以被比作一个巨大的中央电报局，神经就像电线，负责把身体各个部位提供的信息传递出去。"[43]1925年，在描述他的发条甲虫的工作原理时，洛特卡也指出这种装置能够读取信息。但阿德里安对"信息"一词的使用与神经系统的运作直接相关。例如，阿德里安认为，对于感受器传来的讯息，"中枢神经系统能够从这些讯息中提取出所有的信息"。事实上，他认为感受器的功能使生物体能够"提取关于外部世界的信息"，而科学家面对的一个主要挑战是"评估什么样的信息到达了中枢神经系统"。[44]在阿德里安看来，神经系统的全部意义在于通过神经元来传递有关世界的编码信息。

20世纪20年代中期，数学家们，比如伟大的统计学家和遗传学家罗纳德·费希尔（Ronald Fisher）①，也开始用"信息"这个词来描述一些统计学概念，不过他们还没有一个针对信息的统一定义。至于阿德里安是否知晓这些将信息数学化的尝试，目前

---

① 罗纳德·费希尔（1890—1962），英国统计学家、遗传学家，现代统计学的奠基人之一，被学界认为以一己之力独自建立了现代统计科学。——译者注

还不清楚，但他认识到，对神经讯息本质的研究将不可避免地朝着这个方向发展。在 1929 年 4 月给朋友福布斯的一封信中，阿德里安写道：

> 现在，神经电反应真的开始显现出一些关于它本身的东西，这几乎让我希望自己没有离开神经末梢和类似结构的研究领域。但神经电反应的研究很快就会进入物理、化学和数学的范畴，我知道我的不足，至少知道其中一些！ [45]

这些正是接下来的几十年中将会发生的事情。阿德里安意识到存在一种神经编码，意识到神经讯息中包含着某种信息，这些思想都意义非凡。在我们对神经系统和脑的工作机制的理解发生的一项重大转变中，它们都是其中的一部分。这项转变没有发生在满是电极和被解剖针固定的青蛙的实验室里，也不是发生在满是电线和机器人的世界里，而是发生在满是灰尘的黑板前，因为有数学头脑的科学家们使用了最抽象的方法来模拟脑的活动。

# 第 9 章

# 控制：1930 至 1950 年

从前，有一个聪明但相当古怪的男孩，他名叫沃尔特，住在底特律。沃尔特来自工人阶级家庭，他的家人也和其他孩子一样，认为他是一个怪人。1935 年的一天，为了躲避一些欺负他的孩子，12 岁的沃尔特逃进了一家公共图书馆。在安全的图书馆里，沃尔特看到了一部《数学原理》，这是伯特兰·罗素和阿尔弗雷德·诺思·怀特海合著的三卷本巨著，其内容是令人生畏的数理逻辑。沃尔特对这本书充满了好奇并且完全被迷住了，在接下来的几个星期里，他不断回到图书馆研习这本书，仔细研究书中的方程式，并吸纳其中的观点。

上面的这个故事未必是真实的，但接下来的这个是。3 年后，也就是 1938 年，15 岁的沃尔特离家出走，最后来到芝加哥。不知道通过什么途径，他找到了芝加哥大学哲学系教授鲁道夫·卡尔纳普（Rudolf Carnap）的办公室。卡尔纳普当时刚出版了著作《语言的逻辑句法》（*Logical Syntax of Language*），根据他的描述，沃尔特说"他读过我的这本书，但不太懂某一页上的某个段落……因此我们拿了一本书，打开他有问题的那一页，仔细阅读那个段落……然而我也不太懂！"。[1]

这个男孩的全名叫沃尔特·皮茨（Walter Pitts），关于他的故事数不胜数，几乎无从考证。一篇关于他生平的记述是这样开头的："没有关于沃尔特·皮茨的传记，任何关于他的信实讨论都与传统意义的传记大相径庭。"[2] 皮茨显得太超凡和古怪了，以至于他的朋友诺曼·格施温德（Norman Geschwind）[①] 说，圈外人会认为皮茨是某种集体臆想的产物。[3,②] 但皮茨是真实的人，他和神经病学家沃伦·麦卡洛克（Warren McCulloch）在神经系统功能的逻辑方面的研究改变了我们看待脑的方式。

虽然只有 15 岁，也没有学历（他完全是自学的，没有任何形式的学历），皮茨对数学和逻辑的理解却非常深刻，他甚至被允许参加由尼古拉斯·拉舍夫斯基（Nicolas Rashevsky）[③] 教授在芝加哥大学组织的关于数学生物物理学的每周研讨会。[4] 拉舍夫斯基的研究兴趣是把数学和生物学融合到一起。从 20 世纪二三十年代开始，学术界出现了一股潮流，有数学头脑的科学家

---

① 诺曼·格施温德（1926—1984），美国神经病学家、行为神经病学先驱，在神经系统病变对人的行为的影响方面做出过很多重要贡献。——译者注

② 2018 年，我曾经问过 DNA 双螺旋结构的共同发现者、当时已经 90 岁的詹姆斯·沃森是否见过皮茨。他那双湿漉漉的眼睛一下就亮了起来。"哦，见过！"他说，"他是真正的疯子！"

③ 尼古拉斯·拉舍夫斯基（1899—1972），美国物理学家，被学界认为是"数学生物物理学和理论生物学之父"。——译者注

大脑传

开始探索从种群遗传学领域到生态学领域的各种生物学现象。拉舍夫斯基的兴趣就是这种趋势的体现。[5] 在其他人的研究中，研究者通常是用数学模型来做出预测，然后通过观察来检验预测结果。拉舍夫斯基的方法则非常不同。对拉舍夫斯基来说，如果他的数学模型与现实之间存在任何联系，那么这些联系也完全是无关紧要的：他曾说过，试图到现实中去寻找他的理论的具体表现的努力"完全没抓住重点"。[6]

在拉舍夫斯基组织的研讨会上，讨论的话题涉及一种思考生物系统的新方式。讨论使用了"反馈""环路""输入""输出"等术语，这些词语我们现在非常熟悉，但在当时却非常新颖。"反馈"这个词最早出现于 20 世纪 20 年代早期，被用来描述电路，特别是无线电信号。但人们很早就知晓其背后的现象了：从远古时代起，负反馈的原理就被用来阻止水在达到一定水位后继续流入水槽。而在描述身体如何维持一种稳定的内部状态（1926 年，美国生理学家沃尔特·坎农创造了"内稳态"这个词来描述这种状态）时，19 世纪的生理学家克洛德·贝尔纳也含蓄地承认了负反馈的存在。18 世纪中期，"环路"这个词开始被用于描述电流的运动，而在 20 世纪初，"输入"和"输出"则开始被用于描述生理活动和电信号。在第一次世界大战结束后的几年里，科学家们开始将这些术语应用于生物学现象，特别是与神经系统有关的生物学现象。1930 年，纽约的精神病学家劳伦斯·库比发表了一篇论文，论文的标题是《在闭合环路中运动的兴奋波的特性在一些神经病学问题上的理论应用》。库比在这篇论文中指出，一些神经病学难题，如帕金森病中的震颤或者癫痫发作，也许可以用神经元环路中的活动反复运行和放大自身来解释。[7]

到了1940年，17岁的皮茨开始分析神经环路的兴奋和抑制模式，这些模式当时还都只是科学家的一些猜想。短短两年内，他就发表了两篇这个领域的论文。[8]同一年，皮茨的密友杰罗姆·莱特文（Jerome Lettvin）[①]把他介绍给了沃伦·麦卡洛克。两人相识的另一个可能的时间是1941年，据麦卡洛克说，他当时给拉舍夫斯基的研讨小组提交了一篇论文。[9]但凡事关皮茨，事实总是难以确定。不管是哪一种情况，皮茨和麦卡洛克一拍即合，他们的合作直接产生了如今用来解释脑工作机制的最常见隐喻：脑是一台计算机。

不过情况并非完全如此。事实上，人类对神经系统和电子机器间的联系的认知最初是反过来的：人们认为计算机是一个脑。

麦卡洛克和皮茨在很多方面都非常不同。麦卡洛克是个有名望、有教养的学者，四十多岁，有自己的家庭和一所大房子，而皮茨则是个离家出走的尴尬少年。但两人有一个共同的兴趣，那

---

① 杰罗姆·莱特文（1920—2011），美国著名认知心理学家、电生理学家，麻省理工学院教授。——译者注

就是用逻辑学来理解生物学现象，这在当时被认为是科学上最令人兴奋的研究领域之一。在获得哲学学位后，麦卡洛克又相继获得了心理学和医学学位。1934 年，麦卡洛克开始与耶鲁大学的神经生理学家杜赛尔·巴伦（Dusser de Barenne）合作，后者曾经与鲁道夫·马格努斯共事，并且对马格努斯的一些想法产生了兴趣。马格努斯认为，现代感觉生理学为理解康德先验知识的概念提供了唯物主义基础。[10] 这一切都被传递给了麦卡洛克，他在 1959 年发表的一篇有关青蛙如何看东西的论文中明确地探究了这一点。[11]

在此期间，麦卡洛克参加了耶鲁大学的一个系列研讨会，重点论题是生物学的数学研究方法。研讨会由心理学家克拉克·赫尔主持，他在 1929 年提出了条件反射的电学模型。1936 年，赫尔做了一场题为"心智、机制和适应性行为"（Mind, Mechanism and Adaptive Behavior）的演讲。他在演讲中提出了 13 个逻辑公设及其相关定理，并声称这些公设可以从简单的原理出发，解释适应性行为的产生。[12] 和他的电学模型一样，赫尔这一尝试的目标是将复杂行为用一条解释链连接起来，这条链一直延伸到电子。赫尔提出的这些公设没有产生太大的影响，但它们鼓励麦卡洛克更多地考虑将逻辑学应用于生物学领域。

1941 年，麦卡洛克搬到了位于芝加哥的伊利诺伊大学。尽管身在另一所大学，他还是加入了拉舍夫斯基的小组，并在某个时候遇到了皮茨。虽然麦卡洛克当时已经快 42 岁了，而皮茨则还没有成年，但两人立即建立起了亲密的友谊。不久后，无家可归的皮茨和他的朋友莱特文搬进了麦卡洛克的家。据20世纪60年代曾与麦卡洛克合作的数学家和神经科学家迈克尔·阿比布（Michael Arbib）说，麦卡洛克和皮茨"在无数个夜晚都坐在麦卡洛克的餐桌前，试图厘清脑是如何工作的"，他还说麦卡洛克看上去就像画家埃尔·格列柯画作中的旧约先知，并且一边摇动着盛有威士忌的酒杯，一边没完没了地抽着香烟。[13] 但皮茨在这一合作关系中的贡献也不容低估。杰出的数学家诺伯特·维纳（Norbert Wiener）[①] 曾这样评价皮茨："毫无疑问，他是我见过的最强大的年轻科学家……如果有人认为他不是同代科学家中最重要的两三个人之一，那么我将会感到非常震惊，我这里说的范围不限于美国，而是全世界。"[14] "最强大"（strongest）很可能是"最奇怪"（strangest）的弗洛伊德式拼写错误（Freudian typo）[②]。

1943年12月，麦卡洛克和皮茨发表了一篇题为《神经活动内在思想的逻辑计算》（A Logical Calculus of the Ideas Immanent in Nervous Activity）的论文。[15] 正如论文标题所暗示的那样，麦卡洛克和皮茨探索了神经元的放电模式以及神经元之间连接方式的意义，并试图从逻辑学的角度来描述这一问题。令人遗憾的是，皮茨选择了使用卡尔纳普那些神秘而古怪的符号来写他的方程式。对于大多数人来说，这篇论文的内容本身就已经非常难以

---

① 诺伯特·维纳（1894—1964），美国数学家，"控制论之父"。——译者注
② "弗洛伊德式错误"是精神分析学中的一个概念。弗洛伊德认为一个人在平时不经意间出现的笔误、口误等差错并不是毫无意义的，而是受其潜意识影响的。——译者注

理解了。在迈克尔·阿比布看来，这样一种表述方式使论文变得"几乎无法理解"，科学史家莉莉·E.凯则将其称为"基本无法读懂的抽象文本"。[16] 然而，在大量的逻辑符号周边，麦卡洛克和皮茨还给出了一些清晰的文字解释，从中可以看出他们希望表达的思想。

麦卡洛克思考这种生物学研究方法已经超过 15 年了。[17] 他意识到动作电位"全或无"的本质与逻辑学中命题的非真即伪是等价的，并在此基础上产生了他最关键的思想。根据麦卡洛克的想法，神经元要么放电，要么不放电，它们分别是他所谓的"心理子"（psychon）中的一种。在他的理论中，"心理子"是一种基本的精神"原子"，通过与其他"心理子"结合产生更复杂的现象。当时的麦卡洛克意识到，一系列神经元的活动或许可以用一系列逻辑命题来描述，他把这一系列的神经元称为"神经网"（nervous net）。但麦卡洛克发现，用严格的逻辑学术语来表达这一思想超出了他的能力——直到他遇到皮茨。在谈到皮茨时，麦卡洛克后来写道："我后来的所有成功主要都归功于他。"[18]

在他们的论文中，麦卡洛克和皮茨描述了 10 个定理，每一个定理都用相互连接的神经元的图示来呈现，这些图都是由麦卡洛克的女儿陶菲绘制的。可以明显地看出，这些定理都是用乔治·布尔（George Boole）① 大约一个世纪前提出的逻辑代数来

--------

① 乔治·布尔（1815—1864），英国数学家、逻辑学家，数理逻辑先驱。——译者注

表述的。[19] 布尔逻辑（Boolean logic）以真命题和伪命题为基础，通过"与"（AND）、"或"（OR）、"非"（NOT）的基本运算使算术运算成为可能。麦卡洛克和皮茨在论文中指出，这些运算可以是神经系统的基本结构赋予的。例如，论文图 c 的神经元表示的是一个"和"函数：只有当神经元 1 和神经元 2 同时放电时，神经元 3 才会放电。类似地，图 b 代表"或"函数：当神经元 1 或神经元 2 放电时，神经元 3 就会放电。而图 d 则是"非"函数：只有当神经元 1 放电且神经元 2 不放电时，神经元 3 才会放电。

通过组合这些基本函数，麦卡洛克和皮茨可以解释相当复杂的现象，比如大家都很熟悉的热错觉，他们是这样描述的："如

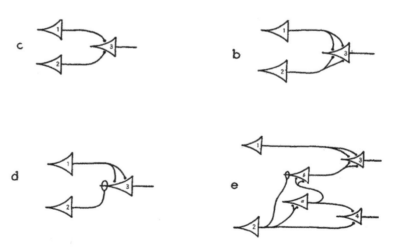

LOGICAL CALCULUS FOR NERVOUS ACTIVITY

麦卡洛克和皮茨用图展示了神经元的组织方式如何体现布尔逻辑

大脑传

果把一个冰冷的物体与皮肤接触一段时间，然后拿开，皮肤就会有发热的感觉；但如果接触的时间更长一些，在物体拿开后就只有冷的感觉，不会先有温暖的感觉，哪怕极短暂的温暖感也不会有。"[20]

图 e 是一个可以解释这种错觉的神经网络，它仅仅包括一个感知热的神经元（1）、一个感知冷的神经元（2）、一个表征热的神经元（3）、一个表征冷的神经元（4），以及另外两个连接这些神经元的神经元（a和b）。正如麦卡洛克和皮茨所说的那样："这个错觉清楚地表明，知觉与'外部世界'之间的对应关系依赖于两者之间的神经网络的结构特征。"一种基本的心理学现象是可以通过一个逻辑环路来模拟的。

麦卡洛克和皮茨的雄心远远超出了解释感官错觉的范畴。他们认为，心智活动的所有关键方面"都可以从目前的神经生理学严格推导出来"，甚至精神病最终也可以用"紊乱的结构"来理解。他们的论文表明，可以用一种高度抽象的方式来审视神经系统，这一观点似乎比之前几十年提出的任何物理模型都更有用，[21] 同时也是对理解脑的工作机制的主流方法的重大背离。在此之前的半个多世纪里，主流的方法都是以大脑皮层的功能定位为基础的，但这些研究仅仅是发现了一些参与各种运动功能的含糊的"中枢"，至于这些功能是如何实际执行的，仍然不清楚。麦卡洛克和皮茨的工作的真正新奇之处在于，他们把注意力集中在了过程，而不是解剖结构上。现在，要想解释脑的功能，似乎还需要可以体现神经元网络或者器官间相互作用特征的算法。脑的组成部分与其组织形态生成功能的方式之间的关系是问题的关键——麦卡洛克和皮茨将其称为神经元结构的内在逻辑（the immanent logic of neuronal structures）。

这种方法无疑改变了我们对脑的看法，但它对研究现实的神经系统的功能究竟产生了多大的影响，却很不好说。这在一定程度上是由于对神经环路的精确认知当时还很匮乏，但正如麦卡洛克和皮茨认识到的那样，另一个原因是在现实的神经网络中，很少有像他们抽象出的模型那样高度简化的网络。如果他们的这些细节无法在现实的神经系统中找到对应，那么许多神经生理学家是无法接受他们的理论的——一个和生物学现实相去甚远的模型似乎是毫无意义的。

受这篇论文影响最大的，是正处于萌芽阶段的计算机科学——在论文得到的 4 500 次引用中，有许多都来自这个领域。在美国，数学家约翰·冯·诺伊曼已经开始使用布尔逻辑思考有关计算机的问题了。是诺伯特·维纳把冯·诺伊曼的注意力吸引到麦卡洛克和皮茨的论文上的，他还特别指出，尽管麦卡洛克和皮茨的研究重点是神经系统结构中"与""或""非"运算在细胞层面的体现，但这一理论可以应用于任何领域，无论是生物学、机械学还是电子学。

冯·诺伊曼是一个极其聪明的人，在"曼哈顿计划"中扮演了重要角色——他设计了通过内爆来引爆原子弹的装置（摧毁长崎的原子弹使用的就是这种装置），并参与选择了核打击目标。[22] 他还奠定了博弈论的基础，这种科学现在被应用于经济学和生态学等领域。而最重要的是，他开始构想计算机未来的发展。1945 年 6 月，冯·诺伊曼写了一份关于存储程序通用计算机（stored-program general purpose computer）的提案，阐释"一个超高速自动化数字计算系统的结构，特别是它的逻辑控制"。[23]我写这本书所用的电脑以及你口袋里的手机的工作原理，都是基于冯·诺伊曼的思想。

尽管冯·诺伊曼有关计算机系统的结构和逻辑控制的设想是用二进制逻辑的语言表述的，并且是基于电气布线和真空管为基础进行构想的，但他这一设想的核心是麦卡洛克和皮茨假想的神经网络。在提案开头的几页，冯·诺伊曼用了一个生物学的类比来为他有关计算机的设想提供依据：

> 高等动物的神经元……具有"全或无"的特性，也就是说，处于且仅处于静息和兴奋这两种状态中的一种……与 W. S. 麦卡洛克和 W. 皮茨一样，我们忽略神经元运作中阈值、时间总和、相对抑制、刺激超出突触延迟的后效应造成的阈值改变等更复杂的方面……很容易看出，这些简化的神经元的功能可以用电报继电器或真空管来模拟。

冯·诺伊曼继续写道：

> 使用这些真空管的组合是为了通过数位处理数字，因此很自然地要使用数位有两个值的算术系统。这提示可以使用

二进制系统。和人的神经元一样，这个系统的元件也有"全或无"的特征。事实会证明，对真空管系统所有初步、定向的考量来说，这种类似性都是相当有用的。

以生物学模型为依据，冯·诺伊曼试图证明他关于如何开发计算机的结构和功能的选择是正确的。因此，在他的计算机诞生时，人们将其看作一个脑。但机器和脑之间隐喻的方向随后发生了转变，今天，人们把脑看作一台计算机。然而，在这种转变发生前的很多年中，脑研究和计算机研究都对彼此产生了重大的影响。

麦卡洛克和皮茨对我们理解脑的功能——也无意中对计算机的发明——做出了独特的贡献，但他们并不是唯一使用这种研究方法的人。1942 年初，麦卡洛克应邀参加了在纽约公园大道酒店举行的一次特别会议，主题是大脑抑制。其中一位演讲者是来自哈佛大学的墨西哥生理学家阿图罗·罗森布鲁斯（Arturo Rosenblueth），他介绍了他和维纳以及工程师朱利安·毕格罗（Julian Bigelow）合作的一些研究。维纳和毕格罗当时参与到了战争相关的工作中，正在研发一种自动高射炮。他们意识到他们正在研究的系统涉及反馈：炮手根据敌机的飞行轨迹调整炮位，开火，校正目标，然后重复上述操作。[24] 通过将机器甚至神经系统视作传递正、负反馈的循环，罗森布鲁斯、毕格罗和维纳能够描述一个简单系统的活动是如何产生看似带有目的性的行为的。这在存在负反馈——装置一旦达到预设目标就停止执行其功能——的情况下尤其明显。麦卡洛克对罗森布鲁斯的演讲感到兴奋，并开始思考如何用反馈循环来解释各种现象，包括神经官能症等精神疾病。[25]

1943年，也就是麦卡洛克和皮茨发表他们关于神经系统内在逻辑的论文的同一年，罗森布鲁斯、毕格罗和维纳在一篇题为《行为、目的和目的论》（Behavior, Purpose and Teleology）的文章中总结了他们的想法。目的论认为非人类系统中存在有目的、由目标驱动的行为。他们试图将目的论放进正反馈和负反馈的框架中来进行解释。他们在这篇文章中指出："一些机器的行为和生物体的某些反应，都涉及来自目标的持续反馈，这些反馈会调整和引导行为主体。"[26]

罗森布鲁斯、毕格罗和维纳以机器和动物为例，在没有使用方程式的情况下，以反馈作为关键机制，探索了理解所有行为的共同框架。他们认为正反馈可以解释某些病理症状，比如帕金森病患者的震颤（麦卡洛克和皮茨也在他们最复杂的理论中指出了这一点，并把这个理论称为"带圈的网络"，用圆圈来表示正反馈循环）。罗森布鲁斯、毕格罗和维纳最伟大的发现是，他们展示了负反馈如何使机器或者动物的活动看起来就像是有目的一样：一旦某个活动到达给定的状态，负反馈会终止该活动，从而产生一种目的性行为的错觉。麦卡洛克和皮茨的构想中没有这个概念。虽然机器狗"塞雷诺"、于克斯库尔的功能圈和洛特卡的发条甲虫中都隐晦地体现了这些概念（《行为、目的和目的论》中没有提及这些先例），但罗森布鲁斯、毕格罗和维纳是首次将这些概念广泛用于解释行为的基础的人。

与此同时，在大西洋的另一边，剑桥大学的心理学家肯尼斯·克雷克（Kenneth Craik）出版了一本薄薄的小书，书名是《解释的本质》（*The Nature of Explanation*）。这本书的大部分内容都是哲学性的，但在书的后半部分，克雷克重点讲了一个关于脑功能的猜想。以赫尔的条件反射模型为例，克雷克解释说，他更喜欢一种抽象的方法，这种方法不关注特定的突触机制，而是关注"神经机制的根本特征——它模拟或模仿外部事件的能力"。他认为这种机制也存在于计算机器中。[27]

比起简单地在脑和电话交换机之间做一个模糊的类比，克雷克的方法更加深刻：他感兴趣的是搞清楚一种机制需要进行什么样的计算才能"在思考中发挥作用"。[28]克雷克认为，这种必要的计算是符号性的，用符号来表征外部现实的各个方面。他特别强调了一些当时最伟大的技术进步，比如计算机器、望远镜等，这些进步是人类感觉器官和身体的有效扩展。克雷克声称："我们的脑本身也在利用类似的机制达到同样的目的，这些机制可以模拟出外部世界中的现象，就像一台计算机可以模拟出一座桥中应力的变化一样。"[29]他还说，在神经系统中，这些符号表征的关键功能体现在神经系统探索替代方案和进行预测时所起的作用上。一个由神经元活动组成的心智模型，可以使生物体为未来的事件做好准备。

然而，在这些机制是如何在脑中实现的这个问题上，克雷克就不那么自信了。他认为微观解剖学上的差异意味着，"如果基于电话交换机模式的脑模型没有假定任何特定的连接，会更有说服力"。对于神经系统内在逻辑的体现，克雷克的观点甚至比麦卡洛克和皮茨的观点更为抽象。[30] 他认为，即使两个个体的神经结构不同，只要它们的脑能够表征同一个过程，那么它们就可以表现出相同的行为。在克雷克看来，只要有足够的可塑性，一个随机连接的系统"也能基于经验形成满足预设要求的有序连接"。[31] 只要有足够的时间和经验，"正确"的连接最终总是会出现的。令人痛心的是，对于神经系统是"一台能够模拟或并行处理外部事件的计算机器"的设想，克雷克没能继续探究下去。1945 年，他在剑桥大学骑自行车时被一辆车撞倒，最终离世。

克雷克的书刚出版时并没有引起多大的轰动，但 1946 年，阿德里安在一系列讲座中重点关注了这本书，讲座的内容还在第二年被结集成册出版。阿德里安是这样总结克雷克的观点的："计算机器用符号体系来表征物理结构或者物理过程，脑一定使用了类似于这种符号体系的东西来模拟或者模仿外部事件。"这种表述中隐含的意思是，"生物体的脑袋里不仅有一张外部事件的'地图'，而且还有一个外部现实以及生物体自身各种可能行动的小尺度模型"。不管阿德里安自己有没有意识到，他的这些观点都在反驳莱布尼茨磨坊理论的核心论点。莱布尼茨磨坊理论认为，即使我们能看到脑最深处的运作方式，我们也无法理解任何东西。阿德里安则认为，即使克雷克的观点没有揭示思想是如何产生的，它仍然提供了更有深度的洞见：

> 因此，影像和思想可以被看作一台精密机器的最终产品……如果我们能观察一个正在工作的人脑，我们就能知道这个人在想什么，因为我们将看到一个又一个模式是如何被赋予智识的。[32]

所有这些发表于1943年的研究的背后，都隐藏着艾伦·图灵的思想。1936年，24岁的图灵写了一篇论文，用逻辑学证明了一台人工设备可以计算任何可计算的问题。[33] 当时也在构思类似想法，并且开始与图灵在普林斯顿大学展开合作的美国逻辑学家阿隆佐·丘奇（Alonzo Church）慷慨地给这个假想的装置取了一个名字——图灵机。虚拟的图灵机包括一个被分成很多小方块（每个小方块上有一个书写的符号）的纸带，一个每次可以读取一个小方块信息的扫描头，以及一套告诉机器对每个符号该做出什么反应的规则。原则上，这台机器可以计算任何可计算的问题，包括模仿另一台机器。

麦卡洛克和皮茨明确地指出，图灵机的基本组件与布尔神经环路的基本组件之间存在对应。他们宣称，如果他们的神经网络

大脑传

被连接到合适的输入、输出和存储组件（如磁带和扫描头）上，那么这些神经元就能像图灵机一样进行数字计算。这两种方法是互补的，麦卡洛克和皮茨的神经网络"为可计算性的图灵定义及其等同概念在心理学上提供了一个依据"。[34] 正如麦卡洛克在 5 年后解释的那样："我们认为我们正在做的（而且我认为我们做得不错），就是把脑当作一台图灵机。"[35]

尽管图灵一开始并没有从人工智能的角度思考问题，也没有从生物体和他假想的装置之间的联系出发思考问题，但他很快就开始从这些角度思考了。1943 年初（又是这一年），图灵在纽约的贝尔实验室工作。贝尔实验室位于曼哈顿下东区的一幢未来主义建筑里，有一条地上地铁线正好穿过这个建筑。图灵在那里致力于加密协议的研究，这些协议将最终用来确保伦敦和华盛顿之间的海底热线在战争的最后阶段安全运行。图灵在贝尔实验室遇到了 26 岁的数学家克洛德·香农（Claude Shannon），他当时正在研究加密理论。他们经常在午餐和咖啡时间聊天，谈论他们共同的兴趣：构建一个电子脑（electronic brain）。

1937 年，香农在麻省理工学院写硕士论文时意识到，在布尔逻辑、贝尔公司的电话电路（他在那里暑期实习时曾研究过），以及麻省理工学院的工程师万尼瓦尔·布什（Vannevar Bush）制造的一种机械模拟计算机之间存在联系。香农的见解与麦卡洛克和皮茨几年后想到的基本相同：通过使用符号，可以用逻辑来描述电路，特别是"与""或""非"这三种基本的运算符，可以被表示为基于二进制逻辑进行工作的电路。这种见解引起了冯·诺伊曼的注意，并且帮助他厘清了对未来数字计算机的设想。这些想法也明显为香农与图灵提供了共同的兴趣点。在畅想未来的谈话中，两人似乎在你追我赶，努力超越对方。据香农回忆：

> 我们怀有梦想，图灵和我曾经谈论过完全模拟人脑的可能性，我们真的能造出一台相当于甚至超过人脑的计算机吗？也许未来比现在更容易。我们都认为这在不久之后——10 年或 15 年内——是可能实现的。这在过去是不可能的，30 年来都没有人这样做过。[36]

另一方面，图灵也对香农一些有关如何使用电子脑的想法感到惊叹。图灵曾对贝尔实验室的研究者亚历克斯·福勒说："香农想要给电子脑提供的不仅仅是数据，还有文化方面的东西！他想给它放点音乐！"[37]

二战结束几个月后，1946 年 3 月，梅西基金会（Macy Foundation）举办了一系列会议中的第一次会议。这些会议的名称相当拗口："生物学和社会科学中的反馈机制和循环因果系统会议"。随着维纳 1948 年的畅销书《控制论：或关于在动物和机器中控制和通信的科学》（*Cybernetics: Or Control and Communication in the Animal and the Machine*）的出版，在此后的

　　　　　　　　　　　　　　　大脑传

几年里，会议的名称被普遍简化为了更简单的"控制论会议"。

这些小型会议的雄心从会议的名称就能看出来——试图通过研究共同的机制，特别是反馈，将生物学和社会科学（以及还处于萌芽阶段的计算机领域）统一起来。第一次会议只有十几个人参加，冯·诺伊曼和西班牙神经生理学家拉斐尔·洛伦特·德诺（Rafael Lorente de Nó）在会上探讨了电子数字系统和神经数字系统的重要性。洛伦特·德诺曾在 20 世纪 30 年代与卡哈尔一起工作过，他将神经元描述为肉体中的自动机元件。[38]

但就在这个领域似乎要统一起来，并且有望对脑的功能提供新的见解时，冯·诺伊曼开始产生怀疑。1946 年 11 月，他给维纳写了一封信。他在信中指出，大家对计算机和脑之间的相似之处的关注可能是错误的。冯·诺伊曼认为，"在图灵、皮茨和麦卡洛克的巨大积极贡献被接受之后，情况没有变得更好，反而变得比以前更糟了"。[39] 冯·诺伊曼意识到，问题的关键是真正的神经系统比麦卡洛克和皮茨所描述的要复杂得多，而且除了单个动作电位"全或无"的基本特征外，神经系统实际上并没有以数字方式运行。尤其重要的一点是，正如阿德里安的研究指出的那样，神经编码中还包括一个关键的模拟元素：放电频率会随着刺激强度的增加而增加。这表明神经元在表征外部世界时并不是数字化的。

冯·诺伊曼此时认为，他和维纳选择研究"世界上最复杂的物体"——人脑，是一个错误。他认为，即使选择一个更简单的神经系统，比如蚂蚁的神经系统，也不会有什么帮助：

"［如果研究更简单的神经系统，］我们失去的几乎将和我们得到的一样多。随着数字（神经）部分变得简单，模拟（体液）部分将变得更难理解……科学问题变得不那么清晰，我们研究清楚这些问题的可能性会越来越小。"冯·诺伊曼的解决方案是，应该彻底放弃研究神经系统。他认为，最有可能成功运用逻辑学来理解生物学的途径，也许是对病毒的研究。①

  尽管态度悲观，但冯·诺伊曼并没有放弃继续参与对控制论和脑的讨论。1948 年 9 月，在帕萨迪纳举行的一场关于行为的大脑机制的会议上，他发表了一个演讲，对比了模拟计算机和数字计算机的结构，然后将两者分别与神经系统做了对比。[40]冯·诺伊曼认识到神经元并不是真正的数字化的，这不仅是因为它们对刺激的响应方式，还因为它们参与其中的反馈回路（例如那些控制血压的反馈回路）既包含神经的成分又包含生理的成分。正如他所说的那样："生物体是非常复杂的，其运作机制一部分是数字的，一部分是模拟的。"[41]他还解释说，脑远比任何计算机小，并且含有更多的组件。（这发生在晶体管时代之前，晶体管在一年前刚问世，使计算机微型化迈出了第一步，但他的这个观点至今仍然成立。）最重要的是，他提出了神经科学中的一个重大问题，并且使用了一个现在很常见但在当时却很新颖的动词："［神经］是如何将一个连续变量编码为数字化符号的？"

---

① 这是另一个故事，参见我的前作《生命最伟大的秘密》（*Life's Greatest Secret*）。

                        大脑传

麦卡洛克和皮茨的研究证明,"任何可以被详尽并且明确描述的事物……事实上都可以用一个恰当的有限神经网络来呈现"。[1] 冯·诺伊曼同意这一观点,但指出了实现这一目标面临的实际问题。在他看来,即使是一个简单的视觉类比,例如"一个物体像一个三角形",这样一个神经网络也会无比复杂,其组成部分的数量会"多到完全不切实际"的程度。冯·诺伊曼的结论很悲观:

> 因此,寻找一个精确的逻辑概念——在这里就是对"视觉类比"进行精确的口头描述——或许是徒劳的。视觉脑区本身的连接模式可能就是对这一原理的最简单的逻辑表达或定义。

冯·诺伊曼认为,即使是对一些相对简单的心理过程,也不可能构建出成功的模型,所谓的模型仅仅是对现实中参与相应计算的神经系统一部分一部分的模仿。他担心,任何基于麦卡洛克和皮茨提出的方法的人脑实体模型,都会被证明"太大了,物理宇宙根本装不下"。

在同一个会议上,麦卡洛克做了一个演讲,演讲的题目很有话题性:"为什么心智存在于脑中?"。(在演讲的最后一段,他给出了一个老套的答案——因为那里是所有神经元的所在地。)

---

[1] "神经网络"这个术语最初出现在一本关于拉舍夫斯基小组的书的书评中(但这本书中并没有出现这个词)。见: Reiner, J. (1947), *Quarterly Review of Biology* 22:85–6。

对于构建脑模型的可能性，麦卡洛克此时也感到悲观。他说皮茨正致力于绘制一些简单的反射弧的输入 / 输出关系图谱，"但还没有得到什么非常简单的结果"。他还说："我们甚至无法绘制出整个大脑皮层的这种关系图谱。"[42] 对当时或现在的大多数神经生理学家来说，这并不奇怪。

这次会议几周后，维纳出版了《控制论：或关于在动物和机器中控制和通信的科学》。在这之后，一切都改变了。维纳在书中创造了"控制论"这个术语（他借用了希腊语中"舵手"这个词），这个概念后来被用来描述整个领域。与此同时，尽管书中含有大量多数人无法理解的公式（也有许多错误），《控制论》还是成了一本国际畅销书。无论对科学家还是公众来说，这都是一本重要的著作。维纳本人就是一个颇具传奇色彩的人物，足以吸引媒体的关注。他身材魁梧，戴着一副镜片很厚的眼镜，留着范·戴克①式的胡子。维纳在十几岁的时候就曾跟随伯特兰·罗素学习，他后来的自传的第一卷甚至用了一个准确但不太谦虚的标题——《前神童》。他的家庭生活也很复杂：虽然他的父亲是俄裔犹太人，但他的妻子却是一名反犹分子，并且是希特勒的支持者。据陶菲·麦卡洛克回忆，维纳会去她父母的乡间别墅，和他们一起在附近的湖里裸泳："他很有特点，看起来像一只眼睛鼓出来的青蛙。我记得他浮在湖里，挺着肚子，不停地

---

① 安东尼·范·戴克（1599—1641），佛兰德画家，曾担任英国国王查理一世时期的首席宫廷画家。——译者注

说话，在空中挥舞着雪茄，然后慢慢地没入水中。"维纳的女儿也记得那次裸泳之旅，以及可能因此爆发的家庭危机："哦，如果妈妈听说了这档子事，我能想象她一定会暴跳如雷。"[43]

在《控制论》中，维纳解释了信息的数学概念（这一概念刚出现不久），并强调了负反馈在使动物和机器的行为看起来像是存在某种目的性这一过程中所起的作用。他还探索了脑和计算机之间的相似性。和冯·诺伊曼一样，维纳以麦卡洛克和皮茨将动作电位视作数字信号的观点为出发点，并且在此过程中认识到了图灵的思想至关重要的影响。他使用这个框架讨论了许多记忆模型，其中包括一个似乎正确的直觉："信息的长期存储很可能是通过神经元阈值的变化实现的，或者换句话说，很可能是通过每个突触对讯息的通透性的变化实现的。"[44]

维纳还对脑和计算机进行了比较，重点研究了两者一个特别重要的区别——激素作为讯息可能对脑和行为产生的影响。正如他所说，这些生理信号并不是先天固有、一成不变的，所以肯定以某种方式带有"可能针对的对象"的标记，因为它们虽然在体内自由循环，却只影响特定的神经元，这和计算机的工作方式很不一样。

在1950年的"控制论会议"上，芝加哥大学的生理学家拉尔夫·杰拉德（Ralph Gerard）从长远的角度出发，警告与会者，在使用这种方法理解脑时，浮夸的言论和"过度乐观"是危险的，因为人们对神经系统是如何运作的仍然缺乏真正的了解。杰拉德强调，虽然单个动作电位在本质上是数字化的，但神经元传递信息的方式在本质上却是模拟的，神经元网络的运作方式也和电子仪器不一样。[45] 考虑到麦卡洛克在这个问题上投入的精力，他可能是损失最大的人，但他仍然坚持自己的观点，坚称就信号传输而言，"咔嗒一下就能完成"[①]。这场讨论逐渐变得越来越吹毛求疵，最终变成了关于定义的长时间争论，也没能得出什么结果。理论学家和实践生物学家之间的分歧变得越来越大。

1958 年，冯·诺伊曼生前[②] 的著作《计算机与人脑》（*The Computer and the Brain*）出版，这是他就这个问题最后一次发表观点。他在书中复述了许多十年前发展出的观点，然后承认问题不仅仅是脑远比机器更复杂，而且脑似乎是沿着与他最初设想的不同的路线实现其功能的。他在书中写道："这个领域的逻辑结构与我们惯常的逻辑学和数学中的逻辑结构不同。"[46] 他进而得出结论："从评估中枢神经系统真正使用的数学或逻辑语言的角度来看，我们使用的数学的外在形式完全不适合做这样的工作。"理论很强大，但复杂的生物现实更强大。

"控制论会议"从 1946 年一直持续到 1953 年，但除了反馈的作用以及某些可能参与到机器和生物体行为的共同过程外，并

---

① 作者此处的引文不详，麦卡洛克这里的意思似乎是只需要"全或无"的反应就能完成脑中的信号传输。——译者注

② 冯·诺伊曼于 1957 年 2 月 8 日去世。——译者注

没有在我们对脑的理解上取得任何实质性进展。物理学家和分子遗传学家马克斯·德尔布吕克（Max Delbrück）[①]是一个直言不讳的人，他参加过其中一次会议，并满带嘲讽地回忆说那次讨论"空洞至极，毫无意义"。[47]"控制论会议"的问题在于，讨论的话题太广了，从章鱼的学习过程到记忆的量子理论，无所不包。但由于大多数与会者都不是相应领域的专家，因此讨论往往会落入老生常谈，与会者会没完没了地要求演讲者解释或者评论。这一点从拉尔夫·杰拉德在 1949 年的会议上提的一个充满哀怨的请求就能看出来。他在会上问："我只是想问问我们究竟该谈论些什么？"[48]由于没有得出什么重大结论，这个团体最终逐渐解散了。它的最后阶段以一场神秘的争吵为标志，这场争吵使维纳与麦卡洛克和皮茨彻底疏远，而且争吵显然是维纳的妻子恶意引发的。[49]

1949 年，英国的一群年轻研究者在伦敦组成了一个更加非正式的团体，取名为"计算俱乐部"（Ratio Club）[②]。加入这个非开放型俱乐部的关键标准是，你要像 21 世纪引领潮流的潮人一样，必须在维纳出版《控制论》之前就已经进入了控制论领域

---

① 马克斯·德尔布吕克（1906—1981），德裔美籍生物物理学家，因为在病毒复制机制和基因结构领域的发现于 1969 年与微生物学家萨尔瓦多·卢里亚、遗传学家阿尔弗雷德·赫尔希分享诺贝尔生理学或医学奖。——译者注
② 成员们对"计算"这个词读音的记忆各不相同，有人记得是读"ratio"，跟表示两个数字比值的单词读音一样，有的人则记得读作"RAT-ee-oh"，在拉丁语中的意思是"计算"。

（确切的说法是，会员仅限于"那些在维纳的书出版前就有维纳那样想法的人"，此外，大学教授也不能加入这个俱乐部）。[50]尽管麦卡洛克到场发过几次言，但计算俱乐部没有唤起控制论小组那样大的关注，也缺乏充足的资金。这个俱乐部最终于1958年解散，解散前共召开过38次会议。[51]

美国和英国的这两个小组的问题在于，这些讨论最终让控制论比看上去更不靠谱了。图灵是计算俱乐部的一员，他尤其对一些控制论专家的浮夸言论持批评态度——他把麦卡洛克斥为"江湖骗子"。[52] 最终，图灵的注意力从脑上转移走了，他把他聪明的头脑用在了关注生物体的发育和生长过程上。

对于二战后这个科学发展的关键时期来说，这样的结局显得很让人丧气。然而在这个结局中，有一个例外：无论是控制论小组、计算俱乐部还是全世界范围的公众，都对在半自主机器人上展现这门新科学的理念的尝试很着迷。例如，在1951年的"控制论会议"上，克洛德·香农展示了一个迷宫学习机器人。这个机器人通过试错来走出一个简单的迷宫并且能记住正确的路线，它甚至内置了一个"抗神经过敏电路"，当它花了太长时间仍然无法走出迷宫时，会启动随机运动以找到一个正确的路线。[53]这个机器人的最初版本是一个很大的电路板，由75个笨重的电磁电话继电器组成，带有一个能在迷宫的地面上移动的手指传感器。这款机器人后来被升级为更受公众欢迎的"机器鼠"，由磁体驱动。在一部有关这只机器鼠——被取名叫"忒修斯"（Theseus）——的短片中，香农声称它破解迷宫的能力"涉及一定程度的心智活动，或许与脑的某些活动有相似之处"。[54] 这个机器人给每一个人都留下了深刻的印象，无论是"控制论会议"的参会者（有一个人不加批评地说："它太像人类了。"[55]），还是《时代》周刊、《生活》杂志和《大众科学》杂志的读者。香农的雇主贝尔实验室也不例外，他们甚至还考虑过让香农成为董事会成员以表彰他的成就。[56] 尽管各界对这个机器人无比兴奋，但忒修斯只不过是罗斯和史密斯在 20 世纪 30 年代制造的机械迷宫机器人的一个更复杂的版本，而且它也没有为理解学习过程提供任何新的见解。[57]

诺伯特·维纳也制造了一个机器人———只能被光吸引的三轮飞蛾。如果将装置中中子流的方向逆转，这个机器人就会变得逃避光，成为一只见光就躲的臭虫。[58]1950 年，在一场哈佛大学排演的恰佩克的戏剧《罗素姆万能机器人》的序幕中，维纳向观众展示了这个飞蛾版本的机器人。这只飞蛾被命名为"帕洛米拉"（Palomilla），身上裹着一层纸糊的甲壳（这从生物学的角度来看其实并不准确），维纳站在舞台上用手电筒的光引诱它。当时的《哈佛深红报》（*Harvard Crimson*）报道："帕洛米拉会犯错，它一度跑到了窗帘后面，还经常停住，但它的行动至少比蚯蚓更果断，速度也快得多。"[59]

大约在同一时间，计算俱乐部的格雷·沃尔特（Grey Walter）也发明了一个类似的装置。这个装置由一对带轮子的乌龟组成，名叫"埃尔默和埃尔西"（Elmer and Elsie），这个名字是"能感光的电子机械机器人"（ElectroMechanical Robots,

Light Sensitive）的缩写。[60] 和维纳的飞蛾一样，电子乌龟也会被光所吸引，它们后来在不列颠节（Festival of Britain）上展出，现在陈列在伦敦的科学博物馆。在一部 1951 年的百代新闻影片中，一位说话气喘吁吁的解说员告诉英国的电影观众，沃尔特的乌龟——现在已经改名为"托比"，显然是为了和乌龟的英语单词"tortoise"押头韵——有"一个电子脑，具有与人类心智类似的功能"。[61] 事实上，"托比"所做的无非是向一盏灯做趋光运动，如果途中撞上了什么东西，就随机地移动。当它的电池快没电时，它会回到它的充电站（一定程度上，算是它的窝）。和电子狗"塞雷诺"相比，无论是维纳的飞蛾/臭虫还是沃尔特的乌龟，在概念上都没有什么进步——这些设备利用的都是反馈机制。

计算俱乐部的另一名成员威廉·罗斯·阿什比（William Ross Ashby）制造出了更严肃的东西。利用英国皇家空军多余的电磁瞄具，他造出了他所谓的"稳态保持器"（Homeostat）。这是一个模拟/数字复合设备，能够通过随机选择来寻找一个稳定的状态，从而响应环境的变化。"稳态保持器"的工作原理非常复杂，当阿什比在 1952 年的最后一次梅西大会上展示它时，皮茨甚至完全难以理解。但"稳态保持器"表明，随机变化的逐渐累加确实能促进适应性行为的出现。[62] 尽管这可能是一个有趣的隐喻，能够展示进化是如何通过自然选择来塑造我们的感官的，但它能提供关于脑功能的什么新见解（如果有的话），我们至今仍然不清楚。[63] 事实上，不管它们对公众对机器人技术的兴趣——甚至行为可能来自一系列指令和无机元件这一观点——产生了何种影响，"忒修斯"、"帕洛米拉"、"托比"（"埃尔默和埃尔西"）以及神秘的"稳态保持器"都没有对研究脑工作机制的科学方法产生任何影响。[64]

然而在脑的功能这个问题上，学界在二战后确实达成了一项重要共识——认为人脑的活动在某种程度上与心智是一回事。两部关键的著作促成了这种共识，而且两者几乎是同时出版的，虽然其形式截然不同。1949 年，哲学家吉尔伯特·赖尔（Gilbert Ryle）出版了一部针对这个问题的著作，书名叫《心的概念》（*The Concept of Mind*），文字通俗易懂。1950 年，艾伦·图灵写了一篇高深的学术论文，论文的标题是《计算机器与智能》（Computing Machinery and Intelligence）。[65]

图灵的论文产生了巨大的影响，因为他在这篇论文中提出了后来被称为"图灵测试"的概念来回答"机器能思考吗？"这个问题。图灵把他的想法称为"模仿游戏"（讲述他生平的电影也因此得名）：如果你有一台可以回答问题的设备，而且人可以和这个设备进行对话，却无法察觉到这是一台机器，那么无论从何种角度来看，这台设备都是可以思考的。图灵的论文中没有数学内容，在本质上是一篇哲学论文，像洛克和莱布尼茨这样的人读到后能立刻领会他的思想。他相信技术的进步会使机器通过测试：

我相信在大约 50 年后，计算机的存储容量将到达 $10^9$ 左右。经过编程的计算机玩模仿游戏会玩得很好，在进行 5 分钟的询问后，一位普通的询问者正确判断出它是一台计算机的可能性不会超过 70%。[66]

至于如何做到这一点，图灵认为"问题主要在编程上"。[67] 如果方法正确，图灵的计算机——由没有生命的物质组成——显然是能够思考的。一年后，计算俱乐部的唐纳德·麦凯（Donald Mackay）也得出了类似的结论："在人脑可观察到的行为和一个设计同等精巧的人工制品可能表现出的行为之间，我们没有发现根本性的区别。"[68] 对图灵来说，问题的关键是找到合适的编程策略，而对麦凯来说，这是一个寻找精巧设计方案的问题。无论是哪一种情况，符合逻辑的结论都是，机器产生的输出能够达到与脑产生的输出无法区分的程度。

在很大程度上，赖尔的《心的概念》帮助许多读者巩固了他们已经持有的信念——心智是有物质基础的。这本书的可读性很强，书中的论述并没有试图解释脑是如何工作的，也没有试图解释脑活动是如何导致心智产生的。事实上，"脑"这个词在书中几乎就没有被提及。赖尔写作这本书的主要目的是系统地瓦解笛卡儿的二元论，他轻蔑地将其称为"机器中的幽灵"。他的论述为把心智活动与脑的生理活动等同起来创造了一个一以贯之的哲学基础，但并没有直接证明这一点。

这些想法在英国迅速渗透到公共领域，电台在其中发挥了重

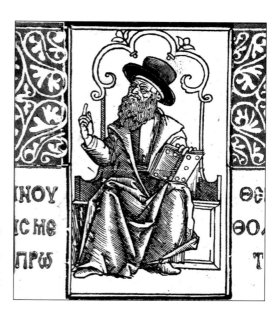

公元 2 世纪的医生、哲学家和诗人盖伦的想象画像，来自 16 世纪出版的一本书。我们不知道他到底长什么样，但基本可以肯定他不长这样

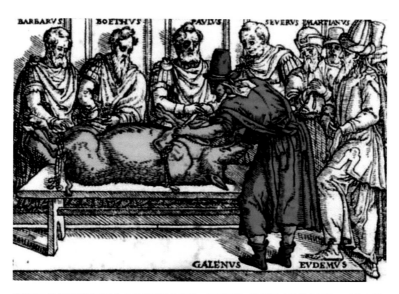

盖伦在 2 世纪用猪开展了令人毛骨悚然的实验。实验证明，控制运动的器官是脑，而非心脏。图片来自一部出版于 16 世纪的盖伦著作集的扉页

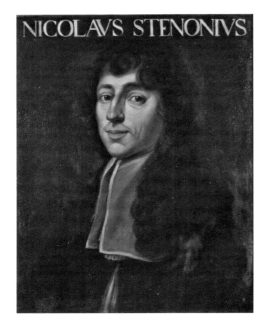

丹麦医生尼古拉斯·斯丹诺（1638—1686）为我们探索脑功能的大部分现代方法奠定了基础。他还创立了地质学、发现了肌肉的工作原理，并且是第一个意识到女性有卵子的人。我的第一本书《卵子与精子的竞赛》对他有详细的介绍

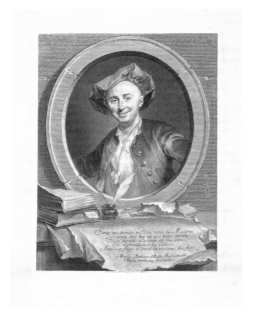

朱利安·奥弗雷·拉美特利（1709—1751）的肖像，来自他一部著作的卷首插图。他看起来会是那种在酒吧里玩得很开的人

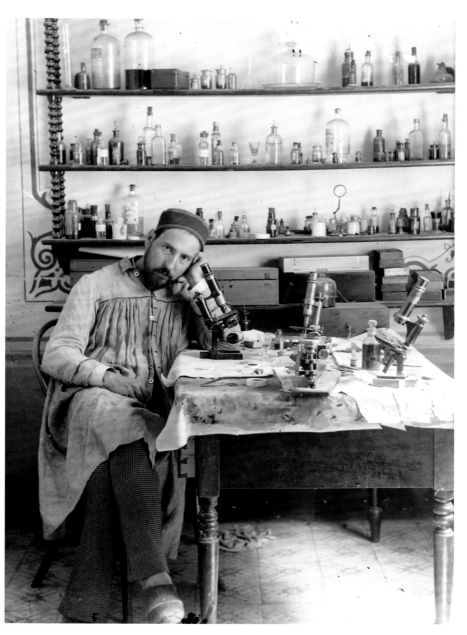

西班牙神经解剖学先驱圣地亚哥·拉蒙·卡哈尔（1852—1934）的自拍照片，他正坐在实验室里。卡哈尔于1906 年获诺贝尔奖

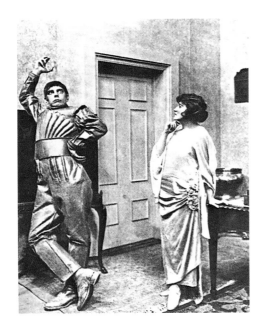

1923 年，戏剧《罗素姆万能机器人》在伦敦上演。捷克作家卡雷尔·恰佩克的这部剧作带给了世界"机器人"这个名词

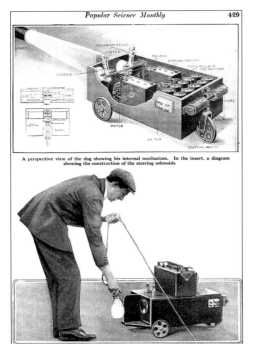

A perspective view of the dog showing his internal mechanism. In the insert, a diagram showing the construction of the steering solenoids

1918 年一份对电子狗"塞雷诺"的描述，它正移向它的目标。"塞雷诺"的共同创造者本杰明·米斯纳从它身上看到了未来的机械化战争："现在的电子狗只是一个神秘的科学奇景，但在不久的将来，它们可能会成为真正的'战争狗'，没有恐惧，没有感情，没有易受欺骗的人类特征。它们只有一个目的：在主人意志的驱使下，袭击并杀死在它感觉范围内的一切活物。"

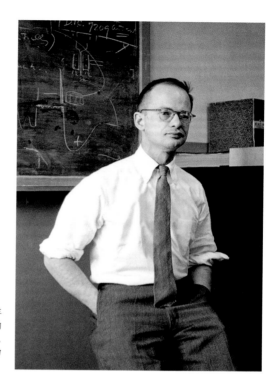

沃尔特·皮茨（1923—1969）是一位杰出的年轻数学家，他的研究对神经系统能进行计算的思想做出了贡献。皮茨显得太过超凡和古怪，以至于他的一位朋友说，没见过他的人会认为皮茨是某种集体臆想的产物

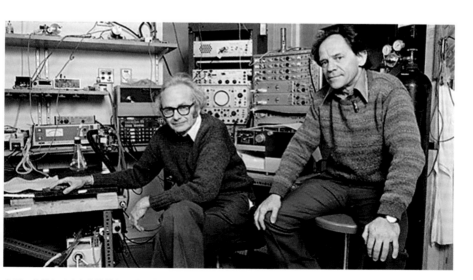

大卫·休伯尔（左）和托斯坦·维泽尔。他们的研究在理解脑如何处理视觉刺激方面取得了决定性的突破。照片拍摄于1981年他们得知自己被授予诺贝尔奖后

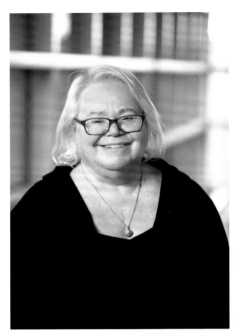

布兰迪斯大学的神经科学家伊芙·马德尔。她把她辉煌的科学生涯贡献给了对龙虾胃中几十个神经元的工作机制的研究。即使是如此简单的一个系统，也超越了我们当前的理解能力

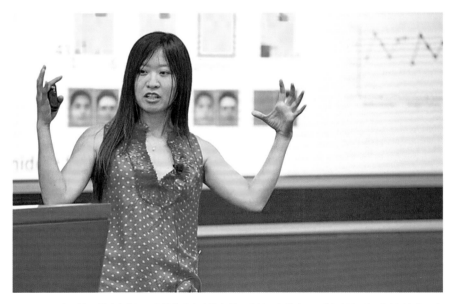

加州理工学院的神经科学家曹颖，她推特的个人简介是"皮层几何学家"。曹颖研究了视觉皮层中的一个个神经元是如何处理图像的，尤其是这些神经元是如何组合到一起探测面孔的。她期盼自己能够破解著名的花瓶／人脸错觉

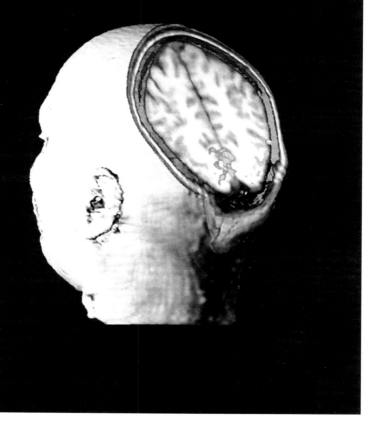

AMERICAN
ASSOCIATION FOR THE
ADVANCEMENT OF
SCIENCE

# SCIENCE

1 NOVEMBER 1991 $6.00
VOL. 254 ■ PAGES 621–768

1991 年一期《科学》杂志的封面，展示了科学家首次使用 fMRI 探究脑活动。这项突破以及封面上这幅令人惊叹的图片标志着脑研究领域的一个重大转折

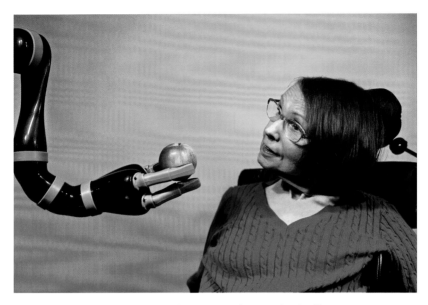

患者 S3（凯茜·哈钦森）在中风后四肢瘫痪。在美国布朗大学约翰·多诺休的实验室里，她正在用脑控制一个机械臂来吃苹果。这是十几年来她第一次能够靠自己进食。她在之后表示："控制机械臂感觉挺自然的。"

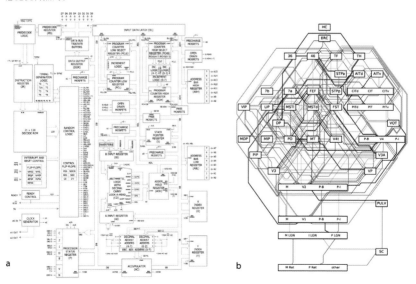

本图来自埃里克·乔纳斯和康拉德·保罗·科尔丁发表于 2017 年的一篇论文，他们试图对计算机芯片开展"逆向工程"。a）芯片的组织表现出明显的层级化；b）一幅绘制于 1991 年的示意图，展示了猕猴视觉系统的复杂性（正是这幅图促使弗朗西斯·克里克呼吁学界对人脑的解剖学组织方式开展深入细致的研究）

要的作用。1950年，BBC（英国广播公司）3台播出了一个名为"心智的生理基础"（The Physical Basis of Mind）的系列演讲节目，演讲者包括谢灵顿、阿德里安和赖尔等人。同年，约翰·扎卡里·杨（John Zachary Young）① 做了里斯讲座（Reith Lecture）②，讲座的副标题是"一个生物学家对脑的思考"。[69]所有这些演讲都被重印在BBC的杂志《听众》上，还被结集成册，以书籍的形式出版。其中，动物学家索利·祖克曼（Solly Zuckerman）的演讲"思想的机制：心智和计算机器"以及杨的7个讲座在普及脑和行为的新观念中发挥了重要作用。这些观念最早由维纳提出，阐述了他关于负反馈的思想，突出了脑中信息的重要性。杨在讲座中告诉听众：

> 信息以一种编码的形式到达脑……是一种沿着神经纤维向上传递的神经冲动。已经接收到的信息，以在封闭环路中传送的冲动的形式存储在脑中，或者以某种与印刷体相对应的形式存储在脑中。计算机器做的就是这些——它们以编码的形式存储旧信息，同时接收新信息和问题。过去接收到的

---

① 约翰·扎卡里·杨（1907—1997），英国动物学家、神经生理学家，对枪乌贼神经系统的研究直接启发了艾伦·霍奇金和安德鲁·赫胥黎后续的电生理研究，使两人获得诺贝尔生理学或医学奖。——译者注

② 里斯讲座是由BBC主办的一年一度的广播节目，每年邀请一位在科学、人文、政治等领域有重大影响力的人士做主题讲座。讲座因BBC的创始人约翰·里斯得名。——译者注

信息形成了机器的运作法则，编码后被储存起来，以供参考……计算机由许多电子管组成，与之相比，脑甚至拥有数量更多的细胞。从某些方面看，脑的运作机制完全有可能类似一台加法机……然而，我们现在仍然不知道脑究竟是如何存储它的运作法则的，也不知道它是如何将输入与这些法则进行比较的。它使用的或许是与这些机器不同的原理。[70]

在心智的生理基础这一点上，赖尔、图灵和杨等人都信心满

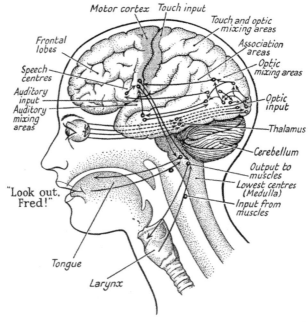

约翰·扎卡里·杨在 1950 年的里斯讲座上使用的图示，展示了对一个即将过马路的孩子发出大声警告时涉及的一些神经通路。与夏尔科的图示相比，这张图包含更多的解剖学细节，而且最重要的是，图中包含代表反馈通路的箭头

　　　　　　　　　　　　　　　　　　　　　　　**大脑传**

满，这与二战前的情况形成了鲜明的对比。谢灵顿代表了战前那些古老观点的重要一派，1937 年，80 岁高龄的他在爱丁堡做了一系列演讲。这些演讲的内容在 1940 年以《论人的本性》(*Man on His Nature*)为题结集成册出版，书中包含了谢灵顿对心智和脑之间联系的一些相当散漫的观点。在其中一次演讲中，他用了一个古怪的类比——"魔法织布机"(enchanted loom)来描述脑的功能，这个隐喻在神经科学家中非常有名。他用这个概念描述了我们醒来时发生的情况：

> 脑逐渐清醒过来，心智也随之回归。那种感觉就好像银河系开始了某种宇宙之舞。头颅迅速变成了一个被施了魔法的织布机，其中有数以百万计的梭子在飞速运动，编织着一个逐渐消融的图案，总是一个有意义的图案，总是有意义但总不会持久。这个图案由很多子图案构成，不断变幻，但无比和谐。[71]

"魔法"这个词不仅仅是具有诗意，谢灵顿的整个观点有时是在表达一种抒情式的形而上学，其内涵是，尽管心智和脑之间存在关联，但这并不意味着心智就存在于脑中，脑仅仅是两者发生互动的场所，就像笛卡儿认为的那样。人们并不知道心智的本质是什么，而且对谢灵顿来说，心智似乎根本没有物质基础。唯物主义的观点认为，心智是某种形式的能量。尽管这种观点已经被普遍接受，但谢灵顿还是多次对其提出了批评。他指出，对于思想所在的脑区的神经元和身体其他部位的神经元，我们不可能发现两者在形式或功能上存在任何差异。[72] 谢灵顿声称，心智根本不是以物质现象为基础的。其中没有言明的意思是，他"魔法织布机"隐喻中的织布机实际上是被施了魔法，靠魔法运作的。他用他典型的诗意语言写道："因此，在所有我们能够感觉到的东西中，心智在我们的空间世界中比幽灵更飘忽不定。它看不见，摸不着，甚至没有轮廓。它不是一个'东西'。我们不能用感官确证它，永远也不能。"[73]

麦卡洛克和皮茨很清楚，他们 1943 年的论文中提出的方法与谢灵顿的方法之间存在矛盾。在论文的末尾，他们提出："我们习惯称为心智的活动，无论是其形式还是其目的，都可以从目前的神经生理学严格推导出来……在这样的系统中，'心智'不再'比幽灵更飘忽不定'。"[74]

麦卡洛克和皮茨提出的具体方法后来被证明是错误的，因为神经系统并不是按照他们假设的方式运作的。但他们对那些可以被视作计算的过程的关注，以及对神经系统基本结构重要性的关注，都具有重大的意义。除了在向公众通俗地科普概念的时候，现在已经很少有科学家持"脑是一种计算机"这样的观点了。但在各种描述中，大多数科学家都会同意，脑可以被看作一个计算器官。克雷克认为，这个计算器官使用符号来表征外部世界，以便它探索各种可能的结果或者解决方案。尽管学界在这期间在脑的作用这个问题上达成了共识，但对于脑是如何发挥作用的却没有达成一致意见。这方面的理论要到 20 世纪后半叶才会开始发展，在这个阶段，研究脑的新方法被用于探索它的各种功能，这些新的方法将我们引领进了今天所知的科学世界，让我们对脑有了今天的认知。

第二部分

# 现　在

2018 年 5 月，我在华盛顿特区外的珍妮莉亚研究园区
（Janelia Research Campus）参加了一个关于神经环路的会议。某
一天的午饭时间，在弗吉尼亚的阳光下，我们一群人与园区的一
位研究者亚当·汉特曼博士聊了起来。我在前一天晚上做了一个
演讲，演讲内容来自这本书中的一些想法，这激起了"我们该
向何处去？"的对话。亚当的观点很直率："在过去的 30 年里，
我们取得了哪些概念上的创新吗？"他问道，然后自己回答说：
"没有。"

　　亚当错了，但这只是因为他探究得还不够深。事实上，在对
脑的工作机制的宏观理解上，我们在过去半个多世纪中都没有什
么重大的概念创新。这一时期出现了大量诺贝尔奖级的发现——
令人惊艳的新技术使研究者拥有了惊人的观测精度和对脑活动的
控制能力，大规模的计算机模拟能够捕捉数百万神经元的活动，
我们也开始认识到化学因素对于控制神经网络活动的作用。与过

去几代人相比，所有这些都让我们对脑中发生的事情有了更丰富的理解。然而，我们看待脑的方式却仍然与我们的科学先辈们一样。

根据克雷克、麦卡洛克和其他一些人的观点，脑中含有对外部世界的符号表征，利用这些表征来预测将要发生的事情并产生行为。脑使用某种计算方式来实现这一点，但它并不像我们建造的任何机器，因为它浸淫在一个复杂的化学通信系统中，所以它的活动在一定程度上是由它自己的内在状态决定的。我们对脑功能的理解已经取得了巨大成功，这正是得益于20世纪40年代和50年代初达成的这一共识。

在这段时期里，研究者不仅建立了理解脑的强大框架，还见证了科学兴趣暴增催生出的一个新学科和新术语——神经科学（neuroscience）。这个词在20世纪60年代首次出现，到20世纪70年代时，除了其特有的领域外，它还逐渐占据了曾经属于心理学、生理学和神经病学的部分领地。学术界惯常的要素——期刊、学术团体、培训方案、奖项、大学院系、研究项目和学位——很快就围绕着这门新学科联合了起来。最重要的是，越来越多的科学家开始采用这门学科的方法来研究脑。

全世界现在有成千上万的脑研究者，他们在一系列令人眼花缭乱的新分支学科中埋头苦干，这些分支包括认知神经科学、神经生物学、理论神经科学、计算神经科学、临床神经科学等，每一个分支都有自己的研究问题、研究方法和研究途径。[1] 每年有成千上万篇关于脑功能的研究论文发表，还有大量政府和私人资助的研究项目致力于理解脑及其与精神健康问题的联系。与此同时，神经科学也在计算机技术的发展中发挥了重要作用，并对当下的人文学科产生了一定的影响。

本部分的各章涵盖了同一时期各个领域的研究，大约从1950年至今。每一章从脑的不同方面来审视脑（不一定是人脑，甚至不一定是哺乳动物的脑）——记忆、神经环路、脑的计算机模型、脑化学、脑成像，最后是科学界重新燃起的对意识本质的兴趣。这种主题划分是人为的，并不完全令人满意，比如，一些相同的思想和方法会多次出现在不同的章节中。此外，有些科学家的研究兴趣并不限于一个领域，因此同样的姓名也会在不同的章节中重复出现。也有一部分主题会在后续这些章节中反复出现，特别是关于特定功能是否在脑中有具体定位这个问题，学界会翻来覆去地争论，而且争论会扩展到如果存在功能定位，那么定位到了何种程度和水平上。因此，这些章节并不是一部完整的历史，而是对我们目前对脑的工作机制的理解进行的万花筒式的描述，探索了我们的认知在过去70年中是如何演进的。

后续的这些章节还会展示从事这些科学研究的人员的变化。在此前的章节中，女性研究者寥寥无几。这一点从接下来的章节开始改变，特别是讲述过去30年的部分。在科学多元化的其他方面，尤其是科学研究的发生地、科学研究者所属的社会经济群体和种族群体中体现的多样性，过去几十年与过去几个世纪间仍然没有什么差别。这些结构性的偏见对我们理解脑的功能及其实现方式是否会造成影响，我们仍然不得而知，但导致这种不确定的主要原因是还没有人去研究这一问题。

在介绍这段近代时期时，我会将历史与当前的趋势和兴趣交织在一起，因此，这些章节中的部分观点可能会冒犯到某些读者。我在曼彻斯特大学科学技术和医学史中心的同事、已故的杰夫·休斯曾指出，撰写当代科学史尤其困难——科学家和历史学家常常发现他们的目标会相互冲突。[2] 就本书而言，这些问题可能会被放大，因为对于下文中要介绍的一些事情，我既是一名观察者，而且在很小的程度上也是一名参与者。一部分相关领域的专家一定会对后文感到失望，因为某些领域、实验或者研究者在书中没有被提及或者被一笔带过，例如对睡眠、视觉以外的其他感知、激素、情感、精神健康、脑的发育以及基因对脑的影响方式的研究，后文中的介绍都很简略。在此我向这些领域和其他一些领域的研究者致歉，但要详细地介绍对脑开展的所有研究是不可能的，而且对于我们目前正在向何处去这个问题，这些不同的分支学科之间甚至往往无法达成共识。

有些让人感到意外的是，尽管我们在理解脑上取得了巨大的进步，但我们仍然不清楚我们是否已经手握不可或缺的理论工具，可以帮助我们面对 21 世纪理解脑的挑战。但要搞清楚我们将走向何方，未来将会是什么样，我们首先需要知道目前我们身居何处，以及我们是如何走到这一步的。

第 10 章

# 记忆：1950 年至今

从 20 世纪 30 年代起，蒙特利尔的神经外科医生怀尔德·彭菲尔德（Wilder Penfield）开展了数百台脑部手术，试图缓解长期折磨颞叶癫痫患者的癫痫病情。[1] 为了确定应该切除脑的哪一部分，彭菲尔德会通过一根精细的电极，用微弱的电流刺激神志清醒的患者。如果刺激脑的某个部位使患者表现出了癫痫即将发作的迹象，彭菲尔德就知道这个部位可能需要被切除。在这个过程中，有时会出现一些相当怪异的现象：电刺激会让患者重新体验某些非常具体的事件。这些体验不仅详尽而且鲜活，就像做了一个清醒的梦。患者经常会听到一些声音，比如听到有人在弹钢琴，有人在唱一首著名的歌曲，或者两个家庭成员在通电话。在一个案例中，当电极放置到位并通电流时，患者的脑中就响起了音乐，她甚至跟着唱了起来。在另一个案例中，每当脑的一个特定区域受到刺激时，患者就会听到一个交响乐团演奏当时流行的一首歌曲《一起前进》。在其他的一些案例中，一个患者看到一个人和一只狗在他家附近的路上散步，另一个患者看到一堆乱七八糟的灯光和色彩，还有一个患者重新经历了最近发生的一幕——他母亲告诉他弟弟，他的外套穿反了。

只有当相关的区域受到刺激时，这些奇怪的感觉才会出现：如果电极被移开，或者告知患者刺激正在进行但实际上并没有，那么什么也不会发生。正如彭菲尔德所说："这种经历复现的根源显然是患者过去的记忆，电极刺激有时能强行让患者体验这些经历。"[2] 对于一个特定的个人来说，这些梦一般的体验是非常恒定的——重复刺激同一个位置能在患者身上唤起完全相同的感觉。对于彭菲尔德来说，这些研究表明记忆可能在脑中有一个非常精确的位置。而对患者来说，这种经历常常给他们带来很大的困扰。

彭菲尔德的这些戏剧性发现再次开启了有关脑功能定位化的争论，这场旷日持久的争论可以追溯到很早以前，并且一直延续至今。20 世纪中叶，在对记忆的神经基础的研究中，心理学家卡尔·拉什利（Karl Lashley）提出了一个占统治地位的观点。他的动物实验似乎表明，通过外科手术产生的学习缺陷与大脑皮层的损伤程度成正比。拉什利从两方面解释了这种效应：第一，所有的细胞都有相同的能力；第二，整个脑都参与了记忆的形成和复现，他把这种现象称为"质量作用"（mass action）。和 19 世

　　　　　　　　　　　　　　　　　　大脑传

纪的弗卢朗一样，拉什利也认为脑的活动只能作为一个整体来理解。

1950年，拉什利在剑桥大学做了一次演讲，总结了他一生在记忆方面的研究工作，演讲的题目是"寻找记忆的印迹"（In Search of the Engram）。[3,①] 在他的影响力处于巅峰的时期（他于1954年患病，4年后去世，享年68岁），拉什利认为记忆是分散式地分布在脑中的。在回顾自己一生寻找记忆印迹的过程时，拉什利认为这一切努力都是徒劳的，并且苦涩地总结道：

> 这一系列实验提供了许多信息，告诉我们记忆没有哪些特点，并且没有位于哪些地方。但这些实验没有发现任何与记忆印迹的本质直接相关的东西。在回顾关于记忆痕迹定位的证据时，我有时候觉得一个必然的结论是，学习根本就是不可能的事……然而，尽管存在这些反面的证据，学习有时还是会发生的。[4]

很快，彭菲尔德怪诞的发现就与拉什利记忆分散式分布的观点产生了尖锐的冲突。在1951年的一次会议上，彭菲尔德首次介绍了他的发现，台下的听众中就有拉什利。彭菲尔德是这样解释他的患者的奇怪经历的：当我们有意识地关注生活中的事件

---

① "记忆的印迹"的意思是记忆的物理痕迹，这个单词是动物学家理查德·塞蒙（Richard Semon）于1904年用德语创造的。1921年，在他的著作《记忆》（*The Mneme*）的英文版中，这个单词首次在英语中出现。

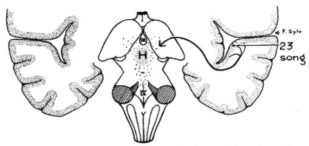

Fig. 8 (Case D. F.).—Repeated stimulations at point 23 caused the patient to hear a specific song played by an orchestra on each occasion.

彭菲尔德的一位患者的脑垂直切片图，刺激图中所示的位置能使患者"听到"
一个交响乐团在演奏一首歌

时，我们"同时也把它们记录在了颞叶皮层中"。⁵ 这些记录包含视觉和听觉刺激，储存在大脑皮层下方的某个区域，也就是脑的中央，这个区域通过一组复杂的神经纤维与大脑皮层相连。在被电刺激时，与这些感觉对应的冲动会"沿着相反的方向传导至产生这种模式的地方"。换句话说，这种体验是记录它的同一个神经网络回放导致的。看来，彭菲尔德是激活了一个记忆印迹。

在谈及彭菲尔德的报告的内容时，拉什利不得不承认自己被难住了："对于彭菲尔德博士的数据，我没有明确的替代解释。"尽管如此，他还是尽最大努力通过强调记忆的复杂性来削弱彭菲尔德观察结果的说服力，然后有点底气不足地总结说："我觉得中央脑系统中的少量细胞不可能介导甚至传递这些复杂性。"⁶

不管拉什利喜不喜欢，也不论彭菲尔德刺激的区域含有多少细胞（实际上至少有数百万个细胞），数据就是数据。在脑的深

大脑传

处，有一个与颞叶的特定部分连接的区域，用电刺激那里可以唤起人的记忆。①

彭菲尔德认识到，他所谓的"被唤起的记忆复现"与普通的记忆非常不同，它包含了更多的细节。我们日常的记忆并不包括对某一事件精确到秒的描述——它们通常是相当模糊的，由脑构建而成，包含了错误的元素，或者包含根据环境猜测的成分。彭菲尔德之所以能使患者产生怪诞的、梦境般的体验，似乎不只是因为激活了记忆印迹，而是还引入了其他一些与脑功能的不同方面相关的元素。但有一点是清楚的：他的电极唤起的那些记忆并没有什么特别之处。彭菲尔德解释说："患者回忆起的那些事件往往并不重要，而且非常无趣。"[7]

很快就有研究者重复出了彭菲尔德的结果，此后的研究也证实了彭菲尔德实验结果的准确性。[8]尽管彭菲尔德发现脑的一种功能表现出了惊人的定位化程度，但这种功能的确切性质究竟是什么却并不那么清楚。对于他刺激的这个区域，彭菲尔德在1951年时将其称为"记忆皮层"，暗示这里是记忆存储的地方，但到1958年时，他承认记忆实际上并非存储在这里。相反，这个区域似乎能够触发某个（或者某些）遥远的脑区的活动，这些脑区才是记忆真正存储的地方。[9]原本局域化的功能定位开始变得不那么局域化了。

---

① 这一发现也进入了流行文化。在菲利普·迪克的小说《仿生人会梦见电子羊吗？》（电影《银翼杀手》就是根据这本书改编的）中，人们用彭菲尔德情绪器官来引导自己和他人的情绪。

脑功能局域化分布和分散式分布之间的争论并不限于记忆的问题。1937 年，彭菲尔德发表了一些简单的脑部刺激研究结果。这些研究是在患者接受脑外科手术时开展的，在本质上与弗里奇、希齐格和费里尔的研究类似，不过研究的对象是清醒的人。[10] 有时，当脑的特定部位受到刺激时，患者会报告说产生了非常具体的感觉：手指有刺痛感、舌头上有奇怪的味道、身体的一侧有温热的感觉。在其他一些时候，患者会眨眼睛，双腿会抽动，有的人还会咕哝着说话。为了总结这些发现，彭菲尔德请了一位名叫霍腾斯·坎特利（Hortense Cantlie）的医学插画师画了一幅图。[11] 这幅图描绘了一个怪诞的人体，其身体不同部位的大小与患者脑中表征这些部位的区域的大小成正比。彭菲尔德将这幅图称为"小人图"（homunculus）①，它展示了在脑的"眼中"，人体是什么样的。根据日常的经验可以预料，在这幅"小人图"中，舌头、手和脸都占了比较大的区域，而其他一些关键的部位——比如生殖器和直肠——则没有在图中被展示出来。

1950 年，彭菲尔德提出了一个更复杂的图示，将脑的感觉区域（放在左侧）和运动区域（放在右侧）分开，并以横截面的形式进行展示。[12] 这表明，感觉皮层和运动皮层对身体的表征是不一样的——举个小例子，牙齿和牙龈在感觉皮层中有很明确的

---

① "homunculus"的原意是"荷蒙库鲁斯"，后者是传说中欧洲的炼金术士创造出的人工生命，这些人工生命在外表和人类儿童基本一样，但身体要小很多。彭菲尔德借用了这个词来描述脑中不同的区域与它们表征的身体不同部位间的关系。这幅图在中文中通常被翻译成"小人图"。——译者注

对应区，但在运动皮层则几乎没有。更有趣的是，手占据了运动皮层最多的区域，而在感觉皮层中，脸的下半部分所占的面积最大。总的来看，这种身体不同部位在脑中被不按尺寸比例表征的现象是我们进化和生态环境的结果——其他灵长类动物的脑表现出了与人脑不同的表征模式。

虽然彭菲尔德的"小人图"产生了持久的影响力，但它事实上存在一定的欺骗性，因为它暗示脑的某个特定区域和身体的某个特定部位之间存在严格的一一对应关系，而且这种对应关系在不同的个体间是完全一样的。[13] 事实上，"小人图"代表的是所有患者的平均反应——对于脑区和身体部位之间的对应关系，任何一个人的情况都可能与"小人图"有少许不同。尽管如此，彭菲尔德的研究常常被研究者用作例子，证明脑中既包含一幅精确的身体图谱，也包含一个极其详细的系统，能存储和再现非常

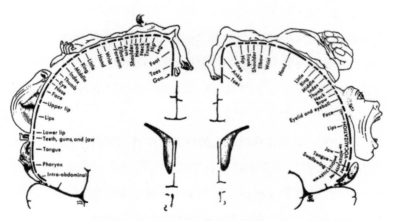

彭菲尔德的"小人图"，展示了人体在脑的感觉皮层（左图）和运动皮层（右图）中的表征模式

具体的事件。对当时的大多数科学家来说，脑功能似乎是高度定位化的。

　　所有这些发现都削弱了拉什利反定位论观点的影响力。另一方面，拉什利的学生、加拿大心理学家唐纳德·赫布（Donald Hebb）的观点也与这些发现相一致。1949 年，赫布出版了《行为的组织》（*The Organisation of Behaviour*）一书，书中列出了一些关键的要点，这些要点后来成为理解脑的运作机制的现代生物学框架。[14] 赫布的出发点是直截了当的唯物观：心智只是脑活动的产物。尽管他承认这只是"一个有关脑工作机制的假设"，但他选择了与某些科学家保持距离，这些科学家中有的接受二元论，认为心智与脑截然不同，分别由不同的东西构成，有的宣称心智的本质是不可知的。赫布对这种悲观情绪的反应非常强硬："我们未能解决某个问题并不意味着这个问题是没法解决的。一个人不能既在物理、化学和生物学上做一个决定论者，又同时在心理学上做一个神秘主义者。"[15]

　　赫布的这部著作探讨了人脑研究的所有关键领域，这些领域此后一直是我们探索脑的重点领域，包括学习、感知和精神疾病。他的一个关键贡献是，提出了一个概念来解释学习在细胞水平上是如何发生的。赫布与他曾经的老师拉什利持不同意见，坚持认为"记忆必须是结构性的"。[16] 根据赫布的说法，这种结构

　　　　　　　　　　　　　　　　　　　　　　　大脑传

包括两个层次：一个复杂的"三维晶格状细胞组合"（不那么诗意的叫法是一个网络），以及这些细胞的连接方式。关于他提出的记忆的神经生理学假说，赫布的描述如下："当细胞 A 的轴突距离细胞 B 很近——足以兴奋细胞 B——并且反复或持续地放电时，两者中的一个细胞或两个细胞就会出现一些生长过程或者发生一些代谢变化，这将导致细胞 A 对细胞 B 的放电活动的效率增加。"

赫布的意思是，当突触前后的神经元被一起激活时，突触会变强，这通常被简洁地概括为"一起放电的细胞连在一起"（cells that fire together wire together）。[①] 根据赫布的说法，神经系统的精细结构——细胞间的连接网络，是通过经验形成的。赫布承认，这是一个古老的概念，其基本思想至少可以追溯到大卫·哈特利等 18 世纪的联想论理论家。但赫布从现代神经解剖学和神经生理学的角度重新阐释了这个概念，赋予了它一种更精确的形式。

赫布认为，由许多细胞形成的组合非常复杂，这意味着"在

---

① 作者此处的表述不够准确，赫布的原始表述是如果突触前的神经元反复或持续地放电，并使突触后的神经元也放电，那么突触就会变强（也就是上一段段末引文的表述）。突触前后的神经元一起激活会导致突触变强（"一起放电的细胞连在一起"）的说法是后世科学家对赫布观点的总结和扩展。此外，"一起放电的细胞连在一起"的说法还有一定的误导性，因为这种说法忽略了赫布的表述中突触前后神经元在放电时序上的关系，两者并非严格意义上同时放电，而是一前一后。事实上，神经科学界普遍认为，这种时序上的先后在学习过程中扮演着重要的角色。——译者注

每个突触上，冲动到达的时间一定有相当大的分散度，并且每一根神经纤维的响应性是在不断变化的"。而这就意味着同一个细胞组合在不同的环境下可以以不同的方式运作，因此这个组合对不同的刺激或记忆有不同的激活模式，而且这种差异不仅表现在空间上，也表现在时间上。换句话说，在赫布看来，构成记忆印迹的晶格样细胞的组合是四维的。

赫布还强调，现实中的神经元组合在没有任何刺激的情况下也会有自发的活动，这意味着脑必须持续不断地从背景噪声中分辨出信号。他认为，要做到这一点，神经元组合必须通过复杂、非线性并且条件化的连接组织起来，使神经系统能够进行必要的计算。与麦卡洛克和皮茨关于神经元运行方式的观点相比，赫布的观点显得并不那么抽象，更像是工程层面，而不是逻辑层面的。

最后，尽管赫布重点关注的是学习，但他否定了人们普遍相信的一种观点，这种观点认为学习行为和本能行为是完全不同的。他断言："我们的根本目标终将是搞清楚共同的基本神经原理是如何决定所有行为的。"对一些研究者来说，这至今仍然是他们的目标，但另一些研究者则认为这是不切实际的梦想，因为根本就不存在这样的原理。

赫布的书出版后不到 10 年，戏剧性的证据就把与记忆相关

大脑传

的基本脑过程和特定的脑结构联系到了一起。但这些证据来自一桩完全偶然的悲剧性事件。事情发生在一个名字的首字母缩写为HM 的人身上，因此科学界简单地称其为 HM。到 HM 于 2008年去世后，他的身份才被披露，他的全部故事现在已经得以被讲述。[17] 他的名字叫亨利·莫莱森（Henry Molaison），是脑科学历史上最有名的病人。

1935 年，9 岁的亨利被一辆自行车撞倒。也许是因为这次事故，他在不久后开始出现严重的癫痫发作。病情到亨利长大成为一名青年时已经非常严重，他不得不放弃了在一家工程工厂的工作。药物无法控制住他的病情，手术似乎是唯一的选择。如果实施精神外科手术的是像彭菲尔德这种对手术技艺精益求精的医生，那么在精准地切除有限的脑区后，亨利的癫痫症状或许会成功缓解。但许多当时的外科医生使用的是更为粗放的技术，如果病人患的是精神分裂症等严重的精神疾病，他们经常会切除掉病人的整个脑叶（这种手术因此被称为"脑叶切除术"）。

美国外科医生威廉·斯科维尔（William Scoville）是精神外科手术的积极倡导者。到 20 世纪 50 年代初，他已经对大约 300名严重的精神分裂症患者实施了脑叶切除术。尽管斯科维尔并没有治疗癫痫的经验，但他还是于 1953 年 9 月 1 日给 27 岁的亨利·莫莱森做了手术。斯科维尔把他治疗精神分裂症患者的手术方法用到了亨利身上，而在这之前，这种过激的干预方法从未被用于癫痫的治疗。他后来承认，这"完全就是一项实验性手术"。[18] 斯科维尔对亨利两侧的颞叶都实施了手术，他首先在亨利眼睛上方的颅骨上各钻了一个直径约 2.5 厘米的孔，然后移除了大脑半球约 8 厘米深的部分，包括大部分的海马、杏仁核（amygdala）和内嗅皮层（entorhinal cortex）。手术被认为成功了，HM 开始恢复。

但亨利从未真正康复。事实上，就他本人而言，他从未能跨过 1953 年那一天的门槛。尽管其他心智官能在术后仍然完好无损，但可怜的亨利出现了严重的记忆缺陷。他能记起童年和手术前的许多事情，但在他的余生中，他无法再形成新的记忆。直到亨利 2008 年去世时，他都一直生活在一个永恒的当下，无法回忆起一小时前发生的事情。甚至对于手术的可怕后果，也必须不断地向他解释。他曾说，每一刻都"像从梦中醒来"，每一天都是"孤独的，无论我有过怎样的快乐，无论我有过怎样的悲伤"。[19]

在 1954 年的一次会议上，怀尔德·彭菲尔德遇到了斯科维尔，得知了他在颞叶上实施的手术，发生在亨利身上的灾难的重要意义由此被人注意。彭菲尔德和他的同事、年轻的心理学家布伦达·米尔纳（Brenda Milner）当时已经注意到海马损伤与记忆形成障碍之间的联系，因此他们决定研究斯科维尔的病人。[20] 米尔纳对十几个病人进行了测试，她注意到 3 个脑损伤最严重的病人都完全丧失了情景记忆形成（episodic memory formation）的能力，也就是说，他们丧失了对发生在自己身上的事件形成记忆的能力。和亨利·莫莱森一样，为了缓解严重的精神疾病症状，姓名缩写为 DC 和 MB 的两位患者也接受了手术。他们无法回忆起手术后所发生的事情，也无法通过任何考察记忆形成能力的测试。[21]

在经受了这些捣毁、移除脑组织的手术后，亨利的癫痫发作变得不那么严重了，因此他可以减少服用的药物，DC 和 MB 也变得不那么暴力了，但他们的精神问题仍然存在。对于这样的效果，神经科学家戈登·谢泼德后来冷冷地评论说，这"算不上什么重大成就"。[22]

话或许有些残酷，但降临到亨利·莫莱森头上的这场灾难却成了科学界的天赐良机。在接下来的半个世纪里，亨利愉快地参与了一项关于脑功能的独特的长期研究——他当然对此没有记忆，每次进行测试时都必须重新向他解释一切。亨利和实验团队之间的关系是单向的，因为尽管团队成员很熟悉亨利（米尔纳说，在他去世后，她感到就像失去了一个朋友），但亨利从来不知道他以前见过他们。[23]

亨利总是兴致勃勃地参与这些没完没了的测试和讨论，对他来说，这些永远是新鲜事。这些测试和讨论表明，亨利无法形成记忆并不是绝对的：他有时会提到 1953 年手术后才发生的事情或者出现的著名人物（宇航员、披头士乐队、肯尼迪总统），但这些记忆都很短暂，不一定能被唤起。[24]同样地，在某些测试中，如果连续测试几天，即使他不记得以前做过这个测试，他的测试结果也会表现出进步。但这些都是例外。大体上，亨利被困在"现在时态"里了。

布伦达·米尔纳第一份关于 HM 的行为报告是与斯科维尔合著的，这份报告后来成了脑科学领域的经典之作。[25]在随后的几十年里，研究人员对 HM 进行了大量的研究，从心理研究（其中很多是米尔纳的学生苏珊·科金开展的，她的整个职业生涯都在研究亨利），到尸检分析，到脑三维重建，不一而足。[26] 这些研究都表明，亨利的海马受到的破坏是他不能形成新记忆的原因。这并不意味着记忆储存在海马中，而是说脑需要这个结构来形成记忆。HM 的悲剧并没有揭示记忆印迹的所在位置，但表明记忆形成的一个决定性方面的功能是局域化的。

据米尔纳说，斯科维尔对发生在亨利身上的事并不感到内疚，米尔纳也认为斯科维尔没有必要内疚，因为对亨利来说，手术已经是最后的办法。在米尔纳看来，"HM 当时太绝望了，他的生活非常痛苦"。但米尔纳记得，斯科维尔对自己的手术给患者 DC 造成的类似伤害却无法释怀。DC 不是像亨利那样的工厂工人，而是一名内科医生，是斯科维尔的医生同行。[①, 27]

1947 年 3 月，心理学家爱德华·托尔曼（Edward Tolman）

---

① 2016 年，记者卢克·迪特里希（斯科维尔的外孙）对科学家对待 HM 的方式提出了一系列的伦理质疑，尤其是苏珊·科金所扮演的角色。这些问题主要涉及利益冲突、病人知情同意以及数据所有权等方面，包括科金涉嫌破坏与 HM 有关的数据。心理学家对此的反应是坚决为科金的行为辩护。见：Dittrich, L. (2016), *Patient H. M. – A Story of Memory, Madness, and Family Secrets* (London: Chatto & Windus)。

大脑传

在加州大学做了一次轻松愉快、内容广泛、略带自嘲的讲座，他在讲座中介绍了自己在动物学习行为领域的研究。托尔曼的研究专注于大鼠的迷宫学习实验，为了理解在迷宫学习期间大鼠的脑中究竟发生了什么，托尔曼想到了一个生动的隐喻：

> 我们断言，中央办公室本身更像一个地图控制室，而不是一个老式的电话交换机。被允许进入的刺激并不是通过简单的一对一转换开关连接到向外输出的反应端的。相反，传入的神经冲动通常会在中央控制室中经过处理和精细的调整，从而形成一幅有关周边环境的试探性的、类似认知的地图。正是这幅试探性的地图指明了路线、路径以及环境中的关系，最终决定了大鼠最后会做出什么样的反应（如果有反应的话）。[28]

例如，如果先允许一只大鼠在一个空的迷宫中探索几次，接着在迷宫的尽头放一个奖励，那么它会比迷宫经验有限的大鼠更快地找到穿过迷宫的路。显然，这说明即使在没有奖励的情况下，这只大鼠也一直在注意周围的环境并记住迷宫。同样地，如果在笼子里的某一个特定位置电击大鼠，它随后就会避开那个地方。托尔曼的解释是，大鼠的脑里有一幅地图，它的神经元以某种方式表征了外部世界。

20世纪60年代末，第一个也许能证实托尔曼的观点的证据出现了。伦敦大学学院的神经科学家约翰·奥基夫（John O'

Keefe）当时正在研究大鼠移动时其丘脑细胞的活动。奥基夫发现，当大鼠的头移动时，其中一个细胞会产生非常强烈的反应。这是奥基夫第一次观察到这种现象，他对此很感兴趣。实验结束后，奥基夫处死了这只大鼠，并把它的脑切成了脑片，以查看他记录的那个细胞所在的确切位置。令他大为吃惊的是，他发现自己错误地将电极插入了大鼠的海马里。这个错误改变了奥基夫的一生和脑科学的进程。[29]

1971 年，奥基夫和他的学生乔纳森·多斯特罗夫斯基（Jonathan Dostrovsky）发表了一篇论文，介绍了他们在 8 个大鼠海马细胞上采集到的数据。当大鼠位于笼中的某个特定位置时，这些细胞中的某一个就会被激活。但重要的不只是位置：最强的反应是在大鼠位于一个特定的位置，被一名实验者抱着且灯亮着的情况下在一个细胞上记录到的，这些因素中缺少了任何一个，这个细胞都会停止放电。这表明这个细胞需要一整套非常特别的刺激才能被激活。奥基夫和多斯特罗夫斯基写道：

> 这些发现表明，海马为脑的其他部分提供了一幅空间参考地图。通过这幅地图上的细胞的活动，大鼠可以确定自己相对于环境地标的方向，并确定面向这一方向时感受到的触觉、视觉等刺激。

奥基夫和多斯特罗夫斯基进一步指出，他们的假说可以使大鼠能够预测当它移动时会发生什么：

大脑传

在这个模型中，海马的内部连接将是这样的：那些对某个具体方向进行编码的细胞在被激活后，将与对运动或者运动意图进行编码的信号一起……倾向于激活对相邻或后续空间方向进行编码的细胞。通过这种方式，地图就会"预测出"紧随在某个动作之后的感觉刺激。[30]

如果通过移除海马剥夺大鼠的这幅地图，"它就无法学会从它所处的位置沿着任何一条路径移动到另一个位置"。

奥基夫的研究表明，海马不仅具有对情景记忆进行编码的能力，而且还包含了一幅关于环境的真正地图——用专业的术语来说，脑中的表征与环境是同构的（isomorphic）。这幅地图由所谓的"位置细胞"（place cell）组成，也包含了如何从一个位置到达另一个位置的信息，使动物能够游走于世界，并预测它将在不同的地方找到什么东西。这是一幅地图，但正如托尔曼出色的直觉所察觉到的，这是一幅认知地图，它涉及多种感官功能，以关联和预测为基础，而不是对外部世界的简单一对一表征。在不同生态环境下的物种中，这些海马地图有不同的形式。例如，大鼠的海马地图是二维的，而蝙蝠的海马地图是三维的，能表征蝙蝠在一个球体中的位置。但这些地图总是认知地图，而不仅仅是空间地图。[31]

至于空间信息是如何进入海马位置细胞的，这在一定程度上通过梅-布里特·莫泽（May-Britt Moser）和爱德华·莫泽（Edvard Moser）夫妇团队的工作得到了解答。他们发现，当动物处于某几个位置时，海马附近的内嗅皮层中有细胞会放电。这些细胞的活动产生了一个网格状的网络，并且成为海马中的位置细胞使用的原始数据——你可以通过这些网格细胞的活动预测一个给定的位置细胞的活动。[32] 这个大脑皮层区域中的其他细胞则记录着动物头部的方向、运动的速度以及环境中边界的存在，它们也对海马的认知地图有贡献。

因为他们在这些发现——参与者遍及全球，多达数百人——中的贡献，奥基夫和莫泽夫妇于 2014 年获得了诺贝尔生理学或医学奖。[33] 尽管这些工作都是在小型哺乳动物身上完成的，但据说这些工作与人类行为之间也存在真正的联系，我们似乎也在使用海马引导我们游走于这个世界上。一个著名的说法是，伦敦的出租车司机必须牢牢记下穿过伦敦的各条路线，研究发现，他们的海马比普通人的海马更大，而且这种效应随着他们从业时间的增加而增加。[34] 这种显著效应的确切机制（比如，神经元的数量有增加吗？还是仅仅是海马的体积增加了？）目前仍不清楚，因为用来测量海马大小的技术太不精确了。此外，虽然许多城市都有出租车司机——哪怕他们对路线的了解可能不如伦敦出租车司机那般精确——但目前还没有人能重复这一发现。

尽管这些发现表明，海马中包含一幅动物所处环境的地图，但正如奥基夫和多斯特罗夫斯基最初的报告提示的那样，脑创建出的远比区区一幅空间地图丰富，而且位置细胞和网格细胞提供的并不只是一种生物 GPS（全球定位系统）。关于奖励、嗅觉、触觉、视觉和时间的认知信息都被整合到了这些细胞的活动中。[35]

大鼠和蝙蝠的位置细胞还参与了社交信息的处理，特别是有关其他同类位置的信息。[36]

在探索了一个新的位置之后，大鼠海马的心智地图上与这个位置相对应的细胞会在睡眠中被重新激活，使大鼠的脑巩固这一记忆（也许大鼠正在梦见这个地方和当时的情景）。[37] 如果一个未被探索的位置（比如迷宫中一条被封堵住的死路）与奖励有关，那么大鼠脑中与这个位置对应的位置细胞就会被激活，就好像大鼠期待着去这个位置一样。一些研究者现在认为，这种预测功能才是位置细胞的真正作用。[38] 当人在休息[①]的时候，脑中也会回放与非空间学习相关的事件，这种活动的焦点同样也是海马，这显然使我们能够从过往的经历中提取新的知识。[39] 所有这些有趣的结果表明，海马整合了有关各种目标的各类信息，包括针对不同任务的决策和归纳。与此同时，脑的其他区域也参与了特定记忆的形成和回忆，这表明这个过程既表现出一定的局域性，又表现出一定的分散性。

这种复杂的情况使海马研究领域的领军人物，已故的霍华德·艾肯鲍姆（Howard Eichenbaum）声称，相应的研究已经证实了拉什利的观点。[40] 并没有太多研究者像艾肯鲍姆这样笃定，但艾肯鲍姆的论点确实强调了一个事实：由海马处理的记忆也需要脑中远处一些区域的参与。海马不是记忆印迹的所在站点，而是编码器和网关。记忆有存储的位置，但我们还没有找到具体在

①　作者此处的休息主要指的是睡眠。——译者注

哪里。分散式分布的信息也参与其中，但我们还不完全清楚记忆的编码和回忆是如何在海马及相关脑区发生的。[41]

最近，德国的研究者发表了一项人学习空间任务的研究。这项研究使用了一种新的脑成像技术，揭示了学习过程中组织在微观结构上的变化。研究提示，海马并没有发挥预期中那样重要的作用。[42]与空间学习相关的关键变化发生在后顶叶皮层，而不是海马。这些变化出现得很快，持续时间超过 12 个小时，并且明显与记忆相关的脑功能活动有关。所有这些研究结果都强化了一种观点：海马中没有拉什利所说的记忆印迹，脑的不同区域共同参与了记忆的形成。

研究脑中与学习相关联的变化时，由于科学家们既发现了支持局域化的证据，也发现了支持分散式分布的证据，因此上述的观点之争一再出现。这两种立场可能并不那么矛盾。1986 年，神经科学家蒂莫西·泰勒（Timothy Teyler）和帕斯卡尔·迪希纳（Pascal Discenna）提出，海马和脑的其他区域的解剖学联系表明，海马是通过用与情景相关的各种特征给记忆"编索引"来产生情景记忆的。[43]他们还指出，寻找更多的这些"索引"将激活记忆印迹。这与认知地图理论形成了鲜明的对比，后者认为位置本身就是打开记忆的钥匙。尽管科学家发现了位置细胞，但目前仍然缺乏区分这两种理论的实验证据，或许这是因为在许多人看来，两者并不存在严格的对立。我们现在知道，海马细胞可以在保持它们记忆印迹功能的情况下，依据经验与不同的位置细胞建立新的连接。空间编码可以从记忆印迹中分离出来，这表明海马记忆印迹更广泛的"索引"功能可能是正确的。[44]

在海马所包含的认知地图与它在情景记忆形成过程中起的作用之间，存在着有趣的联系，从中可以看出海马的复杂性。古希腊有一种记忆大量信息的方法，这需要想象把一件要记住的事情放进一个"记忆宫殿"中的某个房间里——或许这便是当我们学习和试图记住事物时，我们通过海马一直在做的事情。嗅觉信息也可以通过海马编码，这是由内嗅皮层完成的。这或许可以解释为什么气味不仅能唤起对事件的记忆，还能让你强烈地感觉到事件发生的位置，这一现象可能与彭菲尔德的患者在接受电刺激时产生的体验类似。[45] 由于海马受损，亨利·莫莱森不能准确地比较两种气味，无法仅凭气味识别出常见的食物，看地图也很困难。[46]在人类中，嗅觉感知和空间记忆在根本上是交织在一起的，都基于海马和额叶皮层。[47]

尽管这些研究表明脑的功能存在明显的定位性特征，但关于脑在细胞或环路层面上是如何工作的这个问题，这些研究并没有给我们提供太多信息，也没有告诉我们细胞网络可能进行何种计算。科学家们只能满足于把不同的功能定位到不同的区域（每个区域包含数以百万计的细胞），并绘制出功能流程图，这些流程图中各组分的特征主要是根据详细的局部解剖来确定的，而不是基于单个细胞的功能，或者退一步说，甚至不是基于大量细胞的活动来确定的。[48] 这些研究并没有揭示记忆究竟是如何工作的。

1957 年，在位于华盛顿特区外贝塞斯达的美国国立精神健康研究所（National Institutes of Mental Health）里，一位年轻的研究人员读到了米尔纳和斯科维尔的论文，其中描述了斯科维尔的手术对 HM 和其他不幸患者造成的影响。这位年轻人后来回忆说，这篇论文给他留下了深刻的印象，他立刻就做出决定，"记忆是如何存储在脑中的这个问题，成了我下一个要研究的有意义的科学问题"。[49] 这个年轻人名叫埃里克·坎德尔（Eric Kandel），当时还不到 28 岁。坎德尔是一位博学的知识分子，他最早从哈佛大学获得历史和文学学位，后来转向医学，并且对精神分析保持了一生的兴趣。在学习的过程中，神经元的活动会发生怎样的变化？坎德尔后来的研究帮助我们搞清楚了这个问题，他也因此获得了 2000 年的诺贝尔生理学或医学奖。

在对猫海马神经元的电生理活动进行了初步的研究后，坎德尔立刻意识到，要想了解他感兴趣的细胞变化的核心，他需要一个比脊椎动物的脑简单得多的系统。在剑桥大学阿德里安小组的两位研究者——艾伦·霍奇金和安德鲁·赫胥黎的研究中，坎德尔找到了答案。这些研究也为他提供了线索，使他得以选择研究合适的现象。1952 年，霍奇金和赫胥黎揭示了动作电位的生理学原理——神经元是如何发送讯息的，这最终为一个 20 世纪初

　　　　　　　　　　　　　　　　　　　大脑传

基于尤里乌斯·伯恩斯坦的观点[1]发展起来的理论提供了决定性的证据。因为二战，霍奇金和赫胥黎的工作一度中断。但在战争结束后，他们证明动作电位是通过神经元膜的通透性的变化传递的。这种通透性变化改变了细胞内钠离子和钾离子的浓度，导致去极化的离子流迅速涌入细胞。[50]此外，他们还提出了一个后来被证明是正确的猜想，指出导致神经元膜通透性改变的是细胞膜上的一些微孔——离子通道。1963年，因为他们的这些工作，霍奇金和赫胥黎与约翰·埃克尔斯分享了诺贝尔生理学或医学奖。

对坎德尔来说，霍奇金和赫胥黎取得他们发现的方法与他们的发现本身同样重要。两人的工作不是在剑桥大学阿德里安小组的地下实验室，而是在遥远的普利茅斯的一个海洋生物研究机构中完成的——他们研究的是枪乌贼和墨鱼的巨轴突（giant axon）的反应。这个系统最早是约翰·扎卡里·杨在20世纪30年代率先研究的，由巨大并且易于识别的神经元组成，因此适合用来做研究。生理学家们一直就知道，要想研究一个基本过程，你需要选择能够给出明确答案的简单系统。

考虑到这个原则，在经过6个月的反复思考后，坎德尔于1959年决定通过研究一种巨型的海蛞蝓来研究学习和记忆的细胞基础。这种叫海兔（*Aplysia*）的海蛞蝓生活在加利福尼亚海岸，可以长到超过30厘米长，在显微镜下能看到它巨大的神经元。

---

① 见第8章。——译者注

它有一个非常简单的脑，由 9 团共 20 000 个神经元组成，还有一套简单的行为反射。当时世界上只有很少人在研究海兔，当坎德尔做出这个决定性的选择时，他既没有解剖过海兔，也没有记录过海兔神经元的活动，他甚至不确定它们究竟有没有学习能力。[51] 坎德尔的抱负是"在一个简单的神经网络中研究电生理条件化和突触使用的细胞机制"。他把这明确写在了他的第一份研究资助申请中（并在随后的几十年里完全实现了他的目的），这意味着他将研究学习会如何改变海兔神经系统的活动，特别是突触的活动。

坎德尔把注意力集中在了一种很容易测量的行为——缩鳃反射上。这是海兔一种基本的保护反应：当身体被轻触时，海兔会将其鳃缩回。坎德尔的研究小组证明，这个反射可以表现出形式非常简单的学习和短期记忆——习惯化（重复刺激后反应会减弱）和敏感化（如果轻触与短暂的电击相偶联，反应会加强）。他们最终还证明，海兔可以在经典条件化的设置下进行学习，就像巴甫洛夫的狗那样。

在随后的很多年里，坎德尔和同事鉴定出了参与这些行为的神经环路，并证明赫布的神经生理学假说是正确的——学习过程涉及小的神经元环路中突触强度的变化。对于短期记忆，这种变化表现为神经递质释放量的增加；对于通过反复偶联刺激诱导出的长期记忆，神经递质释放量的增加还伴随着两个细胞间新的突触连接的生长。正如赫布预测的那样，归根结底，记忆印迹不过是突触活动的变化罢了。

　　　　　　　　　　　　　　　　　　大脑传

20 世纪 80 年代初，坎德尔的研究小组加入到了一场改变生物学的分子革命中，这使描述细胞内复杂的分子级联反应以及确定生产这些系统的组分的基因成为可能。最终，坎德尔的研究小组与其他团队一起，鉴定出了神经元中那些参与创建记忆的分子：环腺苷酸（cyclic AMP）、各种酶以及一种名叫 CREB（环腺苷酸反应元件结合蛋白），能有效开启和关闭某些基因的蛋白。这些分子使生物体能够决定它是否想记住它所学到的东西。这些分子一般被称为第二信使，因为它们传递的讯息最初由神经递质或者激素携带。在学习的过程中，这些分子的活动就像是在亚显微的水平上跳芭蕾，引发神经元新的生长以及新的突触的形成。最令人满意的是，科学家很快发现这种学习模型适用于所有动物。例如，果蝇中有一个叫 *dunce* 的记忆突变，后来的研究表明，其对应的是对降解环腺苷酸的酶进行编码的基因。1976 年，我读到了有关果蝇 *dunce* 突变的研究，这开启了我的职业生涯。你的脑中现在也正使用着同样的生化系统。直到今天，记忆生化基础的奥秘仍然没有被全部破解。除了神经递质外，其他一些分子也参与了突触的活动和记忆的巩固（人的突触中有超过 5 500 种蛋白），但我们现在对记忆是如何产生的这个问题有了更宽广的理解。[52]

我们对记忆的理解显然永无止境，但这过程中发生了一次短暂而重大的转向。20 世纪六七十年代，一系列的研究声称，通过注射脑提取物、蛋白质或者 RNA（核糖核酸），可以将习得的行为从一个动物转移到另一个动物身上。瑞典生物化学家霍尔格·海登（Holger Hydén）提出，在学习过程中产生了特定形式的 RNA，这些 RNA 可以从一个动物转移到另一个动物身上。这种说法得到了大量研究的支持，这些研究表明，学习可以被阻断蛋白质合成的分子或者影响 RNA 的分子所抑制。在从大鼠到金鱼的一系列动物中，这一点似乎都得到了证实。即使是在头被砍掉后会再长出一个新头的真涡虫中，情况也同样如此。1959 年，密歇根大学的詹姆斯·麦康奈尔（James McConnell）发表研究指出，如果真涡虫在头被切除前在有光的情况下接受了电击，那么再生出原脑的真涡虫会表现出避光的行为。后来的研究表明，没有学习过避光的真涡虫甚至可以通过吃点训练过的真涡虫来获得这种行为。[53] 这种效应在大鼠身上显得没那么怪异，却是一致的：把受过避光训练的大鼠的脑物质注射进另一只大鼠，学习的结果会出现明显的转移，这表明其中牵涉到某种生化物质。[54]

　　当时有一种想法认为，记忆印迹可能由一种分子构成，可以从一个人的脑中转移到另一个人的脑中。这种想法引起了媒体的广泛兴趣——也许这可以让我们造出一种药丸，使人类能够通过吞下一片药片来进行学习。然而人们很快就发现，无论是"学习转移"这种现象，还是这背后的生物化学过程，都不像最初看起来那样确定。许多行为研究使用的样本量非常小，或者使用了相当主观的方法来评判动物是否学会了实验任务。1966 年，《科学》杂志刊登了一篇由来自 8 个不同实验室的 23 名研究人员署名的简短文章，文章中说他们无法复制出基于 RNA 的学习转移现象。[55] 用核酸来解释记忆印迹的尝试失败了。

在这之后，休斯敦贝勒医学院的法国药理学家乔治·昂格（Georges Ungar）提出了一种解释，调和了认为存在学习转移现象的人和因 RNA 没有参与而反对此主张的人之间的矛盾。他认为，RNA 提取物中可能含有一类叫作肽的小型蛋白质，这种蛋白质实际上才是学习转移的原因。20 世纪 60 年代末和 70 年代初，昂格一直在研究与学习转移相关的物质，最终从超过 4 000 只受过训练的大鼠的脑中鉴定出了一种物质。他把这种物质称为"恐暗肽"（scotophobin），"scoto"源自希腊语"skotos"，意思是"黑暗"。伊利诺伊大学和密歇根大学的研究人员声称，人工合成的恐暗肽能够使没有学习过的小鼠表现出躲避黑暗的行为，这进一步增强了人们对这一发现的信心。[56] 在 1968 年到 1971 年间，至少有 15 篇主流媒体的文章报道了昂格的工作，包括《时代》周刊、《纽约时报》和《华盛顿邮报》。

然而，恐暗肽理论成真的可能性很快就开始消失了。1972 年 7 月，昂格在《自然》杂志上发表了一篇论文，指出是恐暗肽诱导了对黑暗的躲避行为，并推测神经系统中可能存在许多这样的行为活性分子。[57] 这篇论文是在 17 个月前投稿给《自然》杂志的，投稿和发表间隔了这么长的时间，是因为一位名叫沃尔特·斯图尔特的审稿人强烈认为整件事纯属胡说八道。面对这种情况，《自然》杂志采用了一种极不寻常的方式来解决这一问题：杂志社最终决定发表昂格的论文，但同期也刊登了斯图尔特的一篇长篇论文，详述了他对昂格的生化主张——包括人工合成的恐暗肽——的批评。斯图尔特指出，尽管昂格已经就这个问题发表了 17 篇科学论文（总篇幅超过 100 页），但他的团队没有提供必要的实验细节以允许他人重复这些研究，验证他的主张。斯图尔特的结论是，"作者们的结论错误的可能性比正确的可能性大"。[58]

尽管昂格在同一期的《自然》杂志上进行了简短的回击，但斯图尔特的批评还是带来了毁灭性的影响。改进后的行为测量和更精准的生物化学检测很快发现，并没有学习转移的现象，而且如果恐暗肽确实存在的话，它很可能是一种多肽，可能是在实验动物受到惊吓时由于应激反应产生的，与学习并没有关系。[59]一种多年来让科学界内外兴奋不已的现象最后被证明是一种假象，这导致对学习转移实验的资助几乎立即就枯竭了。[60]20 世纪初，物理学家们曾经对一种被称作 N 射线的辐射形式非常着迷，但 N 射线最终被证明并不存在。[61]恐暗肽成了神经科学界的 N 射线。对于被广泛报道的各种行为效应的确切原因，科学界仍然不清楚，但无论是记忆印迹还是对光的恐惧，都无法通过注射器从一个动物转移到另一个动物身上。然而，最近的研究证实，记忆确实可以在真涡虫再生的头部中重新出现，这表明那个时期的发现并非都是胡说八道。[62]

人们对海兔和果蝇等无脊椎动物的研究帮助揭示了学习的生

化基础，与此同时，脊椎动物的研究者发明了一种方法，能间接研究突触在记忆形成过程中的发育方式。1973年，奥斯陆的两名研究者蒂姆·布利斯（Tim Bliss）和泰耶·洛莫（Terje Lømo）报告说，通过一系列快速的电脉冲刺激，他们能够改变进入兔子海马的神经通路的结构。[63] 他们把这种现象称为"通过刺激神经通路而产生的增强效应"。这种效应事实上是对现实生活中经历的强烈刺激的一种有效模仿，能够导致神经通路中的突触发生变化，变化在数小时内都可以被检测到。

1966年，洛莫第一次观察到了这种效应。1968至1969年，他与布利斯一起就这个主题开展工作，试图为他们的发现找到更充足的证据，但重复性问题使他们一直在兜兜转转。[64] 虽然最终没能解决这些问题，他们还是决定发表结果。虽然布利斯和洛莫一度离开了这个领域（布利斯离开了近10年，洛莫离开了30年），其他研究者仍然在对这个效应开展研究。这个效应现在被称为"长时程增强"（long-term potentiation），或者被更简单地称为LTP，关于这个效应的论文的数量很快开始呈指数级增长。今天，利用组织切片（包括人脑组织的切片）而不是整只动物，通过非常精确地刺激动物的脑并观察其生化变化和结构变化，科学家就有可能揭示不同类型突触变化的复杂性。[65] 为了纪念第一篇有关LTP的论文发表20周年，《自然》杂志刊登了一篇重磅综述文章。在文章中，综述作者蒂姆·布利斯和格雷厄姆·科林格里奇（Graham Collingridge）强调，该领域中最重要但仍未解决的问题是LTP的真正生理学意义，尤其是"它是记忆的突触机制的核心组成部分吗？"这个问题。[66] 研究人员仍然不确定现实中的记忆与他们在 LTP 实验室研究中观察到的效应之间的联系。这个问题至今仍然没有得到解决，即使到 2006 年，布利斯也只愿意将 LTP 称作"这些过程的一个令人信服的生理模型"。[67] 最近的研究表明，LTP 及其反向过程——长时程抑制（long-term depression），可以使大鼠的记忆失活或者被重新激活，这些发现支持因果联系的存在，但这并不意味着 LTP 本身就是记忆。除了 LTP 的精确生化基础仍然不够清晰外，其他一些问题——比如学习可以在单个事件后发生，而 LTP 需要反复刺激——继续使一些科学家怀疑 LTP 是否就是脑编码记忆的唯一机制。[68]

在试图解释他通过刺激脑而产生的奇怪的记忆时，彭菲尔德曾提出，在回忆和学习过程中，被激活的是同样的通路。利用最新的神经科学工具——光遗传学，研究人员已经证明了这一点。这项技术是在 21 世纪初由包括格罗·米森伯克（Gero Miesenböck）、卡尔·戴瑟罗斯（Karl Deisseroth）和埃德·博伊登（Ed Boyden）在内的许多研究人员发展起来的，现在主导了动物脑和神经元的许多研究领域。这种方法的原理是，首先将编码光探测分子的基因引入感兴趣的细胞中，然后用光激活这个分子，从而使细胞产生反应。光遗传学提供了一种精确辨识和刺激神经元的方法，使用这种方法，科学家已经证明参与学习的细胞发生的变化表现出了典型的 LTP 的特征，而且记忆唤起的过程中被激活的是同样的细胞。[69] 虽然记忆印迹事实上还涉及很多其他类型的细胞，但这些细胞现在通常被称为印迹细胞。[70]

1982 年，DNA 双螺旋结构的共同发现者弗朗西斯·克里克提出，一种叫作树突棘（dendritic spine）的结构（树突的微小突起，神经元获得输入的部位）可能在学习过程中改变形状，从而在突触活动中发挥关键的作用。[71] 克里克对树突棘重要性的理解是正确的，但其真实的运作机制比他想象的要简单：在长期记忆的形成过程中，新的突触连接是通过产生新的树突棘——而不是通过已有的树突棘改变形状——建立起来的。研究发现，很多动物在学习后都会产生新的树突棘。在 2015 年的一项研究中，科学家使用光遗传学选择性地缩小了学习后产生的树突棘。在这种情况下，有关原本已经学会的任务的记忆就遭到了破坏，这表明树突棘是记忆印迹形成的关键组成部分。[72] 然而情况并没有这么简单，因为越来越多的证据表明，神经元形成新的突触并不只是靠自己。比如，通过对神经递质做出反应，一类被称为星形胶质细胞（astrocyte）的细胞似乎可以提高突触的可塑性并增强记忆。如果海马区的星形胶质细胞的激活被阻断，那么记忆就会受到损害。[73]

关于学习，未来还会有更多的发现，但总体来说，已有的结果支持赫布对学习的理解。[74] 在脑科学史上，脑功能分布的局域化和分散性之争从未停止过，不过现在看来，虽然个别细胞在记忆的形成和唤起中或许发挥着关键的作用，但记忆并非位于某个单一的位置。记忆通常是多模式的，涉及地点、时间、气味、光线等诸多因素，而且通过复杂的神经网络分布在大脑皮层中。

关于我们对记忆生理本质的理解，一些研究正在把我们引向一个或许会让人感到不安的方向。2009 年，麻省理工学院的希娜·乔瑟琳（Sheena Josselyn）领导的研究小组特异性地移除了小鼠杏仁核中的一些细胞。在此前完成的学习任务中，这些细胞高水平地表达了 CREB 蛋白。[75] 研究发现，移除掉这些细胞的小鼠忘记了它们学到的东西，记忆的印迹被擦除掉了。光遗传学的发展使研究人员能够更细致更复杂地操纵小鼠的记忆。在诺贝尔奖得主利根川进位于麻省理工学院的实验室，科学家在一只小鼠的海马中植入了虚假的记忆，导致它在身处笼中的某个特定位置时就会定住不动，就好像它之前在那里受到过电击一样，尽管它从未有过这样的经历。[76] 研究人员还把一段厌恶性的记忆转变成了一段积极的记忆，使小鼠被吸引到它之前遭受电击的地方，这种操作彻底改变了原来的记忆印迹所蕴含的意思。[77] 他们甚至在抑郁症模型的小鼠身上激活了积极的记忆印迹，使这些小鼠的抑郁行为减少了。[78] 通过用光遗传学方法同时激活嗅球和与奖赏或厌恶相关的中枢，其他研究人员甚至凭空创造出了一段记忆，使小鼠记住了一种它从未闻过的气味。[79] 这种精准程度可能会让我们误认为参与记忆形成的只是这些在实验中被操纵的少数细胞，但在现实中，在这些细胞背后，还有大量的其他细胞，它们对相关网络的活动以及行为的产生都有贡献。

　　长期以来，多巴胺都被认为与脊椎动物的奖赏行为或过程有关，也与成瘾现象有关。为了让学习的故事有个完整的闭环，研究人员最近做了这样的实验：在用中性的光照射鼠笼的同时，利用光遗传学方法激活以多巴胺作为神经递质的神经元。[80] 研究发现，即使这些神经元仅仅被激活4次，每次持续1秒，两次刺激间隔80秒，就足以让小鼠产生巴甫洛夫反应：在这之后，每当光被打开，小鼠就会向光移动。巴甫洛夫的狗表现出的反射大概也是这样运作的。

所有这些研究表明，通过对小鼠进行遗传学操作，可以精确地创建、改变和擦除记忆。这些技术还无法被用于改变人的记忆，但对于把对记忆形成过程的理解转化为临床应用，心理学家们很感兴趣。[81] 对于这项研究中蕴含的更为广泛的伦理意义，这项研究的参与者并没有忽视。2014年，他们使用了《虚假记忆的诞生》(Inception of False Memory)来作为一篇论文的标题，这显然是在向克里斯托弗·诺兰2010年的烧脑科幻电影《盗梦空间》(Inception)致敬。在观看这部电影的过程中，很多观众都不太确定哪些部分描述的是现实。[82] 一个更合适的对比是菲利普·迪克1966年的短篇小说《我们可以为你全部记住它》(We Can Remember It for You Wholesale)，这篇小说后来被不止一次拍成电影《全面回忆》。在迪克这个典型的妄想故事中，一切发生在"不太遥远的未来"，一个名叫丹尼斯·奎尔的无聊职员被植入了虚假的记忆，使他相信自己是一名到访火星的特工。这些记忆——以及其他涌进他脑子，有关外星人入侵地球的记忆——后来被证明是真的。但这些记忆真的是真的吗？

有关记忆的细胞基础的研究强调了先前许多心理学研究已经证明的一点：记忆是可塑的。它不仅仅是对正在发生的事件的记录，还是被构建出来的，有可能是虚假的。然而最重要的一点是，它有一个物质基础。[83] 我们已经找到了记忆印迹的元件，它们不同于计算机硬盘中存储的信息。生物记忆是丰富的、不可靠的、高度互联的，能通过多种途径而不是单一的地址访问。

我们日常对事物的记忆与彭菲尔德唤起的复杂而精确的记忆之间存在怎样的联系，我们目前还不清楚。我们似乎并没有在持续不断地记录我们的整个人生，然而彭菲尔德的那些实验表明，通过某些外部事件或者电极的电脉冲刺激，一些非常具体并且无关紧要的时刻也能被回想起来。记忆印迹的一些最基本秘密已然揭晓，但对于当我们记忆时究竟发生了什么这一问题，我们的理解仍然远远不够。就某些时候处理信息的方式而言，我们的脑或许像一台计算机，但我们储存和唤起记忆的方式则完全不同。我们不是机器——或者更确切地说，我们不像任何我们建造出的或目前可以设想出的机器。

在寻找记忆的生理基础方面，这些已经取得的进展引出了一个更基础的问题：脑是如何处理感觉信息（它们是记忆的原料）的？记忆储存在特定的神经元集合中，但这并不能解释脑是如何知道世界上有哪些事物的，也无法解释我们记住的那些事物为什么能被记住。和本书中描述的许多事件一样，揭开感知秘密的那个关键时刻是在偶然间降临的，直到那时我们才可能搞清楚感知的功能在多大程度上是定位化的，在多大程度上是分散式分布的。

大脑传

# 第 11 章

# 环路：1950 年至今

1958 年初，美国布朗大学的两名研究人员正在研究猫的大脑皮层细胞是如何对视觉刺激做出反应的。两人都只有三十多岁，一个人来自瑞典，一个人来自加拿大。麻醉后的猫躺在操作台上，两人用一根电极记录猫的单个脑细胞。他们用粘贴了金属片的显微镜玻片形成明亮背景中的暗点，并以此向猫的视网膜上投射各种形状的光束。但他们一无所获。被记录的细胞表现出的电活动十分微弱，转化成了实验室扬声器里依稀可闻的噼啪声。据两人后来回忆：

> 突然，就在我们把一张玻片插入眼底镜时，那个细胞仿佛突然活了过来，像机枪一样发放神经冲动。过了一会儿我们才发现，细胞放电跟那个小暗点没有关系，而是对我们插入玻片时玻片边缘投射出的移动的阴影有反应。我们又花了更长的时间来摸索，发现仅当这条模糊的线条沿特定方向缓慢划过时，才能记录到那个细胞的反应。即使方向从最优朝

向偏转几度，记录到的反应也会弱很多，而当方向垂直于最优朝向时则完全记录不到反应。这个细胞完全无视我们的白点和黑点。[1]

这个细胞能被一种非常独特的刺激———一条移动的竖线激活，它对静止或者水平移动的线条毫无兴趣。大卫·休伯尔（David Hubel）和托斯坦·维泽尔（Torsten Wiesel）的这项完全意外的发现将会改变我们对脑处理感觉刺激的方式的理解，并揭示单个皮层细胞对环境信息的表征有时可以复杂到多么惊人的程度。

休伯尔和维泽尔在随后几年的研究中发现，有些脑细胞响应的是视觉刺激的朝向，而有些细胞则响应的是某种特定形式的运动。他们用电极在猫脑中进行了深入的探索，发现视觉皮层可以分为多个功能柱（column）和功能层（layer），每一个功能柱对应于一个特定的感受目标（线、点等等），每一个功能层对应于这个目标的一个特定朝向。这些基本的表征信息会被传递给脑中的下一级细胞，在那里整合到一起，以更复杂的方式表征视觉世界。

休伯尔和维泽尔的科学发现与许多此前的发现一致。剑桥大学的生理学家霍拉斯·巴洛（Horace Barlow）是计算俱乐部的成员，也是查尔斯·达尔文的曾外孙。他在 1953 年的研究表明，蛙的视网膜细胞可以划分为不同的组，每个组对应于蛙的视野的一小部分。[2] 每个组的环路能让蛙看到约一只苍蝇大小的小点。大体上，蛙视网膜上的这一个个环路连接在一起，使这个系

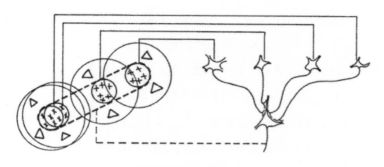

休伯尔和维泽尔的图示，
呈现了他们设想的由神经元的简单连接形成的线条探测器

统能够探测一只移动的昆虫。在一只苍蝇的影像掠过一组细胞的感受野①时，这些细胞就会发放电信号，在苍蝇的影像移出感受野后，细胞就会停止放电。尽管从某些意义上看巴洛的发现与休伯尔和维泽尔的发现有一定类似性，但两者有一个本质上的差别——巴洛的工作针对的是外周神经系统而不是脑。②

也有更直接一些的先驱性工作。洛伦特·德诺在 1938 年指出，视觉皮层的神经解剖结构似乎是以功能柱的形式组织的，这些功能柱由从脑表面向深处延伸的一团团细胞组成，细胞团间彼此相连。但当时没有人想过这样的柱状结构在提示什么样的脑功能。³ 就在休伯尔和维泽尔开展他们实验的前一年，弗农·蒙卡

---

① 感受野就是蛙视野中与这些细胞相对应的区域。——译者注
② 作者此处的表述不够准确，视网膜属于中枢神经系统，并非外周神经系统。作者此处希望表达的其实只是巴洛的研究对象不是脑。——译者注

斯尔（Vernon Mountcastle）[①]发现，在猫的大脑皮层中，响应来自身体某一区域同类型刺激（比如触摸）的细胞呈竖直方向排列，而响应该区域不同类型感觉刺激的细胞则在皮层的同一层呈水平排列。这与彭菲尔德的小人模型十分相似。[4]不久后，麦卡洛克和皮茨，以及皮茨的两位朋友——杰瑞·莱特文[②]和智利控制论学者、神经生理学家温贝托·马图拉那（Humberto Maturana）报告了蛙的脑内也存在相似的细胞群。[③,5]相似的研究结果随后在许多其他脊椎动物的研究中也纷纷涌现，这表明这种组织方式是脊椎动物视觉系统组织的一种普遍原则。

这种高度的定位化特性提示，脑首先识别的是环境中的基本元素（比如线条、运动的物体等等），然后通过某种方式将这些元素组合在一起，形成一幅可辨认的整体图像。尽管脑可以被清晰地划分成负责各项感觉模块（嗅觉、听觉等等）的区域，但研究发现在这些区域中，也存在不同感觉信息相当程度的整合：猫脑的视觉区可以整合听觉信号，小鼠的听觉皮层也能对视觉信号进行分析。[6]不同感觉模块之间的这种整合极有可能与重要刺激的精准识别有关，比如沙沙声与捕食者或猎物的运动的关联性。

---

① 弗农·蒙卡斯尔（1918—2015），美国神经科学家，大脑皮层功能柱结构的发现者，休伯尔后来将他的这一发现评价为"自拉蒙·卡哈尔以来对理解大脑皮层最重要的贡献"。——译者注

② 杰瑞·莱特文就是第 9 章中提到的杰罗姆·莱特文。——译者注

③ 这是沃尔特·皮茨最后的科学贡献之一。皮茨显然对几年前与维纳分道扬镳无法释怀，因此越来越沉迷于酒精，最终于 1969 年去世，年仅 46 岁。

20 世纪 60 年代晚期至 70 年代早期，对猫脑的研究表明，许多这类结构的建立是以相应的经验为基础的。剑桥大学生理学家科林·布莱克莫尔（Colin Blakemore）和其他科学家的实验研究发现，如果把猫从小就养在仅有竖直方向条带的环境中，猫就不能辨认出任何水平方向的条带，因为其脑中本应该响应水平线条信息的细胞并不会放电。[7] 这会产生现实的行为后果——布莱克莫尔说，成长于仅有水平方向条带环境的猫咪会无视沿着竖直方向移动的棍子。它们是真的无法看见竖直方向的世界："尽管这些猫咪会对房间进行活跃的——随着它们越长越大，甚至是狂热的——视觉探索，它们还是经常会在四处转悠时撞上桌腿。"

不仅如此，如果这些猫咪持续生活在仅有水平方向条带的环境中，它们此后将永远无法对竖直线条产生完整的反应。这是因为在一个被称为关键期（critical period）的阶段，它们的脑没有接收到必要的刺激信号。人类中也存在类似的情况。长久以来的证据显示，在先天性盲的成人患者被治愈后，他们必须从头学习识别面孔，甚至学习识别三角形这样的简单形状。[8] 很多这类患者最终都无法习得正常水平的识别能力，因为他们已经错过了相应的关键期。

脑视觉处理系统组织方式的发现强化了脑可以进行神经计算的观点，但发育的影响表明，脑并不是完全预先设定好的。在一定程度内，脑的结构是经验的产物，也是动物对环境探索的结果。吉姆，脑是计算机，但不是如我们所知的那种计算机。

休伯尔和维泽尔的研究表明，脑中的视觉处理是按照某种层级结构组织起来的，在这种层级结构中，层级越高，结构的定位化程度就越高，对物体的识别精准度也越高。这引发了一场关于高层级的单个细胞编码的信息究竟能够详细到何种程度的争论，再次将人们的注意力集中到了两种相互对立的观点上：脑功能究竟是高度定位化的，还是分散式地分布在脑的不同区域的？ 1969 年，为了凸显极端定位化理论存在的问题，杰瑞·莱特文以讽刺的口吻开了一个玩笑。莱特文声称他有个名叫阿卡柯西·阿卡柯西耶维奇的远房表弟（其实并不存在），是一位俄罗斯神经外科医生。为了治疗某位因为母亲过于专横而心理上饱受摧残的患者，他的这个表弟移除了患者脑中负责识别他母亲的细胞（据称有 18 000 个这样的"母亲细胞"，负责识别各个朝向和身着各种装束的母亲）。这个玩笑最后的笑点是，好了，在成功地治疗了他的患者后，阿卡柯西耶维奇转向了他的下一个挑战——"祖母细胞"。[9]

在我还是个学生的时候，这个故事广为流传。当时的一种猜想认为，我们的脑识别的每一个物体，包括不同朝向、不同背景环境下的同一个物体，都要靠一个或一组特定细胞的活动来表征。而"祖母细胞"（grandmother cell）这个词，抛开其玩笑的外壳，被人们用来简便地描绘这种猜想在本质上有多愚蠢。根据这种猜想，你会得出荒谬的结论。比如，你的脑中应该有一个细胞负责识别你坐着的祖母，有一个细胞负责识别你倒立着的祖母，有一个细胞负责识别你在弹奏尤克里里的祖母。事实上，无限变化的各种可能组合都需要有对应的细胞来负责识别，唯有如此，你才能认出你的祖母。而且除了祖母，我们还需要识别其他东西，如果列一个清单，那么我们的脑中必须要有无限多个细胞存在，才能解释我们拥有的感知能力。这显然是错误的。

但真相往往比小说更魔幻。就在莱特文的玩笑出现两年前，波兰神经心理学家耶日·科诺斯基（Jerzy Konorski）将休伯尔和维泽尔关于脑中精准特征探测机制的发现融入了他们自己的逻辑结论中。科诺斯基在1967年出版的《脑的整合活动》（*Integrative Activity of the Brain*）一书中指出，脑中存在他所谓的"真知神经元"（gnostic neuron），这些神经元能够识别非常精准的刺激，比如猫、山羊或者用不同风格书写的同一个单词。[10] 书中没有提到祖母，但也仅仅是科诺斯基没有提罢了。

不久后，普林斯顿大学的查尔斯·格罗斯（Charles Gross）和同事发现了非常类似"祖母细胞"的细胞：在猴子的脑中有那么一群细胞，它们虽然不对猴子的祖母做出反应，但会对猴子手的形状做出反应。与休伯尔和维泽尔一样，他们的发现也完全是偶然的。当时，他们试图记录的细胞对他们使用的所有视觉刺激都没有反应，这令其中一名研究人员非常沮丧，于是他在刺激屏幕前挥了挥手。被记录的细胞这时出现了强烈的放电反应。[11] 这一发现于1969年发表在《科学》杂志上，在论文的末尾，作者低调地写道："一个细胞能对深色的矩形做出反应，但它对猴子手的轮廓的反应更为强烈，而且视觉刺激看上去越像一只手，这个细胞对它的反应就越强烈。"[12] 很多对"祖母细胞"猜想持批判态度的科学家都很难接受这样的现实，但实验结果非常明确。

20 世纪 70 年代末，情况变得更加奇怪。牛津大学的研究人员发现猴子脑中的一些细胞只对某些朝向的面孔做出反应。剑桥大学的科学家很快在绵羊身上也印证了类似发现：绵羊脑中的某些细胞只会对同品种的其他绵羊的图片，羊角的大小，或者潜在的威胁刺激的照片（比如人或者狗）做出反应。[13] 剑桥大学的研究小组以冷幽默的语调指出："绵羊对倒立的脸没有反应，这似乎是合理的，因为羊不像猴子，通常不会看到倒立着的羊。"[14]

许多人（年轻时的我也是如此）曾认为，"祖母细胞"这样一个看起来很荒谬的概念将会是对视觉感知定位化观点的致命一击。然而在接下来的几十年间，科学家发现了一些神经活动对视觉刺激的精准化要求越来越高的细胞，这让这些人普遍感到不安。2005 年，由加州大学洛杉矶分校医学院的伊扎克·弗里德（Itzhak Fried）和加州理工学院的克里斯托弗·科赫（Christof Koch）领导的团队发表了一项对 8 名患者的研究。为了给手术治疗顽固性癫痫做准备，这些患者的脑部都植入了电极。在这项研究中，研究人员向这些患者展示视觉图像并记录海马中一个个细胞的反应。这些细胞有时会对非常具体和精准的影像做出反应，精准到了匪夷所思的程度：

大脑传

在一个案例中，有一个细胞只对前总统比尔·克林顿的三个完全不同的图像做出反应。一个细胞（来自另一个患者）只对披头士乐队的图像做出反应，另一个细胞只对电视动画连续剧《辛普森一家》做出反应，还有一个细胞只对篮球运动员迈克尔·乔丹的图片做出反应。[15]

进一步的研究发现，一名患者的"左后海马区中有一个神经元只在看到女演员詹妮弗·安妮斯顿不同角度的照片时才会被激活"。如果给患者看的是安妮斯顿和她当时的伴侣布拉德·皮特的合照，这个细胞就不会做出反应。另一名患者的一个细胞能持续地对演员哈莉·贝瑞的照片做出反应，包括她扮演"猫女"（贝瑞当时新近饰演的电影形象）的剧照。更有趣的是，另一个细胞倾向于对悉尼歌剧院的图像和"悉尼歌剧"这几个字做出反应。似乎是为了证明我们的脑中并不只是些没用的东西，一名患者的一个细胞对毕达哥拉斯定理 $a^2 + b^2 = c^2$ 做出了反应。这名患者是一位对数学感兴趣的工程师。[16]

这似乎表明，我们的脑中或许确实有负责精准识别的"祖母细胞"，只有当我们看到某个人或者某个东西时，这些细胞才会放电。但论文的作者态度很谨慎，他们指出，尽管这些细胞对安妮斯顿、贝瑞或者克林顿表现出持续的反应，但这并不意味着只有这些刺激才能激活这些细胞，因为研究人员只给患者展示了数量非常有限的图片。在随后发表的论文中，这个小组指出，他们检测到的这些细胞的任务可能是表征某个概念——因此悉尼歌剧院的图片和单词都可以激活细胞——并且可能在记忆中发挥着关键作用。[17]

　　最重要的一点是，研究人员认识到，仅仅因为某个细胞对一个图像做出反应，并不意味着它是参与识别这个图像的唯一细胞。能够得出的结论只是，这个细胞是相关网络的细胞中的一个。据这些科学家估计，每一种刺激都可能激活100万个神经元，其中许多神经元只是对图像的某些方面或者相应的概念做出反应。很多这些神经元还可能被另一种刺激激活，从而形成一个在神经元构成上略有不同的网络。[18]这就解释了为什么研究人员会如此幸运，能够发现一个对詹妮弗·安妮斯顿有反应的细胞：因为这样的细胞不止一个，而是数以百万计。事实上，正如神经科学家拉斐尔·尤斯特（Rafael Yuste）指出的那样，当我们惊叹于科学家记录到的单个细胞的反应竟然如此精准时，我们真正应该关注的是这背后的神经环路的复杂性，以及当我们看到并识别一个图像时多细胞活动模式的变化。[19]

　　1992年，神经科学家大卫·米尔纳（David Milner）和梅尔文·古德尔（Melvyn Goodale）提出，哺乳动物的脑中有两个独立的视觉处理流（visual processing stream），具有不同的输出功能。这突出强调了视觉系统中更高级专属环路的存在。[20]根据米尔纳和古德尔的理论，视觉信息在脑后部的视觉皮层经过初步处理后，会被分流到两条通路上。其中一条通路通往脑的顶部，这就是所谓的"方位通路"（'where' pathway）或者"背侧流"。科学界认为这条通路负责对被看到的物体的空间位置信息进行编码，投射到参与运动控制的区域。另一条途径被称为"腹侧流"，它深入到大脑皮层的底部，有时也被称为"辨识通路"（'what' pathway）。这条通路参与识别看到的物体，投射到与记忆和社会行为相关的脑区。两条通路之间是有联系的——在某种程度上，看着一只猫并且想要抚摸它，你就需要把这两者结合起来。

这两个流的区别——方位和辨识、背侧和腹侧、运动和身份——凸显了脑功能定位的复杂性。[21]定位化的并不只是刺激的某些物理特性，还包括某些需要生物体做好准备以特定方式对其做出反应——比如触碰它或者记住它——的特性。[22]与认为我们祖母所有角度的影像都储存在同一个区域相比，这种审视功能定位的方式显得不那么刻板。[23]但随着神经连接数量的增加，以及人们发现相似的神经束可能参与不同的感觉，彻底的功能定位化的观点正在逐渐变弱。定位化分布的究竟是什么？对于这个问题，我们的理解正在变得越来越混乱——或者越来越丰富，如果你愿意这样说的话。

正如休伯尔和维泽尔提出的那样，终极的定位化——比如"詹妮弗·安妮斯顿细胞"的存在——在一定程度上可以用单细胞的活动来描述。1972年，针对单个神经元的活动与感觉之间的关系，剑桥大学的生理学家霍拉斯·巴洛归纳出了他所谓的

"五法则"。[24] 这些"法则"实际上是一些命题或者假设，可以使学界集中思考神经系统是如何工作的，并促进未来的实验研究。无论是使用的方法还是"法则"（dogma）这个术语，巴洛明显都借鉴自弗朗西斯·克里克——在 1957 年的一次演讲中，弗朗西斯·克里克提出了关于蛋白质合成的遗传基础的假说，帮助科学界建立起了分子生物学的框架，这个框架后来被证明取得了空前的成功。[25] 巴洛的论文产生了巨大的反响，认知科学家玛格丽特·博登（Margaret Boden）将其描述为"革命性的"。[26]

巴洛的出发点（也是他的第一条法则）是，对神经系统运作的完整描述不仅应该包括对细胞活动的描述，还应该包括对细胞作为网络节点的作用的描述。巴洛认为，这种网络的运作原理是，"随着感官通路的层级逐渐升高，携带有关某种物理刺激的信息的活跃神经元的数量会越来越少"。为了解释这一点，巴洛引用了威廉·詹姆斯在 1890 年提出的一个观点，后者认为脑中一定有一个"教皇细胞"（pontifical cell），这个细胞就像教皇一样，掌管着所有其他脑细胞。[27] 虽然并不存在这样的解剖结构，但"教皇细胞"这个词被沿用了下来，用于描述一种有关脑组织形式的高度层级化理论。巴洛认为，虽然"教皇细胞"不存在，但可能存在被他戏称为"红衣主教细胞"（cardinal cell）的细胞。和天主教会中的情况一样，这些"红衣主教细胞"在层级上比"教皇细胞"低而且数量众多，不过在任何特定的时间都只有少数"主教"在活动。[28]

巴洛强调，神经元响应环境特性的方式是在进化过程中被选择的，但其中既涉及遗传因素也涉及环境因素，并且神经元放电的频率可以被看作一种"主观确定性"的衡量指标：放电频率越高，引发神经元活动的事物在现实世界中真实存在的可能性就越高。至于在整个过程中发生了什么，巴洛认为，物体在神经元的活动中被表征为一种象征性的抽象信息。巴洛的这个想法是根据克雷克30年前的研究得出的，根据这种观点，刺激的特定元素被编码在了神经元的活动中，使脑只需要处理这些关键的抽象信息。

在拥有意识是怎样一种感觉这个问题上，巴洛坚持认为"没有别的东西在'注视'或控制这种活动"。要理解神经系统是如何控制行为的，没有必要向我们的脑中引入某种观察神经环路输出的"小人"。在他的第四条法则中，巴洛指出，"活跃的高级神经元直接并且简单地产生了我们感知的要素"。[29] 网络中神经元的活动决定了生物体的行为和感知，人类也不例外。这就是我们脑中发生的一切，不管我们是果蝇还是人。但到2009年时，巴洛开始怀疑这种说法是否言过其实了。这并不是因为他觉得这种说法错了，而是因为尽管过去这些年间神经科学研究有了不少进展，但这种说法仍然没有得到证明。他后来说："对于感知的个体性和主观性，我现在甚至很难想象出任何科学的解释。"[30] 无论想象脑的工作方式有多困难，事实都是不容置疑的：没有证据支持在我们的脑中——其他动物的脑也一样——存在任何非物质的东西。

总的来说，巴洛的法则在过去这些年比较受神经科学界的认可，特别是后来在被称为"稀疏编码"（sparse coding）的发现中，他关于"红衣主教细胞"的想法重新得到了印证：神经表征的层级越高，参与的细胞的数量越少，这些细胞的活动也越稀疏，但就系统的整体活动和刺激的表征而言，这些细胞活动也越重要。

巴洛的法则反映了一种新的脑还原论研究方法。这种方法的原则是先尝试解密十分简单的神经系统，然后以此为借鉴，阐明更复杂的神经系统的运作方式。对这种方法可行性最早的支持来自他自己的一项研究。1953 年，巴洛在青蛙视网膜的环路中发现了探测苍蝇的结构，如果这些细胞被激活，青蛙就会做出捕捉行为。这表明在进化上意义重大的复杂行为可以从非常简单的神经网络中产生，完全不涉及脑。为了探究这一点，科学家们采用了一系列不同的方法，这些方法都使用了相同的还原论逻辑。在 20 世纪 60 年代早期，大约是埃里克·坎德尔研究海兔记忆印迹的同一时期，一些分子生物学黄金时代的巨匠开始转而研究神经系统的结构和功能。

这种方向转变中最重要的一部分源自一对好朋友——西德尼·布伦纳（Sydney Brenner）和西摩·本泽（Seymour Benzer），他们后来都创建了当前神经科学的重要分支领域。布伦纳专注于研究秀丽隐杆线虫（*Caenorhabditis elegans*），并雄心勃勃地决定要搞清楚它所有 900 多个细胞的完整组织方式和发育过程，其中包括 302 个神经元。[31] 尽管这种线虫几乎没有任何称得上脑的东西，但它们可以沿着化学物质的浓度梯度移动，还能探测信息素

（pheromone）①并进行学习。利用电子显微镜和当时性能还很原始的计算机，布伦纳的研究小组以及全球的线虫研究团体的工作最终为深入理解动物的发育过程做出了重大的贡献，布伦纳也因为对这一领域的贡献于 2000 年获得了诺贝尔生理学或医学奖。[32]

西摩·本泽则是通过在黑腹果蝇（*Drosophila melanogaster*）中产生行为突变体来研究行为中的遗传因素。尽管果蝇研究在 20 世纪初奠定了遗传学的基础，但随着以细菌和病毒为研究重点的分子遗传学的兴起，科学界对这种小昆虫的兴趣在二战后开始消退。本泽的方法在果蝇研究的复兴中发挥了关键的作用：在他的研究项目启动后的 10 年中，他和他年轻的研究团队就已经找到了参与昼夜节律调控和学习的基因（有关昼夜节律的研究最终获得了 2017 年的诺贝尔生理学或医学奖）。

从 20 世纪 80 年代开始，随着分子生物学技术的发展，研究和操控这些物种和其他物种的基因成为可能，这使我们研究脑的能力发生了转变。新的工具使神经元及其组织形式能够被可视化，这在过去是无法想象的。科学家们绘制出了脑和神经系统的新图谱，最近的研究使我们能够识别出以前未被注意到的神经元类型，分类的依据是神经元所表达的基因而不是其形态。新的模式生物在研究中被大量使用，比如被用作脊椎动物发育模型的微小的斑马鱼。操控神经元的新方法出现了，从删除某个特定基因

①　信息素又称外激素，是由一个个体分泌到体外，对同类的生理活动或行为产生影响的化学信号分子。——译者注

的"基因敲除"（knock-out）小鼠，到在果蝇中构建出一个系统，可以随心所欲地在果蝇的几乎任何组织中表达来自任何生物的任意基因。最新的技术是光遗传学技术和 CRISPR 基因编辑技术，前者能真正地开启和关闭神经元，而后者原则上使操控几乎任何动物的任意已知基因成为可能。但一个根本问题仍然存在，那就是除了秀丽隐杆线虫这种最简单的生物外，我们仍然不了解脑具体是如何组装到一起的。

1993 年，也就是线虫完整的神经系统连线图发表 7 年后，弗朗西斯·克里克和爱德华·琼斯在《自然》杂志上发表了一篇文章，感叹"人类神经解剖学研究的落后"。[33] 他们对两年前丹尼尔·费尔曼（Daniel Felleman）和大卫·范·埃森（David Van Essen）发表的一项猕猴的研究的精细程度大为震惊。这篇论文研究的是猕猴大脑皮层的视觉系统中的主要通路，论文中包含一幅极其复杂并且被广为引用的概要图，显示了 32 个已知的视觉区域之间的 187 个高层次连接。[34] 与对猕猴脑的详细了解形成鲜明对比的是，克里克和琼斯将当代科学界对人脑认知的匮乏描述为"让人无地自容"：

> 我们可以暂时假定，人的大脑皮层视觉区的连接图谱与猕猴的连接图谱类似，但这个假定需要验证。对于语言区等

皮层其他区域，猕猴的脑甚至连作为一个粗略的指南都不合适，因为猴脑中有可能缺乏与人脑相对应的区域。

时至今日，我们仍然缺乏人脑的这些信息，这是不能接受的。离开这些信息，深入理解我们的脑的精确运作机制根本就无从谈起。

对于克里克和琼斯所描述的东西，当时还缺乏一个专门的术语。2005 年，两位研究者各自独立地提出了同一个术语，用于"全面地描述构成人脑的要素和连接网络"。[35] 这个词就是"连接组"（connectome）。随着基因组（genome）和基因组学（genomics）进入日常用语，科学家们创造出了一系列"组"（-ome）和"组学"（-omics）的词汇，连接组也是其中之一。[36] 简单地说，"组"是某种特定生物学现象所有个例的总和，而"组学"是对某一特定的组的研究。

一定程度上由于克里克的倡议，科学界随后启动了一系列的研究项目，旨在为科学家提供一个描述脑的神经解剖学的框架，涉及的生物从果蝇到水蛭，从小鼠到人类，不一而足。对于更大的动物（包括人在内），"连接组"这个词的使用常常不那么严格，可以用来指代不同脑区间大尺度上的连接图谱，就像当初促使克里克和琼斯写出那篇文章的猕猴视觉区连接图谱那样。然而，那不是真正的连接组，真正的连接组基于的是神经系统中的每一个细胞和它们的突触连接。这样的图谱中有 4 个不同层次的连接：不同脑区之间的宏观连接（macro-connection）、不同神经元类型之间的介观连接（meso-connection）、神经元之间的微观连接（micro-connection）以及突触处的纳米级连接（nano-connection）。[37] 这些不同层次的连接可以为我们提供各不相同的信息，但当科学家们提到自己的研究时，他们所指的究竟是哪种连接组却并不总是很明确。

例如，时任美国国立精神健康研究所所长的托马斯·因塞尔（Thomas Insel）在 2009 年声称，美国的"人类连接组计划"（US Human Connectome Project）将"绘制出活体人脑的完整连线图"。[38] 事实上，这个项目并不研究神经解剖学，而是使用脑扫描（一种非常不精细的方法）来观察连接各个脑区的神经（由成束的神经元的轴突组成）。这个连接组由宏观连接组成。这个项目的第一批研究发现，与拥有更多被研究团队称为"消极"变量（如攻击性、吸烟或酗酒）的人脑相比，拥有更多"积极"变量（如教育、耐力和良好的记忆力）的人脑的不同脑区之间有"更紧密的连接"。[39] 利用这些数据不可能确定这些差异（如果存在的话）究竟是行为差异的原因还是结果。有观点认为这项研究揭示了男性和女性脑的差异，但这种观点一直饱受争议。[40]

在真正解释脑是如何工作的这个问题上，这些宽泛的测量方法几乎无法提供什么深刻的见解，因为"人类连接组计划"使用的成像技术的分辨率相当低，在数百万个神经元这样的层级。两位连接组学研究者曾略带尖刻地说："这项计划的许多目标都与描述脑的突触连接毫无关系。"[41]

至于绘制出基于微观和纳米级连接的完整的哺乳动物脑连接

组图谱，我们还有很长的路要走。已经有研究人员描述了小鼠视网膜的连接组以及一小块小鼠脑组织的细胞级连接组，但这些发现反而强化了我们的一种错误印象，让人认为脑是由解剖学上不同的模块组成的。事实上，有些神经元连接了整个脑区，有时甚至连接了整个脑。最近一项对小鼠体内 5 个神经元的成像研究表明，它们的纤维贯穿于脑中，结构异常复杂，总长超过了 30 厘米。[42] 这些神经元的功能显然不仅仅是简单的信息传递，还包括与许多不同的脑区相互作用。但即使是分析如此少量的神经元的功能，无论在技术上还是智识上都是很大的挑战。例如，研究人员已经展示了所谓的投射神经元（projection neuron）是如何实现长程连接的。在小鼠的脑中，一个由 1 000 个投射神经元组成的连接组能形成一个超过 75 米长的网络（在你的脑中有数百万个这样的细胞）。[43]

科学界目前还没有绘制哺乳动物突触级完整连接组的计划，因为这在技术上挑战太大了。即使是已经被广泛研究的小鼠的脑，在 737 个脑区中，我们测量过细胞数量（而不是它们的相互连接）的脑区也只占 4%，而且针对同一个脑区的不同研究的测量结果往往差异很大，最悬殊的差异高达 13 倍。科学家们最近试图在全脑尺度上用算法对小鼠各个脑区的细胞数量进行估计，虽然这一尝试给我们带来了一些新的启示，但即便是在小鼠上，要想理解脑的运作机制，仍然需要搞清楚脑在细胞层次上是如何组织起来的。[44] 就目前而言，这种层次的认知甚至还没有出现的迹象。至于人脑，它有近 900 亿个神经元、100 万亿个突触和数十亿个神经胶质细胞（这些数字都是估计），绘制出它突触水平连接图谱的那一天还显得遥遥无期。

尽管如此，绘制出某些物种某种形式的连接组的前景还是很诱人的。2013年，研究秀丽隐杆线虫的美国顶尖神经科学家科莉·巴格曼（Cori Bargmann）在一篇文章中总结道：

> 定义连接组就像给基因组测序一样，一旦获得了基因组的序列，我们就无法想象没有它的日子。然而，无论是对基因组还是对连接组来说，结构并不能解开功能之谜。结构所能提供的是一个更好的概述、一个对问题局限性的窥探、一组可行的假设，以及一个以更精确和更有力的方式检验这些假设的框架。[45]

对于连接组研究的意义，一个普遍的观点（或者说教条，或者仅仅是期盼）是，描述一个生物体或者其脑中某个部分的连线图能使我们获得新的见解，搞清楚神经环路的活动是如何引发行为和感觉的。这个隐含的假设从一开始就存在：在布伦纳的实验室里，每只线虫302个神经元的重构图都被描绘在一系列的笔记本上，这些笔记本被戏称为"线虫的脑"（the mind of a worm）。[46]然而这并非仅仅是个玩笑。

一些研究者相信，连接组将为我们理解脑提供一个宏大的解释理论，而这正是我们一直以来所缺乏的。2016 年，著名神经科学家拉里·斯旺森（Larry Swanson）和杰夫·利希曼（Jeff Lichtman）表示，创建"基于生物学的神经系统的动态或功能连接图模型"，这本身就代表了"一个强大的概念框架，类似于化学中的元素周期表、分子生物学中的 DNA 双螺旋模型或者生理学中的哈维循环系统模型"。[47]然而事实上，研究人员在简单神经系统上开展的大量工作表明，连接组学虽然为我们理解脑提供了基本的解剖学背景，但如果不同时辅以实验和建模方法，它将无法阐明脑的具体运作方式。[48]

即使在一个简单的环路中，每个神经元也会通过化学突触和所谓的间隙连接（gap junction）与许多个神经元形成连接。间隙连接直接把两个细胞连接到一起并允许电信号通过，因此也被称为电突触。这种结构在 20 世纪 50 年代首次在解剖学上被发现，其功能在 20 世纪 60 年代得到证实。[49]此外，一个神经元还可以向突触中分泌不止一种类型的神经递质，因此仅仅观察两个神经元突触连接处的界面并不能知道突触中发生了什么——你无法知道这是一个兴奋性的突触还是一个抑制性的突触，也无法知道有多少神经递质参与其中。

由于这些因素的存在，即使是非常简单的系统，其复杂程度也可能相当惊人。例如，在果蝇幼虫的体壁中，有一些细胞会对果蝇幼虫运动时的伸展动作做出反应，是运动控制环路的一部分。每个这种细胞有 18 个输入突触和 53 个输出突触，这些突触大部分（如果不是全部的话）都能使用一种以上的神经递质。[50]

这一切只是为了告诉果蝇幼虫的肌肉运动环路（甚至不是它的脑）它的皮肤正处于拉伸状态。研究人员最近还描述了小鼠视丘中的一个抑制性神经元，这个神经元有 862 个输入突触和 626 个输出突触。[51] 科学家目前还不清楚这个细胞究竟是干什么的，只知道它参与了许多不同的功能。这些研究都表明，神经系统复杂到了令人惊叹的程度，任何神经系统都是如此。

　　甚至在我们的脑中最简单的区域里也能发现同样的难题。伦敦大学学院的神经科学家苏菲·斯科特的研究兴趣是脑处理声音的方式，特别是频率类似的声音在相邻的结构中是如何被表征的（这种分布被称为"频率拓扑"）。2018 年，斯科特绝望地在推特上发了一张图——一幅人听觉系统早期阶段的高层级连线图。

　　连接组研究的起点事实上是更新版的卡哈尔的神经元学说（神经元是单向传输神经信号的单元），但科学家们越来越认识到事情要远比这复杂。神经系统中还有一些星星形状的胶质细胞，被称为星形胶质细胞。这些细胞环绕着突触分布，有助于神经元的存活。但过去 20 年的研究清楚地表明，这些细胞还可以改变神经元的活动，释放钙或者神经递质，并改变小鼠的脑活动。[52] 星形胶质细胞的活动在自然情况下究竟有多重要？科学界对这个问题目前仍存在激烈的争论，但最近的研究结果表明，至少在斑马鱼中，这些细胞在调节神经元活动的过程中参与了神经计算：这些细胞会积累揭示某个特定动作不够有效的感官输入，并通过改变神经元的活动来降低这个动作在未来发生的可能性。[53] 神经系统的功能无疑比卡哈尔想象的要复杂得多。[54]

　　　　　　　　　　　　　　　　　　大脑传

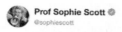

**Prof Sophie Scott** ✓
@sophiescott

Following ⌄

Spent today reading abt subcortical auditory processing. Like this bastard. ONE NEURON AWAY from the cochlea. All hell breaks loose - 8 different cell types, 5 different parallel processing streams, all preserving tonotopy. And that's JUST THE START. How do we ever hear anything!

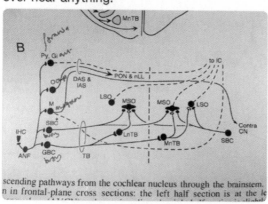

scending pathways from the cochlear nucleus through the brainstem.
n in frontal-plane cross sections: the left half section is at the le

6:59 PM - 21 May 2018

伦敦大学学院的苏菲·斯科特教授发的推特（今天花了很多时间阅读关于皮层下听觉处理的文章。像图上这浑蛋样子。这是耳蜗一个神经元以外处的样子。乱成一锅粥了——8种不同的细胞类型，5种不同的并行处理流，都保持着耳蜗的频率拓扑。这还只是个开始而已。我们到底是怎么听到声音的！）

　　此外，20多年前我们就已经知道，神经元的活动除了对下游产生影响外，有时还会对上游产生影响。1997年，加利福尼亚的研究人员研究了一个由海马细胞组成的孤立的简单网络。他们发现一个细胞输出突触的活动的减弱会逆向传播到神经元的细胞体并对输入突触产生影响，进而影响整个网络。[55] 虽然动作电位通常只沿轴突单向传递，但情况并非总是如此绝对。细胞不是计算机中的电子元件，连线图也不能揭示它们在网络中是如何运作的。

这些发现使一些研究者相信，神经元学说不足以理解脑的复杂性，一些目前仍然未知并且源自神经元群体活动的集体属性——专业术语叫整合涌现属性（integrative emergent property）——可能非常重要。正如一群顶尖的神经科学家在2005年指出的那样：

> 人脑的复杂性——神经系统的其他区域很可能也是如此——是其某些组织特征导致的，这些特征源自许多整合变量和海量的连接性变量的组合，或许还有目前仍然未知的整合涌现属性。这个问题的答案远远超出了神经元作为单一功能单元所能解释的范围。[56]

10年后，哥伦比亚大学的拉斐尔·尤斯特同样提出，神经元学说即使没有被超越，至少也得到了补充。脑的许多区域似乎是由各自的网络组成的，他以一些抑制性神经元为例，指出这些神经元"往往通过间隙连接彼此相连，仿佛它们是作为一个单元共同发挥作用的"。再比如，某些抑制性神经元能够向不同组织中释放它们的神经递质，而不是简单地把神经递质释放到一个突触里，这表明它们"似乎旨在把'抑制之毯'覆盖到各个可兴奋细胞上"。[57]尤斯特还举了一些具体的例子，说明某些功能是从神经元网络的活动中产生的，在单细胞水平上无法产生这些功能。比如，2012年一篇研究探索虚拟迷宫的小鼠的脑细胞活动的论文发现，小鼠的行为可以用神经元网络的激活模式来解释，但无法用单个细胞的活动解释。[58]

尽管尤斯特主张发展出一个有关神经环路运作机制的理论，但他也像他的前人一样，不清楚下一步该怎么走，只是坚持说仅仅记录大量神经元网络的活动，并寄希望于一个解释自己出现，这是不够的。相反，要想全面深入地理解神经系统的运作机制，可能有必要把整个系统的所有层次——从分子到单细胞的活动，到网络行为和行为输出——都纳入考虑。[59]虽然这种表述可能是正确的，但其中其实并没有什么细节。这并不是尤斯特的错——无法在一般原则的基础上跨出更为细致和具体的一步，是当下思考脑的工作机制时面临的一个典型问题：我们没有一个合适的理论框架，也没有能够给出答案的实验证据。我们仍然不知道下一步该怎么走。

一个可能的例外是盖伊尔吉·布萨基（György Buzsáki）的工作，他一直试图将赫布关于细胞组合的想法应用到现代数据集中，特别是应用到脑活动中细胞网络之间有起有伏的相互作用中。[60]这使他提出了他所谓的脑"由内而外"的观点，他认为脑是采取行动的系统，而不是简单地接收和处理信息的系统。当我们看待细胞组合的活动时，需要关注细胞组合的输出及其对生物体的影响，而不只是它们表征外部世界的功能。尽管这一观点中包含了越来越受欢迎的"脑不是一种消极被动的结构"的认识，但它尚未被广泛接受。

脑研究产生的丰富数据集存在维度多的难题，对此，一个越来越流行的框架使用了复杂的数学方法来降低维度。通过用专业上被称为"低维吸引子样流形"（low-dimensional attractor-like manifold）的方式来描述数据，研究人员声称他们可以识别给定网络活动中的不同状态，并观察当动物受到刺激时系统是如何从一种状态切换到另一种状态的。[61] 这种从群体层面研究神经网络活动的方法既雄心勃勃又受人欢迎——许多动物的脑是由天文数字级的神经元组成的，这种策略为人们提供了一个描述这些神经网络活动的方法。[62] 然而，这些分析使我们远离了基本的神经元活动，而且这种方法通常是描述性的。最近的一些研究表明，这种方法或许会给我们带来更多有关功能方面的认识。学习的基础是单个突触的可塑性——当思考一种复杂的脑驱动的行为时，这种可塑性的作用可能是使神经元网络产生新的活动模式。虽然单个神经元的活动可能随着时间的推移发生很大的变化，但如果一个网络中的神经元的活动保持同步化，那么作为一个整体，这个网络的活动可以非常稳定。不仅如此，在这些分析结果与脑产生和控制运动的方式之间，似乎存在着一些明显的对应。[63]

在分析脑的工作机制的过程中，科学家遇到的部分难题在

大脑传

于，即使是最简单的神经环路的行为也非常复杂。这一点从布兰迪斯大学（Brandeis University）的伊芙·马德尔（Eve Marder）的研究中可以看出。马德尔把她辉煌的科学生涯贡献给了对甲壳动物胃的研究。[64]这种器官通过两种有节律的活动来研磨食物，而这两种节律是由总共大约30个神经元（确切数目因物种而异）形成的3个神经环路产生的。每个环路都有一个中央模式产生器（central pattern generator），这是一组不需要感觉输入就能自发地产生重复输出的组件。最重要的一点是，这种节律的特征既不是由外部输入，也不是由环路中的任何单个单元决定的。[65]节律产生于整个网络的活动中。

这30多个神经元位于被称为甲壳类口胃神经节（crustacean stomatogastric ganglion）的结构中。尽管科学界已经非常清楚这些神经元的连接组，但马德尔的研究小组仍然无法完全解释哪怕这个系统的一小部分是如何发挥其功能的。科学家早就意识到了理解这种看似简单的中央模式产生器所面临的问题：1980年，神经科学家艾伦·塞尔弗斯顿（Allen Selverston）发表了一篇引起广泛讨论的文章。在这篇题为《我们能搞懂中央模式产生器吗？》（Are Central Pattern Generators Understandable?）的文章中，塞尔弗斯顿指出，问题的关键是搞清楚这种环路中各个组件的本质和功能。[66]在这之后的40年间，尽管我们建模的计算能力提高了，识别和记录神经元的精确度也更高，但情况并没有质的变化，只是变得更加复杂了而已。

马德尔的研究表明，在这个系统中，神经调质（neuromodulator）可以改变神经活动。神经调质是与其他神经递质一起分泌的神经肽或其他化合物，承担着起效相对缓慢的微型激素的作用，能在局部改变邻近神经元的活动。[67] 此外，这个系统中每个神经元的活动不仅受其自身身份（也就是那些决定其位置和功能的基因）的影响，而且还会受到这个神经元此前活动的影响。[68] 在秀丽隐杆线虫中，这种神经调制也可以解释为什么具有相同连线图的线虫个体之间可以存在长期的行为差异（如果你愿意，也可以把这称为个性）。[69] 不同线虫体内的同一个神经元也可能表现出非常不同的活动模式——每个神经元的特征可以有很大的可塑性，因为细胞随着时间的推移会改变其组成和功能。正如马德尔曾经指出的那样，神经元就像一架在高空中飞行的飞机，在飞行的同时，还在用在机舱中制造出的组件替换其原有的预制组件。[70] 能做到这一点的计算机组件可不多。

长期以来，这个领域的许多研究者都认为，环路的结构和特定的输出之间存在紧密的联系。然而后来的研究表明，这样的联系并不存在。使用真实的电生理记录数据，马德尔的研究小组用计算机模拟方法发现，在把多个神经元连接成一个网络时，有许多种不同的神经元活动的组合可以产生相同的整体模式。[71] 因此，你不能简单地假定相同的行为需要相同的结构或者相同的神经元活动模式的参与。此外，一个给定环路的功能还可以从一种模式切换到另一种模式，因为一对神经元之间的多个连接可以被环路中其他细胞的活动改变，这意味着同一个

大脑传

环路可以产生截然不同的行为，而同一种行为也可以由截然不同的环路产生。[72] 利用电生理学、细胞生物学和大量的计算机建模方法，科学家们已经对龙虾口胃系统中构成中央模式产生器的几十个神经元的连接组开展了数十年的研究，但至今仍然没有完全揭示它如此简单的功能是如何实现的。[73] 这个残酷而令人沮丧的事实称得上是一根标尺，可以衡量其他有关理解脑工作机制的豪言壮语的难度。

甚至巴洛研究的探测飞虫的视网膜细胞组成的环路———一组相当简单，已经有充分了解，而且承担着显而易见的直觉性功能的神经元———的功能，我们至今也仍然无法在计算水平上完全理解。有两种相互竞争的模型可以解释这些神经元的活动以及它们是如何相互联系的（一种基于象鼻虫，另一种基于兔子）。这两种模型的支持者已经争论了半个多世纪，但这个问题至今仍然没有得到解决。[74] 2017 年，有研究者发表论文，描述了果蝇中与运动探测的神经基础相关的连接组，包括哪些突触是兴奋性的，哪些是抑制性的。[75] 即使到了这样的程度，也没有解决这两个模型谁对谁错的问题。

只有连接组的信息不足以解释整个系统是如何工作的。通过对线虫神经系统的 302 个神经元连接关系的研究，研究人员已经识别出了参与各种行为的神经元，这些行为包括觅食、进食和产卵。然而，因为线虫的连线图仅仅是解剖学上的描述，所以研究人员只基于这些信息并不能阐明这些细胞是如何相互作用的。要想探索科学家猜想或检测的神经环路各种可能的功能输出，必须要理解细胞之间的化学连接和电连接①。[76]这类工作目前已经取得了一些有趣的发现。马德尔的研究小组证明，虽然同一种螃蟹的不同个体拥有完全相同的连线图，但不同个体的中央模式产生器却可以对酸度变化产生不同的反应。而在饥饿时，处于相同发育状态的不同秀丽隐杆线虫个体虽然有相同的连接组，但其电突触的活动却会发生不同的变化，从而产生行为上的可塑性和不同的反应。[77]尽管线虫具有相同的、看起来像机器人的结构，但不同线虫的行为方式并不完全相同，不像我们在一组具有完全相同连线图的机器中所看到的那样。

2015年，由维也纳的曼努尔·季默（Manuel Zimmer）领导的一个跨国研究团队测量了线虫头部区域约130个感觉和运动细胞的活动。[78]研究人员没有揭示线虫的"思维"，但观察到了席卷神经系统的像波一样传播的神经信号，这些神经信号能激活不同群体的神经元。例如，即使线虫已经被固定住了，这些信号仍然能够激活参与决定运动速度的环路中的神经元。正如发表这篇论文的杂志所评论的那样，"行为的内部表征在与运动执行相脱离后仍然存在"。换句话说，这时的线虫虽然没有移动，但想着要移动，因此相应环路中的神经元仍然处于活跃的状态。有趣的是，与在更复杂的动物上的发现不同，除了第一级的感受器细胞外，研究小组在线虫中并没有发现任何表征感觉刺激（触觉和嗅觉）的单个细胞。就目前看来，线虫体内没有"祖母细胞"。

---

① 此处的电连接指的就是前文中介绍过的间隙连接（电突触）。——译者注

在我写作本书时，除了秀丽隐杆线虫外，唯一被完整解析的突触级脑连接组是一种海鞘的幼体的脑连接组。海鞘是一种脊索动物，因此在进化上它与你我的关系比与无脊椎动物的关系更近，尽管这一点在外表上完全看不出来。[79] 这个小小的脑只有177个神经元和6 618个突触，然而就算在这样一个微小的结构中，两侧脑虽然拥有相同数量的细胞，却也表现出了左右不对称性。在我职业生涯的大部分时间中，我都在研究果蝇的幼虫。从复杂性的角度看，对连接组下一个层级的探索将很可能是在细胞水平上解析这种动物脑的连接组。多年来，在美国珍妮莉亚研究园区和剑桥大学的阿尔伯特·卡多纳（Albert Cardona）的带领下，由来自世界各地29个实验室的研究人员组成的一个团队一直在缓慢地描绘一只果蝇幼虫脑的突触级连线图。

上一句话中的"一只"是我刻意加的——即使在现代化的计算机的帮助下，分析切片的电子显微镜影像也是一个无比艰辛的过程，因此目前研究小组只获取到了一只果蝇幼虫的信息。这些研究者清楚，即使是幼虫也会在个体之间表现出差异，所以就像一个基因组一样，这个连接组并不能真正代表每一只果蝇幼虫。同样和基因组一样，个体间连接组的差异并不是一种麻烦，而是行为差异的一个迷人的源头和解释，甚至还可能揭示一个物种的进化史。我们需要搞清楚在不同的个体中，为什么会形成不同的连接，这些不同的连接又是如何形成的，以及在脑功能方面这种差异会产生什么后果。

单细胞转录组学（single cell transcriptomics）——另一个带"组"字的术语，指的是一个细胞内基因的活性——的出现可能会为这个问题提供一些见解。基于 1 000 个基因的活性，研究人员最近获得了小鼠脑中 30 000 个细胞的部分转录组，并以此描述了这些细胞的身份。[80] 然而这种技术上的重大突破只称得上是一种概念验证。小鼠基因组中包含超过 20 000 个蛋白编码基因（数量略多于人），而小鼠的脑中有大约 7 000 万个神经元，因此这项研究只是检测了 4% 的小鼠基因和小鼠脑中大约 0.04% 的神经元。尽管如此，这项研究仍然表明，用新的方法来对脑中的所有神经元进行分类是可行的，这种新方法的分类依据不是神经元的解剖结构和位置，而是神经元中表达的基因。

在小鼠脑中一个被称为下丘脑视前区（preoptic hypothalamus）的脑区，一组研究人员已经能够鉴定单个细胞的基因活性图谱，并把这些差异与小鼠的行为联系起来。另一个研究小组则发现，小鼠大脑皮层的两个区域包含 133 种不同类型的细胞，确定这些细胞类型的依据是它们表达的基因而不是这些细胞的形态。[81] 在某种程度上，这 133 种细胞类型反映了细胞不同的功能，因为这表明同一种类型的细胞之所以会以相似的方式对环境做出反应，是因为它们开启或关闭了相同的基因。例如，在以谷氨酸作为神经递质的神经元中，某些神经元表现出了一种特别的基因活性图谱，这种图谱与它们在脑中的长程连接有关。利用转录组图谱，研究人员从这些神经元中鉴定出了两种参与运动控制的神经元类型。[82]

至于这种细致的研究是能提供深刻的见解，还是只能提供更多的信息，目前还不清楚。有许多科学家认为，我们正在被有关脑结构的海量数据淹没，而我们真正需要的是一些更清晰的理论和想法，以便解释各种脑结构是如何契合到一起，让脑发挥功能的。正如神经科学先驱弗农·蒙卡斯尔在 1998 年所说的那样："有关结构本身的知识无法为理解动态的功能提供直接的帮助，位置不同于方式。"[83]

虽然这话没有错，但现代技术意味着有时我们的图谱并不仅仅是简单的图示——它们也可以是研究功能的工具。例如，在果蝇幼虫的脑中，研究人员正在同时探索"位置"（where）图谱和"方式"（how）图谱。在我撰写本书时，由 1 万个神经元组成的幼虫脑的连接组已经完成了 70%。当前的草图中蕴含了数量惊人的信息：神经元的纤维总长达到了 2 米，总共有 136 万个突触。最终的草图可能会包含大约 200 万个突触的信息——所有这些结构都被打包压缩在了字母 i 上方这个点那么小的结构中。由于细胞的类型此前已经根据这些细胞表达的基因做了划分，珍妮莉亚研究园区的玛尔塔·兹拉迪克（Marta Zlatic）的研究小组得以用这种初步的"位置"图谱来研究"方式"图谱，后者是果蝇幼虫的脑控制关键行为（例如滚离尖锐物的刺戳或者进食）的神经基础。这项研究为神经系统中每个组件的功能提供了优雅的描述。[84] 通过研究每个细胞的基因活性是如何改变其自身活动的，我们也可以获得更为深入的洞见：研究人员收集了幼虫脑的单细胞转录组数据，这些数据显示了幼虫在受到不同方式刺激时脑的神经网络会发生怎样的变化。

尽管我们已经有了这样惊人的进展，未来的前景也一片大好，但我的观点是，我们距离理解果蝇幼虫的脑也许还需要 50 年时间。这里的"理解"是指我们可以完全对其运作过程建模，并且能准确地预测在各种各样的条件下，一个神经元活动的变化将如何影响整个系统。如果真是如此，那么这也提示了我们距离理解人脑还有多么遥远的距离。但并不是所有人都像我这样悲观。格里·鲁宾（Gerry Rubin）是珍妮莉亚研究园区的创建者，在那里，果蝇连接组的许多研究工作正在协调进行。鲁宾曾在 2008 年表示，理解成年果蝇的脑（比幼虫的脑大得多，因此也复杂得多）大约需要 20 年的时间。那么然后呢？他的回答是，"在我们解决了这个问题之后，我想说，我们就走完了理解人类心智之路的五分之一"。[85]

目前正在开展的第一步工作是开发创建图集的工具包，以便帮助研究人员识别和操控脊椎动物（小鼠和斑马鱼）的脑细胞。[86] 这些技术还没有催生出一个全脑的连接组，但它们已经为未来指明了方向——未来的脑图谱不仅应该包括追踪细胞之间连接的方法，还应该包括操控单个细胞的方法。

然而，我们仍然有很多理由可以相信，单个连接组所能提供的见解可能是有限的——要想从上述研究中充分获益，我们需要的不只是连接组。对果蝇的研究表明，发育过程中的随机效应会在每只果蝇的视觉系统的连接中产生微小的差异。通过这些差异，科学家甚至能预测每只果蝇对物体会做出怎样的反应。意义重大的并不只是个体间的差异，对任何给定物种的图谱来说，进化和比较的方法也很必要，能够展示哪些特征是在多个物种中普遍存在的，哪些特征是这个物种特有的。2016 年，法国神经科学家吉勒·洛朗（Gilles Laurent）提出，应该在连接组学中引入异种间比较的方法，以便揭示不同物种中通用的机制和算法。[87]洛朗说到做到，他的研究小组以前专注于昆虫研究，后来却发表了一项针对乌龟、蜥蜴、小鼠和人类大脑皮层的细胞水平的转录组比较研究。[88]与此同时，就像克里克和琼斯在 25 年前提议的那样，其他研究人员也一直在使用高层级的连接组来比较人类和猕猴的脑。[89]

为了证明自己用更广泛的方法来理解脑的主张是有道理的，洛朗引用了苏联凝聚态物理学家雅科夫·弗伦克尔（Yakov Frenkel）的观点：

> 一个优秀的有关复杂系统的理论模型应该像一幅出色的漫画：强调那些最重要的特征，同时淡化那些无关紧要的细节。要做到这一点，目前所面临的唯一障碍是，在一个人充分了解他正在研究的现象之前，他无法真正知道哪些是不重要的细节。因此，一个研究者应该广泛研究各种模型，而不是把自己的一生（或者理论见解）只押在某一个模型上。[90]

并非只有人、小鼠、果蝇或者线虫才有脑。

从事各种连接组研究的研究者很清楚这些问题。2013 年，约书亚·摩根（Joshua Morgan）和杰夫·利希曼研究了"反对连接组学的十大理由"（其中很多条我都已经在前文中谈及了），并发表了一篇文章。[91] 在大多数情况下，他们对每一个观点的回答基本上都是相同的，而且有理有据。他们认为，即使脑的连线图无法直接催生一个有关脑功能的理论，详尽的神经解剖学信息也会为完善的电生理测量提供一个框架，二者一起将显著地促进我们对脑功能的理解。为了呼应 20 年前克里克和琼斯提出的观点，他们指出："只要脑在网络层级上的组织方式还没有被绘制出来，神经科学家就不能声称他们已经理解了脑。"

摩根和利希曼的文章最令人惊奇的一点是他们放在第一位的反对连接组学的论点——美国国立卫生研究院院长弗朗西斯·柯林斯（Francis Collins）在电台采访中说的一句话。柯林斯在采访中抱怨了连接组表征的静态特质："你懂的，这就像撬开你笔记本电脑的壳，盯着里面的部件，你可以说，是的，这个部件和那个部件是相连的，但你无法知道电脑是怎么工作的。"[92]

无论是柯林斯、摩根还是利希曼，似乎都没有认识到这只是"莱布尼茨的磨坊"在计算机时代的更新版。就莱布尼茨的原始版本来说，这种批评的问题在于，虽然单纯观察各个组件及其相互关系不能解释系统的工作原理，但描述这些组件之间相互关系的性质以及它们是如何相互影响的，确实能为阐明系统的功能提供依据。至于这能否实现莱布尼茨的最初目标——解释意识，则是另一回事。

这强调了一个事实：为了解释脑是如何运作的，我们需要的不仅仅是一幅图谱，还需要更多的东西，无论这些东西的具体功能是什么。我们至少需要从理论上解释系统某些部分的工作机制，只有这样，才能解释各个部分间是如何相互作用的。这是20世纪70年代英国数学家、理论神经科学家大卫·马尔（David Marr）所青睐的一种方法。最初，马尔"完全沉浸在"巴洛1972年发表的"五法则"论文所带来的"活力和兴奋"之中，但他后来意识到，"在'五法则'的深处，有的地方有问题"。马尔感到，对于细胞在环路层面上的活动的整体意义，巴洛的观点没有给出明确的解释。他写道：

> 假设我们真的找到了所谓的"祖母细胞"，这真的能告诉我们什么有意义的信息吗？这能告诉我们"祖母细胞"存在（格罗斯发现的探测手的细胞已经差不多告诉了我们这一点），但这并不能告诉我们此前发现的那些上一级的细胞的输出信号为什么会整合构建出一个"祖母细胞"，甚至都不能告诉我们这是如何实现的……问题的关键是，神经生理学和心理物理学 ① 的研究目的是描述细胞或受试者的行为，

---

① 心理物理学是心理学中定量研究物理刺激和感官认知之间关系的学科。——译者注

而不是为这些行为提供解释。[93]

　　这种在发现"祖母细胞"后问"然后呢？"的质疑并不是另一种版本的"莱布尼茨的磨坊"，而是要更复杂一些。马尔把问题从只对脑活动的组成部分进行描述，转移到试图将它们纳入一个整体的模型中。他认为，要做到这一点，我们需要复制出脑的关键能力。他写道："找出做某件事的难点的最好方法，就是尝试去做。"他此后确实做了这样的尝试，探究了制造一台能看见东西的机器需要些什么。在这条道路上，马尔追随的不仅是20世纪30年代那些尝试构建脑的生理模型的研究者，还有20世纪50年代那些对脑产生兴趣的早期计算机先驱。这些研究人员开创了一个全新的领域，这个领域改变了我们研究脑的方法，并且正在改变整个社会。

# 第 12 章

# 计算机：1950 年至今

在计算机时代初期，科学家们对这些新机器与脑之间的相似之处感到无比震撼。受到这种启发，不同的科学家采用了三种不同的方式来使用计算机。有些科学家忽略了生物学，专注于让计算机尽可能更智能，这个领域后来被称为"人工智能"（这个概念是约翰·麦卡锡[①]在 1956 年提出的），以各种方式为现代生活做出了积极的贡献（至少目前是这样）。对于理解脑是如何工作的，最富有成效的方法并非来自创造超级智能机器的尝试，而是那些构建脑功能模型的努力，这些研究探索的是模型中神经元之间交互连接的规则。如果你喜欢，可以把这个领域称为"神经元代数"（neuronal algebra）。[1]

模拟神经系统的早期尝试出现在 1956 年，当时 IBM（国际

---

[①] 约翰·麦卡锡（1927—2011），美国计算机科学家，在 1956 年的达特茅斯会议上首次提出"人工智能"的概念，被誉为"人工智能之父"，于 1971 年获计算机科学界的最高奖"图灵奖"。——译者注

商业机器公司）的研究人员检验了赫布的猜想（神经元的组合是脑的基本功能单元）。他们使用的是 IBM 的第一款商用计算机——IBM 701。这是一种真空管计算机，由 11 个大型部件组成，几乎占据了一个房间（总共只售出了 19 台）。这个团队模拟了一个由 512 个神经元组成的网络。尽管这些组件最初并没有连接到一起，但就像赫布提出的那样，它们很快就形成了一些组合，并且自发地以波的形式同步它们的活动。[2] 虽然这个非常粗糙的模型存在局限性，但这表明神经系统环路的某些特征源自一些非常基本的规则。

最早使用计算机模型来阐释脑运作机制的人之一是数学家奥利弗·塞尔弗里奇（Oliver Selfridge）。他是维纳的学生，与皮茨、麦卡洛克和莱特文也关系密切。1958 年，塞尔弗里奇展示了一个被他称为"群魔"（Pandemonium）的分级处理系统，这个系统是在他有关机器模式识别的研究工作的基础上开发出来的。塞尔弗里奇以创建一种简单的单元——"数据恶魔"（data demon）为出发点，这些单元可以通过将某一特征（比如一条线）与预先设定的内部模板进行比较来识别环境中的元素。这些"数据恶魔"会把它们检测到了什么报告给更高一级的"恶魔"——"计算恶魔"（computational demon）。对于接下来发生了什么，塞尔弗里奇是这样解释的：

在下一个层级上，"计算恶魔"或者叫"亚恶魔"（sub-demon）会对数据进行某种或多或少的复杂计算，并将

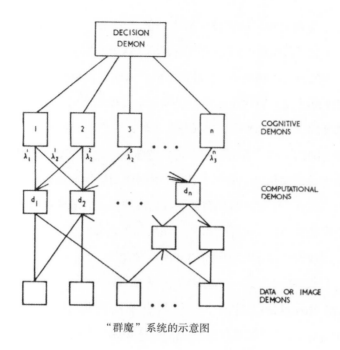

"群魔"系统的示意图

计算结果传递到再下一个层级——"认知恶魔"（cognitive demon）那里，由"认知恶魔"对证据加以权衡。每一个"认知恶魔"都会计算出一声尖叫，而最高层级的恶魔——"决策恶魔"（decision demon）会从所有的尖叫中选择出最大声的那一个。[3]

这个过程的最终结果是，一个复杂的特征（比如一个字母）会被"决策恶魔"识别出来。

乍一看，这似乎只是感觉处理层级观的一个电子版本，最早可以追溯到阿尔弗雷德·斯密。但"群魔"有自己的独特之处——它可以在整个过程中不断学习。这个程序会持续关注自己对物体的分类准确与否（在最初阶段，这些信息是由人提供的）。通过不断重复运行这个程序，以及这个过程中塞尔弗里奇所谓的对恶魔的"自然选择"（如果分类正确，它们就会被保留下来），随着时间的推移，系统会变得越来越准确。它甚至能识别那些并不是设计出来供它识别的东西。[4] 根据认知科学家玛格丽特·博登的说法，"群魔"的影响是不可估量的——它表明计算机程序可以模拟相当复杂的感觉过程，而且如果它的成功获得适当的反馈，程序的功能还可以随着时间而改变。[5]

与此同时，另一位美国科学家弗兰克·罗森布拉特（Frank Rosenblatt）提出了一个稍有不同的模型——感知机（Perceptron）。感知机关注的也是模式识别，也使用了灵活层级连接的思想——一种后来被称为"连接主义"（connectionism）的方法。[6] 罗森布拉特认为，脑和计算机都具备两项功能——决策和控制，无论是在脑还是计算机中，这两项功能都是基于逻辑规则运行的。但脑同时还在执行两项更深层，交互性也更强的功能：对环境的解读和预测。所有这些功能都在罗森布拉特的感知机模型中得到了体现，因此他把感知机称为"第一台能够产生原创性想法的机器"。[7]

事实上，和之前的"群魔"一样，感知机只是学会了识别字母。而且就感知机而言，字母必须要大约半米高才能被识别出来。[8] 但感知机与"群魔"的关键区别是，感知机无须预设的模

大脑传

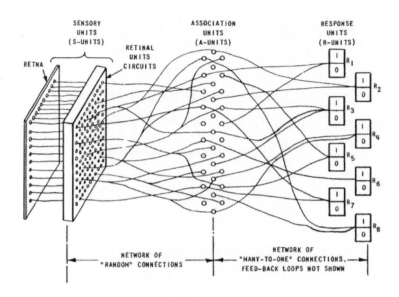

SENSORY
UNITS
(S-UNITS)

ASSOCIATION
UNITS
(A-UNITS)

RESPONSE
UNITS
(R-UNITS)

RETINAL
UNITS
CIRCUITS

RETNA

NETWORK OF
"RANDOM" CONNECTIONS

NETWORK OF
"MANY-TO-ONE" CONNECTIONS,
FEED-BACK LOOPS NOT SHOWN

感知机的示意图

板，通过使用并行处理（同时执行不同的计算，就像脑一样）就
能做到这一点。这种差别绝非偶然，因为罗森布拉特不仅对开发
一项在当时看来令人瞠目结舌的技术感兴趣，对提出理论来解释
脑的运作方式同样感兴趣。

媒体很喜欢追捧这样的事。当罗森布拉特的资助方美国海军
在 1958 年宣布他的研究成果时，《纽约时报》欢呼道："今天，
美国海军披露了电子计算机的雏形，在未来，它有望能够走路、
说话、看见、书写、复制自己，并意识到自身的存在。"[9] 这些
话并非出自某位过度兴奋的记者之口，而是罗森布拉特本人的原
话。关于罗森布拉特，一位科学家后来回忆说："他是那种新闻

工作者梦想报道的人，就像有魔力一样。按照他的说法，感知机能做出各种各样了不得的事情。也许确实如此，但他的工作证明不了这一点。"[10]

尽管罗森布拉特在媒体上进行了精心的宣传，但他对感知机的真正意义却保持了相对冷静的态度。在他1961年出版的著作《神经动力学原理》（*Principles of Neurodynamics*）中，罗森布拉特写道：

> 感知机不是任何实际神经系统的近似仿品。它们是简化的网络，能帮助我们研究神经网络及其所在环境的组织方式与这些网络的"心理"表现之间的关系法则。感知机实际上可能对应于生物系统外延网络的某些部分……更有可能的是，它们是对中枢神经系统的极端简化，其中一些特征被放大了，而另一些则被缩小了。[11]

到了20世纪60年代中期，专家们开始承认，即使是感知机，也并不像人们吹捧的那样好。[12] 1969年，人工智能先驱马文·明斯基（Marvin Minsky）和同事西摩·佩珀特（Seymour Papert）出版了一本书，对感知机模型给予了非常负面的评价。明斯基和佩珀特对感知机的能力进行了数学分析，认为无论对于人工智能还是对于理解脑来说，这种方法都是死胡同，因为感知机的构造方式使它不可能在内部表征它正在学习的东西。[13] 一方面由于这类批评的出现，一方面由于这些模型进展放缓，美国对连接主义方法的资助逐渐枯竭，这个领域也随之萎缩。[14]罗森布拉特随后开始研究学习转移现象，这个领域的研究将在恐暗肽理论出现时达到高潮。1971年7月11日，在他43岁生日那一天，罗森布拉特在一次船只事故中丧生。

尽管"群魔"和感知机未能提供可以应用到生物模式识别系统上的见解，但这两个程序改变了研究者对脑的看法——它们表明，任何对感知（无论是人的感知还是机器的感知）的有效描述，都必须引入关键的可塑性要素。因此，它们与基于机械或者压强隐喻的旧模型完全不同。此外，在这些连接主义程序的结构与休伯尔和维泽尔发现的简单特征探测器的层级结构之间，存在着一种诱人的相似性，巴洛1972年提出的关于"红衣主教细胞"的想法显然受到了这种相似性的影响。对一些人来说，这意味着这些新模型并不仅仅是用隐喻来解释脑是如何工作的。它们实际上揭示了真正的机制。

随着学界对"群魔"和感知机的兴趣逐渐消退，大卫·马尔开发了一种不同的脑功能计算模型。马尔此时已经在剑桥大学闯出了名声。在那里，他发表了一系列论文，宣称已经发现了脑是如何工作的。但他很快就否定了这些数学模型，认为它们只是"一种简单的组合技巧"，因为他意识到研究人员们需要一种完全不同的方法。[15]1973年，马尔搬到了波士顿的麻省理工学院，与明斯基一起工作。他的目标是创造一台能看见东西的机器，进而理解人的视觉是如何工作的。4 年后，马尔患上了白血病，因此迅速开始撰写一本名为《视觉》(*Vision*)的书，总结他的见解。他在书的前言中写道："因为某些事情，我不得不比原计划提前几年开始写这本书。"[16] 马尔于 1980 年去世，年仅 35 岁。1982 年，《视觉》出版上市。[17]

也许正是意识到了死亡将近，马尔的这部著作展现出了更为宏大的视角，而没有限于一个视觉模型的细节。他把他有关脑运作机制的观点放到了一个更广泛的伦理背景下，讲述了我们是如何进化的，以及我们对自然选择的影响抱有的深刻态度源自何处：

> 说脑是一台计算机，这没错，但又容易引起误解。它确实是一台高度专业化的信息处理设备——或者更确切地说，是许多信息处理设备的集合。将我们的脑视为信息处理设备，这并不是在贬低或者否定人的价值观。这么看待人脑反而更能体现人的价值观，并可能最终帮助我们从信息处理的视角理解人的价值观究竟是什么，人为什么有这样或那样的价值观，以及这些价值观是如何整合进基因赋予我们的社会习俗和社会组织的。[18]

马尔的这部著作中使用了很多数学方法，因此有人说引用他这本书的人比理解他这本书的人更多。这句俏皮话说明，马尔最大的贡献不在于其视觉计算模型的精确细节，而是他的思想方法。[19] 即使是马尔最热情的支持者也承认，在今天看来，他的这本书的主要价值是其历史意义。

与巴洛不同，马尔认为单个神经元的活动不足以解释环路是如何发挥其功能的，也无法解释感知是如何运作的。他曾用一种略带讽刺的口吻来为自己的新方法辩护：

> 试图仅仅通过研究神经元来理解感知，就像试图仅仅通过研究羽毛来理解鸟类的飞行一样：根本就不可能。要研究鸟类是如何飞行的，我们必须先了解空气动力学，只有这样，羽毛的结构和鸟类翅膀的不同形状才变得有意义。[①, 20]

要理解某个特定的功能在脑（或计算机）中是如何执行的，马尔的方法是分三步走。首先，待解决的问题必须以遵循逻辑的方式加以陈述，这样的理论方法限定了如何通过实验来探索问题或者对问题进行建模。其次，必须确定系统输入和输出的表征方式，还需要确定将系统从一种状态转换到另一种状态的算法的描述。最后，必须解释第二层在物理上（在脑活动这个问题上，就是在神经系统中）是如何实现的。马尔的观点是，在创造一个可

---

① 马尔关于鸟的翅膀的这段表述在神经科学家中很有名，这实际上是马尔在借机抨击巴洛所持的观点。巴洛更支持功能的神经元中心论，他在 1961 年指出，如果不全面了解鸟类的肌肉组织、羽毛的强度和轻盈程度，那么就不可能理解鸟类为什么会飞。见：Barlow, H. (1961), in W. Rosenblith (ed.), *Sensory Communication* (Cambridge, MA: MIT Press), pp. 217–34。

以看见东西的网络（无论是一台机器还是一个脑）这个问题上，面临的约束条件在所有情况下基本上都是一样的，因此应该可以使用类似的算法，即使这些算法在生物体中与在计算机中的运行方式可能大为不同。他认为，通过解决机器的视觉问题，我们可以更好地理解我们脑中的视觉。

在脑如何识别简单物体（比如一条边）这个问题上，马尔的想法是以休伯尔和维泽尔的发现为基础的。但与"群魔"和感知机不同，他的方法引入了更丰富的计算方案，而不只是一个把线段的各个点叠加在一起，然后与模板对比的层级结构。正如马尔 1976 年在冷泉港的一次会议上所说的那样，"这个轮廓不是被探测到的，而是被构建出来的"。[21] 这种观点可以追溯到赫尔姆霍兹，它强调了脑并非只是一个接收感官信息的被动观察者。感知还涉及对这些刺激的组合和解释。这种方法对于任何视觉模型来说都是不可或缺的，因为如果机器（或者视网膜）只是在图像的每一个点上识别光度值，那么什么也不会发生。这些是照相机做的事情，而照相机是无法看见东西的。

虽然有这些深刻的见解，但马尔的机器方法并没有改变我们对机器视觉的理解，也没有改变我们对脑如何看东西的理解。就我们目前对视觉皮层中具体过程的理解而言，同样的算法还没有在生物体和计算机中被发现。[22] 同样麻烦的是，马尔用来理解视觉的方法无法被扩展到脑功能的其他领域去使用。

尽管我们在计算机面部识别和其他人工场景分析方法上已经取得了巨大的进步，但机器视觉仍然远远落后于我们脑中的视觉。同样地，我们对"看见"东西时究竟发生了什么仍然知之甚少。每个人都同意，在我们的脑中一定有某种对场景的符号表征，但没有人太清楚这究竟是如何发生的。在《视觉》出版30周年之际，马尔的学生肯特·史蒂文斯回顾了马尔的贡献并得出结论说，虽然符号表征在视觉中的重要性毋庸置疑，但"我们仍然无法完全理解符号系统在生物视觉中的地位"。[23]

在这个问题上，对猴子脑中面部识别细胞的研究或许已经能为我们提供一些见解。2017年，加州理工学院的两名研究者常乐和曹颖向猕猴展示了一系列面孔，并研究了猴子脑中一系列细胞的单细胞反应。[24]这些细胞总共能识别面部50个维度的信息（眼间距和发际线等），但每个面部识别细胞只对其中一个维度感兴趣。为了说明这些信息是如何结合起来并准确地表征整个面部的，常乐和曹颖记录了200个这类细胞对一系列照片的反应，然后用计算机根据这些神经元的电活动就精确地重建出了原始的图像。有趣的是，他们并没有发现猕猴脑中存在"詹妮弗·安妮斯顿细胞"的证据，或者用他们的话来说，"不存在负责识别特定个体身份的探测细胞"。但另一个研究小组的一项研究表明，猴子的颞叶中似乎有一个区域参与了识别"脸熟"的猴子的面孔的过程。[25]

曹颖推特的个人简介很简短："皮层几何学家"。曹颖猜测，她所揭示的面孔检测过程中的特征提取可能是一个发生在视觉皮层的通用过程——"我们认为，整个下颞叶皮层可能使用了相同的方式来把各个连接的区域组织成网络，并且在所有类型的对象识别中使用了相同的编码方式。"[26] 她目前试图解决的问题是理解视错觉（比如著名的花瓶／人脸错觉）的神经基础。正如她指出的那样，在 10 年前，没有人知道该从哪里下手研究这个问题。但现在我们知道了。

至于人类是如何识别面孔的——包括我们祖母的脸——我们似乎很可能像猕猴那样，脑中存在某种分散式分布的面孔识别网络。[27] 你脑中的这种算法不同于手机的人脸识别算法或者安保系统筛选犯罪嫌疑人照片的算法，后者完全是为了辨识某些特征定制的，依赖于眼间距、脸形等生物计量特征。生物视觉中的面孔识别要复杂和抽象得多，而且最终是以休伯尔和维泽尔发现的各种元素（线条、斑点等等），而不是以面部每个细节的解剖结构以及彼此之间的关系为基础的。这些元素以某种方式被组织成了一个复杂的层级系统（就像马尔想象的那样），而且这个系统同样适用于环境中的其他特征，而不仅仅是面孔。

在哈佛大学最近一项结果令人不安但又让人惊叹的研究中，研究人员在猴子身上融合使用了计算和电生理的方法，研究结果揭示了这些层级细胞可能对什么刺激感兴趣。这些科学家把图像投射到屏幕上，并记录清醒猴子的下颞叶皮层的单个细胞的活动。[28] 这倒没什么稀奇的。但这些图像并不是静态的，而是合成的，在不断变化和流动。图像是由一种名为 XDREAM 的算法"进化"出来的，这种算法会不断调整刺激，以获得细胞最大程度的反应。这种方法并非原创，神经科学家查尔斯·康纳（Charles Connor）和同事在 10 年前就曾使用过，但这项新研究得出了令人毛骨悚然的结果。在经过一百多次迭代后，图像从一片灰白色的平板"进化"成了梦境一般的超现实主义影像：猴子面部的各个部分被扭曲杂糅到了一起，这里可以辨认出来是眼睛，那里是无形且模糊的身体的某个部分，不同部位的朝向也各不相同。

这表明在猴脑中，这些细胞真正感兴趣的是这类奇怪的图像，而不是肖像。如果在有"詹妮弗·安妮斯顿细胞"的人的脑中也会出现类似的现象，那就意味着这些细胞其实并没有被设定成对任何照片上的影像做出反应——细胞之所以会有反应，仅仅是因为照片跟细胞真正响应的影像非常相似。与此同时，麻省理工学院的研究人员也发表了类似的结果，不过结果不像哈佛大学科学家的结果那么离奇。他们在猴子视觉皮层中一个与面孔识别无关的区域的细胞上开展了相同的实验。[29] 研究发现，这些细

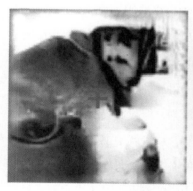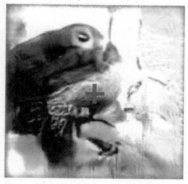

XDREAM 算法合成的图像，每一幅都能最大化地诱发猴脑视觉皮层中某个特定细胞的反应。这些图看起来是这样的

胞似乎只会被某些带有一定生物特征的奇怪的几何图像激活，这些图像就像人在出现严重偏头痛时产生的那类幻象。

上述发现很容易诱使我们想象，这些奇怪的混合形状才是一只猴子看着另一只猴子时实际上看到的东西。但是请记住，有数百万个细胞参与了对面孔的感知，而且最重要的是，脑中并没有什么微型小猴在审视这些单个细胞的输出。以某种方式产生感知的是整个系统，不是某个细胞，甚至不是一小群细胞。

最近，在小鼠上开展的研究为理解视觉感知的神经基础提供了一条有力的途径。2019 年夏天，利用一种复杂的光遗传学技术，哥伦比亚大学拉斐尔·尤斯特的研究小组和斯坦福大学卡尔·戴瑟罗斯的研究小组在相隔几周的时间里先后发表论文，证明可以重现小鼠在视觉感知过程中脑的活动模式。[30] 在这两项研究中，小鼠都事先经过训练，当它们看到一种条纹图案时就会舔水。研究人员发现，如果用光遗传学方法激活这些模式，即使没有视觉刺激，小鼠也会舔水。两个小组使用了略微不同的技术：戴瑟罗斯的小组精确地刺激了十几个神经元，使其产生相应的活动模式；尤斯特的小组则专注于两个连接紧密的神经元，这两个神经元能够激活脑视觉系统中的一组神经元，从而产生相应的活动模式。尽管这些研究令人印象深刻，但我们仍然无法据此认定这些活动模式就是小鼠的视觉感知，或者就是视觉感知发生——通过其他神经元组合的活动——的必要先决条件。虽然计算科学家和神经生物学家已经付出了数十年的努力，对于当我们看见东西时究竟发生了什么这个问题，我们的理解仍然很模糊。

20 世纪 80 年代中期，神经科学家和心理学家对能够克服"群魔"和感知机局限性的新的计算方法产生了浓厚的兴趣。这种新方法被称为并行分布式处理（parallel distributed processing，简称 PDP），最早出现在一部两卷本的书中。这部著作描述了行为的新型计算机模型以及这些模型在心理学和神经生物学中可能的对应物。[31] 令人惊讶的是，这样一本学术专著竟然售出了超过 5 万册，并且产生了极大的影响力。[32] 这种方法的发展源自许多人的共同努力，这些研究者包括大卫·鲁姆哈特（David Rumelhart）、詹姆斯·麦克莱兰德（James McClelland），以及目前谷歌的一位资深研究者杰弗里·辛顿（Geoffrey Hinton）[①]，弗朗西斯·克里克也曾有过贡献。这种方法直接催生了神经网络和深度学习，后者彻底改变了计算神经生物学和人工智能，并经常产生能够登上媒体头条的研究结果。

　　各类 PDP 网络中都有三层继承自感知机的基本结构。其中两层是输入层，在某些特征触发某个给定单元时就会做出响应。另一层是输出层，在前两层完成其工作后会通知外界。神奇之处在于中间层（通常称为隐藏层），它使用各种各样的互联系统以

---

① 杰弗里·辛顿，加拿大计算机科学家，对人工智能的深度学习领域有重要贡献，与加拿大计算机科学家约书亚·本吉奥和法国计算机科学家杨立昆并称"人工智能教父""深度学习教父"，三人也因为在这些领域的贡献于 2018 年获计算机科学界的最高奖"图灵奖"。——译者注

及遵循赫布法则的算法：同时被激活的连接随后会更受青睐。

这些程序模仿行为的能力在科学界引起了极大的反响，弗朗西斯·克里克将这种感觉称为"令人陶醉"。[33] 克里克曾经也是催生这本突破性著作的 PDP 小组的一员，不过他后来将自己的角色描述为"一个边缘人，或者可能是一个讨人厌的人"。[34] 对这些研究无比熟悉并没有阻止他最早分享这种喜悦。泰瑞·谢诺夫斯基（Terry Sejnowski）和查理·罗森博格（Charlie Rosenberg）编写的一个名为"网语"（NETtalk）的程序给克里克留下了特别深刻的印象，这个程序能够学习正确地读出英语文字的发音，克里克认为这个结果"非常了不起"。然而，当遇到一段特点新颖的文本时，这个程序就无法正常工作了——它并不是在明确地学习英语发音的规则（就这些规则存在的程度而言）。[35]

PDP 网络能够如此有效地执行任务，这在很大程度上是由于使用了所谓的反向传播（back propagation）算法：信息以一种反馈循环的形式在各层之间双向传递。这使程序能够改进其行为，快速实现准确的输出。军方和学术界的资助者很快就对这种方法的前景感到兴奋不已，随后几十年的研究成果以及计算能力的增长也使谷歌等私营企业对这一课题产生了浓厚的兴趣。

从开始运行的那一刻起，这些程序就有了自己的生命，可能产生让人意想不到的结果。它们的表现受隐藏层中算法设置方式的影响，如果软件运行不畅后崩溃或者令人沮丧地无法正常运行（我们没怎么听到过这种例子，但肯定有很多），那么显然会导致让人失望的结果。但这些程序也能给人带来惊喜。最早的 PDP 程序之一是由鲁姆哈特和麦克莱兰德创建的，目的是模拟学习英语动词过去时的过程。在学习的过程中，这个程序不仅成功完成了任务，而且还错误地把它从规则动词中学习到的规则应用到了不规则动词上，就像儿童在学习时常犯的错误一样。例如，对于"go"这个动词，尽管程序一开始已经学会了其正确的过去式是"went"，但最终却会说是"goed"。[36]

2012 年，发生了一件更不寻常的事情。谷歌创造了一个包含 10 亿个连接的程序，这个程序在 1 000 台计算机上连续运行了 3 天，从视频网站 YouTube 上的视频中抓取了 1 000 万张图片。程序没有预设模板，也没有对输出信息设置任何条件。[37]然而随着时间的推移，这个程序中产生了一个能对猫的面孔做出反应的单元。这个单元称得上是一个能对虚拟的猫做出反应的虚拟"祖母细胞"。这并不是这项研究预期的结果——这个程序并没有被设定成刻意地找猫，却发现了一张猫的照片而且兴奋起来了。这些图像是以一维数据流的形式呈现给程序的，程序仅仅是学习识别它在训练数据集中经常遇到的数据序列。因此是猫脱颖而出了。这些数据序列对应于猫脸的组成部分——眼睛、三角形的耳朵等等。这些都在视频中反复出现。对这个非同凡响的结果，我需要发表一些看法。在我这种外行人看来，程序所探测出的猫的样子并不明显（参见这篇论文的图 6）[①]，而且当用一组新的图片

---

① 参考这篇论文的图 6，作者此处"程序所探测出的猫的样子"的意思是这个程序"可视化"出的猫的样子。——译者注

检测这个程序时，程序正确识别出猫的概率只有16%（比以前的结果有了很大的提高，但仍然很一般）。

这个程序使用了这个领域当下最前沿的技术——深度学习网络。计算机技术领域许多非凡突破的背后都有它的影子。在我还是学生的时候，这些突破涉及的任务被认为是机器不可能完成的——人脸识别、场景分析、无人驾驶汽车、自然语言识别、翻译、下国际象棋或围棋等等。深度学习系统擅长识别海量数据集中的内容，特别是那些关于自然事物的内容，比如猫。近年来，由于引入了一种有记忆能力的模块——显然借鉴了脑的组织方式——这种网络拥有了更强大的能力。这种模块叫作长短期记忆（long short-term memory），最早提出于1997年。它极大地提高了深度学习的速度和效率，使机器能够以一种真正了不起的方式提取信息。[38]

2018年，伦敦大学学院和谷歌的研究人员使用深度学习和长短期记忆①的方法来追踪一只虚拟大鼠在一个虚拟空间中的位置。他们惊讶地发现，随着程序的运行，虚拟大鼠的脑中出现了自发的六边形活动模式，这与真实大鼠的海马中为位置细胞提供支持的网格细胞的活动模式颇为相似。更令人印象深刻的是，在一个虚拟迷宫中，这只虚拟大鼠还会使用这些虚拟细胞的输出来导航，包括走捷径。根据论文作者的说法，"这让人联想到了哺

---

① "long short-term memory" 在中文中的普遍译法是"长短期记忆"，但需要注意这是一种神经网络，是一种"存储器"，不是某种"记忆力"。——译者注

乳动物走捷径的行为"。[39]

　　尽管这些意想不到的结果令人惊叹，但仅仅因为程序产生了与脑产生的行为相似的行为，并不能得出这两个系统在结构或功能上是相同的这样的结论。正如伊芙·马德尔的研究表明的那样，许多不同的结构都能产生相同的输出结果。至于马尔提出的人工和自然过程可能使用了相同算法的猜想，过去式学习程序并非如此，因此这个程序也就无法帮助我们理解儿童是如何学习语言的。

　　在最近的一项研究中，研究者对动物和深度学习网络识别视觉物体的方式做了比较，证实了许多生物学家持有的观点。[40]虽然机器、猴子和人都能识别狗、熊等动物的照片，但计算机程序所犯的错误与猴子和人所犯的错误大不相同，这表明机器和动物处理图像的方式是不同的。此外，对程序加以调整并不能改善这个问题，这表明机器和动物的图像处理过程中存在一些根本性的差异。

　　2015 年，整个职业生涯都在研究这些东西的加里·马库斯（Gary Marcus）表达了一种微妙的观点："作为研究心智和脑的模型，神经网络的地位仍然很边缘，在研究低层次的感知方面或许有些用，但在解释更复杂、更高层次的认知方面，其作用就很有限了。"[41]的确，尽管人工智能领域的大多数研究者都从生物学中获得了灵感或遇到了挑战，但他们创造的这些模型中仅有少数几例有助于阐释生物学过程。[42]学习领域中有一个这样的例子。许多最高效的机器学习程序之所以表现优异，是因为这些程序使用了所谓的"时序差分算法"（这种算法利用了连续预测值之间精准度的差异），最近在围棋对弈中战胜人类的那个程序就使用了这种算法。[43] 2003 年的一项研究发现，在人学习的过程中，产生多巴胺的神经元的活动与时序差分模型所预测的完全一致，这为自然学习中也存在这类过程的观点提供了有力的证据。[44] 考虑到时序差分模型可以追溯到对动物学习过程的研究，这样的结果或许并不算让人惊讶。

一个更好的例子（尽管没有得到充分利用）发生在 2013 年。哥伦比亚大学理查德·阿克塞尔（Richard Axel）[①] 实验室的苏菲·卡隆（Sophie Caron）和瓦妮莎·鲁塔（Vanessa Ruta）的工作发现，果蝇的嗅觉处理网络的结构本质上遵循神经网络的三级结构，其中的"隐藏层"对应于蘑菇体（mushroom body）——昆虫用来学习气味的脑结构。[45] 他们的研究还发现，不同果蝇个体的蘑菇体的组织方式存在差异，这使蘑菇体看起来像是一个随机组织的结构。阿克塞尔的团队与他们的理论神经科学家同事拉里·阿博特（Larry Abbott）合作，提出这种随机结构可能为果蝇的学习能力提供了基础。阿博特和阿克塞尔随后与珍妮莉亚研究园区的研究人员合作，对此做了进一步的探索。[46] 这些研究表明，每只果蝇蘑菇体中细胞的连接方式都不尽相同，这种随机的组织方式再加上反馈环路（本质上与反向传播相同，但包含一系列细胞）显然使果蝇能够学习气味的重要性，并根据具体情况调整其行为输出。离开理论科学家利用神经网络开展的这些工作，对果

---

[①] 理查德·阿克塞尔，美国神经科学家，因为对嗅觉受体和嗅觉系统的组织方式的研究与他曾经的博士后琳达·巴克分享了 2004 年的诺贝尔生理学或医学奖。——译者注

蝇脑（或许是人类目前了解最多的动物脑）的这些认识是不可能出现的。然而这是否真的就是果蝇脑的工作方式，还有待观察。[47]

　　动物可以非常快地进行学习，有时仅基于单个例子就能学会某个任务，而程序通常需要较长的时间并使用大的训练集，这种差异或许能为如何提高人工智能的能力提供思路。[48]动物之所以能做出这样了不起的事，是因为它们的神经系统已经进化出对某些特定刺激做出反应的能力——按照康德的观点，这种关系是先验的，脑已经做好了建立某些连接而非另外一些连接的准备。例如，如果一只大鼠在吃了一种新奇的食物后感到不舒服，那么从这一次经历中它就会学会在此后避开这种食物。① 但如果你把电击与这种食物，或者把恶心的感觉与新奇的声音关联起来，那么这种单次的经历就不会使大鼠回避这种食物。很明显，由于进化的原因，这种先验的关系只存在于味道与恶心的感觉之间。将这些预先存在的结构添加到人工网络模型中有可能会进一步提高这些模型的性能。

　　虽然有这些研究结果，但总的来说，这些惊人的计算机程序并不能产生明确的生物学假说，因此它们并不能阐明真正的脑是如何工作的。在把神经网络程序作为生物学研究指针这一点上，仍然面临的部分问题是，我们还不清楚程序是如何得出这些结果的。这不仅让像我这样的人感到迷惑，也让研究人员感到茫然。事实上，情

---

① 你可能有过类似的经历，至少我有。我在 8 岁时吃了花椰菜后感到恶心，直到 30 多岁的时候才能再吃这种东西。

况一直如此：1987 年，"网语"的作者承认，尽管他们能够"理解一些隐藏单元的功能，但在不同的网络中识别具有相同功能的单元是不可能的"。今天的程序不仅复杂得多，甚至更难分解。[49]

2017 年 12 月，谷歌的人工智能研究者阿里·拉希米（Ali Rahimi）指出，"机器学习已经变成了炼金术"，因为搞不清楚算法具体在做什么。[50] 另一位研究者甚至声称这个领域"充斥着货物崇拜式的操作"[①]，依赖于"民间传说和魔法咒语"。2019 年，在接受《连线》杂志有关神经网络的采访时，杰弗里·辛顿欣然承认"我们真的不知道它们是如何工作的"。[51] 对任何期待神经网络能为脑的工作机制提供理论解释的神经科学家来说，这都是一个警示。许多计算机科学家也意识到，他们同样缺乏一个理论来解释他们那复杂的系统。

虽然 PDP 方法取得了突破性的进展，一些批评者仍然很快就开始怀疑它对理解生物学问题有多大用处。1989 年，克里克在《自然》杂志上发表了一篇四页的文章，标题带着他惯常的贵族腔调：《有关神经网络的近期佳讯》（The Recent Excitement About Neural Networks）。[52] 1977 年，克里克搬到加利福尼亚的索尔克

---

① 货物崇拜是一种宗教形式，出现于一些与世隔绝的原住民中。当外来的先进科技物品出现时，这些原住民会将其当作神祇崇拜。——译者注

研究所（Salk Institute）从事神经科学研究，成为那里的 PDP 研究组成员。但很快，他恼火地发现这些程序在生物学上存在一些根本的缺陷，特别是它们缺乏解剖学和生理学上的准确性。尤其让他恼火的是这些程序对反向传播的依赖，他写道："这几乎不可能发生在真实的脑中。"[①, 53]

克里克的批评涉及的不仅仅是生物学上的不准确性。他还借机抨击了一些研究者的动机，说他怀疑"大多数建模研究者心中都隐藏着一个受挫的数学家，正在蠢蠢欲动"，而且他们的目标是"把一种智力上的体面用到低级趣味的事业上"。克里克随后强调了计算机科学和生物学之间的差距：

> 如何构建一台能工作的机器（比如一台高度并行的计算机），这是一个工程问题。工程通常以科学为基础，但其目标是不同的。一件成功的工程作品是一台能做有用之事的机器。另一方面，理解脑是一个科学问题。脑是我们天生就有的，是长期进化的产物。我们并不想知道脑可能是如何工作的，我们想知道它实际上是如何工作的。[54]

对克里克来说，脑的进化历程意味着它是通过一系列步骤构

---

① 虽然在某些情况下神经调质可以在生物系统中产生反向传播效应，但在绝大多数情况下，神经元的活动是由经典的从树突到轴突传播的动作电位形成的，这与 PDP 模型不同，后者通常使用对称的前向和后向的效应。见：Jansen, R., et al. (1996), *Journal of Neurophysiology* 76:4206–9。

建起来的，每一步都不是完美的，而只是勉强可用而已，用他的话说，"只要能用，什么都行"。脑并不是设计出来的，因此我们不能确定它是否会体现"深层的普遍原理"。他指出，"脑可能更喜欢耍一系列巧妙的花招来实现它的目标"，我们需要做的不是寻找可能并不存在的逻辑原理，而是"对这个小玩意的仔细探查"。克里克进一步阐述说，科学家应该"深入观察脑，以获得新的想法和测试现有的想法"。4 年后，正是这个大的方向促使克里克提出了发展脑连接图谱的倡议。

不用说，大多数对用计算方法研究行为感兴趣的人都忽略了克里克的建议。一些研究者确实用了一些方法让他们的模型更加贴近现实，例如引入信号分子（如一氧化氮）的扩散效应（这些程序被称为"气网"），或者证明程序的有效执行并不一定需要严格对称的前馈和反馈效应。[55,56] 但大多数人依旧埋头于自己的工作，创造出越来越让人印象深刻的软件，并且对把自己的工作与脑的解剖学或生理学联系起来毫无兴趣，这一点也不令人意外。[57]

在克里克表达怨言几年后，一些研究者采用了不同的计算方法。他们没有对一小部分神经元进行建模，也不是在不考虑结构的情况下尝试复制脑产生的行为，而是开始在计算机上模拟神经系统，就像 1956 年 IBM 的研究人员所做的那样，但这次的模拟具有高水平的解剖学精确性。

1994 年，吉姆·鲍尔（Jim Bower）和大卫·比曼（David Beeman）出版了一本有关神经网络模拟器编程的书。这本书既是一份宣言，也是一部教程，并且很机灵地将模拟器命名为"创世记"

（GENESIS，缩写自 GEneral NEural SImulation System）。[58]这本书顺理成章地被命名为《创世记之书》（*The Book of GENESIS*），其章节的标题是哥特手写体，书中附有能在家用电脑上运行系统的软盘。这个程序使研究人员能够模拟区室化的神经元，每个区室上都有突触和不同密度的离子通道，这些离子通道的运作都遵循霍奇金和赫胥黎发现的规律（这一发现本身就涉及建模），连突触上的突触电位都符合现实中的情况。根据研究人员对神经解剖学的兴趣，这些虚拟神经元可以在现实网络中被连接到一起。[59]

这种相对温和的模拟环境后来成为有史以来最昂贵的科学计划之一——"人脑计划"（Human Brain Project）的先行者。这个为期 10 年的宏大计划于 2013 年启动，由欧盟委员会出资，资助总额超过 10 亿欧元。整个计划的参与者来自 22 个国家的 80 个研究机构，总共有 150 个研究小组，并将培养 5 000 名博士生。计划最初的目标非常不现实，宣称如果计算机的功能足够强大，到 2020 年时将有可能"模拟整个人脑，并且精细水平达到细胞级"，暗示唯一的限制因素是技术问题。[60]或许是出于这个原因，整个计划的一个主要工作是致力于开发新的计算方法和数据库管理系统。[61]尽管获得了前所未有的资金支持，但这个计划的主张过于雄心勃勃，并且许多计划产出与生物学的相关性不明确，这导致许多欧洲的神经科学家拒绝加入。其他一些研究者则从哲学角度反对这个项目，他们对从大规模模拟中是否能获得对脑的深入理解持怀疑态度（"认知不透明"是一个被反复提及的术语）。[62]

在项目启动后不久，更深层的问题出现了：虽然认知和神经生物学的工作对理解脑可能至关重要，但整个计划对这些领域表现得不够重视，而是更重视计算相关的领域。[63] 超过 750 名科学家随后给委员会发出了一封联名公开信，《自然》杂志也发表了一篇题为《"人脑计划"中的脑在哪里？》的观点文章。[64] 虽然项目的牵头人亨利·马克拉姆（Henry Markram）后来被撤职，各种管理问题也得到了解决，但许多神经科学家仍然认为，无论这个项目在计算机科学方面将会有何种产出，这项耗资巨大的项目将不会对理解脑的工作机制提供什么深刻的见解。

2015 年，马克拉姆领导的另一个模拟项目——蓝脑计划（Blue Brain Project）的第一份重要研究成果以三篇长篇论文的形式面世。[65] 这些论文的数据来自一个长 2 毫米、直径 0.5 毫米的圆柱形脑组织，这块组织取自大鼠运动皮层控制后肢运动的区域，只是大鼠脑的一个微小分区。研究确定了大约 1 000 个神经元的三维结构，并以这些数据为基础构建了一个这个脑区的模型。模型包含大约 31 000 个虚拟神经元，分为 207 种类型，由大约 3 700 万个假想的突触连接起来（这块大鼠脑组织中突触的真实数量事实上要远超于此）。模型中虚拟神经元的活动基于的是 3 000 多个细胞的真实数据。作者承认，这个模型"省略了微环路结构和功能的许多重要细节，如间隙连接、受体、胶质细胞、血管系统、神经调制、可塑性和内稳态"。[66] 缺失了如此多的要素，再加上模型只用到了大鼠脑的极小一部分，就不难理解为什么许多神经科学家会认为这种做法完全是浪费钱，并且对媒体对此类项目的夸大报道感到愤怒了。

尽管刻意缺失了这么多关键特性，这个系统的表现仍然与一组真正的神经元大致相同，能表现出同步的活动，并且明显能在不同状态间切换。研究团队没有在这个微小的空间中模拟每一个神经元和突触，也没有模拟任何缺失的细胞和功能，但模型没有运行不畅和崩溃，其运行方式基本上与一个真正的脑区中观察到的运行方式相同。这些研究并没有什么惊天动地的发现，但可以这么说，它们的存在，以及模型和数据已经可以被广泛使用，标志着我们向前迈出的一步。

马克拉姆继续坚定地宣称，不仅这个项目是站得住脚的，而且他所谓的"模拟神经科学"（simulation neuroscience）在我们理解脑的历史上占有决定性的地位。[67]然而科学记者埃德·扬（Ed Yong）在 2019 年调查了 10 年间受到马克拉姆的研究启迪的工作，得出的结论很让人丧气："在我采访的人中，很难有人说得出哪怕一项'人脑计划'在过去 10 年中做出的重大贡献，这或许能说明一些问题。"[68]

"人脑计划"坚决采用自下而上的方法。它没有关于脑如何工作的全面理论。其思想是，对脑的一部分进行模拟，通过去除模拟脑中的组件、改变它们的行为等方式，观察整个系统会受到怎样的影响，以此来研究脑的功能，而关于脑如何工作的理论（如果能有的话）将在此后涌现。加拿大滑铁卢大学的克里斯·埃利亚史密斯（Chris Eliasmith）领导的研究小组则采取了一种截然不同的自上而下的方法。2012 年，他们发布了"Spaun"

（"Semantic Pointer Architecture Unified Network"的首字母缩写，意思是"语义指针架构统一网络"），这是一个包含 250 万个神经元的模型，连接在一条机械臂上。这并不是一个泛泛的模拟，而是为了完成一个非常具体的任务设计的：研究人员向 Spaun 展示了一系列的图片，并要求 Spaun 画出其中一张。因此，这项任务结合了字符识别、记忆以及一个棘手的问题——控制机械臂复制出需要画的那些字符。结果非常惊人，Spaun 不仅表现出了高度准确的识别能力（包括识别手写笔迹的能力），还有准确的复制能力，复制水平已经达到儿童的水平。[69]

但这项研究无法让所有人满意。马克拉姆对 Spaun 就不以为然，轻描淡写地说："这不是一个脑模型。"[70]或许确实不是，但要理解脑中正在发生的事情，也许我们并不一定需要为每个神经元建模。许多没有参与大型建模项目的研究者都持这种观点，神经生物学家亚历山大·博斯特（Alexander Borst）就是其中之一，他曾说："我仍然认为要了解脑在做什么，没有必要同时模拟一百万个神经元。我相信我们可以把规模缩减到少量神经元，并从中获得一些发现。"

在过去的 20 年间，许多神经科学家，尤其是那些从事认知和理论神经科学研究的科学家，越来越相信脑是按照贝叶斯逻辑（Bayesian logic）运行的。[71]托马斯·贝叶斯（Thomas Bayes）

是 18 世纪的英国牧师和统计学家，他研究了基于既有知识和假设的预期的概率问题。英国心理学家理查德·格雷戈里（Richard Gregory）是这种方法的早期倡导者，他在 1980 年用了视错觉的例子来支持自己的观点。[72] 这种观点与赫尔姆霍兹关于环境事件的脑发育假说存在关联，并且与心理过程有一种直觉性的联系。比如在权衡选择时，我们经常关注强有力的证据而忽略较弱的证据，这本质上是一个贝叶斯过程。[73]

21 世纪初，英国神经科学家卡尔·弗里斯顿（Karl Friston）使用了一个复杂的数学模型来发展赫尔姆霍兹的观点，用到的贝叶斯方法被称为自由能原理（free-energy principle）。以香农信息论中关于信号预测误差的见解为依据，弗里斯顿大胆地宣称，这个原理将改变我们对脑工作方式的理解："如果把脑看作是在执行这个方案……那么脑的解剖学和生理学上的几乎每一个方面就都能说得通了。"[74] 他特别强调，脑的层级结构以及其前馈、反馈和横向连接的相对权重，将使脑能够进行与贝叶斯概率相关的迭代计算。[75] 弗里斯顿认为，所有的脑都在力争将误差降到最低："生物主体必须采用某种形式的贝叶斯感知，以避免与世界发生意料之外的交流。"[76]

弗里斯顿的观点的含义是，隐含在与控制有关的反馈环路中的感知和预测，其背后的计算过程遵从简单的物理原理，而这些原理在所有生命系统中都能找到。[77] 这个想法可以追溯到肯尼斯·克雷克在 1943 年提出的思想——"脑是一台能够模拟或并行处理外部事件的计算机器"，后来证明，这一思想具有巨大的影响力并产生了诸多成果。[78] 爱丁堡大学的哲学家安迪·克拉克（Andy Clark）将脑描述为"预测机器"，并借鉴弗里斯顿和其他一些学者的见解，发展出了一个理论来理解脑和人工智能。而苏塞克斯大学的心理学家阿尼尔·赛斯（Anil Seth）则基于"野兽机器"（他采用了笛卡儿创造的称呼①）的贝叶斯运行过程，来构建他对人类自我的理解。[79]

有实验证据表明，我们的感知会受到外周处理过程自上而下改变的影响，而这种过程通常是弗里斯顿模型和贝叶斯方法必须具备的。例如，脑的高级区域中有神经束向下投射到负责初级视觉处理的 V1 区。在通常情况下，如果用经颅磁刺激（transcranial magnetic stimulation）刺激人类受试者视觉皮层的 V5 区，就能让受试者产生光幻视（phosphene）——在没有光的情况下主观上觉得有光的幻觉。但如果用经颅磁刺激让从高级脑区投射到 V1 区的这些神经失活，使它们无法做出反应，那么即使刺激 V5 区，受试者也不会产生光幻视。[80] 因此，V1 神经元活动的改变可以改变基于另一个脑区的感知（感知是否是错觉并不重要），脑能以一种"自上而下"（而不是"自下而上"）的方式运作——它所做的并不只是把对外部世界的简单描述（线、边等）组装起来进而产生感知。

虽然弗里斯顿的方法对具有数学头脑的人来说很有吸引力（我很乐意承认这超出了我的理解范围），但仍然存在一个根本性的问题：神经网络是否真的在进行贝叶斯计算还有待明

---

① 见第 2 章。——译者注

确证明。2004 年，大卫·尼尔（David Knill）和亚历山大·普热（Alexandre Pouget）对他们所谓的"贝叶斯脑"（Bayesian Brain）的活动做了如下描述："脑以概率分布的形式用概率来表征感觉信息。"[81] 但他们清醒地指出，"还几乎没有"支持这一假说的神经生理学数据。虽然先验信念（prior belief）可以改变单个神经元的活动（这实际上就是学习），但我们仍然不清楚神经元群体执行贝叶斯整合时背后的计算逻辑。

科学家们最近在猴子身上的研究发现，它们的先验信念（在这个研究中是关于刺激之间的预期时间间隔）能够改变脑额叶皮层神经元的活动。[82] 这项研究并没有确切地描述细胞群究竟在做什么，也没有描述它们是如何做推断的，而是证明了先验信念改变了神经元群的一个统计学属性（低维曲面流形），其中包含了对最佳反应的隐含表征。通过使用这个系统的模型，研究者能够预测这种属性在不同条件下会如何变化，不过这些预测还没有在动物身上进行过验证。

从对一个简单的预测性脑系统开展的研究中，我们可以看出理论与单细胞精确活动的神经生物学证据之间还存在多大的差距。这个系统决定了某些昆虫在飞行时拦截配偶或猎物的能力，不需要贝叶斯计算。系统的运行涉及对感知者和目标的位置以及运动的探测，并且需要至少两种计算：对两个个体初始相对位置的测量和对目标未来相对位置的线性预测。有了这些，才能发起有效的拦截运动。

你可以在夏天亲眼看到这种行为。在这些时候，食蚜蝇会聚集在阳光充足的林间空地，四处飞翔寻找配偶。如果你有一粒橙子的籽，用手夹住它，然后将它弹出去，让它飞快地掠过一只食蚜蝇。食蚜蝇会迅速飞向这粒橙子的籽，被它的大小和运动所欺骗，误认为它是配偶或者竞争对手。1978 年，苏塞克斯大学的汤姆·柯莱特（Tom Collett）和麦克·兰德（Mike Land）报道了一项实验，他们用射豆器向食蚜蝇发射豌豆，并记录下食蚜蝇的反应（射豆器的操作比橙子的籽和手指更精准）。[83] 通过对食蚜蝇的行为进行数学分析，柯莱特和兰德能够描述食蚜蝇微小的脑所计算的关键参数，同时也证明虽然拦截预测并不是通过某种追踪功能持续不断更新的，但存在某种反馈机制，能使食蚜蝇在飞行途中停止拦截。

我记得当我读到这篇文章的时候，我被深深地迷住了。然而令人惊讶的是，40 多年后，尽管对昆虫飞行行为的研究取得了巨大的进展，我们也具备了精确测量果蝇脑中单个细胞活动的惊人能力，我们还是没有阐明这样寻常的一种预测能力的生物学基础是什么。研究者目前正在对捕食者与被捕食者相互作用中更复杂的计算（被捕食者有逃避行为时）开展研究，这种相互作用在蝇虫的世界里也可以看到，比如蝇虫界霸气的"狮子"——食虫虻或者蜻蜓的捕食行为。[84] 所有这些研究都表明，这些昆虫小小的脑中都有一个预测模型，能够表征捕食者和被捕食者的相对运动（以及风速等也会影响到个体如何反应的外部因素），但目前我们仍然不知道神经系统的活动具体是如何表征这种模型的。

我们无法确定在昆虫脑中究竟发生了什么样的简单预测，这反映了一个有待解决的难题：用贝叶斯理论来解释人脑的复杂功能究竟能有多可靠？（麦卡洛克和皮茨神经元逻辑模型未能转化为有关真实神经系统工作机制的见解，这对我们来说也是一个警示。）虽然还没有得到证明（这一点令人惊讶），但神经系统中存在一些类似贝叶斯预测的东西来解释感知，这几乎是肯定的。目前，这一假设的理论概括对整个脑的解释仍然是推测性的。无论一个理论看起来多么优雅和诱人，实验证据将永远是证明其是否正确的决定性因素。

一个多世纪以来，我们一直都在用电控制脑的活动——就像我们用电控制电子机器一样——这一点进一步强化了大众普遍持有的"脑是一台计算机"的观点。20世纪20年代，研究人员开始通过用电刺激脑来探索情感的解剖学和生理学基础。美国生理学家沃尔特·坎农（Walter Cannon）发现，情绪起源于脑活动，而不是内脏和自主神经系统的反应。给人注射肾上腺素，会引发通常与情绪相关联的内脏生理反应，比如心跳加快，但不会直接引发那种情绪的体验。[85] 对坎农来说，情绪反应由下丘脑协调，但受大脑皮层活动的控制。如果把猫的大脑皮层移除，即使没有诱因，猫也会表现出持续的攻击反应——发出大声嚎叫和做出攻击行为（坎农称之为"假怒"）。[86]

瑞士研究者沃尔特·赫斯（Walter Hess）把这种方法推进了一步，开展了更深入的研究。他发现即使在没有威胁存在的情况下，用电刺激猫的下丘脑也会使猫大声嚎叫、毛发竖立和瞳孔扩大，有时甚至会导致猫用爪子发起攻击。这些研究表明，用电刺激脑的某些区域可能导致情绪释放，而参与基本生理反应的自主神经中枢随后会激活运动皮层。[87] 赫斯的工作为神经系统的不同部分如何相互作用提供了深刻的见解，他也因此获得了 1949 年的诺贝尔生理学或医学奖。

在 1965 年的一个著名实验中，耶鲁大学教授何塞·德尔加多（José Delgado）走进安达卢西亚的一个斗牛场，向一头名叫"卢塞洛"的年轻黑公牛挥舞斗牛士斗篷。这头公牛向他冲过来，但又突然停了下来，迷惑地转着头。德尔加多在此之前将一根电极植入了"卢塞洛"的尾状核（caudate nucleus）中，这是脑中一个与运动相关的区域。他手里拿着一个无线电接收器，当他按下一个按钮时可以激活植入公牛脑中的电极。（德尔加多后来承认："传输电路有一次失灵了，公牛奋力冲向我，幸运的是，除了被吓了一大跳外没有出现别的什么后果。"[88]）这个戏剧性的实验不仅被拍摄了下来，还上了《纽约时报》的头版，被描述为"有史以来通过在体外控制脑蓄意改变动物行为的最壮观的演示"。不过这个实验从来没有以科学论文的形式发表过。[89] 事实上，它所能告诉我们的，不外乎是先前对运动皮层广泛的研究已经获得的结果——对脑的电刺激可以产生或终止身体动作。在远离公众的关注时，德尔加多承认，他的脑刺激方法——他把那个装置称为"刺激接收器"——是"一个相当粗糙的操作"。[90]

其他一些研究者提出了更为强悍的主张，其研究远远超出了伦理的界限，即使以当时的标准来评价也是如此。从 20 世纪 40 年代开始，新奥尔良杜兰大学（Tulane University）的精神病学家罗伯特·希思（Robert Heath）开始用电刺激脑来治疗精神病患者。[91] 这些人中有一名代号为"B-19"的男同性恋者。希思一边给他看女性色情图片，一边用电刺激他的脑，并声称通过这种方法"治愈"了这名男子，还通过付钱让一名妓女与他发生性关系来证实这种治愈效果（整个过程被拍摄了下来）。[92] 希思还在一些紧张型精神分裂症患者脑中植入了一根永久性的电极，并向患者提供了一个便携式电池，患者可以用这个装置刺激自己，为自己带来一波又一波的愉悦感，缓解精神分裂症的症状。[93] 他甚至使用这些电极来施加厌恶性的刺激，并产生了可怕的结果——患者在剧烈的痛苦中扭动挣扎，并威胁要杀掉实验者。这些实验也被拍摄了下来。

希思的工作借鉴了加拿大麦吉尔大学的詹姆斯·奥尔兹（James Olds）和彼得·米尔纳（Peter Milner）1954 年发表的一份报告。奥尔兹和米尔纳曾与赫布一起工作过，他们的这项研究引起了学界对脑刺激方法的更大兴趣。在这项研究中，他们把电极插入大鼠脑的隔区（septal area），发现大鼠为了刺激这个区域愿意做任何事情。[94] 几年后，奥尔兹报告说，为了获得刺激，大鼠会不断地按压一根杠杆，直到它完全精疲力竭。[①] 在某些案例

---

① 作者此处没有解释清楚，这根杠杆与电极相连，按下杠杆电极就会刺激大鼠的脑。——译者注

中，大鼠持续了 26 个小时的疯狂按压动作。[95] 脑刺激奖赏（这是学界的叫法）表明，脑中有一些区域与积极的、奖赏性的感觉相关，电活动能刺激出这样的感觉。这种技术如今已经极少用于临床治疗了，不仅因为它不够精确并且操作有高度侵入性，还因为它会引发明显的伦理问题。从希思的研究中就能看出这一点：在获得这种自我医治的机会后，一名患者便开心地沉溺于脑刺激中，长时间无法自拔。

尽管脑刺激方法在过去的大部分时间里都深陷伦理困境，但有一个领域已经证明了它的临床效用。帕金森病是一种中枢神经系统的退行性疾病，会导致患者产生无法控制的震颤，还可能导致抑郁、痴呆和死亡。通过药理学方法提高神经递质多巴胺的水平，帕金森病的症状可以得到缓解，但无法被治愈。然而这种治疗方法有时并不奏效。从 20 世纪 90 年代早期开始，研究人员开始通过植入电极来对患者进行深部脑刺激，以此减轻症状。治疗效果非常明显，患者的生活质量得到显著改善。

美国国防高级研究计划局（Defense Advanced Research Projects Agency，简称 DARPA）最近表达了对脑刺激的兴趣，但并非出于什么良善的目的。2017 年，DARPA 宣布了一项名为"定向神经可塑性训练"的重大研究项目，其最终目标是使用非侵入性方法提高士兵的学习能力。[96] 更令人担忧的是，在加州大学开展的另一个由 DARPA 资助，专注于创伤后应激的项目中，研究人员构建了一种算法，使计算机能够将受试者的当前脑状态与预期目标进行比较，然后通过刺激相关脑区来自动调整他们的感受。[97] 如果未来有了可以用光遗传学方法控制的纳米技术，仅通过简单的注射就可以无创地产生这样的效果，那么你不需要是菲利普·迪克也能想象出这一切将引发多么可怕的后果。[98]

研究人员也在开展一些令人惊叹、极其积极的工作，试图用脑来控制机器。[99]2012 年，布朗大学约翰·多诺休（John Donoghue）的研究小组将电极植入了两位四肢瘫痪患者的运动皮层中。两人一位是 58 岁的女性，一位是 66 岁的男性，都于多年前因为中风瘫痪。在手术后，他们能用意念来移动一个机械臂。[100] 女患者凯茜·哈钦森能够用机械臂握住一个瓶子，慢慢地把它送到嘴边，用吸管喝咖啡，然后把瓶子放回桌子上。这是 14 年来哈钦森第一次能够完全凭自己的意志喝到饮料，在论文附带的视频和图片中，她对这一非凡成就的喜悦溢于言表。[101]

在这之后，多诺休和同事还将电极植入了一位因脊髓损伤而四肢瘫痪的患者的脑和手臂中。来自患者脑的信号被转化为对他肌肉的电刺激，在可运动的手臂辅助支架的帮助下，他能够自己进食。[102] 这一令人惊叹的进展确实有望改变人的生活。

上面描述的这些过程都不涉及来自机械臂或人手臂的反馈。这种反馈现象被称为本体感受（proprioception），是我们控制身体运动的一个重要组成部分，比如告诉我们握住某个东西时握得有多紧。包含本体感受功能的义肢也将很快实现。研究人员近期发明了一种可供截肢者使用的仿生手，这种仿生手由植入患者手臂的电极控制，并通过一个刺激他皮肤神经的设备为患者提供 119 个感觉源，这些感觉源分为振动、疼痛、运动等若干类别。

借助这种人工本体感觉，患者能够执行相当精细的任务，比如移动鸡蛋或者摘葡萄，以及一些对个人来说更重要的动作，比如触摸他妻子的手。[103] 这种设备是通过刺激截瘫患者身体某个仍然有感知的部位来产生本体感受的，因此患者需要学会解读这个部位受到的刺激，不过这很快就能学会。许多人的生活将因为这项令人惊叹的技术而彻底改变。

侵入性手术或许有一天会变得不再必要。2018 年，日本京都的研究者克里斯蒂安·佩纳罗扎（Christian Penaloza）和西尾秀一发表了一项研究。在这项研究中，通过戴上一顶电极帽，受试者可以学习利用头皮肌肉发出的信号控制一只机械臂，与此同时还做着其他事情。[104] 例如，受试者可以用双手倾斜一个板，让板上的球滚到不同的位置，同时命令机械臂把饮料送到他的嘴边。无论是增强人的工作能力，还是改变残疾人的生活方式，这项技术都有非同凡响的前景。

2000 年，将人造眼与脑连接的尝试第一次取得了明确的成功。[105] 在这项研究中，科学家把电极植入了盲人患者的视觉皮层中，这些电极与摄像头相连。然而，这并不意味着患者可以直接看到图像，电极的刺激只是让患者产生了光感（就像你按压眼球时产生的效果）。在经过大量的训练后，患者终于能够解读这种电活动，使他们能够探测到物体甚至是大的字母。但近 20 年过去了，视网膜植入物和脑植入物仍然未能让患者产生真正的视觉。

在听觉方面，研究人员已经取得了很大的进展。自从 1961 年第一个人工耳蜗植入物诞生以来，这种方法已经成为一种常规

　　　　　　　　　　　　　　　　大脑传

操作。世界各地有数十万患者受益于这项技术，有许多温暖人心的视频记录下了耳聋患者第一次听到声音时的情绪反应。然而，虽然这些结果具有变革性，而且比人工视觉走得更远，但这种植入物还无法为患者提供完整范围的听觉。

来自不同小组的研究人员最近开始涉足一个真正具有挑战性的前沿领域——直接从脑活动产生合成语言。[106] 尽管媒体对此兴奋不已，但这些技术并不涉及"读心术"。事实上，计算机学习的是把发声时和肌肉控制相关的神经元的活动模式与实际发出的声音关联起来。就目前而言，想要把与头脑中设想的语言相关的神经元活动转化为人工的声音，我们距离这个目标还很遥远。

尽管所有这些进展都很重要，但它们并不意味着脑就是计算机，也不意味着我们知道了脑是如何工作的。事实上，这些进展强调的是我们的脑具有可塑性。多诺休的小组没有破解脑中意志力和计划性的神经编码，他们的计算机程序只是将脑中神经元的放电模式转化成机械臂的运动，这样患者就能通过迅速调整他们的脑活动来以自己希望的方式操纵机械臂。

意想不到的变化可能会发生在安装有脑机接口的人身上。澳大利亚塔斯马尼亚大学的生物伦理学家弗雷德里克·吉尔伯特（Frederic Gilbert）描述了澳大利亚的 6 名患者，这些患者的脑中植入了电极，用于提醒他们癫痫即将发作，需要赶紧服用适当的药物。虽然这是一种良性的干预，但一位患者（"6 号患者"）却产生了特别极端的反应。她说这个接口刚开始时"就像一个外星人"。然而，她的态度慢慢发生了改变："你逐渐习惯并适应了它的存在，然后它就变成了日常生活的一部分，每个白天都有它，每个夜晚也都有它……甚至你淋浴的时候它都一直在那里，它变成了你的一部分……这就是我，它成了我……这是我有了这个设备后的发现。"她后来还告诉吉尔伯特，这个设备改变了她的性格，让她更加自信："有了这个设备，我觉得我可以做任何事……没有什么能阻止我。"[107]

如果你认为这令人不安，那么看看接下来发生了什么。把这个设备植入"6号患者"脑中的公司后来破产了，她的脑机接口不得不被移除。这对这位可怜的女患者产生了复杂的影响，她告诉吉尔伯特："我迷失了自我。"由于经济原因，给予她的东西被夺走了。吉尔伯特黯然地总结了"6号患者"与她的植入物的互动、她昙花一现的新世界以及究竟谁说了算的残酷现实："这不仅仅是一个设备，这家公司拥有的是她这个全新的人。"[108]在未来的世界里，当我们使用私人公司投资生产的脑机接口时，我们可能会失去对自己身份的控制。

我们得到的教训是，科学研究不是在真空中进行的，令人兴奋的发现和治疗机遇可能会产生深远并且无法预见的后果。在过去和当下的脑科学中，这一点都是显而易见的。科学和文化是深深交织在一起的，特别是那些能影响我们对人性感知的科学发现，其中一些发现对文化产生了最非凡的影响。

第 13 章

# 化学：1950 年至今

　　1943 年 4 月 19 日，在巴塞尔山德士制药公司工作的瑞士化学家阿尔伯特·霍夫曼（Albert Hofmann）下班后正骑自行车回家。情况不太对劲。他后来回忆道："我视野中的一切都在摇摆、扭动，就像从一面曲面镜里看到的那样。"在回到住所后，他经历了强烈的焦虑感，最终这演变成了一种非常奇怪的感觉："千变万化的奇妙图像向我袭来，它们不断变换、色彩斑驳、以圆圈和螺旋的形状开开合合、喷涌成彩色的喷泉，在不断的流变中重排和混合。"[1] 在踏上自行车回家前，霍夫曼服用了很多他在 5 年前合成的一种看似无害的化学物质——LSD[①]。

　　为了纪念霍夫曼这一重大而偶然的发现，迷幻剂爱好者们每年都要庆祝"自行车日"。这个发现标志着我们对脑化学的理解

---

① LSD 是麦角酸酰二乙胺（lysergic acid diethylamide）的英语首字母缩写。——译者注

在接下来的 20 年里开始发生转变。霍夫曼一直致力于发现一种有助于呼吸的化合物，当他首次合成出 LSD 时，他并没有打算创造一种强大的精神活性药物。类似的意外突破很快改变了我们对脑的看法，以及我们理解和治疗精神健康问题的方式。[2]

20 世纪 40 年代末，法国的罗纳-普朗克制药公司正在与军医亨利·拉伯里（Henri Laborit）合作开发抗组胺药物。他们发现，一种名为氯丙嗪（chlorpromazine）的化合物作为抗组胺剂的作用很弱，但具有很强的镇静效果。1952 年，巴黎圣安妮医院的精神病医生给一些躁狂症和精神病患者服用了氯丙嗪，效果相当好。例如，一位名叫菲利普·伯格的病人多年来一直处于顽固的精神病状态中，没有药物能够扭转他的病情，但他在服用氯丙嗪后迅速有了好转。伯格几周后就恢复了健康，并用一种颇具法国特色的方式来庆祝：离开医院，在附近的一家餐馆与他的医生共进晚餐。一系列类似的戏剧性病例立即引起了全球对这种药物的关注，这种药物也很快在欧洲和美国上市（商品名分别为 Largactil 和 Thorazine），改变了成千上万人的生活。大约在同一时间，另一个机缘巧合的发现贡献了另一种具有类似精神活性作用的药物——利血平（reserpine）。这种药物源自传统医学，原本用来降低血压，但后来证明能对精神心理产生作用，这种作用被描述为"神经松弛"（neuroleptic），这个词希腊语词根的意思是"抓住肌腱"。1953 年，汽巴制药公司的一名员工创造了一个更简单的词来描述利血平的功能——它是一种镇静剂（tranquilliser）。[3]

　　　　　　　　　　　　　　　　　　　　　　　大脑传

在那个精神分析概念主导精神病学的时代，似乎能模拟某些精神病症状的 LSD 的发现，再加上新的镇静剂的面世，标志着一个巨大转变的到来。能改变情绪的药物已经存在了几千年，但这些新的物质有所不同：它们的功效不仅很强，而且非常专一。这些新药物的发现标志着治疗精神疾病的方法开始发生深刻的转变——从以精神分析为主向如今偏重医学和化学的方向转变。在过去的几十年间，新的药物不断问世，每一种药物都伴随着巨大的前景和热情，但这些前景和热情又随着严重副作用的发现最终演变成失望。[4] 然而这些药物为科学家们提供了新的方法，可以帮助他们理解脑功能在疾病和健康状态下的化学原理。

在这条新的道路上，最初的进展涉及一些令人瞠目结舌的实验。1952 年，伦敦国立医院的汉弗里·奥斯蒙德（Humphry Osmond）和约翰·斯迈西斯（John Smythies）发现，佩奥特仙人掌的活性成分麦司卡林（mescaline）能引发精神分裂症的某些症状，他们还指出这种物质在结构上类似于肾上腺产生的一种物质——去甲肾上腺素。[①, 5] 两年后，两人提出肾上腺色素（adrenochrome）——一种自然产生的肾上腺素氧化物——可能是精神分裂症症状出现的原因。奥斯蒙德和斯迈西斯此时已经搬到加拿大的萨斯喀彻温省，在那里开展用致幻药物治疗精神疾病的先驱性研究工作。[6] 按照最优秀的医学传统，奥斯蒙德在自己身上使用了肾上腺色素，想看看会发生什么。他在《精神科学

---

① 奥斯蒙德和斯迈西斯还创造了"致幻剂"（hallucinogen）这个词。

杂志》(*Journal of Mental Science*)上发表的一篇论文介绍了实验
结果：

> 我闭上眼睛后，一片色彩鲜艳的圆点图案出现了。图案
> 的颜色不像我在服用麦司卡林后看到的那样鲜艳，但还是同
> 一种颜色。圆点图案逐渐分解成了鱼形图案。我觉得自己是
> 在海底，或者是在一个水族馆里，周围是一群光彩夺目的
> 鱼。有一刻，我认为自己是这里面的一只海葵。[7]

但这种实验并非总是充满乐趣。在另一次尝试中，奥斯蒙德
经历了非常糟糕的体验，这导致研究人员发出警告，不要在非严
格控制的情况下使用肾上腺色素。（也许正是出于这个原因，20
年后，沉迷于毒品的刚左新闻主义[①]记者亨特·S.汤普森开始痴
迷于从活人的腺体中获取肾上腺色素，他在他的小说《惧恨拉
斯维加斯》中对此有所描述。）在注意到这种体验与那些服用了
麦司卡林和 LSD 的人的体验具有相似之处后，研究人员提出，
研究肾上腺色素及其代谢也许能为理解精神分裂症的生化起源提
供见解。

其他研究人员则专注于研究神经系统中新发现的化学成分。
1955 年，人称"史蒂夫"的伯纳德·布罗迪（Bernard Brodie）

---

① 刚左新闻主义（Gonzo journalism）是一种以夸张大胆、主观嘲讽的写作风格
为特征的新闻主义风格，对报道的客观性没有要求，往往以第一人称叙事
的形式将报道者置于整个报道的中心。——译者注

和他的同事发现，利血平和 LSD 会影响体内 5-羟色胺的水平。5-羟色胺当时还是一种功能未知的物质，存在于肠道和子宫等平滑肌器官中，科学家贝蒂·特瓦罗格（Betty Twarog）两年前刚发现脑中也存在 5-羟色胺。[8] 布罗迪的研究表明，利血平能使 5-羟色胺水平升高，而 LSD 能使 5-羟色胺水平降低。他的研究小组很快提出，5-羟色胺在脑功能中发挥着重要的作用，并发现利血平还能改变脑中另外两种物质——去甲肾上腺素和多巴胺的水平，他们认为这两种物质也可能影响神经元的活动。[9] 以上研究都表明，这些新药对心理状态的影响与它们对脑生物化学过程的影响之间存在联系，这种联系也许能为理解脑是如何工作的以及研发精神健康疾病的新疗法提供线索。

　　瑞士的研究人员以氯丙嗪的结构为出发点，尝试开发一种能帮助精神分裂症患者的新药物。但这种看似合理的方法并没有像预期那样取得成功——一种名为丙咪嗪（imipramine）的药物确实有很高的精神活性，但并不能使患者平静下来，而是一种强效兴奋剂。虽然丙咪嗪对躁狂症患者没用，但它可以帮助抑郁症患者。随着时间的推移，研究者开发出了一整族药物，这些药物被称为三环药物，因为它们的分子结构中都包含三个环。在几十年的时间里，这些药物都是治疗抑郁症的最佳药物。另一种名为异丙烟肼（iproniazid）的药物原本是用来治疗肺结核的，但科学界后来发现它也有抗抑郁的作用，发现这种意外效果的研究人员把这种药物称作一种"心灵赋能剂"（psychic energiser）。[10] 异丙烟肼的这种有效性使它被广泛用于治疗抑郁症，直到后来发现它会损伤肝脏才不再使用。

最后，在 20 世纪 60 年代初，用于减轻焦虑的苯二氮䓬类药物（benzodiazepine）利眠宁、安定等开始投入使用。第一种此类药物——利眠宁的精神活性作用也是偶然发现的：在用化学添加剂稳定住一种看起来没有明显用处的化合物后，罗氏公司的一名研究人员将其储存了起来。[11] 两年后，研究人员将这种药物取出储存架，发现它这时的化学修饰型具有精神活性。苯二氮䓬类药物后来变得非常受欢迎，而且至今仍然被广泛用于短期的焦虑缓解。

这种机会主义式的药物商业研发计划中有一个例外：人们发现一种普通的盐——锂盐可以用于治疗躁狂状态。溴化锂在 19 世纪和 20 世纪早期被用于治疗癫痫，但其有效剂量同时也具有毒性，这限制了它的应用。1948 年，澳大利亚医生约翰·凯德（John Cade）发现，给豚鼠服用锂盐会使它们昏睡，因此他在 10 位患有严重躁狂症的病人身上测试了这种化合物。结果相当惊人：

> 患者 WB 是一位 51 岁的男性，5 年来一直处于一种慢性的狂躁兴奋状态中，他焦躁不安、浑身脏污、具有破坏性、惯于恶作剧、爱管闲事，长期以来一直被认为是病房里最难缠的病人。他的疗效非常令人满意……他很快就高高兴兴地回到了原先的工作岗位上。[12]

锂盐并不是一种化学镇静物质——患者没有被镇静，但它也无法治愈病人。[13] 如果病人停止服药（就像 WB 后来那样），症状就会重新出现。然而锂盐是一种常见的盐，制药企业不能申请专利，因此制药界对这种药物的兴趣非常有限。直到 20 世纪 70 年代，美国才批准将锂盐用作一种改变情绪的药物，但在获批前，已经有叛逆的精神科医生给病人悄悄开锂盐，这些锂盐被称为"地下锂盐"。[14] 值得注意的是，我们目前仍然不清楚锂盐是如何发挥其真正效用的。

所有这些新药都有两方面的价值。一方面，它们在临床上具有重大的意义，有助于减轻病人严重的痛苦；另一方面，它们还为我们理解脑（甚至是心智）如何工作提供了一个全新的视角。正如历史学家让-克洛德·杜邦（Jean-Claude Dupont）所说的那样，这些结果强化了脑"不仅是一台电子机器，还是一个分泌腺"的事实。[15]

虽然有这些初始的积极前景，但我们仍然很难在这些药物对脑的影响与它们的生理作用之间建立联系。例如，科学界最初认为，LSD 的迷幻效果与一些精神分裂症患者出现的妄想症状都是由 5-羟色胺介导的。这个猜想后来被抛弃了，因为研究发现氯丙嗪和利血平一样，也能缓解妄想症状，但并不会影响 5-羟色胺的水平。另一方面，其他一些药物虽然能够引发令人不快的精神病效应，却并不会改变 5-羟色胺的水平。

由于这些奇怪的原因，曾经被大肆追捧的精神分裂症化学基础论一度消失了。20 世纪 50 年代，曾使用深部脑刺激"治愈"

一名同性恋者的精神病学家罗伯特·希思提出，在精神分裂症患者的血液中可以检测到一种叫作狂乱素（taraxein）的物质，而且如果把这种物质注射到健康人的体内，会引发精神分裂症症状。希思在很多学术会议上展示了这种药物效果显著的影像证据，给与会的科学家留下了深刻的印象。但其他研究者无法复现希思的结果，这个假说最终被放弃了。[16] 根据作家隆娜·弗兰克（Lone Frank）的说法，希思的同事生物化学家马特·科恩故意在他们的论文中隐瞒了相关实验方案的关键部分，使其他研究者无法开展他们的实验并复现其结果。科恩实际上是个没有受过科学训练的骗子，是一名在逃的歹徒。为了给自己被发现时留一条后路，他把狂乱素的部分技术作为秘密保留了下来。1959 年，他突然离开了希思的实验室，几年后在佛罗里达的一场暴徒枪战中被杀。[17]

同样在 1959 年，美国国立精神健康研究所的西摩·凯蒂（Seymour Kety）在《科学》杂志上发表了一篇重磅文章。文章分为两部分，内容是有关精神分裂症的生化理论。[18] 凯蒂向他的读者指出，"精神分裂症"这个标签可能会掩盖许多深层的问题（这至今仍然是一个难题），他随后审视了包括狂乱素在内的各种可能的病因的证据，但重点关注了 5-羟色胺可能扮演的角色。他指出，关键的困境在于"5-羟色胺在中枢神经功能中的作用仍然模糊不清"。[19] 如果科学家根本就不明白脑中的化学物质的基本功能，那么当这些物质出问题时，他们就无法解释究竟发生了什么。我们需要新的概念来解释脑中化学成分的复杂性，而这种复杂性正在逐渐显露出真面目。

药理学史上这个幸运与创造性迸发的惊人时期正好与1952年"汤与火花之战"的终结相重合。同样是在这一年，霍奇金和赫胥黎发现了动作电位是如何在神经元中传播的。科学家们正逐渐接受从化学的角度来看待神经系统的功能，但仍然有两个重大难题有待解答：信号传递物质究竟是如何工作的？脑中究竟发生了什么？所有关于"汤与火花"的激烈争论一直都围绕在外周神经元的水平上，通常聚焦在自主神经系统中，没人能确定同样的原理是否也适用于中枢神经系统。脑与外周神经系统以相同的方式运作，都使用神经递质，这些事实在今天的我们看来显而易见，但在20世纪五六十年代却并不明确。就连"神经递质"这个词也是直到1961年才被创造出来的，用于把各种化合物划归为一个共同的功能类别。[20]

阿尔维德·卡尔森（Arvid Carlsson）因其对多巴胺的研究于2000年获得了诺贝尔生理学或医学奖，他曾表示，在20世纪60年代初，脑中可能存在神经递质的说法遭到了相当多的质疑。[21]即使过了几年，当这个想法看起来不那么古怪的时候，仍然缺乏决定性的证据。1964年，剑桥大学药理学教授阿诺德·伯根（Arnold Burgen）在《自然》杂志上发文抱怨说，科学界对突触内究竟在发生什么仍然缺乏理解：

> 除了乙酰胆碱外，我们没能在哺乳动物神经系统中阐明

任何其他化学递质的本质，这对于所有对突触生理学感兴趣的人来说，无疑是更大的失望……虽然我们付出了相当大的努力，但无论是对初级感觉传入纤维的化学递质，还是对脊髓突触前和突触后抑制系统，我们都仍然一无所知，更不用提神经系统的其他区域了。[22]

在接下来的 10 年间，科学研究揭示了脑中神经递质的精确功能模式，伯根的失望也很快得以消解。科学家们发现了一系列令人眼花缭乱的物质，主要分为三大类——氨基酸（如 γ-氨基丁酸，简称 GABA）、肽类（如催产素和加压素）和单胺类（去甲肾上腺素、多巴胺和 5-羟色胺），以及第一个被发现的神经递质——乙酰胆碱。其中更令人惊讶的发现是，一些神经元能够产生一种气体——一氧化氮，它能穿透组织进行扩散，改变神经元的活动。[23] 我们至今仍未彻底搞清楚所有的神经递质：根据资深神经递质专家所罗门·施耐德（Solomon Snyder）的说法，脑中可能有多达 200 种不同的肽类物质扮演着神经递质的角色。[24]

研究人员使用荧光或放射性技术获得图像，显示出这些递质，这是令科学家们相信这些新的神经递质真的存在的一个关键因素。让-克洛德·杜邦甚至声称："是组织化学而不是药理学和电生理学，最终让科学界接受了脑中胺类介导的神经传递。"[25] 在研究人员于 20 世纪 50 年代获得第一张突触的电子显微镜照片后，伯纳德·卡茨发现，突触前神经元中有一些微小的

大脑传

囊泡，在钙离子涌入神经元后（由动作电位引发），这些囊泡会把神经递质释放到突触中。研究人员发现一些神经递质——比如 GABA——具有抑制性，这解决了困扰科学家们一个世纪的抑制的本质的问题。另一个明晰的发现是，一些神经元根本不使用神经递质，而是通过电突触（间隙连接）来发挥作用。1970年，对我们理解脑化学的革命做出贡献的三个主要人物——乌尔夫·冯·欧拉（Ulf von Euler）[1]、朱利叶斯·阿克塞尔罗德（Julius Axelrod）和伯纳德·卡茨凭借他们的工作荣获诺贝尔生理学或医学奖。

在神经递质的突触后反应中起作用的许多受体也很快被发现。研究发现，这些受体可以分为两种类型，一类导致动作电位的即时传播，而另一类则通过突触后神经元中的第二信使分子的级联反应引起更慢的反应。保罗·格林加德（Paul Greengard）以厄尔·萨瑟兰（Earl Sutherland）和埃德温·克雷布斯（Edwin Krebs）在 20 世纪 60 年代的研究工作为基础，对慢突触反应开展了研究，并与卡尔森和坎德尔共同获得了 2000 年的诺贝尔生理学或医学奖。[2] 这些领域的工作还没有彻底完成，比如，GABA$_A$ 受体（安定的作用位点）的结构才刚刚被报道。[26]

---

[1] 乌尔夫·冯·欧拉也是数学史上最伟大的数学家之一莱昂哈德·欧拉的后人（第五代孙），他的父亲汉斯·冯·欧拉-切而平也曾获诺贝尔奖。——译者注

[2] 萨瑟兰和克雷布斯也因为第二信使相关领域的研究分别于 1971 年和 1992 年获诺贝尔生理学或医学奖。——译者注

脑中丰富的化学物质甚至比这还要复杂，因为研究人员发现脑活动不仅涉及神经递质引发的神经冲动，而且还受到作用较慢的神经激素（neurohormone）的影响。神经激素的本质通常是肽（由氨基酸连接成的短链），它们被释放到血液或胞外间隙[①]中，并在体内（尤其是在脑中）充当信号分子。有关神经激素的研究工作主要集中在下丘脑的作用上，爱丁堡大学的神经生理学家加雷斯·伦格（Gareth Leng）将其称为"脑之心"。[27] 20 世纪六七十年代，研究人员发现，下丘脑及其产生的激素参与协调包括应激反应和繁殖行为在内的复杂的生理和行为反应。诺贝尔委员会把 1977 年的诺贝尔生理学或医学奖的一半授予了罗杰·吉耶曼（Roger Guillemin）和安德鲁·沙利（Andrew Schally），表彰他们发现了脑中与肽生成相关的机制。另一半被授予了罗莎琳·雅洛（Rosalyn Yalow），表彰她开发了用来追踪肽类激素的放射免疫分析技术。20 世纪 90 年代，研究者发现了瘦素（leptin）和饥饿素（ghrelin）这两种神经肽，它们与进食行为和饱腹感有关。这些发现表明，神经激素能参与对基本生理过程的长时程控制，而这些生理过程中有许多都会影响行为。

---

① 作者此处的原文为"胞内空间"（intra-cellular space），但参考下文（见下两条注释）并查阅相关资料（包括本章引用的第 27 条参考文献）后，可以确定是"胞外间隙"（extracellular space）之误，此处予以修订。——译者注

这些物质会对参与行为的脑环路产生影响。这些影响有的是暂时的，例如改变雌性大鼠对幼崽的反应，使她们叼回爬走的幼崽并为它们筑窝；有的影响则是永久的，例如通过子宫内的刺激塑造发育中的大鼠的脑，使其在未来表现出更多雄性行为。这些肽的分泌方式与神经递质的作用方式也有很大的不同。含有神经激素的囊泡可以出现在神经元的任何部分，而不仅仅是出现在突触处。它们在树突中特别常见，并且有助于反复刺激引发的神经系统不同部分的功能性重组。

这方面的脑功能是极其复杂的，一些科学家认为，有超过100种不同的神经肽在脑的胞外间隙[①]中扩散，而胞外间隙[②]只占脑总容量的20%左右。[28]这些分子以脉冲的形式大量释放（释放的数量远高于神经递质分子的释放数量），并且释放可以持续数天。每一个这样的系统都会受可以影响动物身体的内部和外部条件的影响，并且都有各自的反馈环路来控制其改变脑活动的方式。比较研究表明，这些网络可以追溯到进化上非常久远的时期，在寒武纪大爆发（大约5.3亿年前）后不久出现的第一批脊椎动物中就已经出现了。

虽然这些神经激素的主要作用区域可以被识别出来，但它们究竟是如何改变脑的运行，进而引发明显的行为变化的，科学界

---

① 见上一条注释，作者此处的原文也是"胞内空间"，但"胞内空间"完全说不通。——译者注

② 作者引用的第28条参考文献（与第27条是同一部著述）中明确写明为"胞外空间"。——译者注

目前仍然不清楚。例如，大鼠脑中对催产素敏感的神经元参与了进食、繁殖、社会行为和动物体内的钠平衡等各方面的控制。科学界仍然不清楚究竟是出于什么原因，一种神经激素会参与协调这么多复杂而又非常不同的行为。当冯·诺伊曼开始认真思考脑与计算机之间的相似性时，他认识到了这种复杂性。这种复杂性表明脑是一个复杂的并行处理器官。脑既使用近于数字化的神经传递，也使用模拟的神经传递，还通过神经激素进行持续的模拟传递，这样一来它就可以同时做不止一件事。

1973 年，施耐德小组的研究生坎迪斯·佩特（Candace Pert）描述了阿片受体，这是与神经肽相关的最有趣的发现之一。[29] 这些受体的存在有助于解释哺乳动物为什么会对阿片类药物如此感兴趣。研究由美国政府的一个项目资助，这个项目旨在应对很多城市的内城区以及越战参战士兵中出现的海洛因使用日益泛滥的问题。这又引发了另一个问题：为什么脑中会有这样的受体？既然有这样的受体，那么脑中一定有一些天然产生的类阿片物质可以与这些受体结合。1975 年，阿伯丁大学的约翰·休斯（John Hughes）和汉斯·科斯特利茨（Hans Kosterlitz）在猪的脑中发现了两种具有阿片活性的肽，它们后来被称为内啡肽（endorphin）。[30] 几个月后，施耐德的研究小组在大鼠中也发现了这两种内啡肽，他们后来还在脑中与情绪反应有关的区域检测到了这些物质，从而解释了为什么阿片类药物能对精神产生影响。[31] 我们现在知道，这些内啡肽会在受伤和剧烈运动后产生，有助于引发"跑步后的愉悦感"（runner's high）。

1978 年，施耐德、休斯和科斯特利茨因发现内啡肽获得了著名的拉斯克奖（Lasker Award）①。佩特觉得自己的贡献被忽视了，对此公开表达了不满。这是可以理解的，因为她与施耐德对这个发现的贡献不相上下。在前一年的另一个重要奖项中，佩特的贡献也被忽视了，虽然这一奖项的评审团主席后来承认这是"一个重大的遗漏"，但没有采取任何后续措施。[32] 佩特的贡献从未得到正式承认。

脑化学方面的所有这些发现，以及公众对阿尔茨海默病和帕金森病等疾病认识的不断增加（这是美国总统老布什宣布 20 世纪 90 年代为"脑的十年"产生的最重大影响之一），也催生了研究精神健康问题的新方法。[33] 这些发现产生的一个影响是，它们提示某些药物的成瘾性可能来自它们使神经元释放多巴胺的能力。20 世纪 90 年代，剑桥大学的沃尔弗拉姆·舒尔茨（Wolfram Schultz）的一系列研究表明，动物体内的多巴胺能神经元② 网络与奖赏相关。现在我们知道，情况要复杂得多，这些神经元能够

---

① 拉斯克奖创立于 1945 年，颁给对医学科学或者医学公共服务领域做出重大贡献的在世研究者，目前分基础医学奖、临床医学奖、公共服务奖和特殊贡献奖四个奖项，获奖者中很多后来都获得了诺贝尔奖，因此有"诺贝尔奖的风向标"之称。——译者注
② 多巴胺能神经元是神经系统中合成并释放多巴胺的神经元。——译者注

帮助衡量预测和实际情况之间的差异，还可以调节脑对厌恶性刺激的编码。[34] 如果一个预期的刺激（包括厌恶性刺激）没有发生，那么多巴胺能神经元就会参与把关于这一点的信号传递给动物的过程。[35] 这些神经元还能检测刺激和奖励或惩罚之间在时程上的联系，这种联系是学习①的基础：识别出两个事件的先后顺序，并依据是奖励还是惩罚来加强或者抑制突触的活动。[36]

1997 年，美国国立卫生研究院的艾伦·莱什纳（Alan Leshner）在《科学》杂志上发表了一篇标题相当大胆的文章。在这篇题为《成瘾是一种脑疾病》（Addiction is a Brain Disease）的文章中，莱什纳声称"几乎所有会成瘾的药物都是直接或间接地作用于脑深处的同一个通路，产生的也是相同的效应"，他指的是多巴胺系统。[37] 通过以这种方式重新解读成瘾现象，莱什纳试图强调神经科学对理解精神健康问题的重要性，并为制定更有效的政策提供帮助——他认为如果成瘾是一种脑疾病，那么对于那些为了满足瘾头而犯罪的人，我们不应该在尝试治愈他们之前就直接把他们关起来。我们需要找到有效的治疗方法来解决根本问题，而莱什纳声称这些方法是生物化学的方法。

这个假说逐渐变得越来越复杂，因为研究发现，尽管在酒精成瘾者中多巴胺水平有所增加，但并不是所有类型的成瘾都是如此。[38] 许多让人成瘾的毒品——如尼古丁、可卡因和苯丙胺——

---

① 作者此处的学习指的是把刺激与奖励或惩罚联系到一起的条件反射。——译者注

都能改变脑中同一个区域的多巴胺浓度，但它们的这种效应是通过作用于不同的神经元实现的，作用的途径和方式也有所不同。例如，阿片能抑制多巴胺系统，而苯二氮䓬类药物可以增强多巴胺能神经元的放电。[①, 39] 尽管如此，美国顶尖的医生们仍然坚持认为，生化"脑疾病"模型不仅可以解释物质成瘾，而且还可以加以扩展，解释大众认定的其他成瘾现象，比如网络、食物和性成瘾。[40] 令人困惑的是，这个模型产生的主要影响出现在行为治疗和政策变化上，没有出现在研发药物的需求上（如果不同的成瘾现象有相同的生化基础，那么这些药物就可能对多种成瘾现象生效）。

这些科学研究已经渗透到了流行文化中，大众现在普遍认为，从色情片到社交媒体，一切能导致成瘾的事物，其成瘾的原因都可以归结为我们脑中多巴胺系统的激活。2017 年，脸书的创始人之一肖恩·帕克（已于 2005 年辞职）声称，他们故意把脸书的网站设计成能够让人上瘾的模式。他夸张地说："我们……能给你来点儿多巴胺刺激"。[41] 这真是无稽之谈。虽然有一项研究报道声称，受试者（共 8 人）在玩电脑游戏时脑中有多巴胺释放，但这项研究与成瘾没有什么关系，也没有提供任何证据说明多巴胺

---

① 作者此处似有误，根据能够查到的资料（包括作者此处引用的本章第 39 条参考文献列出的两篇论文），无论是阿片类药物还是苯二氮䓬类药物，在此处的效应都是抑制作用于多巴胺能神经元的 GABA 神经元（这些神经元对多巴胺能神经元的活动起抑制作用），进而改变多巴胺能神经元的放电模式。——译者注

释放与使用计算机之间有什么关联（研究的对照组是让受试者看一个没有播放影像的显示器，而不是别的什么动作，比如读一本书）。[42] 没有任何证据表明推特在影响你的多巴胺系统。据沃尔弗拉姆·舒尔茨说（他是这方面的专家，应该了解相关的情况），科学界甚至都还不清楚激活多巴胺能神经元是否会产生愉悦感。这种把所有成瘾行为都归因于多巴胺的观点，就是通常所说的神经学瞎扯的一个例子。尽管人们热衷于成瘾的多巴胺脑疾病模型，但似乎可以肯定的是，虽然不同的成瘾行为看起来——以及感觉上——像是一样的，但它们的背后或许有不同的机制。

在探寻精神疾病和生理学之间的联系时，一个存在的问题是精神病学的诊断不是很精确。在美国，诊断的依据是《精神疾病诊断和统计手册》（*Diagnostic and Statistical Manual of Mental Disorders*，简称 DSM），这本手册由美国精神病学学会出版，为精神疾病提供明确的定义。[43] 但手册中对精神疾病的描述一直都在变化，这些变化至少有一部分原因是社会层面的，因为精神健康与否界限的划分还受社会的影响。同性恋就是一个例子，20世纪 80 年代，在经过不断的抗争后，同性恋被从 DSM 中删除。在大多数情况下，精神健康问题的原因都很难用脑功能或者脑中的化学过程来解释。一个一定程度上的例外是阿尔茨海默病，这种病与异常形式的蛋白质的出现有关，这些蛋白质会破坏脑的结构。但即使是这种疾病，研究者也很难厘清成因、结果和促成因素到底是什么，更难以找到有效的治疗方案。对精神健康问题的根源以及治疗方法，我们的理解仍然很难令人满意。

对 5-羟色胺在抑郁症中作用的研究，是将药理学方法与精神疾病的生理学基础相结合的最著名尝试。当神经递质被释放到突触时，它们会与突触后细胞上的受体结合。在神经递质被突触前细胞重新吸收后，神经元的信号就会结束。这种"再摄取"（reuptake）的发现促使研究人员研发出了选择性 5-羟色胺再摄取抑制剂（selective serotonin reuptake inhibitor，简称 SSRI），通过抑制突触前细胞对 5-羟色胺的摄取，这种药物可以提高突触中 5-羟色胺的水平。这些药物据称能增加脑中的 5-羟色胺水平，从而缓解抑郁症的症状。对于 SSRI，大众更熟悉的是美国一款这类药物的商品名——百忧解（Prozac），这款药物是 SSRI 中最成功的一种。SSRI 目前已成为全世界范围内被广泛使用的一类处方药物，许多患者认为这些药物极大地改善了他们的生活。

然而我们仍然不清楚服用 SSRI 后究竟发生了什么。目前我们仍然不知道抑郁症患者的 5-羟色胺水平是否真的比健康人低，也不知道 SSRI 是如何对患者产生影响的——在细胞水平上，SSRI能迅速改变 5-羟色胺的再摄取水平，但这类药物对情绪的影响要好几周才能感受到（如果真的有的话）。[44] 科学界目前尚未发现抑郁症（或其他精神疾病）的生理标志物。最近一项研究对超过 80万人的全基因组进行了分析，旨在找到与抑郁症关联的遗传因素。研究报告称，"在与抑郁相关的诸多基因中，一个有趣的缺失是与5-羟色胺系统相关的基因"（这些研究者后来又在 120 万名受试者中开展了相同的研究，仍然没有发现与 5-羟色胺系统相关的基因）。[45] 研究人员没能发现抑郁症和参与 5-羟色胺代谢的遗传因素间存在什么关联，这已经不是第一次了。坦率地说，目前没有决定性的证据表明情绪低落是由低 5-羟色胺水平引起的，也没有确切的证据表明 SSRI 对患者脑中的 5-羟色胺水平产生了什么影响。

许多服用 SSRI 的病人报告说他们的症状没有得到任何改善，加上学界对数据的科学争论、大众对制药公司动机的怀疑，以及一些遭遇了严重副作用的患者表达的绝望，所有这些合在一起引发了有关 SSRI 是否有效的激烈争论。[46] 对于面临的这些问题，一个未必最佳的表述方式是，问题的关键似乎在于有多少比例的患者在多大程度上能获益，以及如何（如果可能的话）在开药之前能发现这类患者。[①, 47]

SSRI 已经融入了我们的文化，其中最有趣的一点是公众已经接受了科学家提供的关于抑郁症的解释，但事实上这些解释尚未得到证实。人们通常认为有两位科学家提出了低 5-羟色胺水平会导致抑郁的假说，但他们俩其实谁也没说过这样的话。1965年，约瑟夫·希尔德克劳特（Joseph Schildkraut）总结了对各种单胺类化合物（去甲肾上腺素、多巴胺和 5-羟色胺）的研究，他认为这些物质的改变或许能够解释抑郁症和其他一些疾病，但并没有特别指出 5-羟色胺水平降低会产生什么影响。两年后，

———————————

① 如果医生给你开了 SSRI 或其他治疗精神健康问题的药物，请不要在没有咨询医生的情况下停止服药。

在英国医学研究委员会工作的精神病学家亚历克·科彭（Alec Coppen）探索了单胺类化合物在抑郁症中的作用，但也只是暗示这三种物质在一系列疾病中发挥了作用。关于抑郁症，他写道："单胺缺乏症并不是这种疾病的唯一原因。"[48]

但这种想法在精神病学界站稳了脚跟。1974年，两名费城的研究者回顾了大量的相关研究，"以评估临床抑郁症与生物胺活性降低相关的假说"。他们特别关注了PCPA对健康受试者影响的研究。PCPA是一种能降低脑内5-羟色胺水平的药物。他们注意到，尽管有研究显示受试者在服用PCPA后会出现躁动和惶惑不安的情况，但他们并没有表现出抑郁的倾向。在更广泛的动物研究中，研究人员观察到的行为变化包括失眠和过度的攻击行为，"如果说这像什么病的话，那么容易让人联想到躁狂症"。和科彭7年前一样，这两名研究者得出的结论是，单胺类物质水平降低"不足以解释抑郁症表现出的各种临床症状"。[49]

5年后，有研究者报告说，有持续性5-羟色胺水平紊乱的抑郁症患者比没有这类问题的患者出现抑郁问题的频率更高，他们因此得出结论，这表明5-羟色胺水平异常是一个抑郁易感因素。[50] 这种原本微妙的观点很快变得更加肯定，到20世纪80年代时，低5-羟色胺水平可能直接导致抑郁症的观点已经根深蒂固，成为广为人知的抑郁症化学失衡理论（chemical imbalance theory）。[51] 这个概念很快被扩展，用于解释双相情感障碍、多动症和焦虑等其他精神健康问题。虽然现在有一些精神病学家声称他们从未真正接受这个理论，但它如今已经深深扎根在大众认知、药品广告和记者的头脑中。[52] 改变脑化学的药物可能会减轻令人痛苦的症状，这是一个基于经验的事实，在某种程度上，"化学失衡"的概念仅仅是对这一事实的简化。但值得注意的是，从根本上来看，患者和医生对脑功能障碍的这种解释与盖伦对疾病的"四体液"解释并没有太大不同，后者在欧洲文化中占据主导地位并在医学领域使用了超过 1 000 年。[①]

　　化学失衡理论能被广泛接受的一个可能原因是，人们的感觉就是如此。抑郁的人经常用"无法克服"来描述他们的症状，并表示那种绝望的感觉就像一张巨大的灰色毯子，罩住了他们心智，使他们无法感受到快乐。同样，上瘾的人也会感到被某种他们无法控制的力量（"我背上的猴子"[②]）所驱使。但感觉如此并不意味着真是如此，不过这或许能让我们明白为什么我们有时会接受证据并不充分甚至可能不正确的观点。

---

①　在 1621 年出版的《忧郁的解剖》（*The Anatomy of Melancholy*）一书中，作者罗伯特·伯顿描述了体液和心智是如何相互作用进而引发忧郁症状的："当身体通过它的坏体液影响心灵时，它扰乱了精神，把恶劣的烟气送进了脑中，结果是灵魂以及它的所有官能被扰乱，从而引发恐惧、悲伤等这类疾病的常见症状；另一方面，心灵也会对身体产生相当明显的影响——通过一个人的激情和情感波动引发神奇的转变，如忧郁、绝望以及严重的疾病，有时甚至是死亡。"如果你把"坏体液"替换为"5-羟色胺"并用现代的拼写方式和语法来表述这段话，那么这段话和你今天读到的一些东西并不会有太大不同。见：Burton, R. (1621), *The Anatomy of Melancholy, What it Is. With All the Kindes, Causes, Symptomes, Prognostickes, and Severall Causes of It* (Oxford: Cripps), p. 119。

②　"我背上的猴子"的说法源自 1957 年的同名电影，这部传记电影根据二战英雄和职业拳击手巴尼·罗斯的经历改编，片中有罗斯对吗啡上瘾的情节。——译者注

对于抑郁症或其他精神健康问题，似乎不可能有一个单一的解释，也不可能有唯一的最佳治疗方法。这也许可以解释为什么目前主要的制药公司都对开发用于精神健康的新药缺乏兴趣。大型制药公司在 20 世纪 50 年代经历了一波惊人的幸运浪潮，但那已经离我们很遥远了。2012 年，在全球制药业发挥着主导作用的精神病学家 H. 克里斯蒂安·费比格（H. Christian Fibiger）悲观地表示："精神药理学正处于危机之中。数据已经出来了，大规模实验明显失败了。尽管业界投入数十亿美元开展了几十年的研究，但 30 多年来没有一种机制上的新药进入精神病学市场。"[53] 这种情况短期内不会改变。2010 年，世界两大制药公司葛兰素史克和阿斯利康都宣布，将退出治疗精神疾病的新药的研发。原因很简单：一切向钱看。两家公司都认为，精神疾病的新药研发失败的可能性太大，无法向股东证明这种风险是合理的。在可预见的未来，我们不能期待新的治疗方法出现。正如英国社会学家尼古拉斯·罗斯（Nikolas Rose）所说的那样："研发的管线已经空了！"[54]

理解精神健康问题起源的另一个框架也引起了公众的共鸣，那就是基因在决定我们行为上起的作用。虽然遗传学已经成为研究实验室动物脑功能的主要工具，但它在解释人脑功能和功能障碍方面却远没有那么成功。然而，很多人还是接受基因是我们精神健康问题根源的说法。这些浅显的解释能够有市场，似乎还是因为我们的主观经验。对许多患者来说，他们的精神健康问题感觉像是固有的——他们本来的样子就是如此。但只是因为我们是这样的人，并不意味着在我们性格的某些或所有重要方面中，都有很强或很明确的遗传因素发挥作用。左右利手是自然而然的特征，感觉上很像"我们本来的样子"，但遗传因素在其中所起的作用仍然很模糊，与之相关的那些遗传因素应该也非常复杂。[55]

为精神健康问题找到精准的、可识别的主要遗传因素，在现实中还没有成功的案例。精神分裂症和自闭症都有很强的可遗传因素，但这两种疾病都没有专门的基因，就像抑郁症没有专门的基因一样。相反，对于某一种精神疾病，其易感性可能受数十甚至数百个基因的影响，但每一个基因的贡献都很微小。在探究精神疾病的基因基础的尝试中，至少出现过一次走进死胡同的情况。从 20 世纪 90 年代末开始，研究者开始对一个名为 SLC6A4 的基因产生兴趣，这个基因编码一种 5-羟色胺的转运体（transporter）。该基因的各种变异似乎与抑郁有关，这符合 SSRI 模型。研究者发表了数百篇论文，所有这些论文合在一起促成了一个科学共识：SLC6A4 和其他一些基因是帮助我们理解抑郁症（尤其是抑郁症与焦虑的联系）的关键。2019 年，研究人员利用大规模的数据集（多达 443 264 人）和严格的统计技术研究了上述所有基因的作用。研究人员采用的统计技术要求他们在开展研究之前先描述预期结果，而不是在研究之后无休止地寻找统计学意义。这项研究得出的结论是，此前耗费的所有时间和努力都白费了：对于 18 个被认为与抑郁症有关的基因（包括 SLC6A4 在内），没有证据表明它们确实在抑郁中起作用。[56]

都柏林三一学院的遗传学家凯文·米切尔认为，在精神疾病诊断这个问题上，我们的诊断工具太过薄弱，因此可能无法鉴定出真正与其中一些疾病所组成的亚群相关的基因。[57] 如果我们先着手鉴定出那些在某种疾病患者中始终表现出异常的基因，那么我们的诊断技术以及我们对这种疾病潜在病因的理解就有可能提高，也就更有可能研发出更有效的治疗方法和药物。

无论如何，基因并不是影响人脑的神奇力量。基因只是以这样或那样的方式决定了我们的身体合成什么样的蛋白。无论我们感到某个现象多么根深蒂固和一成不变，只要它表现出很强的可遗传性，那么它归根结底总是通过各种蛋白在特定的时间和人脑中的特定位置表达实现的，并且会受到各种环境因素的影响。即使是对非常简单的神经系统，我们目前的理解也非常有限，因此要想弄清楚人脑的遗传结构以及它是如何与环境相互作用的，我们还需要花费好几个世纪的时间。

美国国立卫生研究院不久前发起了一个名为"心理编码"（PsychENCODE）的大型项目，整个项目有 15 个研究机构参与，目标雄心勃勃：鉴定出所有与脑有关的遗传因素，确定它们在脑的进化和发育中的作用，尤其是在神经精神疾病中扮演的角色。[58] 这个项目产出的第一批论文于 2018 年底发表，但没有揭示太多重大的发现，部分原因是项目采用的方法所预设的前提：认为精神疾病的分类是可靠且有效的（例如认为精神分裂症是一种单一的疾病，可以很有把握地诊断出来），并且其最根本的病因是在分子层面上。没人知道这两个前提是不是真的成立。项目的一个基本假设是，那些与基因变异密切相关的精神健康问题都有可靠的生物标记物。尽管 PsychENCODE 协作组建立的巨大数据库是个有价值的起点，但这种基本假设几乎可以肯定是有缺陷的。

由于医学界仍然缺乏明确而有效的方案来治疗精神疾病，一些曾经流行过的治疗方法——如电休克疗法——现在又卷土重来。电休克疗法是一种诱发病人痉挛发作的疗法，于 20 世纪 30 年代被首次使用，并于 20 世纪 40 年代在美国被广泛用于治疗抑郁症。[59] 但药理学方法此后提供了更佳的治疗方式，这种方法因此慢慢不再流行。有不少接受过电休克疗法的患者表示他们经历了失忆，公众则震惊于患者在治疗期间的遭遇，导演米洛斯·福尔曼 1975 年的电影《飞越疯人院》提供了一个这样的样本，而更触动人心的描述或许来自西尔维娅·普拉斯[①]于 1963 年出版的小说《钟形罩》：

---

① 西尔维娅·普拉斯（1932—1963），美国著名诗人、作家，代表作《钟形罩》《爱丽尔》等，成年的大部分时间都抑郁症缠身，曾接受电休克治疗，于 1963 年自杀身亡。《钟形罩》虽然是小说，但有很强的自传性。——译者注

有什么东西弯下了腰，抓住我猛烈摇晃，就像世界末日降临一般。咿——咿——咿，电流尖声嘶叫着，空气中闪过噼啪作响的蓝光。每一道光闪过，我都感到一阵重击落在身上，全身的骨头都快被摇散，体液飞溅，就像被撕裂的植物茎蔓。[60]

多亏了肌肉松弛剂的使用，电休克疗法现在总体上已经不像普拉斯描述的那样可怕了，但它仍然保留了一份旧时的气息，这部分是因为我们仍然不知道它是否真的有效，也很难知道它是如何起效的（如果它真的起效的话）。一些患者认为它是天赐之物，而另一些患者则对它怀有深深的敌意。全球每年有大约 100 万人接受电休克治疗。[61]

再说回 20 世纪 50 年代，科学界和医学界当时对 LSD 的兴趣与日俱增。[62] 这种药物似乎为研究脑化学打开了一扇窗户，而且根据一些吸食这种药物的人的说法，它能让人进入另一种现实世界，因此它可能有比消遣更大的用途。研究人员当时正试图了解 LSD 是如何产生药效的，特别是它是如何通过改变脑内部的连接发挥作用的，研究的目标是构建一个全脑的神经调质活动模型。[63] 研究人员宣称，"这种方法或许能帮助我们获得根本性的见解，以理解健康和疾病状态下人脑的运作，并用于神经精神疾病药物的设计和研发"。[64] 这听起来像是一个不太现实的希望，但消遣性药物一旦摆脱了媒体报道引发的针对它们的恐惧情绪，就可能带来新的治疗方式。氯胺酮（ketamine）是一种效力强大的麻醉剂，在 20 世纪 90 年代的俱乐部文化中作为一种消遣性药物流行起来，创造了许多小报上耸人听闻的新闻头条。但医生在 2000 年首次注意到氯胺酮有抗抑郁的治疗效果，[65] 这种药物目前已经在美国获批用作抗抑郁药物，得到广泛使用。美国国立精神健康研究所所长约书亚·戈登（Joshua Gordon）将这称为"令人惊叹的消息……这是几十年来第一种真正创新的抗抑郁药物，也是第一种针对难治性患者的药物"。[66] 鉴于精神疾病药物治疗领域的特征是希望和失望的交替循环，我们在几年后或许就会变得不那么乐观。

近年来，公众对精神健康的认识发生了巨大的转变，这个领域的研究也获得了大量的资助，并且有越来越多的科学家和医生专注于破解精神健康问题的成因以及寻找可能的解决方案。但令人惊讶的是，对于患者的痛苦感受，上述进展带来的改变在总体上微乎其微。2002 年至 2015 年间任美国国立精神健康研究所所长的托马斯·因塞尔最近承认：

> 在美国国立精神健康研究所，我花了 13 年的时间努力推动精神疾病的神经科学和遗传学研究。当我回首时我才意识到，在花费了很多资金（我估计有 200 亿美元）后，尽管我认为我成功地让很多炫酷的科学家发表了炫酷的论文，但在让数千万精神疾病患者减少自杀、减少住院治疗和提高康复率上，我们并没有做出什么贡献。[67]

真不知道该说什么。我们不懂健康的脑和心智是如何运作的，所以当问题出现时我们不知道该如何解决，这也就不足为奇了。即使像我这样研究的系统与精神健康问题相去甚远的研究者也能认识到，我们对人脑如何工作的基本知识与找到有效的治疗方法的前景之间存在着巨大的鸿沟。在意识到这些之后，我这样的研究者也只是回归到日常的工作中（对我来说是继续研究果蝇幼虫的嗅觉）。但对于医生来说，他们要面对极度需要帮助的人，尤其是患者和患者的家人（我就是这样的家庭的一员），事情就不那么容易了。人们迫切需要有效和安全的疗法。最终，即使我们对这些疗法的机制没有深入的理解，那也没有关系，只要它们有效就行。

# 第 14 章

# 定位：1950 年至今

在我们认识脑的漫长过程中，有一个反复出现的主题：在我们的神经系统中，特定的功能定位于特定的部位。起初，这一切都只是推测。这种想法最早的书面记载是各种版本的脑室定位论，这些理论在欧洲流行了大约一千年，直到 16 世纪至 17 世纪才开始逐渐边缘化。19 世纪早期的颅相学家们则把一些模糊的心理或行为功能与颅骨上的几十个隆起对应了起来，进而又对应到了脑中一些奇特的功能单位上。从 19 世纪中期开始，研究者发现了某些功能——例如语言和运动控制——存在定位化的确凿证据，但几乎没有证据能支持高级智力活动的定位化。对于心理或行为任务中的脑活动，科学家们缺乏测量的方法。

20 世纪 20 年代，汉斯·伯格发明了脑电图，这种技术能记录整个脑的电生理活动。在这之后，研究者又先后发明了能记录脑各个区域的电活动以及细胞级电活动的技术，但这些技术都未能解决功能定位这个问题。这些技术要么像脑电图那样过于宏观，要么就过于具体，只能报告某个小区域的反应。为了更加确定某个脑区在某个过程中的独特作用，研究人员需要的是一种能同时将整体活动测量与局部变化测量结合在一起的方法。这在20世纪90年代初成为现实，一种新的脑成像技术的出现引发了大量的研究，改变了我们看待脑的方式。[1]

　　早期的脑成像技术主要集中在解剖学方面。计算机体层成像（即CT扫描）在20世纪70年代开始得到广泛应用，能从患者头部周围拍摄多张X射线图像。CT扫描仪是在20世纪60年代由英国电气工程师高弗雷·豪斯费尔德（Godfrey Hounsfield）发明的，他当时不知道的是，南非物理学家阿伦·科马克（Allan Cormack）也一直在从事类似方向的理论工作。1971年，CT扫描仪首次被用于为一位额叶疑似长有肿瘤的患者进行脑成像，当外科医生最终为患者做手术时，他说他看到的肿瘤"与图像上的完全一样"。[2]这种新的方法依赖于日益普及的计算机，通过必要的计算来生成图像，它迅速改变了我们对脑实体疾病的诊断能力。1979年，豪斯费尔德和科马克凭借他们的突破性贡献共同获得了诺贝尔生理学或医学奖。

　　和单纯的X射线成像一样，CT扫描只能在相当粗糙的层面上显示结构，并不能提供有关功能的直接信息。随着正电子发射体层成像（positron emission tomography，简称PET）的发展，这种情况发生了改变。PET成像出现于20世纪70年代中期，基于的是马库斯·赖希勒（Marcus Raichle）、迈克尔·菲尔普斯（Michael Phelps）和米歇尔·特尔-波戈希安（Michel

Ter-Pogossian）的研究。在给人注射一种弱放射性的示踪剂（如含有放射性氧同位素的水）后，这种技术能测量特定脑区的代谢活动：PET 成像中使用的同位素会快速衰变并释放 γ-射线，后者可以被 PET 成像仪检测到。[3] 由于这些放射性同位素能迅速融入脑的正常代谢活动中，1988 年，赖希勒和同事得以使用 PET 来显示当受试者听到单词时其局部脑活动的变化。[4] 从他们在 1988 年发表的一篇论文的标题就能看出，他们的工作预示着一种新方法的到来：《人脑认知操作的定位》（Localization of Cognitive Operations in the Human Brain）。

然而，对希望在脑结构和细微的心理功能之间确立清晰联系的研究者来说，PET 扫描不仅速度太慢而且也不够精确。最重要的一点是，PET 扫描需要注射放射性同位素，这限制了它的吸引力。随着最有影响力的脑成像技术——功能性磁共振成像（functional Magnetic resonance imaging，简称 fMRI）的面世，决定性的突破终于到来了。fMRI 通过测量原子在强磁场中的行为来成像，目前已经成为相关领域主要的脑成像方式。1991 年，杰克·贝利维尔（Jack Belliveau）和同事在《科学》杂志上发表了一篇论文，展示了视觉刺激过程中视觉皮层血流的变化。这篇论文登上了当期杂志的封面（这对科学家来说是一件了不起的事），封面是一张相当特别的图片，显示了由电脑生成的头部后方的灰阶图像。头的后部被断层切开，显示出了脑表面的图像，多个小区域被标为红色和黄色，突出显示了血流变化的部位。结果确实像研究人员希望的那样令人兴奋。南希·坎维舍（Nancy

Kanwisher）现在是一位顶尖的 fMRI 科学家，在这篇论文发表时她还是一位年轻的研究人员。她回忆了自己当时激动的反应："这些图像改变了一切……现在，科学家们真的可以观察到正常人的脑活动随时间发生的变化，包括看见某个东西，以及思考和记忆时的变化。"[5]

贝利维尔的方法仍然需要注射造影剂。但不到一年后，3 个研究小组几乎同时取得了进一步的进展：当患者在磁共振成像仪中执行简单的心理任务时，通过观察氧合血红蛋白和脱氧血红蛋白中铁原子的行为来测量特定脑区的血液氧合水平。这种测量是血氧水平依赖的（Blood Oxygen Level Dependent，简称 BOLD）。

血液中氧合血红蛋白和脱氧血红蛋白的磁性有差异，fMRI 在不同脑区中检测这种差异，并把这些差异以明亮的颜色标示在脑图像上。当受试者执行某种特定的心理活动时，用研究者的说法，脑的图像中会有一些区域"亮起来"[①]。因此，fMRI 报告的是脑的一个简单的生理指标，这个指标能够反映脑作为一个器官在我们身体中的功能，但这些图像不能直接描述任何类似脑神经元的实际活动这样的信息。fMRI 扫描的脑既不是计算机，也不是神经网络，而是一个腺体。

坎维舍在 1995 年第一次看到了 fMRI 扫描成像的结果（接受扫描的是她自己的脑），她在回忆当时的激动心情时说：

———————————

① 如果你对此感到困惑，请记住，这其实只是血液氧合水平差异在屏幕上的呈现方式，脑不会发光。

你可以看到每个体素［成像的最小单位］fMRI 反应的
原始时间进程。最令人激动的是，当我看到面孔的时候，信
号比我看物体的时候要强。

就像赖希勒几年前宣称的那样，认知过程似乎确实可以定位
到脑的特定区域。fMRI 革命就此开始了。

最后一步是让持怀疑态度的科学家相信，通过在测量 fMRI
反应的同时记录单个神经元的活动，可以证明 fMRI 确实能直
接反映脑的神经元活动。这是一项巨大的技术挑战，一个重要
原因是将电极放置在成像仪的磁场中会引起电流活动，从而很
难识别电极所记录的神经元的反应。最终，尼克斯·罗格塞提
斯（Nikos Logothetis）和同事在 2001 年——BOLD 测量的突破
面世 10 年后——发表了一篇论文，证明 fMRI 确实与神经活动
紧密相关。[6]

fMRI 产生了非同寻常的影响力。在不到 30 年的时间里，
研究人员已经发表了超过 10 万篇关于这个主题的科学论文，目
前的论文年平均发表数量是大约 8 000 篇。这些研究非常受媒
体喜爱，因为它们有抓人眼球的图像，而且讲述的关于脑如何
工作的故事也相对简单易懂。例如，记者告诉我们，fMRI 可以
解释个体差异（"赌博成瘾者的脑构造不同"），甚至可以"读
心"（"fMRI 知道你的秘密"）。怪异的是，这些图像有时被用
来证实我们的主观体验，仿佛图像中的那些彩色斑点能让我们
的感受更真实（"脑成像提供了针灸减轻疼痛的视觉证据"或

者"摄入脂肪确实令人愉悦")。[7] 还有一些虚假的说法称，脑扫描可以用来判断你是否在说谎，而事实上还没有法庭批准把这种技术应用到司法过程中。另有研究小组表示，杀人犯的脑表现出一种独特的组织方式。[8] 很明显，这些新技术某些可能的应用颇具反乌托邦色彩，因此正日益成为社会学家和伦理学家关注的焦点。[9]

当某种特定的心理活动正在进行时，fMRI 能准确地识别出脑中被激活的区域。无论是对研究人员还是普通大众，fMRI 的诱人之处正是这一点。但这些直观的图像远没有它们看起来那么简单。脑是一个活的器官，一直在执行各种各样的活动，因此研究人员必须在它高水平的活动背景中找出他们感兴趣的那点变化。脑区之间 BOLD 水平的差异通常非常微小，而 fMRI 是用明亮的颜色来反映这些差异的，这意味着颜色体现的准确性和强度差异未必能真实地反映数据。对这些通常非常微小的 BOLD 信号差异进行计算，需要用到复杂的软件包，而这可能会产生错误。2016 年，一个 fMRI 研究团队调查了超过 300 万份来自已发表论文的成像结果，他们发现"最常见的 fMRI 分析软件包……假阳性率高达 70%，这样的结果足以对大约 4 万项 fMRI 研究的有效性提出质疑，可能会对神经成像结果的解读产生很大影响"。[10] 针对这一令人担忧的结论，一些研究者认为存在争议（4

万这个数字最终被降到了几千），但许多研究者欢迎这种质疑，他们认为对于一种 30 年来被广泛使用的成像方法来说，这是厘清其科学基础的一个机遇。[11]

这已经不是第一次有人对 fMRI 数据的解读提出质疑了。2008 年，尼克斯·罗格塞提斯警告学界，许多 fMRI 研究中使用的方法存在重大问题。他特别强调的一点是，fMRI 提供的是一种测量脑活动的替代方法，它测量的是大片脑区的血流量，尽管血流量和真正的细胞活动存在明显的相关性，但血流量不是细胞活动。罗格塞提斯指出，研究者必须牢记这一点：

> fMRI 的局限性不是成像仪的物理学原理或者工程设计欠佳导致的，因此不太可能通过提高成像仪的复杂性和功率来解决。相反，导致这种局限性的是脑环路和脑功能的组织形式，以及忽视这种组织形式的不当实验方案。[12]

这种批评在某些情境下显得尤其恰当。比如，有 fMRI 研究称，在感受到某种情绪时，脑的某个部位会"亮起来"。但 fMRI 研究者拉塞尔·波德拉克（Russell Poldrack）指出："这样的一一对应关系很少，多数脑区在很多情境下都能被激活。"[13]即使两者有这种紧密的关联，那也仅仅是一种相关性。想要证明某个脑区确实是特定思想或经历的唯一所在部位，需要研究这个脑区发生了病变的病人，或者以某种方式刺激这个脑区。这样的研究目前很少，而且在已经开展的研究中，有的未能证明两者存在预测的因果关系。[14]

2009 年，一家不知名的心理学杂志发表了一篇题为《社会神经科学中的巫毒相关性》（Voodoo Correlations in Social Neuroscience）的文章，引发了全球对 fMRI 数据解读的关注。这篇文章指出，在使用 fMRI 研究特定脑区与特定行为或感觉的相关性的论文中，两者的相关性都"高得令人困惑"。作者甚至说，其中一些研究的结果"高得不可思议"，并要求作者重新分析他们的数据。[15]

出乎所有人意料的是，这个以关注统计学细节为基础的观点竟然被各界疯传。[16]（遗憾的是，就在这时，杂志的编辑们失去了勇气，坚持要求作者给文章换一个不那么张扬的标题。）混乱平息后，学界在研究的原则上达成了一项共识——fMRI 研究需要改进统计检验方式并更严格地规范实验。当成像软件的问题在 5 年后暴露出来时，这一共识再次被重申，这似乎说明研究人员们在一段时间内会记住教训，但很快就会遗忘。

从一些 fMRI 研究者日常的言语中就能看出，他们其实已经认识到这些问题了。"巫毒争端"爆发几个月后，在国际人脑图谱学会（the Organization for Human Brain Mapping）的年会上，学会主席做了发言，并描述了他认为特别有趣的一场会议报告。报告介绍的是克雷格·班尼特（Craig Bennett）和同事在一条死鲑鱼上开展的研究。班尼特对实验过程的描述值得一读：

> 一条成年大西洋鲑参与了 fMRI 研究。这条鲑鱼长约 18

英寸①，重3.8磅②，在扫描时已经死亡。给鲑鱼的任务包括完成一个开放式的心智任务。研究人员向这条鲑鱼展示了一系列照片，这些照片描绘了在社会环境中具有特定情绪效价的鲑鱼个体。研究人员要求鲑鱼判断照片中的鲑鱼当时正在经历什么样的情绪。[17]

当这条死鱼被询问有关这一系列照片的问题时，fMRI 扫描在它脑中一个 27 立方毫米的小区域内发现了几个显著的反应（用专业术语来说就是 p 值小于 0.001）。按照 fMRI 结果的传统解读方式，照片信息的处理发生在死鱼脑中一个非常特定的区域。这项讽刺味十足的研究还明确指出，fMRI 研究需要更严格和更完善的统计方法，因为在死鱼的脑中存在 BOLD 信号的随机变化，足以被错误地解读为有意义的结果。论文未言明的暗示是，同样的问题也可能出现在对活的受试者的研究中。论文的更完整版本很快被发表在《偶然发现和意外结果杂志》（*Journal of Serendipitous and Unexpected Results*）上，这项研究还在 2012 年被授予了搞笑诺贝尔奖。

针对这个问题，更严谨的应对方法出现于 2017 年。由拉塞尔·波德拉克（他的一些工作也位居"巫毒论文"批评的研究中）领导的一群研究人员给出了一系列关于如何改进 fMRI 研究有效

① 1 英寸 = 2.54 厘米。——译者注
② 1 磅 ≈ 0.45 千克。——译者注

性的建议。[18] 他们特别建议研究应该增加实验受试者的数量，并在实验开始前明确说明要对哪些脑区开展研究（太多的研究都是在数据中挑挑拣拣地寻找某些效应，这会增加对结果产生误读的可能性）。想要消除 fMRI 批评者对实验设计方法论的怀疑，科学界还有很长的路要走。

但即使实验设计得更加严格，fMRI 究竟能告诉我们什么这个更根本的问题仍然存在。在影像学论文中，很少有研究能为理解脑具体是如何工作的提供深刻的见解，因为这需要描述不同的脑区中在发生何种表征和计算过程，而这些研究的数据在这个问题上无能为力。在这方面，公众认为这些研究能得出什么样的结论与参与研究的科学家如何解读他们的数据之间存在一个鸿沟。许多 fMRI 研究者都清楚，他们的研究结果需要被整合到一个全面的脑功能框架中，但目前他们还做不到——既没有合适的数据，也欠缺可用的理论框架。

尽管面临着这些事关领域根基的难题，fMRI 研究人员仍然对他们的实验感到自豪，这是可以理解的，有些研究人员还会坚定地捍卫他们的实验结果提示的有关功能定位的结论。例如，南希·坎维舍在 1997 年使用 fMRI 确定了脑中一个与处理面孔信息有关的区域——梭状回面孔区（fusiform face area）。尽管她与吉姆·哈克斯比（Jim Haxby）等研究者展开了长时间的争论（哈克斯比曾提出面孔信息是以一种更加分散的方式处理的）[19]，而且她最初用于发现这个脑区的方法也遭到了批评，但坎维舍还是声称她的结果为功能高度定位化的理论提供了明确的证据。情况似乎确实如此：曹颖的电生理学研究表明，猕猴脑的同一脑区也负责处理面孔的信息。

有人把坎维舍称为现代的颅相学家，她坚决否认这一点并解释说："没有什么复杂的认知过程是在某个单一脑区完成的，对某些脑区特异性的强调绝不意味着其他脑区不发挥作用。"[20] 她还指出，有些刺激没有特定的处理脑区，例如鲜花、蜘蛛和蛇。尽管如此，她仍然坚称脑中有在解剖学上边界清晰的功能模块。她甚至声称，"脑功能成像已经开始以一种非常可靠的方式揭示人类心智的功能性组织"。她还说，这种功能性组织是模块化的——脑的不同部分负责不同的事情。2017 年，在她发现梭状回面孔区参与处理面孔信息 20 年后，坎维舍发表了一篇回顾相关领域进展的文章。她在文章中写道："我认为，在理解人类心智这个问题上，那些根据实验结果划分出的各个负责特定功能的脑区之间的边界确实与自然的'纹理'相一致，捕捉到了认知和神经数据中固有的结构。"[①,21] 许多神经科学家都不会同意她的这一观点。

不时冒出来的对 fMRI 数据的轻率解释让一些神经科学家感

---

① 作者此处的引文过于简略，简单直译无法看出与上下文的任何逻辑联系，此处的译法参考了第 21 条参考文献中的相关段落并做了必要补充。——译者注

到恼火，再加上公认的方法学上存在的问题，这导致使用这项技术的人与许多其他神经科学家之间产生了隔阂。例如，阿尔伯特·卡多纳正在尝试建立果蝇幼虫脑的连接组，他在推特上评论fMRI的相关问题时说道："在我参加过的以fMRI为主题的神经科学讲座中，只有一个让我觉得不是在忽悠人。"几个月后，著名人类遗传学家丹尼尔·麦克阿瑟（Daniel MacArthur）在他的推特中表示，他已经"形成条件反射了，看到带'fMRI'这个词的东西就不信"。而在2019年，都柏林三一学院的神经遗传学家凯文·米切尔强调，fMRI研究脑结构时分辨率根本不够，并直言不讳地指出这是"神经成像的普遍问题——这东西没啥用"。[22]

fMRI之所以不能打动这些批评者，是因为他们习惯于探索单个细胞或者特定基因所产生的非常精确的作用，而fMRI却无法测量对脑真正重要的东西——动作电位，那才是神经元中的实际信号。[23]脑的组织方式是相当致密的，尼克斯·罗格塞提斯在2008年曾估计，在一张脑图像的每一个像素（对应于fMRI术语中的"体素"）中，神经元的数量达到了惊人的550万个，这些神经元间形成了 $2.2 \times 10^{10} \sim 5.5 \times 10^{10}$ 个突触，树突和轴突的总长分别为22千米和220千米。[24]脑功能真正的活动发生在突触、单个细胞以及细胞网络中，粗糙的fMRI成像是无法精细呈现这种尺度的。此外，fMRI的时间分辨率在秒的数量级上，而神经元发送信息的时间是以毫秒计的。更值得注意的是，fMRI无法揭示脑工作过程中的一个关键方面——激活和抑制之间的区别。fMRI不能告诉我们单细胞或细胞网络想要做什么。即使在神经束的层面上，它也不能告诉我们具体发生了什么，而仅仅是告诉我们在一个非常粗糙的层面上，某个脑区中的某些活动比其他脑区发生得更多或者更少。甚至只是也许发生得更多或者更少。

2015 年，曹颖和同事发现，fMRI 粗糙的本质意味着，即使是阴性结果也不能信以为真——当 fMRI 研究表明某个脑区没有"亮起来"时，我们不能得出任何可靠的结论。通过对比猕猴视觉皮层面部处理区的 fMRI 结果和单细胞记录结果，曹颖的团队发现 fMRI 研究表明该脑区不处理人脸识别信息，但更为精确的单细胞记录显示，这些信息确实存在于该脑区的细胞活动中。粗糙的 fMRI 无法检测到这些信息，因为参与人脸识别的细胞太少、太分散，无法通过成像来识别。[25]

针对这些批评，一些 fMRI 研究者进行了反击。2017 年，伦敦大学学院艾伦·图灵研究所的奥利维亚·盖斯特（Olivia Guest）和布拉德利·洛夫（Bradley Love）使用神经网络分析了一些 fMRI 研究的数据，以观察物体视觉信息之间的相似性和差异性是如何在数据中表现出来的。[26] 深度学习网络从初级视觉处理通路的 fMRI 数据中识别出信号，但在脑功能的更高层级上，它不太能识别出对精确物体的明确反应。盖斯特和洛夫认为，这种表征在更高的层级上趋向于更分散化和更具有象征性。令人惊讶的是，对于感知的物质基础，盖斯特和洛夫推出的解释似乎避开了任何对细胞层面的关注：

fMRI 的成功可能意味着，当一个人对脑计算的本质感

414

兴趣时，fMRI适用的分析层级可能是一个更佳的研究层级。打个比方，我们可以构建一个基于量子物理学的宏观经济学理论，但它会极其烦琐，而且与包含货币和供应等抽象概念的理论相比，它无论是在预测能力上还是解释能力上，都并不比后者更强。还原论虽然诱人，但并不总是最好的前进道路。

盖斯特和洛夫的这种观点可能是对的，但我们有一个很好的理由让我们相信他们或许不对。脑功能的单位是神经元。脑功能的运行，无论多么神秘，最终都可以归结为神经元的放电。尽管神经元组合在一起实现协调的功能活动，产生各种心理现象，但这并不意味着我们可以忽视这种群体活动是由许多单个神经元的活动构成的，也不意味着我们可以忽视神经元组合做出的计算是基于每个细胞的活动的。评价还原论在解释人脑如何工作上是否成功，并不是看它能否产生一个基于近900亿个神经元中的每一个神经元的活动的理论，而是看感官现象的处理过程以及人类和动物的心智是否能用神经元群体的活动模式来解释。这就需要我们知道单个细胞在做什么，即便这些信息随后是在群体水平上被分析的。

这突出了fMRI的根本性弱点——它太粗糙了，无法让人真正理解脑的计算活动。我们需要开发更精确的成像方法，无论在时间上、空间上还是功能上都要更精确，并在更详细的连接组层面上对成像结果加以解释。[27]有迹象表明，随着超高场磁共振成像（ultra-high field MRI）的出现，成像精度可以达到亚毫米级，使这种进步成为可能。然而，这项技术尚处于初级阶段，我们想用它区分出哪怕数十万个细胞的活动都还为时尚早。[28]

一个反复出现的说法是，像 fMRI 这样的成像技术揭示了男性和女性的脑在解剖学和功能上存在差异，而这些差异可以解释他们行为上的不同。在某种程度上，脑之间存在差异是不言而喻的——你的脑和我的脑在解剖学和功能上存在差异，仅仅是因为我们不是同一个人。也有很多理由可以让我们相信，作为两个群体，男性和女性的脑有一些不同的特征。例如，男性和女性在现代社会中通常扮演不同的角色，并且倾向于以不同的方式行事（例如，总体来说男性更有攻击性）。就人类的进化而言，性别之内和性别之间的性选择是我们过去的一个特征（现在可能仍然是），而两性在繁殖中的不同角色——特别是通过母性行为——在塑造人类社会方面发挥了决定性的作用。所有这些因素促成了两性在解剖学、功能和行为上的差异。关键的问题是，这些差异究竟是什么，我们是否能检测到这些差异，以及最重要的一点：这些差异对我们的行为有多大的决定性影响？[29]

男性和女性的脑有一个明显的区别：男性的脑平均来说更大。这在一定程度上是由于男性平均而言比女性块头更大。然而这只是群体水平的差异，并不能用来判断某个脑是男性的还是女性的。不存在一种"男性脑"或"女性脑"的标准，借此通过一张扫描图或解剖图就能辨识出一个脑是男性的脑还是女性的脑。[30] 已经确定的群体水平的差异很难解读——胼胝体的相对大

大脑传

小表现出了两性间在群体水平上的差异，而且在各种检测中，男性脑和女性脑表现出的连接程度也不同。[31] 新生儿的脑结构就已经存在性别差异了，这强化了两性之间天生就存在生物学差异的说法，但这些差异中的一部分会在日后消失，而另一些则会一直存在。[32] 最重要的是，即使差别存在，我们也不知道它的重要性或后果是什么。

还没有成像技术能够揭示可以解释两性行为差异的结构差异，因为我们的测量方法仍然过于粗糙。对于造成两性差异的脑功能差异，其本质是什么，目前仍不清楚。但这种差异的存在似乎是确定无疑的：在我们整个进化过程中能够存留至今的行为里，包括了与交配和养育有关的行为。无论我们的性行为在过去是否发生了很大的变化，选择性压力对这些行为的影响都会在我们的基因和脑中留下痕迹。至于这些差异对人类的行为具有怎样的限制力，社会的历史变迁和近期变化似乎表明，许多功能性限制（如果它们真的存在的话）是很薄弱的，人类的许多行为都有很强的可塑性。

在他们的著作《作为脑》（*Being Brains*）中，针对一些 fMRI 研究提出的夸张主张，费尔南多·比达尔（Fernando Vidal）和弗朗西斯科·奥尔特加（Francisco Ortega）对所有关于神经的发现给出了一个简单粗暴的回应——"然后呢？"。这很像大卫·马尔对"祖母细胞"的发现做出的反应。[33] 比达尔和奥尔特加建议我们只采纳 fMRI 结果的表面价值，只关心以下问题：对于特定的行为、想法或情感定位于特定的脑区而言，fMRI 结果的真实意义是什么？对于思想和行为的组织方式或进化，fMRI 的发现有什么启示？对于脑功能，fMRI 能告诉我们什么？然而除了告诉我们是否真的存在某种一定程度的定位化外，对于以上问题，fMRI 能够提供的信息通常是——几乎没有。

即使是功能定位化的证据 fMRI 有时也无法提供太多。2016年，加州大学伯克利分校的研究人员开展了一项实验。在这项实验中，7 名受试者躺在成像仪中，听了两小时《飞蛾广播时间》（The Moth Radio Hour）的广播故事，总共听到 10 470 个单词。[34] 研究的目的是看不同的语义如何对应到大脑皮层不同部位的活动。研究人员将这些单词分为 12 类（触觉类、视觉类、情感类、社交类等等），发现脑对这些单词的反应覆盖了整个大脑皮层，几乎没有具体定位。虽然某些类别的单词能让所有实验对象的同一个脑区兴奋，但在两个脑半球之间，反应的差异却非常小，而卡尔·韦尼克此前对脑损伤患者的研究表明，负责词汇处理的是左脑半球。[35] 不管这些单词代表的是概念、记忆还是故事的组成部分，它们都没有表现出多少定位化，甚至没有表现出传统意义上的左脑半球主导这一特征。这意味着，我们的脑中有明确的定位脑区来表征特定的单词或概念这一猜想是错误的。对于这类问题，fMRI 能够提供的可靠答案最多只是这些功能似乎分散地分布在脑的很多部位。

一些研究人员将 fMRI 结果的解读斥为"新颅相学"或者"实质上的颅相学"。[36] 尽管一些 fMRI 研究确实偶尔会冒出夸大其词的说法，但这样的批评是错误和不公正的。fMRI 代表了一种强大的非侵入性技术，可以识别脑区活动的变化，并将这些改变与行为或心理状态联系起来。南希·坎维舍在人脸识别区方面的 fMRI 工作是曹颖对该脑区开展单细胞活动研究的基础。人脑中确实存在一个面部信息处理区，fMRI 帮助研究人员发现了这个脑区。

然而，虽然具有巨大的创新性和超凡到惊人的技术，但在创建脑整体活动的模型方面，fMRI 研究并没有对我们理解脑是如何工作的做出显著的贡献。不过有一个可能的例外。2001 年，马库斯·赖希勒的研究小组使用 PET 扫描发现了一组脑区，这些脑区对称并且分散地分布在左右两个脑半球的大脑皮层上，在执行需要集中注意力的任务时，它们的激活程度要低于躺着不动时的激活程度。[37] 这些区域被称为"默认模式网络"（default mode network），它们似乎与人脑在"放空"时的内在活动有关。

在过去的 20 年里，脑成像研究者对这种谜一般的现象越来越感兴趣。这种现象在其他哺乳动物身上也可以观察到，其作用似乎是在基本功能水平上对脑活动进行大范围的协调，而且有越来越多的证据表明，它在认知过程中扮演了相当积极的角色，并对记忆有一定的影响。[38] 尽管科学界已经发表了超过 4 500 篇关于这一主题的论文，但到目前为止还远远无法给出一个有关这个网络的简单解释。无论是这个网络在脑中分散分布的方式，还是它在基本功能层面上的作用，都非常令人感兴趣。虽然研究人员最近发现了一些一个人执行某些任务时与默认模式网络的变化相关联的电生理特征，但这个网络的具体功能目前似乎仍有待探索。[39]

将功能定位到特定的结构，甚至认为特定的概念是由特定部位的脑活动以某种方式表征的，这些观点时至今日都未能解释神经元群体是如何相互作用进而产生感知和行为的，未来也做不到。fMRI 的数据能提供的信息充其量就是一张地图，而一张地图并不能告诉你事物是如何运作的。位置不等于方式。下次当你了解到某种能力、情感或者概念被 fMRI 定位到人脑的某个脑区时，不妨问问你自己："然后呢？"

寻求将功能定位到特定结构的方法存在一个更深层次的问题。神经解剖学研究有明确的证据表明，脑的不同区域是离散和专门化的——它们与一种特定的感觉相关联，或者拥有一种特定类型的细胞。病人和动物的脑损伤研究表明，某些脑区往往在某种能力或功能中发挥重要的作用。这些研究常常被视为支持功能定位化的关键证据。这里的问题是，不仅脑可以从损伤中恢复（尤其是在年轻人中），而且在鉴定位置和功能的倾向背后，许多逻辑是错误的。一个细胞能被一张詹妮弗·安妮斯顿的照片激活，并不意味着这个细胞就只做这一件事——其他面孔或者其

**大脑传**

他刺激也可能激活它，也不意味着没有其他网络中的细胞参与其中。

尼古拉斯·斯丹诺于 1665 年提出，我们的目标应该是"把脑一部分一部分地拆解下来，看一看每一部分各自能做什么，合在一起又能做什么"。事实上，我们对脑功能有限的理解都来自基于斯丹诺这类策略的研究。拆解的方法有很多种——外科方法、基因方法或者电生理方法，但所有这些方法使用的基本上是同一种方式。2017 年，法国神经科学家伊夫·弗雷尼雅克（Yves Frégnac）用一种复杂的语言解释了这背后的问题。弗雷尼雅克认为，由于神经系统的复杂性，"理解不同组件模块的组合是如何通过执行低层级计算来产生出更高层级的行为的，这与因果-机制式的解释有着性质上的不同"。[40] 换句话说，我们是在使用一个相对粗糙的因果模型，基于一些意义重大但错误的假设，来研究复杂性是如何从脑不同单元的相互作用中产生的。

一个多世纪以来，科学家和哲学家一再强调的一个问题是，我们如何才能符合逻辑地将功能定位到某个特定的结构上。1877年，德国哲学家弗里德里希·朗格（Friedrich Lange）做了一个简单的类比：

> 如果有人告诉我，一只健康的猫在脑的某个部分受到轻微损伤后不再捕鼠，那么我会相信我们正走在心理学发现的正确道路上。但即使在这种情况下，我也不会认为我们已经找到了与捕鼠这个活动相关的专属脑区。如果齿轮受损导致

钟表报时错误，不能由此得出报时的是齿轮这样的结论。[41]

正如我的朋友、美国神经科学家迈克·尼塔巴赫（Mike Nitabach）在阅读这本书的草稿时说的那样，功能定位的主张通常是一种粗略而且过度的外推——我们充其量只是确定了哪个部位对功能来说是必要的，而且通常只是表明了部位与功能之间存在相关性。

在整个 20 世纪后半叶，英国心理学家理查德·格雷戈里曾一再指出这个问题。1958 年，在奥利弗·塞尔弗里奇发布他的"群魔"程序的那场研讨会上，格雷戈里指出，通过消融或损毁一个特定结构来鉴定其功能，不仅在逻辑上有缺陷，而且无法提供真正的见解，因为你可能是在关注一个受损并且失效的系统的输出。想要正确理解组成部分所发挥的功能，你需要一个关于整个系统工作方式的理论模型。格雷戈里认为困难就在这里："生物学家没有'制造商手册'，对他所研究的许多'设备'可能是什么也没有清晰的概念。他必须对其目的进行猜测，对看起来可行的有关其运作方式的猜想加以检验。"[42] 在讨论格雷戈里的论文时，麦卡洛克表达了赞同，他指出："除非我们小心谨慎，否则来自损毁研究的论点会把我们带入彻底的愚蠢想法中。"

格雷戈里多年来一直在扩展这种批评，提出了各种各样的类比来动摇一些研究者的信心，希望他们能意识到，消融掉某个结构会引发行为上的变化并不意味着发生改变的行为就一定定位于脑的这个部分。格雷戈里的这些类比通常与当时的尖端技术有关，但现在的年轻人或许会觉得这些技术相当古怪甚至神秘，如电视机中的真空管、汽车引擎的火花塞等等。但这些类比关注的都是同一个问题：对于一个看似简单，以移除关键组成部分为策略的实验，我们应该如何解读其结果。[43]

格雷戈里最发人深省的观点之一，是对斯丹诺的出发点提出的质疑。斯丹诺认为我们可以像理解机器一样理解脑，把它拆开，把功能拆分到每个部分中。1981 年，在他涵盖领域极广的杰作《科学中的心智》（*Mind in Science*）一书中，格雷戈里对斯丹诺的想法是否真的正确提出了质疑。他指出，某些功能是很难通过逐个移除组成部分的策略来揭示的：

> 　　相反，人们会发现，当某些部分被移除时，会发生奇怪的事情。还可能什么也不会发生，除非是出现了需求或负载过于极端这样的特殊情况。例如，自行车轮子的辐条可以一根接一根地拆卸掉，几乎不会有任何影响，直到轮子突然之间变形垮掉。把零件从一个电路中拆除可能产生前所未见的输出特征，比如收音机发出啸音或者电视机显示出复杂的图形……事实上，组成部分之间的联系、它们相互作用的因果关系，以及它们实现的功能是相当复杂的，并且比通常所理解的更加微妙。想要解答功能居于何处这个问题尤其困难，这是脑研究中最重要的问题之一。[44]

尽管这些论点都切中要点，但它们对 20 世纪六七十年代出现的消融和刺激研究的浪潮几乎没有产生任何影响，也没能阻止随后涌现出的基于相同策略的其他研究，后者把这种方法用于研究神经系统和其他系统中的基因的功能。进入 21 世纪后，我们见证了光遗传学、成像技术和以单个细胞为对象的研究方法的巨大进步，这些方法中有许多都是基于格雷戈里批评的那些假设的。即使直接操控特定的细胞或者网络能改变或者恢复某种功能，也并不意味着这种功能就是定位于这个结构中的。这样的结果只能表明这个结构是实现这种功能所必需的，但这些功能通常都需要一个庞大的神经元网络的参与。那些对演员面孔或者方程式做出反应的"祖母细胞"严格来说并不是"祖母细胞"，它们只是一个巨大网络的一部分，这个网络在接收到刺激时被激活，而科学家恰好记录了这个细胞。

许多 fMRI 研究都提示了明确的功能特异性 ①，但另一方面，科学界也意识到了功能的很多要素是分散地分布在整个脑中的。为了将两者整合起来，卡尔·弗里斯顿探讨了他所谓的"功能主义和连接主义之间的辩证法"，⁴⁵ 旨在探究在一个给定的行为中，不同脑区的活动模式之间的相关性，他将其称为"功能连接"（functional connectivity）。这种研究方式引起了 fMRI 研究者的极大兴趣，但这种数学描述针对的是不同脑区活动之间的大尺度相关性，尚未在体积更小、我们了解也更多的动物脑上证明

---

① 作者此处的"功能特异性"指的就是某个功能定位到某个脑区的功能定位化观点。——译者注

自己的效用。

有的时候，当某种功能被认为定位于某个特定的结构时，科学家会发现情况要更加复杂，这样的情况比比皆是。例如，30多年来，研究哺乳动物恐惧的科学家一直把研究重点放在杏仁核（脑深处的一对结构）的作用上。有一种叫作乌-维氏综合征（Urbach-Wiethe syndrome）的罕见人类疾病，这种病会导致包括杏仁核退化在内的一系列问题，患者通常会表现出恐惧程度降低。公众对相关的研究已经有了很广泛的认识，以至于它最近在网络论坛上成了讨论的焦点：是否有可能通过摘除杏仁核来克服恐惧。研究似乎是在提示我们，恐惧位于杏仁核中。

事实上，情况并没有这么简单。在啮齿类动物（实验研究使用得最多的动物）中，这些结构现在被认为与防御行为（特别是僵直行为）——而不是恐惧情绪本身——有关，而恐惧情绪则分散地分布在脑的很多不同区域。[46] 在人中，乌-维氏综合征的影响并不仅限于杏仁核，患者的恐惧也没有完全消失（患者仍然害怕遭遇窒息）。杏仁核也不仅仅与恐惧有关，它似乎还在与疼痛和其他负面刺激有关的情绪以及自主神经反应中发挥作用，并能整合各种感觉刺激，这些刺激与惩罚及奖赏无关，甚至与（小鼠中）养育行为的性别差异无关。[47] 功能定位已经变得相当模糊，比最早被提出时的样子更复杂了。恐惧并不是特异性地定位在杏仁核，杏仁核也不是只在恐惧中起作用。如果你还拿不定主意，我再提醒一下，不要摘除它们。

并非所有关于脑功能定位的问题都那么令人困惑。在感觉层面上，一些细胞网络执行的是精确而且相当局域化的活动，因此至少在早期阶段表现出了明确的功能定位性。感觉刺激最初是分开处理的——没有证据表明灵长类的视觉皮层 V1 区也在表征嗅觉信号，脊椎动物的嗅球中也找不到视觉信号。这也适用于昆虫脑中对应的结构。然而，在小鼠的实验中，泰瑞·谢诺夫斯基的研究小组发现，从海马和内嗅皮层自上而下的输入会投射到嗅球中辨识气味的区域。[48] 这意味着记忆和压力可能会影响我们对气味的感知。与视觉相关的类似通路可能也存在，这表明脑中处理感觉刺激的脑区的功能可能比我们原先认为的更复杂。离这些脑区只有几个突触远的位置是脑的高级区域，你和蚂蚁都在那里完成思考。在这些脑区，事情变得有趣了：来自不同类型感觉的信号被整合到一起，而我们对哪些功能被定位到了这些脑区的理解开始变得越发混乱。

哺乳动物脑中一些研究得最为深入的部位也是如此。海马中的一个个位置细胞能对位置进行编码，但它们也会对与发生在那个位置上的事件对应的特定感觉做出反应（比如触觉、嗅觉和光线）。小脑正如 19 世纪的玛里-让-皮埃尔·弗卢朗所指出的那样，的确与运动控制有关，但研究者现在知道它还参与广泛的心理功能，并且会从皮层和感觉区域接收信息，然后把信息投射到脑的奖赏区。不仅如此，它还在视觉注意和社会行为方面发挥作用。[49]

功能既是定位化的又是分散式分布的，更确切地说，这两个术语都有误导性：功能定位很少是绝对的，而分散式分布的功能也定位于特定的网络和细胞中，即使这些结构可能铺展在全脑中。因此，脑的功能既有分隔也有整合。[50] 即使是最简单的动物的脑也不是同质化的，它有着高度发达的内部结构，但在大多数情况下，一个功能不能精确地定位到一个特定的脑区：功能要实现，这个区域需要被整合进一个功能化的整体中。

脑很像一台机器，不同的部分执行特定的任务，这种想法的影响力太强大了，以至于我们一再被某些主张带偏——这些主张宣称一些令人惊叹的心理能力有高度特异性的定位。例如，在几十年前，关于科学如何解读人脑，一个最具大众影响力但完全错误的观点是，在我们的颅腔深处，有一个"爬行动物脑"（reptilian brain），它负责我们最基本的行为。[51] 这个观点至今仍在流传，它是在神经病学家保罗·麦克林（Paul MacLean）工作的基础上建立起来的。麦克林声称我们有三个脑：

> 其中一个脑基本上是爬行动物的；第二个脑继承自低等哺乳动物；第三个脑是最新进化出来的，它让人成为人……爬行动物脑中充满了祖先的知识和记忆，忠实地按照祖先的方式行事，但在面对新情况时，它不是很好用。[52]

麦克林的观点从未被神经科学家认真对待过，但在20世纪六七十年代被当时最具影响力的两位科普作家采纳，并迅速进入流行文化。1967 年，亚瑟·库斯勒（Arthur Koestler）在他的畅销书《机器中的幽灵》（*The Ghost in the Machine*）中总结了麦克林的工作，书中还塞进了各式各样的内容，从基督教中的原罪教义到弗洛伊德的婴儿期性欲理论，可谓无所不包，用以支持他的奇怪观点——三个脑之间的冲突"为贯穿人类历史的偏执倾向奠定了生理学基础"。[53]

在 20 世纪 60 年代，这种胡说八道大卖特卖，麦克林在座无虚席的演讲厅里发表演讲，一举成名。天文学家卡尔·萨根就是蜂拥而来听麦克林演讲的人之一，他后来根据麦克林的观点出版了一本获得普利策奖的书——《伊甸园的飞龙》（*The Dragons of Eden*）。[54] 和库斯勒一样，萨根在书中把少量的科学事实与一大堆精神分析的胡扯以及学界还了解甚少的人类学发现混杂在一起，并且加入了大量的猜测。例如，萨根认为伊甸园里蛇的故事可能是对我们爬行动物脑的隐喻，他还认为童年时常做的关于怪物的噩梦可能是我们祖先遇到恐龙和猫头鹰后遗留记忆的体现。[55] 他声称，这可以解释为什么关于龙的神话如此普遍——伊甸园的龙就是我们自己。哇，老兄！①

1990 年，77 岁的麦克林在《进化中的三重脑》（*The Triune Brain in Evolution*）一书中总结了他的观点。[56]《科学》杂志恭敬但不留情面的书评指出，麦克林的基本假说"与当前的认识不

----

① 我能听到你在说："好吧，聪明人，你的这本书有多少部分能经得起 40 年后的重读？"我的回答是，其中的绝大部分都可以，尽管有些内容看起来会显得古怪、天真和过于乐观。

一致"，这解释了为什么神经科学家们"无视这个观点"。[57] 尽管麦克林将人脑功能的运行置于进化背景下的愿望值得称赞，但他的基本想法从来就站不住脚。[①] 正如牛津大学解剖学家雷·吉列里（Ray Guillery）在《自然》杂志上指出的那样，麦克林的观点应该被归入"神经神话学"。[58]

最近，一项更可靠、更有趣的发现引起了类似的兴奋。1992年，意大利帕尔马大学的研究人员描述了他们的一个偶然发现：在猴脑的腹侧运动前皮层（ventral motor precortex）中有一组神经元，这些神经元不仅会在猴子执行某个动作时放电，而且在猴子看到另一只猴子做同一个动作时也会放电。[59] 不久后，这些细胞被巧妙地命名为"镜像神经元"（mirror neuron）——有一个生动的描述总是有好处的——并很快吸引了大量的关注，更不用提大肆宣传了。一些研究人员推测，这些细胞可能参与了语言的进化，而另一些人则认为，自闭症所表现出的社交互动缺陷可能是镜像神经元功能失调造成的。[60]2006年，《纽约时报》宣称镜像神经元是"读心的细胞"，而一位神经科学家则将它们描述为"塑造文明的神经元"，因为它们被认为能让人产生同理心。[61]这些说法没有一个是真的。

2010年，当具有镜像功能的神经元最终在人脑中被找到时，

---

① 三个简单的例子能说明麦克林错得有多离谱：这种"爬行动物脑"并不仅仅出现于爬行动物中，鱼类中也有；原始哺乳动物的脑并不仅仅负责育儿行为，鸟类也是优秀的养育者，但没有这种结构；新皮层（neocortex）并不是哺乳动物适应性的产物，它的一些元素也可以在鸟类和鱼类身上找到。

研究者发现它们有一些令人意想不到并且非常有趣的特征。当患者观察或执行某个动作时，这些细胞就会放电（一些神经元产生的是抑制性的反应，这表明它们的作用是阻止模仿）。但令人意外的是，这些细胞没有局限在与猴脑中镜像神经元分布脑区相对应的脑区——11% 的人类镜像神经元分布在海马中。[62] 研究还发现，一些镜像神经元分布在运动皮层的某些区域，而且显然是负责执行某种认知功能，而另一些分布在海马中的镜像神经元则显然是在参与某种运动功能。这表明感觉 / 运动的功能划分并不像通常表现的那样绝对。研究人员在猕猴的杏仁核中还发现了一种类似镜像神经元的细胞——"模拟神经元"（simulation neuron），这些神经元表征的似乎是另一个动物在做决定时做出的行为。[63] 这个发现不仅突显出了杏仁核也参与恐惧以外的反应，而且还强调了对其他个体及其行为的表征可以出现在许多不同的脑区。镜像神经元（如果真的是一类神经元，而不是仅仅因为我们给它们起了一个花哨的名字而被联系到一起的话），连同它们的多种功能，是分布在整个脑中的。

对于功能可以定位到一个特定结构的观点，这些现象和发现都是复杂的例外，最近还出现了一些关于人脑可塑性的临床病例，这些令人惊讶的病例进一步强化了这种例外：马赛一名中年男子的大脑皮层仅仅由一个小而薄的细胞层组成，但他的智力几乎达到了平均水平，还拥有一份公务员的工作；[64] 一名年轻的中国女性完全没有小脑，虽然她的声音含糊不清，而且有轻微的智力迟钝和较差的协调能力，但这些症状远没有动物被移除小脑后表现出的症状严重；[65] 最后，在经历了两次严重中风后，一名阿根廷女性脑中参与感觉运动技能和高级心理功能的区域一度遭到了严重的损伤，但她现在已经几乎完全康复了，对于这样神奇的现象，研究者无法给出合理的解释。[66]

最近在动物上的研究发现了更多的问题。有人声称在大鼠和鸣禽中，某些习得的行为是由非常特定的脑区控制的，因为短暂地让这部分脑区失活会破坏这些习得行为。但矛盾的是，如果这些结构被永久性地损毁，动物仍然可以恢复这些习得的能力。这种令人惊讶的可塑性可以这样解释：在某些脑区被改变后，那些依赖于这些脑区的结构无法在短时间内迅速改变其活动来应对这种新的情况，因而实验中会观察到相关行为的缺失。但在经过一段较长的时间后——比如手术后康复——这些结构就能通过改变其活动来应对新的情况，从而恢复这些行为，就像一些中风患者在一定时间内能恢复他们以前的某些能力一样。[67]

这些发现背后的解释是，脑中的结构并不是彼此隔离的模块，它们不同于机器中的独立组件。因为脑是由生命物质组成的，神经元和神经元网络都是相互连接的，并且能够改变邻近结构的活动及其基因表达模式，从而对邻近的脑区施加影响。突触和神经调质可以通过复杂的作用方式传播甚至诱导出功能，[68] 这可能是一些可塑性病例背后的原因，同时也强调了精确鉴定出给定位置的功能是非常困难的。

甚至像口渴这样简单的事情也是非常复杂的：2019 年，研究人员发表了一项研究结果，这项研究探索了小鼠饮水解渴时脑中

34 个脑区的 24 000 个神经元的活动。超过一半的神经元以各种方式参与到了这种极其简单的行为中——口渴以及对这种感觉的行为反应，似乎广泛地分布在小鼠的脑中。[69] 此外，当小鼠奔跑或者移动它们的胡须时，通常被认为与运动控制无关的脑区也被激活了，并且会影响视觉皮层神经元的活动。[70]

最后，哺乳动物脑的行事方式可能并不是最好的或者唯一的，这表明对结构和功能的鉴定未必是绝对的。通过刺激、消融和比较研究，研究人员已经反复证明了大脑皮层在高级心理功能中的作用。人类的大脑皮层有复杂的皱褶，表现出了最高水平的皮层复杂性和心理丰富性。然而，虽然鸟类的脑不像哺乳动物的脑那样拥有分层的皮层，但鸟类却能执行一些高度复杂的心理过程，在许多方面与哺乳动物的能力不相上下。新喀鸦（New Caledonian crow）不仅会制造工具，还会为了制造某种工具先制造其他需要的工具。喜鹊甚至能够通过"镜子自我识别测试"（mirror self-recognition test），学界通常认为这代表一种动物具有自我意识。[71] 尽管鸟类和哺乳动物脑的组织方式可能有一个共同的发育起源，但这里的关键点是，不同的结构显然可以产生相同的功能。[72]

这就引出了理解脑的工作机制这个领域中最大的问题——脑是如何产生意识的，以及哪些动物具有意识。几个世纪以来，这个问题一直是哲学家的研究领域，但在过去的大约半个世纪里，科学家们已经开始认真地试图解决这个"问题之王"了。

# 第 15 章

# 意识：1950 年至今

2005 年，《科学》杂志的编辑们提出了 125 个尚未解决的科学问题，他们认为在未来的几十年里我们有很大的可能解答出这些问题。排在第 1 位的是"宇宙是由什么构成的？"，"意识的生物学基础是什么？"紧随其后。[1]16 年前的 1989 年，英国心理学家斯图尔特·萨瑟兰（Stuart Sutherland）却没有这么乐观："意识是一种令人着迷但又难以捉摸的现象，我们不可能具体说清楚它究竟是什么、它有什么用或者它为什么会进化出来。关于这个主题，目前没有什么值得一读的文章。"[①, 2]

1989 年至 2005 年这段时间很短，科学界看待意识的态度却发生了如此深刻的转变，这反映出的是对意识重新燃起的兴趣。致力于回答这个问题的著作现在已经有成百上千部，关于这个话

---

① 在第 2 版《银河系漫游指南》中，关于地球的一个词条——"无害"被改成了"基本无害"。萨瑟兰对意识领域研究的嘲讽也可以稍加修改："关于这个主题，没有什么特别值得一读的文章。"

题的 TED 演讲也获得了数百万的浏览量。自萨瑟兰发表他的观点以来，科学家已经发表了超过 1.6 万篇标题中包含"意识"一词的论文。然而，对于脑是如何产生意识的，在某些领域甚至对于脑能否产生意识，科学界都还没有达成一致意见。[3]

人们经常指责弗朗西斯·克里克是这种兴趣大爆发的罪魁祸首。在萨瑟兰撰写他的文章的时候，克里克主张研究者应该寻找他所谓的意识的神经关联因素——那些与意识相关现象关联的神经元活动模式。尽管克里克的学术雄心帮助塑造了对意识的现代科学研究，但对这个主题的讨论事实上从来就没有停止过。[4]对这个问题最早的集体探索发生在 1953 年 8 月，当时包括埃德加·阿德里安、唐纳德·赫布、卡尔·拉什利和怀尔德·彭菲尔德在内的 20 名科学家在加拿大魁北克省的一个小木屋里举行了一个为期 5 天的研讨会，主题是脑的机制与意识。[5] 4 年前，人称"蒂德"的霍拉斯·马古恩（Horace 'Tid' Magoun）取得了一项突破性成果，这项研究成了这次会议的焦点。在这项研究中，马古恩发现用电刺激一只被麻醉的猫的脑干可以诱发猫清醒时所表现出的脑电图变化。[6] 既然脑电图可以被操纵了，那么科学家似乎就拥有研究意识本质和定位的方法了。

然而，在一场颇具预言性的开场演讲中，马古恩警告他的同行："当回顾我们在 20 世纪中期的努力探索时，未来的研究人员可能会摇着头表达他们的同情，因为有各种迹象表明，意识的神经基础是一个不会很快就能解决的问题。"[7]将近 70 年后的今天，我们依旧不理解意识的神经基础，也没有迹象表明答案即

**大脑传**

将出现，尽管《科学》杂志持乐观态度。如果蒂德能知道这些，或许会感到好笑。在魁北克研讨会讨论的问题中，有两个关键问题：脑活动是局域化分布的，还是分散式分布的；意识的物理关联因素有何种重要性。自那以后，尽管出现了大量的技术创新，但在我们试图理解脑的漫长努力中，这两个问题仍然是科学界关注的焦点。

在魁北克的会议上，彭菲尔德给出了一些关于脑功能定位的令人信服的证据。他告诉与会者，对大脑皮层的电刺激可以激发类似梦境的状态或者引发身体的运动。但正如彭菲尔德所描述的那样，尽管患者的身体会在运动皮层受到刺激时做出动作，但患者总是说这"不受自己意志的支配，或者违背了自己的意志"。不仅如此，彭菲尔德激发出的这种体验也不像"在日常体验中看到或感觉到的东西"，而是更像梦境。如果脑中确实有与意识直接相关的区域，那么刺激这些区域产生的效应就不该是这样的。[8]

在某种程度上，这个结论并不令人惊讶。那次会议上的大多数发言者都认为，意识是全脑神经活动的某种整合产生的功能。正如斯坦利·科布（我与他没有亲戚关系）在前一年所陈述的那样：

> 整合本身是一部分功能与另一部分功能之间的关系，这便是心智，它产生了意识现象。不可能有意识的中枢。意识没有一个具体的位置。它是一系列复杂环路中使心智得以运

行的神经冲动流。[9]

　　会议上介绍的这些新的脑电图技术和外科干预手段似乎使研究者有可能找出这种整合发生的关键位置。但一个根本性的问题仍然存在。正如法国生理学家阿尔弗雷德·费萨尔（Alfred Fessard）指出的那样，关键问题在于这种整合有多大程度的定位化，我们应该把它看作"集中的还是分散的，是特异地集中在某个小范围限定的脑区中，还是广泛地位于各种神经结构中"。[10]随着魁北克会议的继续，与会者对脑电图作为一种意识状态及其定位的测量方法的信心甚至也开始消退。一贯持怀疑态度的拉什利指出，对于脑电图是如何与神经活动模式或者意识状态相关的这个问题，科学界还没有搞清楚。这迫使热衷于推广脑电图技术的理查德·荣格（Richard Jung）承认，"在脑电图的形式与意识或感知的状态之间，没有绝对的相关性"。[11]彭菲尔德在会议结束致辞时承认，他完全不知道神经活动是如何转化为思维的："这是一个根本性的难题。生理学和心理学在这里正面相遇。我们离彻底理解这个问题还很遥远，一个人的生命太短暂了！"[12]

　　然而，这个难题仍然有望被解决。赫布在魁北克会议上概述了一种科学方法，这种方法后来被证明产生了极大的影响力。40年后，克里克也独立地提出了这种方法。赫布在会上指出：

　　　　对于我们能想到的人类所知、所感和所做的一切，我们不应该试图设计出一种足以解释这一切的理论。对于难题的

**大脑传**

各个方面，我们应该致力于解释那些可能有机会解释清楚的方面，而不是去担心理论是否在某些方面不足以涵盖这个系统的所有已知特征。[13]

    并不是每个人都认为意识是由神经元的活动产生的。1953年早些时候，约翰·埃克尔斯出版了著作《心智的神经生理学基础》（*Neurophysiological Basis of Mind*）。在这本书中，他追随自己的博士导师谢灵顿，提出心智是一种非物质实体，只是以某种方式与脑相互作用，这事实上是在重复 3 个世纪前笛卡儿二元论的观点。[14] 埃克尔斯的观点在成书前已经于 1951 年发表在《自然》杂志上，他当时提出假说，认为大脑皮层神经元的密度在某种程度上使它成为一个探测器，能探测到非物理性的现实："由于活跃的大脑皮层具有这种独特的探测功能，时空上的'影响力场'得以发挥作用，而心智通过运用这种'影响力场'与脑建立联络。"[15] 埃克尔斯认为，念力（psychokinesis）和其他可能存在的超感觉能力"相当重要"，为他的观点提供了支持。

    对于埃克尔斯提出的方法，其他科学家显得并不热情。他在《自然》杂志上发表的那篇论文——不是《自然》杂志愿意宣扬的论文——只被引用了 10 次，引用者大部分都是历史学家。在 1953 年魁北克会议进入尾声时，霍拉斯·贾斯帕（Horace Jasper）接受了将心智与脑活动联系起来是存在困难的这一点，然后尖刻地总结道："埃克尔斯博士试图通过离开物理世界和进入精神世界来获得这个问题的答案。"[16] 埃克尔斯是一名虔诚的天主教徒，曾与哲学家卡尔·波普尔共事过一段时间。他终生都是二元论者，不过曾多次改变自己观点的细节，以同样斗志满满的笃定态度提出了一个又一个后续版本。[17]

在与埃克尔斯同时代的最伟大的人物中，有一位最终也持有类似的观点。怀尔德·彭菲尔德的整个职业生涯都建立在一个假设之上，那就是"最高级中枢的活动与精神状态是同一个东西，或者说是同一个东西的不同方面"。[18]然而在他于1975年去世前不久，彭菲尔德说："为了单纯以脑活动为基础来解释心智，我努力了很多年，最后我得出的结论是，如果我们采纳我们的存在由两类基本元素组成的假设，事情就会简单得多（也更加符合逻辑）。"彭菲尔德的理由是，"尽管有了新的方法，如使用电极刺激、对清醒患者的研究以及对癫痫发作的分析，目前仍然没有充分的证据表明单凭脑就能实现心智的功能"。[19]但仅仅因为暂时还没有针对意识的解释，并不能得出盛行的唯物主义框架是错误的这样的结论。

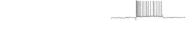

20世纪50年代，随着吉尔伯特·赖尔的著作《心智的哲学》（*The Philosophy of Mind*）的出版，具有哲学头脑的心理学家（和有心理学头脑的哲学家）开始关注意识的本质。1956年，牛津大学心理学家乌尔林·普雷斯（Ullin Place）提出，意识是脑中的一个过程的观点是一种"合理的科学假设"，并坚持认为单单从

哲学的角度去否定这一假说是不合理的。[20] 3 年后，澳大利亚阿德莱德大学的哲学家杰克·斯马特（Jack Smart）发展了普雷斯的观点，为一个生命力长久的猜想奠定了哲学基础，这个猜想认为，意识和脑过程是同一件事情的不同方面。[21]

鉴于正面解决这个问题十分困难，学界对意识的科学兴趣开始减弱，以至于美国心理学家乔治·米勒（George Miller）① 在 1962 年提出，"我们应该把'意识'这个词禁用一二十年"。[22]不管米勒提出建议时有多严肃（他在他的书中使用这个词超过了 80 次，包括专门用一整章来探讨这个问题），在第二年发表的一篇关于脑功能的重要综述中，综述作者回顾了超过 1 000 篇科学论文，但设法避免了使用"意识"这个术语。[23]虽然没有提到这个词，但根本的问题仍然存在。综述强调了一系列令人震惊的研究结果，它们从根本上挑战了我们有关人脑工作机制的观点，并且至今仍然令人深感困扰。

20 世纪中期，精神外科的流行主导了美国精神病学领域，这造成了不少灾难性的后果，比如可怜的亨利·莫莱森的案例。但影响还不止于此。在一些患者中，只需切开连接左右脑的结构——胼胝体，就可以让严重的癫痫得到缓解。患者的情况通常会有显著的改善，没有任何明显的不良反应，这导致人们认为胼胝体只是某种结构性元素。[24]然而，罗杰·斯佩里（Roger

---

① 乔治·米勒（1920—2012），美国心理学家，认知心理学的奠基人之一，曾获得美国政府颁发的最高等级科学奖项——美国国家科学奖章。——译者注

Sperry）在 20 世纪 50 年代开展的动物实验表明，如果脑的这部分被切断，就会发生极其怪异的事情。

1956 年，斯佩里的学生罗纳德·迈尔（Ronald Myer）研究了猫的视觉学习，探索了一个众所周知的事实——左侧视野的视网膜信号会投射到右脑半球，而右侧的信号则投射到左脑半球，这使仅向脑的一侧呈现一个视觉刺激成为可能。迈尔的研究显示，如果一只猫的胼胝体被切断，它的表现乍看起来仍然显得相当正常，但当他用一种非常特殊的程序来测试猫时，异常就显现出来了。迈尔发现，如果首先训练猫基于左侧视野的刺激执行一项任务，然后再在右侧视野进行测试，猫会表现得就好像它从来没有接受过训练一样。与正常的猫不同的是，胼胝体被切断的猫的左脑半球不知道右脑半球学到了什么。胼胝体的存在使各种习得的信息能从一个脑半球传递到另一个脑半球。在胼胝体被切断的动物（斯佩里形象地将它们称为"裂脑"动物）中，这种传递就不可能发生。1961 年，斯佩里总结了他的发现："因此，裂脑猫或裂脑猴在很多方面都是一种拥有两个独立脑的动物，它们可以同时使用或交替使用这两个脑。"[25]

这真是相当令人惊叹。与感知和学习相关的脑活动既不特异定位于某个特定的位置，也不依赖于整个脑的活动。感知和学习的能力可以平等而且独立地存在于脑的每一半中——脑可以作为一个或两个不同的神经中枢。

斯佩里 1961 年的论文中隐藏着更广泛并且令人不安的暗示。他没有提到人的胼胝体被切断后会发生什么。

　　　　　　　　　　　　　　　　　　　　　　　大脑传

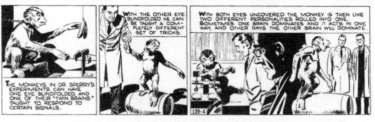

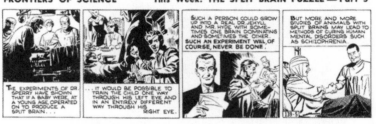

1961 年的澳大利亚报纸漫画，解释了动物裂脑实验。图中对眼罩
使用的描绘并不准确

不到一年后，在斯佩里的另一名学生迈克尔·加扎尼加（Michael Gazzaniga）的努力，以及一位名叫 WJ 的 48 岁男子（患有严重的癫痫）的热心帮助下，这个问题得到了令人惊骇的答案。[26] 一定程度上由于这项工作，斯佩里在 1981 年与休伯尔和维泽尔一起获得了诺贝尔生理学或医学奖。[①]

---

① 在很多时候，诺贝尔委员会都是把诺贝尔奖颁给一项重大研究发现的领导者，往往是一个研究小组的负责人以及相关论文的通讯作者，作者这里提到的这项研究就是如此，斯佩里是这项研究的领导者和相关论文的通讯作者。——译者注

1962 年 2 月，全名为比尔·詹金斯（Bill Jenkins）[①]的患者 WJ 接受了胼胝体切断手术，以缓解他严重的癫痫发作。对于参与其中的科学家来说，这也是一个发现脑基本工作机制的机会。WJ 完全理解这次手术的双重意义，并在手术前慷慨地说："你们知道吗，即使手术不能缓解我的癫痫发作，如果你们能从中学到一些东西，这也会比我多年来做过的任何事情都更有价值。"[27]

手术 6 周后，加扎尼加去 WJ 的家里探访了他。他看起来已经彻底康复了，癫痫发作也得到了显著的缓解。加扎尼加随后开始了一项长达数十年的研究，探究裂脑对患者的生活来说意味着什么。在刚开始的时候，加扎尼加让 WJ 接受了一些简单的测试，包括把闪烁的图像投射到屏幕上，这些图像仅仅位于他的左侧或右侧视野中，因此 WJ 只有一侧脑能够看到这些图像。[28] 这些早期实验的记录非常精彩。在第一次测试中，加扎尼加短暂地向 WJ 的右侧视野展示了一个盒子的图像，这只能被 WJ 的左脑半球看到，而左脑半球是控制语言的一侧脑：

加扎尼加：你看到了什么？

WJ：一个盒子。

加扎尼加：好，我们再来一次。

---

① 这个病人的正式姓名事实上是威廉·詹金斯（William Jenkins），因此他姓名首字母的缩写是"WJ"，"比尔"是"威廉"的昵称。——译者注

这一次，加扎尼加向 WJ 展示了一个不同的图像，而且只让他的右脑半球看到：

　　加扎尼加：你看到了什么？

　　WJ：什么也没看到。

　　加扎尼加：什么？你什么也没看到？

　　WJ：什么也没看到。

据加扎尼加回忆，那一刻他的脉搏兴奋地加速跳动，他突然出了一身汗。就像在动物身上做的实验那样，WJ 一侧的大脑似乎不知道另一侧看到了什么。

但是有一个问题：左脑半球控制着语言，所以只有左侧的脑才能回答加扎尼加的问题。加扎尼加想看看在右脑半球中是否发生了什么。在 WJ 说他什么都没看见后，加扎尼加向他展示了一组卡片，卡片上印有物体，然后让 WJ 猜猜哪张图片上的图像此前被投射到屏幕上展示过，并指出那张卡片。WJ 用他的左手（由他看到图像的右脑半球控制）准确无误地指向了正确的卡片。这个惊人的结果表明，WJ 的两个脑半球现在各自独立地存在（加扎尼加用了不那么带感情色彩的术语"精神控制系统"）。[29] 两个脑半球，一个能说话，另一个不能，但两个都能听、能看、能识别物体并对问题做出回应。加扎尼加回忆道："哦，这就是科学发现的美妙之处！"一个多世纪前的 1860 年，古斯塔夫·费希纳提出，如果你把一个脑切开，你会得到两个脑，而不是一个。在不知情的情况下，加扎尼加为费希纳提出的理论找到了证据。

事情并非一帆风顺。在最初的几个月里，WJ 的两个脑半球会发生冲突——当他拉裤子或系皮带时，他的双手会以不同的方式工作。[30] 这给最初的实验造成了麻烦，两只手在一项任务中相互竞争，常常无法给出答案。[31] 这些冲突后来逐渐平息了下来，显然是因为两个脑习惯了共用一个躯体。WJ 最终过上了正常的生活，尽管我们很难想象他的脑中究竟在发生着什么。

这些结果简直非同寻常。不仅动物的脑可以被无害地一分为二，而且人脑似乎也是如此，甚至人的心智也是如此。每个脑半球本身就足以产生心智，尽管它们的能力和观念略有不同。你的心智，从一个变成了两个。不妨在计算机上试试看。

科学界最初的观点认为，右脑半球无法使用语言，后来的研究表明这种想法过于简单了。有时右脑半球也能识别文字，甚至能在有限的程度上控制言语。[32] 虽然左脑半球被认为是唯一负责语言生成的区域，但一名患者的右脑半球却可以口头回答简单的问题。科学界目前仍然不清楚这种信息传递是如何发生的，但它可能是通过完整的皮层下结构进行的，这表明我们的两个脑半球之间存在与意识无关的联系。[33]

在一项实验中，加扎尼加向一位名叫 NG 的女性患者的右脑半球闪过一张裸体女性的照片。虽然她的左脑半球报告说她什么也没看见，但她先是偷笑了一下，看起来很尴尬，最后开始咯咯地笑了起来：

加扎尼加：你笑什么？

NG：哦，我不知道。你的机器真有趣。

NG 的左脑半球不知道这个玩笑的意义，但她的右脑半球知道，并且让她笑了起来。[34] 她的右脑半球产生了情感反应，而左脑半球虽然经历了这种反应，却无法理解。

加扎尼加和约瑟夫·勒杜（Joseph LeDoux）还研究了一位名叫 PS 的年轻患者。如果他们将带有指令（站立、伸展、大笑等等）的图像呈现给右脑半球，PS 就会服从。当他们问 PS 为什么会这样做时，他的左脑半球会捏造出一些理由——他需要伸展一下身体，或者他认为实验者很有趣。当他们同时向每个脑半球展示不同的图像，然后让 PS 挑出一张印有与此前展示给右脑半球的图像相关联的图像的卡片时，每只手（由对侧的脑半球控制）都能挑出相应的卡片。但是当被问及为什么他的左手选择了它挑中的那张卡片时，PS 的左脑半球（它没有看到投射到右脑半球的图像）会给出一个迂回的解释，为两张牌之间杜撰一个虚假的关联。

加扎尼加和勒杜意识到，NG 和 PS 的例子表明，左脑半球的心智对右脑半球的推理过程一无所知，但它会编造出一些看似符合情理的东西，试图解释它无法理解的行为。加扎尼加回忆道：

虽然左脑半球什么也不知道，但它不能接受自己直言一无所知。它会猜测、搪塞、合理化、寻找因果关系，最终总会找到一个符合情况的答案……这就是我们的脑整天在做的事情。它从我们不同的脑区和环境中获取信息，然后用这些信息总结出一个说得通的故事。[35]

这种解读存在的一个问题是，你只能和裂脑患者的左脑半球对话——一般来说，右脑半球无法用语言表达清楚自己的感受。也许右脑半球也在试图解释到底发生了什么，只是它无法表达出它想出的晦涩答案，因为它无法控制语言的产生。虽然最近有一些研究提示，这类患者脑的左右半球间仍然可以发生一定程度的信息整合，但我们没有理由反对一个公认的基本发现——如果你分裂了脑，你就分裂了心智。[36]

在日常生活中，患者能够相当正常地生活，部分原因是我们的感官世界没有严格地划分成由左右两侧脑单独控制的区域。用行话来说，听觉刺激是同侧的（左耳信息传入左侧的脑），而触觉信息是由两侧脑以一种复杂的方式处理的。就像你我一样，在正常情况下患者会不断地转动他们的头和眼睛，将视觉信息传递到脑的两侧。现实世界不是心理学实验。

加扎尼加和他的同事还研究了更复杂的道德反应。他们给裂脑患者讲故事，故事中一个角色的行为（有的是故意的，有的是无意的）伤害了另一个角色，然后让患者对听到的故事做出道德判断。[37]脑完好的人认为蓄意伤害更应该受到谴责，但当口头询问裂脑患者时，他们对蓄意伤害和意外伤害持相似的看法。他们无视故事中的人物信奉的观念，仅仅基于有害的结果这一点来做出负面的道德判断。这意味着要做出恰当的道德判断，我们脑的两个半球都是必要的。但这里有一个问题：这些研究涉及语言表达，而这主要是左脑半球负责的。

为了了解右脑半球是如何看待道德判断的，研究人员向一位裂脑患者展示了一系列视觉的、非语言的道德戏剧。右脑半球的反应和脑部完整的受试者的反应一样，而左脑半球则是像对上一个实验中的故事那样做出基于结果的判断，表现得"倾向于……编造虚假的解释"。[38] 这似乎表明裂脑患者的左脑半球往往会做出不恰当的道德判断，而右脑半球则会采取更为常见的道德立场。

至于裂脑病人会有一种怎样的生活感受，这可能是最奇怪的事情了。具有语言能力的左脑半球似乎不知道手术前后的情况有什么不一样，也不知道它失去了什么。很难说清右脑半球在想什么，因为它通常不能控制语言，但很明显，这些患者确实拥有两种不同的心智，有着不同的观念和能力，而且每个心智似乎对自己的一亩三分地都很满意，没有奇怪的感觉。[39]

这些研究，再加上对脑部完整受试者的心理调查，催生了一种流行但错误的观点。这种观点认为，我们脑的左右两边是高度分化的，有着不同的能力和思维方式，"左脑"和"右脑"这两个不准确的术语常常被用来表达这种差异。这大错特错了。裂脑患者有两个心智是手术的结果，这并不意味着每个人的脑袋里都有两个心智或者两个不同的脑。然而，根据一些流行的说法，我们都有一个与我们的性格相关的主导半球，"右脑"更有"创造性"，"左脑"更有"逻辑性"，有人还认为这与性偏好有关。这些都不是真的。① 事实上，除了语言能力位于左脑半球和情感反应倾向由右脑半球负责外（这一点在我们的灵长类近亲身上也可以观察到），两侧脑的功能并没有明确的根本性差异。[40] 脑不是作为两个分开的部分各自运行的，而是作为一个完整的整体在运行。通过某种我们未知的方式，意识在本质上实现了统一，但它在裂脑患者中可以被分割，并引发加扎尼加和同事发现的那些怪异结果。这两个半球之间的差异有力地支持了现行的假设——心智是从脑的结构中产生的。任何对心智与脑之间联系的非唯物主义解释，比如埃克尔斯关于脑以某种方式"探测"非物质性心智的说法，都必须能清楚地解释为什么当两个半球分开时，会出现如此不同的两个心智。

对裂脑患者的研究虽然意义重大并且令人兴奋不已，但这样的研究即将走向自然消亡。患者的年龄都已经相当大，新的抗癫痫药物也意味着现在已经很少开展胼胝体切断手术。裂脑患者的病痛和慷慨配合为我们提供了一扇探究脑的窗口，但这扇窗口很

---

① 想要有力地揭穿许多流行的关于脑的迷思，请看克里斯蒂安·杰瑞特（Christian Jarrett）的著作《脑的巨大迷思》（奇切斯特：威立-布莱克威尔，2015 年）。正如安妮·哈林顿（Anne Harrington）在《医学、心智与双脑》（普林斯顿：普林斯顿大学出版社，1987 年）中指出的那样，双脑竞争的想法可以追溯到亚瑟·韦根（Arthur Wigan）医生，他在 1844 年出版的著作《精神错乱的新观点：心智两重性》中提出了这一想法。

　　　　　　　　　　　　　　　　　　　　　　　　　大脑传

快就会关闭了。关于裂脑患者脑中发生的事情的全部意义，我们至今仍然不完全清楚。加扎尼加花了半个多世纪研究这些问题，但仍然没有完全理解。他在 2014 年写道："时至今日，仍然有一个颇具挑战性的问题让人念念不忘：一个人可以分裂心智，这意味着什么？"[41]

当加扎尼加第一次介绍他惊人的裂脑实验结果时，人们对他的看法并不那么充满敬畏。资深心理学家威廉·埃斯蒂斯（William Estes）当时对他说："棒极了，现在我们有两件无法理解的事情了。"[42]

1977 年春，60 岁的弗朗西斯·克里克离开了剑桥大学分子生物学实验室，迁往加利福尼亚的索尔克研究所研究神经科学。克里克不仅睿智，而且和诸多顶级期刊有密切的来往，这使他能够在这些期刊上发表他的思想，因而对这个领域产生了巨大的影响。[43]神经病学家和作家奥利弗·萨克斯（Oliver Sacks）曾说，与克里克会面"有点像坐在一座智力的核反应堆旁边……我从未有过如此炽热的感觉"。

在转变研究方向不到一年后，克里克受邀为《科学美国人》杂志的一期特刊撰写了一篇文章，同期受邀的作者还有休伯尔、维泽尔、坎德尔以及其他一些著名神经科学家。[44]虽然克里克从来没有从事过有关脑的研究，但由他来负责写这期特刊的最后一篇文章。他在文中告诉读者（以及其他作者），科学界需要一种新的方法。克里克没有明确提到意识，但认为研究者应该专注于发展"与大型复杂系统的信息处理直接有关的理论"。

克里克以身作则，很快转向视觉系统（特别是视觉注意）的研究，将这个主题拆分成易于驾驭的几个方面。他在1984年发表了关于这个问题的第一篇研究论文。这篇论文受到了普林斯顿大学科学家安妮·特雷斯曼（Anne Treisman）工作的启发，但充满了推测性的假设。论文就像炸响的鞭炮一样引起了广泛关注。克里克在论文中大胆地预测，这些假设"适用于所有哺乳动物以及其他系统，比如人类的语言系统"。[45]顺着特雷斯曼的思路，克里克产生了一种想法，认为可以将注意视作聚光灯：脑会逐次地聚焦在视觉场景的不同元素上，这一功能应该可以在神经元的活动中检测到。克里克提出，"探照灯"是由丘脑的网状复合体（reticular complex）控制的，因此有可能在这个脑区检测到与注意相关的活动。这里问题的关键不在于克里克是对还是错（他错了），而是在于他正在发展一种走近意识的方法——选择一个被明确定义的方向，然后寻找它的神经基础。如果一些相对简单的东西能够被理解，那么更大的问题也有望最终得到解决。

这个想法在1990年被明确提出，当时克里克发表了他与年轻的德国理论神经科学家克里斯托弗·科赫的第一批合作成果。两人的合作一直持续到2004年克里克去世。在一篇标题带有典型克里克风格的论文《意识的神经生物学理论》（Towards a Neurobiological Theory of Consciousness）中，克里克和科赫提

大脑传

出了一种方法，据说可以找到他们所谓的"意识的神经关联因素"的所在位置。[46] 对我们大多数人来说，"意识"指的是知晓（awareness），那种我们体验世界的神奇方式。然而克里克并没有立即对这个问题产生兴趣，因为他认为用目前的知识是不可能回答这个问题的。相反，他认为通过寻找觉醒状态的关联因素（可以存在于任何动物中），也许就能发现意识出现的先决条件。至于膜电位和突触强度的变化是如何转变成我们对世界的感知和我们作为个体产生的印象的，这将是以后才能回答的问题。很久以后。

这种方法并不涉及有关意识工作机制的假设，它只是认为生理过程和心智是紧密相关的。但这并不能让哲学家们满意，他们指出克里克的出发点和基本假设——心智在某种程度上与神经活动是同一个东西——与寻找相关性存在冲突。毕竟，相关性不是同一性。[①] 这凸显了哲学家和科学家在研究方法上的差异。对于克里克来说，我们是如何体验这个世界的，以及为什么会以我们现有的方式体验世界，这些并不是他能立即解决的问题，但从原理上讲，建立神经元活动和觉醒之间的相关性是可能的。科学关注的是可行的东西，是可以对假设进行检验的实验，而不是像哲学家喜欢的那样，非要建立一个逻辑绝对严密，可以抵御所有可能反驳的框架。克里克和科赫解释说：

①  作者这里的意思是这些哲学家认为，克里克一方面认为心智在某种程度上就是神经活动，另一方面又在试图寻找心智和神经活动之间的相关性。——译者注

没有任何关于意识的神经理论能解释有关意识的一切，至少一开始不能。我们将首先尝试构建一个粗略的框架来解释一些主要的方面，并希望这样的尝试能催生更广泛和更细化的模型。[47]

尽管克里克和科赫的意图是避免暗示在我们的脑中有某种小人在观察着正在发生的事情，然而哲学家丹尼尔·丹尼特（Daniel Dennett）1991 年出版的书《意识的解释》（*Consciousness Explained*）之所以对他们的文章提出批评，正是这个原因。20 世纪 80 年代末，人们对意识的哲学兴趣开始复兴，并且一直延续至今。丹尼特的这本书正是这个复兴浪潮的一部分。[①] 克里克和科赫写道："意识的功能之一，就是呈现各种底层计算的结果。"丹尼特那充满哲理的眼中闪出精光，直击靶心："呈现结果。"他重复道："但是呈现给谁？女王吗？……然后又发生了什么呢？"[48] 丹尼特声称，克里克和科赫是典型的神经科学家，他们专注于小问题，而回避意识是什么这一根本问题。从字面上看，丹尼特的批评有理有据，但这种批评源于哲学家和科学家在方法上的差异。

---

① 对不同哲学观点的清晰总结已经超出了本书的范围，请阅读：Susan Blackmore, *Consciousness: A Very Short Introduction* (Oxford: Oxford University Press, 2017); Andrea Cavanna and Andrea Nani, *Consciousness: Theories in Neuroscience and Philosophers of Mind* (Berlin: Springer-Verlag, 2014); Josh Weisberg, *Consciousness* (Cambridge: Polity, 2014).

克里克的出发点是一个唯物主义假设：我们感觉和感知的一切"实际上不过是大量神经细胞及其相关分子的行为"。[49]正如他所强调的那样，这个假设在当时没有绝对的证据（现在仍然没有），但与其他对立的观点（都认为心智是非物质的）相比，支持这种观点的证据更多。

克里克希望通过艰苦的科学研究和细致的实验，我们最终能解释"我们脑的行为的所有方面"。虽然他没有幻想过第一轮攻击就能攻陷这座堡垒，但他的时间表或许仍然过于乐观了："我不认为这会很快实现，但我确实相信，如果我们发动攻击，这个目标有可能在某一天达成，也许是在21世纪的某个时候。"[50]21世纪已经过去五分之一了。

对于觉醒的神经关联因素究竟是什么以及它位居何处，克里克的具体建议中没有一个经受住了时间的考验。[51]2004年去世前，克里克与科赫合作，撰写了他人生中的最后一篇论文。克里克在论文中提出，这些关联因素的一部分位于屏状核（claustrum）。这是一层薄薄的、我们知之甚少的细胞，位于大脑皮层之下，与大脑皮层和海马等邻近结构有错综复杂的连接。由于它的复杂性，克里克和科赫猜测屏状核可能是产生意识的整合发生的关键位置。论文的结束语也是克里克关于这个话题的最后几句遗言：

屏状核的神经解剖学特点与其在快速时间尺度上整合信息的整体作用是相容的。需要进一步的实验来研究这一点，特别是如果这个结构在意识中起关键作用的话。还有什么比这更重要呢？所以为什么还要等下去呢？[52]

虽然有证据表明屏状核与意识状态的某些方面有关，但科赫现在承认，这个结构不是意识的神经关联因素所在的位置。[53]

克里克的工作引发了一轮研究，但对于产生觉醒的区域，以及它在神经元活动方面的形式是什么，科学界现在仍然不清楚。研究者目前能够达成一致的意见相当宽泛，最精细也不过是认为意识的水平主要由脑干和基底前脑（basal forebrain）决定，而它的内容（被感知的东西）是由大脑皮层、下丘脑等进行处理的。这本身就既能提供信息，又会令人困惑。小脑是一个比大脑皮层更致密的结构，有更多的神经元，但它通常被认为不参与意识的过程。这个谜团突显了一个事实，那就是没有人能够解释为什么一组神经元的活动会产生意识，而另一组却不会。

在有关意识的早期研究中，研究者的兴趣都集中在大脑皮层的额叶区，但对于某些研究者来说，这种兴趣如今已经被对大脑皮层后部的"热区"（hot zone）的关注所取代。但其他一些人对此并不赞同。[54]回望历史，对于意识位居何处，研究者曾提出过许多可能的位置，但时至今日，仍然没有一个这样的位置能扛得住实验性研究的检验。如果意识活动真的是位于某个特定的位置，那么现在就认定脑的后部或者额叶皮层的某个区域是意识的真正居所，这显得太轻率了。[55]

这个领域一直存在的一个问题是，如何设计出可靠并且不受实验无关方面（比如说话或者按下按钮）影响的意识活动测

454

量方法。理想的方法是使用所谓的"无报告测量"（no-report measure），但这并不容易，而且有关实验结果重要性的讨论往往会变得无比冗长，陷入对方法细节各种可能的解读中。考虑到有那么多关于脑在意识活动中被激活的热传文章，也许令人惊讶的是，竟然没有一种结果稳定的测量方法（无论是脑电图还是fMRI）能够可靠地区分出有意识的人和无意识的人。科学界对完美的无报告范式的探寻仍在进行中。

这样的研究不仅仅是出于学术上的兴趣。患有闭锁综合征（locked-in syndrome）或者处于昏迷状态的患者无法进行口头交流，但fMRI和脑电图研究发现，当向他们提问时（比如要求他们想象打网球）他们的脑会做出明确的反应。[56]虽然研究人员最近使用脑电图功能的复杂数学模型取得了一些进展，并声称fMRI测量可以区分出无反应患者的脑和健康人或者有轻微意识状态的人的脑，但科学界目前还没有发现能被普遍接受的意识关联因素。[57]但因为意识是一种物理现象，所以通过这些技术，研究人员最终一定能找到合适的测量方法。然而由于fMRI和脑电图都不能直接告诉我们神经元在做什么，所以最终找到的充其量也只是意识的神经关联因素的关联因素。这能让临床医生满意，但神经科学家却不会满意。

克里克的目标是找到一组能体现与意识存在关联性的神经

元，这个目标还没有实现，因为科学家目前只研究过一小部分神经元和可能种类的视觉刺激。克里克和科赫在 1998 年指出："仅仅证明某些神经元在特定的、有限的视觉情境下体现出了与意识的关联性是不够的。相反，我们需要找到所有类型的视觉输入——或者至少一个足够大并且有代表性的视觉输入样本——的神经关联因素。"[58] 我们离这个目标还有很长的路要走。

克里克开始关注视觉系统后，研究人员对意识的神经关联因素的研究表现出了很好的前景。2008 年，伊扎克·弗里德的研究小组描述了清醒患者在看到飞快闪过的图像时其内侧颞叶细胞的反应，这些图像的展示时间非常短暂，有一些时候患者甚至无法有意识地识别出来。[59] 研究发现，这些细胞的反应与患者识别图像的能力密切相关。例如，给患者看一幅"猫王"的照片，如果照片展示的时间长到可以被患者识别，那么患者体内的有一个细胞就会对照片产生强烈的反应。但如果图片展示的时间短到患者无法识别出图像，这个细胞就不会产生任何锋电位。在更近的一项研究中，弗里德和科赫观察了一组神经元，这些神经元在用呈现给每只眼睛的图像产生双眼视觉的过程中发挥作用。[60] 通过把常见的双眼视觉图像（比如女演员安妮特·贝宁的图像或者蛇的图像）与无法分解为双眼视觉图像的图像（同时呈现安妮特·贝宁和蛇的图像）交替呈现给患者，研究者发现了这个过程的神经关联因素。在你阅读本书的这段文字时，这个过程就发生在你的脑袋里。在患者报告他们所看见图像的两秒前，就有细胞做出了反应。

这项研究表明，克里克的工作的一个重要含义是，当我们感知时，我们脑所做的事情的某些方面可能对整个过程至关重要，却不是意识的一部分。这一见解使无意识重新成了一个受神经科学界重视的概念，不是因为它带有某种弗洛伊德学说的神秘感，而是因为有意识的经验无法触及与之相关的过程。这类研究主要集中在灵长类动物的视觉皮层上，特别是试图确定在视觉处理早期阶段的活动中，哪些元素是意识的一部分，哪些不是。

1995年，克里克和科赫声称，我们事实上感知[①]不到视觉皮层 V1 区（这个区域负责处理最早期的视觉信号）的活动。他们的理由是科学界普遍认为，这个脑区的活动对应的是对物理刺激的辨识，而不是全面的感知，后者需要脑中更高级结构的参与。因此，这倾向于表明，总体而言，V1 区不是意识的神经关联因素。他们认为从这方面看，非常重要的一点是，休伯尔和维泽尔当年开创性的发现——猫视觉皮层中的朝向探测器——是在麻醉的猫上开展的实验做出的，因为这绕过了猫是否有意识（或者意识有多强）这个棘手的问题。在用光刺激被麻醉后无意识的猫时，猫看见东西的"看见"显然不同于平常所说的"看见"，但它们的脑在试图理解呈现在眼睛上的刺激。

克里克和科赫认为 V1 区的活动与意识无关的观点遭到了其

---

[①] 英文版此处使用的单词是"aware"，在这样的语境下翻译成"意识""感觉"都容易引发歧义，因此中文版翻译作"感知"。——译者注

他神经科学家的批评，他们担心克里克和科赫的观点可能是无法检验的。而美国哲学家内德·布洛克（Ned Block）则认为，克里克和科赫使用"意识"这个术语有点太随意了。[61] 在这个问题上，布洛克的重大贡献在于他把意识划分为现象意识（因为它处理现象，而不是因为它令人惊叹，虽然它确实如此）[①] 和取用意识（使用意识以指导行动）。虽然这种区别（是什么？）并没有被哲学家普遍接受，但一些科学家已经接受了布洛克的观点，他们希望找到一个不同之处，然后可以通过实验来探索，将这作为进一步理解意识本质的一种方式。[62] 在意识的这两个假定的方面被广泛接受之前，还需要严格的心理学和神经生物学的实验证据来支持。对于哲学家介入对意识的讨论（这是一个被哲学家垄断了几千年的领域），克里克的观点很有代表性并且无比坦率："听他们的问题，但不要听他们的答案。"[②, 63]

对我们日常的意识体验，一个尖锐的挑战来自资深神经科学家本杰明·利贝特（Benjamin Libet）的一系列研究，这些研究也

---

①　作者此处的"因为它处理现象，而不是因为它令人惊叹，虽然它确实如此"是在使用一词多义开小玩笑："现象意识"的英语"phenomenal consciousness"中的"phenomenal"既有"现象的"的意思，也有"非凡的""令人惊叹的"等意思。——译者注

②　哲学家们能得到多少就能给予多少。美国哲学家乔纳森·韦斯特法尔（Jonathan Westphal）曾说过："看到一些哲学家在自己的立场上同科学家争论，并提出一些毫无疑问是可以检验的科学理论，这是很有启发性的，尽管科学家给哲学家提的建议并没有太大的启发意义。"见：Westphal, J. (2016), *The Mind-Body Problem* (Cambridge, MA: MIT Press), p. 137。

**大脑传**

引发了始于 20 世纪八九十年代的哲学热潮。[64] 利贝特的研究常常被认为挑战了自由意志的观念（那种我们可以选择如何行事的感觉）。在一个非常复杂的实验中，利贝特发现脑电图记录的结果表明，对应于受试者移动手指的意图的描迹比对应于他们有意识地做出决定的描迹出现得略早。这个实验已经被以各种形式重复了很多次。对许多科学家和一部分哲学家来说，这个发现意味着意识和自由意志（像头脑中的小人做决定那样的自由意志）是一种幻觉。他们声称，有关你移动手指的决定的意识感，只是对神经系统已经做出的决定的一种合理化。

一种强势的解读是，我们没有自由意志，而是受神经元活动的控制，这些神经元活动并不能立即被意识感知到，但在这些神经元活动发生后，我们会立即用自由意志这个概念来"解释"我们做出的决定。虽然利贝特的实验结果没有问题，但这种解读及其含义仍然存在争议。[65] 最近的一项研究表明，利贝特的基本发现只有在受试者做出随性的选择时才成立，而在他们做出重要的、深思熟虑的决定时则不成立。[66] 这个问题远未得到解决。[67]

许多人认为他们拥有自由意志并且可以在任何情形下决定做什么，这种信念太顺理成章了，以至于他们无法接受任何其他可能。另一些人则强烈敌视那些对利贝特工作的严格解读，因为这意味着我们无法做出道德选择，而且会动摇许多法律惩罚性框架的根基——惩罚那些做了他们无法控制的事情的人，这似乎是不公平并且毫无意义的。即使"自由意志是一种错觉"的解读是正确的，这也并不能解释我们是如何感知这种错觉的以及为什么会感知这种错觉（脑中究竟发生了什么，导致产生了这样的印象），也没有告诉我们这种错觉最早出现于进化史的哪个时期。

利贝特在他生命的最后阶段探索了这些更深层次的问题。他提出存在一个所谓的"脑精神场"（cerebral mental field），这是一种对神经活动的非物理表达，并且与脑不可分离——"这是一种非物理现象，就像它所代表的主观体验一样"。[68] 至于这个场是如何产生的，利贝特拒绝回答这个问题，只是说它是宇宙中已存在的东西之一，就像重力或磁力一样。利贝特没有说明需要多少数量、哪些类型的神经元来产生这个脑精神场。意识的神经关联因素不是他思考的重点。

在一个层面上，研究者已经发现了一些意识的神经关联因素。当一名患者看到詹妮弗·安妮斯顿的照片时，他（她）脑中那些会被激活的细胞就是一种。但这种关联的活动并不能解释为什么当这名患者看到这个演员的照片时会产生这种特定的反应。几乎可以肯定的是，当另一个人看到同一张照片时，他（她）脑中相同的细胞会做出不同的反应。最重要的是，它没有告诉我们任何关于意识或感知的基本信息。这是当一个人看到某个人的照片时，他脑中的活动的部分神经关联因素，仅此而已。为了避免这类问题，研究人员对他们的目标做了微调。科学界现在的一致意见是，研究者是在寻找那个"合起来足以解释任何一个特定意识感知的最小神经元机制"。[69]"詹妮弗·安妮斯顿细胞"不满足这样的条件，因为识别她的照片需要数十万个神经元，而这些细胞只是其中的一部分而已。

要对这些相关性背后可能的因果关系开展最终极的测试，我们首先需要确定相关的神经网络，然后用适当的刺激模式去激活它们，刺激的手段可能包括：经颅磁刺激脉冲、植入电极或者在实验动物中使用光遗传学。如果发现的神经元活动与意识之间确实存在因果关系，那么受试者就会产生相应的感知（或者如果当参与的神经元被阻断，患者就无法产生这些感知）。

在这方面，研究人员已经取得了一些进展。2014年，研究人员描述了刺激人脑皮层负责识别面孔的区域所产生的后果，实验中同样使用了为了治疗癫痫植入的电极。当右侧脑的面孔识别区受到刺激时，患者产生了奇怪的感知效果，特别是对面孔的感知。一名患者说："你变成了另一个人，你的脸变形了。你的鼻子松垮了，还向左偏了。"另一名患者说："两眼之间的地方扭曲了……下巴看起来下垂了。"还有一名患者告诉研究人员："你看起来差不多就像一只猫。"[70]

2018年，法国的研究人员报道了一名患者的情况。在给这名患者看各种照片时，如果刺激上述负责识别面孔的区域，这名患者就会产生非常精确的幻觉。[71]她在一系列不同的测试中报告说，"萨科齐的照片被换到另一张脸上了""那不是你的眼睛，而是我已经见过的另一个人的眼睛"。只有面孔某些部分的识别会受到影响。与2014年的那项研究不同的是，这项研究中每个面部元素都没有被扭曲，而且幻觉只出现在恰当的位置。虽然对面孔检测区施加精确刺激引发的这些怪异结果成功地重建了感知元素，但研究者目前仍然不清楚这种激活会对脑其他部分的活动造成怎样的影响，只能说他们探索了一小部分与面孔检测相关的神经关联因素。

2013年，斯坦福大学的研究人员在约瑟夫·帕维兹（Josef Parvizi）的领导下，再次对准备接受治疗的患者开展了刺激研究。他们刺激了前扣带皮层（anterior cingulate cortex）中部一个非常特殊的区域。这个叫mACC的区域位于脑前部的深处。两名患者报告了特异到惊人的相同反应：他们开始感觉到身体和精神上的一些症状，这些症状都与准备好迎接巨大的身体挑战有关。正如其中一位患者报告的那样（每一句陈述都对应于刺激的不同时期）：

> 我的胸腔和呼吸系统开始颤抖……我开始产生驾车驶入风暴的感觉……那种你努力想办法渡过难关的感觉……这更大程度上是一种积极的力量，促使你努力、努力、再努力，渡过这一关。[72]

只有在这个特定的脑区受到刺激时，患者才会产生这些感受（因此刺激很小一段距离之外的脑区或者没有施加电流时，患者都不会有反应）。此外，这种感觉的强度和精度会随着电流的增强而增强，而在电流关停后这些感觉也会消失。作者论文的标题很好地总结了他们的研究结果：《电刺激人扣带回引发的坚持意愿》（The Will to Persevere Induced by Electrical Stimulation of the Human Cingulate Cyrus）。

这种效应的精确性主要体现在两个方面，一个是被刺激的区域相对较小，另一个则是刺激所引发的感觉十分清晰。这种精确性可能会让我们想象我们的脑中有一小块负责这些感觉的区域。哲学家帕特丽夏·丘奇兰德（Patricia Churchland）略带戏谑地指出，这一结果可能意味着研究人员找到了一个"感知不祥的威胁并鼓起勇气的模块"。[73]事实上，这些神经元还会参与到各种各样其他的意识状态中，但它们的活动模式和相互联系会随着特定的状态而变化。这些惊人的结果提供了越来越多的证据，证明我们的意识体验和脑活动是一回事，并表明脑是如何工作的这个巨大的谜团终将被解开。正如丘奇兰德指出的那样：

> 甚至在本世纪，部分哲学家仍然持有一些堂而皇之的观点，例如，认为意识不可能是人脑的一种属性。非常幸运的是，对于所有这种哲学家式的摆手否认，回应的方法很简单：向人脑的 mACC 区施加几毫安的电流就可以使人产生复杂的级联感觉，而停止施加电流感觉就会消失……就我们目前所知，非物质的灵魂不会对毫安级的电流做出反应。[74]

就目前而言，没有任何人工刺激能持续创造出一种实际上完全是幻觉的东西，从而改变一个个体感知的各个方面。迷幻药能导致意识状态的改变，包括让人看到不存在的东西，但它们的影响是全脑层面的，而且用药结果是非常不可预测的。在现实世界中（而不是思想实验的世界中），我们仍然无法通过人工手段持续地诱导出意识体验。不过，这一时刻即将到来。

1995 年，哲学家大卫·查尔默斯（David Chalmers）对他所谓的"简单问题"和"困难问题"做了区分，将各界的注意力集中到了与意识相关的各种问题上。查尔默斯的"简单问题"涉及对现象的解释，比如注意、控制、分类等等（神经科学家可能不会同意解释其中任何一项是"简单"的事），而"困难问题"则是为什么我们能够体验我们体验到的一切。他说："人们普遍认为经验于物理基础中产生，但我们对经验为什么会产生以及是如何产生的还没有很好的解释。为什么是物理过程产生出丰富的精神生活？这在客观层面上似乎不合理，但事实确实如此。"[75]

查尔默斯没有强调任何 300 多年来没有得到认可的东西。一方面，这种重新命名的巧妙做法得以将问题分解成不同的元素。另一方面，正如克里克所警告的那样，哲学家与科学家奉行的是不同的准则。查尔默斯是支持意识的非唯物主义解释的几位现代哲学家之一，他声称意识不遵循宇宙的物理定律，还说如果我们想要理解它，就必然需要新的物理定律。这种可能性虽然在逻辑上不能被

　　　　　　　　　　　　　　　　　　　　　　　　　大脑传

排除，但除了我们因为当下的困惑产生的挫败感和对新事物的渴望外，目前我们没有其他理由支持这一观点。唯物主义方法为我们提供了实验工具来研究诸如意识等神秘现象，并且已经让我们对意识有了一定的认知，要想让科学家放弃它，我们需要更充分的理由，比如出现了一些无法解释，并且与意识的唯物主义论的现有假说相矛盾的实验结果。这样的数据还没有出现的迹象。

1974 年，托马斯·内格尔（Thomas Nagel）发表了论文《成为一只蝙蝠会是什么样？》（What Is It Like To Be a Bat?）。[76] 这个问题并不是内格尔首先提出来的，但这篇论文成了哲学界对意识研究的科学方法这一领域的另一个贡献。内格尔强调，各种生动的主观体验（这些感觉的哲学术语是"感受性"[①]，比如看到一个红色浆果的体验）是你作为你（或者作为蝙蝠）所固有的。他认为想要知道另一个个体（无论是蝙蝠还是人）的内在感受是不可能的。虽然这个问题令人震惊，但除了让对这一切复杂性感到恐慌的人想要放弃外，内格尔论点的科学含义并不清晰。[②] 内格尔最近还预言，要想取得进展，我们将需要"一场至少和相对论一样激进的重大概念革命"，一场非唯物主义的革命。[77] 对于

---

① 英语单词为"qualia"，另一种译法是"感受质"。——译者注

② 在索尔克研究所的一场讨论中，关于"我们永远不可能弄清楚意识，因为我们永远不知道作为一只蝙蝠是什么感受"这一点，约瑟夫·伯根（Joseph Bogen）打趣道："你当然永远不会知道蝙蝠的感受，可这并不意味着我们无法理解意识，我也完全不知道作为我的妻子是什么感觉！"这是一个很妙的插科打诨，但在某种程度上也正是内格尔的观点。见：Bogen, J. (2006), *The History of Neuroscience in Autobiography* 5:46–122。

我们应该在何处寻找这样的新理论，如果没有方向指引，尤其是没有明确的实验证据证明它的必要性，这一切就没有多大帮助。

这些观点事实上是在坦承绝望，因为比起我们对脑活动如何产生意识的了解，我们对猜想出的非物质实体或者推测的物质的反常状态，以及它们如何与物质世界相互作用的了解，甚至更少。没有任何实验证据直接支持对心智的非唯物主义解释。最重要的是，在唯物主义的科学方法中，包含着一个从原则上可以通过实验来解决问题的研究理念，而任何其他方案都没有。但查尔默斯一直告诉科赫，"任何经验的事实、生物学上的发现或者数学概念上的进步，都不能说服他相信这两个世界之间的鸿沟是可以逾越的"①。[78] 如果这确实是查尔默斯的立场，那么我不确定两派学者间是否真有什么实质性的内容可以交流。

在过去的 30 年间，科学家们加强了对意识问题的研究。但"困难问题"仍然很困难，除了像利贝特的观点那样认为意识是一个假定前提，因此不存在问题外（这也是一些哲学家的立场），这些问题在很大程度上仍然没有被解决。[79] 对于那些试图从严格的唯物主义观点来探究这个问题的人来说，物理和心智现象之间的鸿沟仍然存在，而且与 18 世纪的莱布尼茨以及 100 年后的埃米尔·杜布瓦-雷蒙和约翰·丁达尔面临的同样巨大。但存在鸿沟并不意味着鸿沟之上无法架起桥梁。

---

① 作者这段引文引自第三者的著述，并非直接引自查尔默斯，因此是"都不能说服他"。这段话的原始出处是科赫的图书《意识：一个浪漫主义还原论者的自白》（*Consciousness: Confessions of a Romantic Reductionist*）。——译者注

赫布和克里克先后提出了如何科学地研究意识的见解：专注于精确的、可解决的问题。然而在过去 10 年左右的时间里，这似乎或多或少被遗忘了。这一领域的许多理论工作都转向了思辨——力求描述关于意识的许多或大多数方面，而不是去解释一个易于驾驭的方面。虽然有许多不同的方法能将意识理论化，但目前的科学方法主要有两种，不过两种都没有被广泛接受。

法国神经科学家斯坦尼斯拉·德阿纳（Stanislas Dehaene）和让-皮埃尔·尚热（Jean-Pierre Changeux）以伯纳德·巴尔斯（Bernard Baars）的思想为起点，发展出了全局神经元工作空间理论（global neuronal workspace theory）。根据这种理论，当多个脑系统可以获取信息时，特别是通过轴突遍布各个脑区的神经元的活动获取信息时，意识就产生了。[80] 德阿纳无意间使用了一个古老的比喻来说明这一点："意识不外乎是在皮层神经元的密集交换机上灵活循环的信息而已。"[81] "不外乎是"在这句话中一笔带过了很多信息，而且这个理论并没有解释为什么灵活而密集的信息循环会导致意识的出现。最后，意识似乎是一个假定的前提。这可能是对的，但作为一种解释，它似乎不够令人满意。

另一种方法被称为整合信息理论（integrated information theory），是由朱利奥·托诺尼（Giulio Tononi）、杰拉德·埃德尔曼（Gerald Edelman）[①] 和包括克里斯托弗·科赫在内的许多合作者共同发展起来的。[82] 这是一种复杂的数学方法，涉及一系列与经验基本属性相关的并且用数学方式表达的公理以及一组假设，这些假设描述的是这些公理的物理基础的组织方式。[83] 根据这个理论，意识仅仅是这些网络中所涉及的信息整合的结果，可以用连接性的程度来衡量，而连接性程度可以被量化，从而用来指示意识的程度。[②] 这一次也一样，意识和理论所选择的焦点之间的联系（在这个例子中是信息的整合）是不清楚的，就是这么简单。

在这个领域的科学家中，虽然现在已经很少有人赞同谢灵顿、埃克尔斯和彭菲尔德的观点并公开采纳二元论的立场，但一些科学家却乐于接受最早出现于 17 世纪的其他一些有关心智与脑的观点，特别是认为所有物质都可能在某种程度上具有意识的观点——泛心论。（托诺尼声称，他的理论为泛心论的一些"直

---

① 杰拉德·埃德尔曼（1929—2014），美国生物学家，因为有关抗体化学结构的研究与英国生物学家罗德尼·波特分享了 1972 年的诺贝尔生理学或医学奖，职业生涯后期致力于神经科学领域的研究。——译者注

② 我承认我不完全理解整合信息理论。正如我所猜测的那样，我并不孤单。法国科学哲学家马蒂亚斯·米歇尔（Matthias Michel）调查了科学家们对这一理论的态度，发现许多非专家级的研究人员并没有真正领会它，但不知道为什么却对这个理论印象深刻："从某种意义上说，人们用这个理论表面上的复杂程度作为指标，来推测它正确的可能性有多大。他们并不真正理解这个理论，但他们愿意相信，如果能弄懂它，他们会认为这是关于意识的正确理论。"见：Sohn, E. (2019), *Nature* 571:S2-S5; Michel, M., et al. (2018), *Frontiers in Psychology* 9:2134。

大脑传

觉"提供了支持。其他研究人员则倾向于认为只有从单细胞生物开始的生命体才有意识。）[84] 这样做的一个巨大好处是不需要对人或者动物心智的存在做任何具体的解释，但同时又什么都解释不了，而且常常会催生无法被检验的带有神秘主义倾向的信仰。科赫就是一个例子，他认为整合信息理论中蕴含有目的论的暗示，提出物质中存在某种意识冲动，还热情地援引了耶稣会神秘主义者德日进（Teilhard de Chardin）的观点。[85] 很难想象克里克会喜欢与这样的人为伴。

有许多关于意识的心理学理论，都与脑对世界进行解读和采取行动的方式有关，这些理论往往更关注意识的功能，而不是基本的机制性问题。[86] 特别让公众感兴趣的是那些调用量子领域概念的理论，比如数学家罗杰·彭罗斯（Roger Penrose）[①] 的观点认为，脑中神经微管的量子效应是意识体验的核心（为什么人类与线虫的微管可能显示不同的量子效应，彭罗斯没有解释）。[87] 最近，加扎尼加也采取了量子路线，不过他的理论更像是一个通用的框架。他的理论认为，更深层的问题是决定什么是有生命的，什么没有。他把意识看作这个问题最复杂的案例，互补性的量子概念在他的理论中发挥着关键（但很模糊）的作用。[88] 对于一些人（通常是物理学家和数学家）来说，用量子方法来解释无法解释的生物学现象是很有吸引力的。部分原因是他们持有一种观

---

① 罗杰·彭罗斯，出生于 1931 年，英国数学物理学家，因"发现黑洞的形成是广义相对论的有力预测"获 2020 年的诺贝尔物理学奖。——译者注

念，认为如果两个现象是神秘的，那么它们就可能会有联系。然而，没有证据表明量子力学可以解释意识。[89]

令人沮丧的是，即使两个理论看起来非常相似，许多理论家也不会研究其他人的理论。[90]不同的理论总是各走各的路，这种令人惊讶的情况不仅有可能，而且很普遍，因为大家的想法很多，但决定性的实验结果却很少。

这才是问题的关键所在。要让科学家相信这些理论中的任何一个是正确的，或者理论需要被摒弃抑或被修正（这或许更重要），就需要明确的实验结果。只有当研究人员最终发现了意识的神经关联因素，而理论家专注于更精确和更局部的预测时，这一切或许才会成为可能。目前，所有这些理论所做的预测都很模糊，因此在实验设计方面，它们无法提供足够的信息。[91]

还有另一种可能（但可能性极低）的前进道路：对于一台机器能够变得有意识的可能性，全局神经元工作空间理论和整合信息理论有着截然不同的含义。"全局神经元工作空间"的明确含义是，如果一台机器拥有与脑的全局信息分布对应的环路，那么它就可能会有意识，这正是该理论的核心（德阿纳曾认为这种可能性极低）。[92]另一方面，整合信息理论的一种解读认为，只有组织结构复杂到脑这种程度的东西，才有可能拥有足以产生意识的信息整合程度。或许在真正有意识的机器（但我们怎么判断呢？）出现后，我们能判定两者谁对谁错，但这会带来许多更重要的问题。这一切目前都只是猜测。没有迹象表明集成电路即将拥有意识。

在对意识及其在脑功能中的起源的理解上，重大的科学进展很可能需要我们再次回到赫布和克里克先后提出的理念上：把注意力集中在决定性的实验上。一个附带的建议是，科学家或许应该把哲学研究留给哲学家，研究这个问题的可行部分，而不是去操心对意识最复杂方面的理论解释，这似乎才是最有成效的方法。

但这并不意味着研究人员应该避免关注裂脑患者表现出的怪异行为，也不意味着应该避免关注失去意识然后又恢复意识时（比如从睡眠中醒来或者从全身麻醉中恢复过来时）那种我们很熟悉又令人深感困惑的体验。我们能从这些发现中解读出一些非常重要的信息，事关心智与脑的某些部分之间联系的本质。[93] 但就目前而言，试图将这些极具挑战性的事实整合到脑如何工作的理论中可能会是一个错误的选择。要发展这些理论，我们需要更坚实的基础，只有到那时情况才会明朗起来。这不是一种能让哲学家满意的方法，却是每个科学家都会认可的方法。

帕特丽夏·丘奇兰德曾敏锐地指出，不太可能用一个单一的实验和理论就阐明脑活动是如何产生意识的。[①] 欧洲的思想家在

---

[①] 丘奇兰德的著作是一泓清泉，充满了良好的判断力，用她的话来说，当你感到"被哲学的胡言乱语所迷惑"的时候，你就应该跃入其中。见：Churchland, P. (2017), in K. Almqvist and A. Haag (eds.), *The Return of Consciousness: A New Science on Old Questions* (Stockholm: Axel and Margaret Ax:son Johnson Foundation), pp. 39–58, p. 59。

15 世纪至 18 世纪逐渐接受了思想的场所是脑而不是心脏这一观点。那时没有出现一个脑中心论诞生的时刻，将来也不太可能出现一个神经网络中心论诞生的时刻。相反，缓慢积累的证据将逐渐揭开谜底。无论如何，我们没有理由退回到影响 19 世纪 70 年代的思想家的那种悲观主义中去。我们最终会解决这个棘手的问题。

至于这些突破离我们还有多远，现在还很难说。1998 年，在德国不来梅的一次会议上，深夜酒会环节结束后，科赫与查尔默斯打了个赌：四分之一个世纪内（也就是到 2023 年），我们就能找到意识的神经关联因素（不一定要是意识的成因），这种关联因素表现为"具有少量固有属性的一小组神经元"的活动，[94] 赌赢的一方将得到一箱好酒。目前看来，科赫要输了。

# 第三部分

# 未　来

我们最终将如何理解脑，以及这种理解将包括哪些内容，对此做出预测并不容易。这么做也很鲁莽，许多读者（尤其是各位当中的神经科学家们）无疑会不同意下文中的一部分内容，而且预测往往是白费工夫，尤其是事关未来的时候。然而，我还是要写出来。

　　如今，令人惊奇的新技术为脑实验提供了一定程度的操控能力，而就在几年前，这种操控能力还会被视作只可能出现在科幻小说里。与此同时，我们将各种发生在脑中的事情成像的能力也变得越来越精确。然而，科学家们一再指出，不仅所有这些数据没有让我们能够理解脑，而且我们甚至还没有踏上实现这一目标的道路。[1]正如神经科学家奥拉夫·斯波恩斯（Olaf Sporns）所说的那样，"神经科学在很大程度上仍然缺乏组织原理或者理论框架，因此无法将脑研究数据转化为基本知识和认识"。[2]我们对脑的理解似乎陷入了僵局。

2017年,《科学》杂志在题为《神经科学:寻找新概念》（Neuroscience: In Search of New Concepts）的系列文章中探讨了这个问题。[3]法国神经科学家伊夫·弗雷尼雅克的文章聚焦于当前的一个流行趋势:开展耗资巨大的大型研究项目并收集海量的数据。对于弗雷尼雅克来说,这代表了脑研究的工业化——出资机构（以及研究人员）相信,"利用最新奇的工具并借助规模的力量,可以带来一些启示"。[4]世界各地都有这样的项目,从美国（"脑计划""人类连接组计划"等）到中国（"中国脑计划"）,再到欧洲（"人脑计划"以及许多其他计划）,还有澳大利亚和日本。矛盾的是,这些研究产生的海量数据反而正在成为脑研究进程中的主要瓶颈。对于造成这种情形的部分原因,弗雷尼雅克一针见血地指出是"大数据不等于知识":

> 仅仅在二三十年前,神经解剖学和神经生理学的信息还相对稀缺,理解心智相关的过程似乎还可以实现。如今,我们已经淹没在了信息的洪流中。矛盾的是,我们所有对心智问题的整体理解都处于被冲走的极度危险之中。每一次技术上的突破都打开了潘多拉的魔盒,暴露出隐藏的变量、机制和非线性关系,把问题的复杂性提高到了新的水平。

对于这个问题,弗雷尼雅克没有给出直接的答案,只是提出了一系列建议,包括通过鼓励跨学科合作、专注于假设检验等方式来驾驭和丰富大数据项目,而不是单纯地收集大量信息。

尽管生产出的海量数据是新事物，但问题并不是新问题。1992 年，帕特丽夏·丘奇兰德和泰瑞·谢诺夫斯基出版了著作《计算脑》(*The Computational Brain*)。他们在书中描述了感觉、可塑性和感觉运动整合的最新模型，但仍然认为在理论方面几乎没有什么进展："几乎所有事情都有待完成，各个方面的重要谜题都若隐若现。"[5]将近四分之一个世纪后，丘奇兰德的女儿、神经科学家安妮·丘奇兰德 (Anne Churchland) 做出了类似的判断。她与拉里·阿博特共同撰文，强调了我们解释世界各地实验室产生的大量数据时所面临的困难："在这场科学攻坚战中，想要取得深刻的理解，除了需要巧妙和创造性地应用实验技术外，还需要更为先进的数据分析方法，以及对理论概念和模型的大量应用。"[6]

　　这些对更多理论的反复呼吁可能只是一种虔诚的希望。我们有理由相信，对脑功能的解释不可能只有单一的理论，即使在线虫中也不可能，因为脑不是一个单一的东西（科学家甚至很难对脑做出一个精准的定义）[7]。正如克里克指出的那样，脑是一个进化和整合出的结构，在进化的过程中，脑的不同部分出现于不同的进化时期，以解决不同的问题。我们目前对脑运作机制的理解是非常片面的。例如，大多数有关感觉的神经科学研究都集中在视觉上，而不是嗅觉，因为嗅觉研究在概念上和技术上都更具挑战性。但无论是在计算方式上还是在结构上，嗅觉和视觉的工作方式都是不同的。通过聚焦视觉，我们对脑的功能以及它是如何运作的已经有了非常有限的理解。[8]

　　脑的本质是集成与复合同时存在，这可能意味着我们未来对脑的理解必然是支离破碎的，对不同的部分有不同的解释。毕竟，正如大卫·马尔所说的那样，脑是由"非常非常多"的信息处理装置组成的。丘奇兰德和阿博特明确地指出了个中的含义："当我们建立起对脑的全面理解时，这种理解可能会很像一幅拼贴出的作品，由高度多样化的'布片'松散地'缝合'而成。"[9]

半个多世纪以来，人们一直认为脑的信息处理过程与计算机的处理过程类似，所有对高度多样化的"布片"的研究都是基于这个想法。但这并不意味着这个隐喻在未来会继续有用。1951年，数字时代刚开始的时候，卡尔·拉什利就对使用任何基于机器的隐喻表示过反对：

> 皇家园林中的液压雕像令笛卡儿印象深刻，他因此发展出了脑活动的液压理论。从那以后，我们有了电话理论、电场理论，现在又有了基于计算机和自动方向舵的理论。我认为，通过研究脑本身和行为现象，我们更有可能发现脑是如何工作的，而不是沉溺于牵强附会的物理学类比。[10]

法国神经科学家罗曼·布雷特（Romain Brette）最近把这种对隐喻的排斥更进了一步，他挑战了脑功能最基本的隐喻——编

　　　　　　　　　　　　　　　　　　　　　　　大脑传

码。[11] 自从阿德里安在 20 世纪 20 年代提出这个概念以来（最重要的是霍拉斯·巴洛在 20 世纪 60 年代对这个概念的热情推广），神经编码的想法已经主导了神经科学的思考。在过去的 10 年里，总共有超过 11 000 篇关于这个主题的论文被发表。[12] 布雷特提出的批评的基本点是，在思考"编码"时，研究人员无意中从技术意义上偏移到了表征意义上，前者基于的是刺激与神经元活动之间的联系，而后者基于的则是神经元编码对刺激的表征。这个问题早在 1990 年就由沃尔特·弗里曼（Walter Freeman）和克里斯汀·斯卡尔达（Christine Skarda）提出了，当时他们发表了一篇题为《表征：谁需要它们？》（Representations: Who Needs Them?）的论文。[13] 弗里曼当时对气味引发的电生理反应已经开展了几十年的研究，他论述道，不再想着神经系统如何反映环境，他就能"更少地关注输入脑的有关外部世界的信息，更多地关注脑正在做什么"。神经系统表征或编码信息的观点还包含着更深一层的含义。正如丹尼特向克里克和科赫提出的问题指出的那样，这一切呈现给谁呢？

在大多数关于神经编码的描述中，一个没有被明确指出的意涵是，神经网络的活动是呈现给脑中的一个理想化的观察者或读者的，它们通常被描述为"下游结构"（downstream structure），能够以最佳的方式解码信号。但这些结构究竟是如何处理外周神经元的活动的，我们目前还不清楚，甚至在神经网络功能的简单模型中也很少有明确的相关假说。神经编码的处理过程通常被看作一系列线性的步骤——就像一连串的多米诺骨牌那样，在反射中尤其如此。然而脑是由相互连接并且高度复杂的神经网络组成的，这些神经网络与外部世界相连并产生行动。只关注一组感觉和处理神经元，而不把这些网络与动物的行为联系起来，就会忽略整个处理过程的关键点。"动作电位是产生动作的电位，"布雷特总结道，"而不是需要破译的象形文字。"

盖伊尔吉·布萨基在他的新书《由内而外的脑》（*The Brain from Inside Out*）中也提出了类似的观点。[14] 布萨基认为，脑并不是简单被动地接收刺激，然后通过神经编码来表征它们，而是通过积极地搜索各种可能性来测试各种可能的选择。基于赫尔姆霍兹和马尔的观点，他得出的结论是脑并不表征信息，而是在构建信息。

计算机、编码、连线图等神经科学隐喻必然是片面的，这是隐喻的本质。科学哲学家和科学家都对隐喻开展过深入的研究，因为它们似乎是科学家思维方式的核心。[15] 但隐喻也可以很丰富，协助科学家形成见解和做出发现。总会有那么一个时刻，它们带来的限制会超越它们促成的理解，但在脑的计算机隐喻和表征隐喻中，科学界对这样的时刻是否已经到来仍然无法达成一致意见。[16] 从历史的角度来看，出现了这样的争论就表明我们可能确实正在接近计算机隐喻的尾声，然而我们现在还不清楚它将被什么取代。

当科学家们意识到隐喻是如何塑造他们的观点的，并意识到新的类比可能会改变他们对自己工作的理解，甚至使他们能设计新的实验时，他们常常会兴奋不已。想出这些新的隐喻是很有挑

480

战性的——过去出现的与脑相关的大多数隐喻都与新技术有关。这可能意味着，有关脑的有洞察力的新隐喻以及它们会发挥怎样的作用将取决于未来的技术突破，就像过去的液压动力、电话交换机以及计算机那样。目前还没有这种进展的迹象，虽然最近出现了很多科技流行词，比如区块链、量子计算（或者量子任何东西）、纳米技术等等，但这些领域不太可能引发技术变革或者我们对脑看法的变革。

互联网和云计算的出现使人们一度认为脑是某种分布式计算机系统（distributed computer system）。这是有道理的，因为我们的神经元并不像计算机里的简单组件。相反，神经元有无数的树突连接①，其中许多涉及多种神经递质和细胞输出的细微差别，这使它们能执行高度复杂的过程，对应于所谓的线性不可分函数（linearly non-separable function）。对来自其他神经元的局部刺激，每个树突通过向胞体发放一个锋电位来做出反应，但这并不是通过一对一的线性方式进行的，而是通过不成比例地增加它们的放电频率来实现的。参与这项研究的研究者之一、英国神经科学家马克·汉弗莱斯（Mark Humphries）强调，这意味着每个细胞的行为方式都类似于一台复杂的迷你计算机。[17]

然而，这并不意味着云和互联网的类比对我们有很大的帮助。事实上，互联网的一个重要特点是，即使它的一些关键部分

---

① 作者此处的"树突连接"事实上指的就是一个神经元的轴突与另一个神经元的树突形成的突触。——译者注

被移除（比如遭到了核打击），它仍然可以继续运行。从最早的形式开始，互联网就具备这一特点。虽然有非常确凿的证据证明可塑性的存在，也无论我们对脑活动的看法多么偏重分布式的观点，如果脑的某些特定区域受到损伤，脑功能的关键方面的确会被彻底破坏。

我们的隐喻可能正在失去解释力的一个迹象是，人们普遍认为神经系统的功能（无论是龙虾的胃节律性地研磨食物还是人类的意识）只能被解释为涌现属性——那些你无法通过分析一个系统的组成部分来预测的东西，但它们却能以系统功能的形式出现。

理查德·格雷戈里在 1981 年指出，依赖涌现性来解释脑功能显示出科学界的理论框架存在问题："'涌现'的出现很可能是一个信号，表明我们需要一个更普遍的（或者至少是不同的）概念框架……好的理论的作用是避免引入涌现性。（因此基于涌现性的解释是虚假的。）"[18] 这忽略了一个事实——涌现性有不同的种类，有强有弱。弱的涌现性特征——如小鱼群对鲨鱼的反应——可以根据支配群体成员行为的规则来加以理解。在这种情况下，看似神秘的群体行为是以一个个动物个体的行为为基础的，每一只动物都在对某种因素（如毗邻动物的运动）或者外部刺激（如靠近的捕食者）做出反应。

这种弱涌现性不能解释龙虾胃的蠕动，更不可能解释人脑的功能。要解释这些现象，我们需要求助于强涌现性。在强涌现性中，涌现的现象无法用单个组成部分的活动来解释，它们有自己要服从的法则。你和本书的这一页纸都是由原子组成的，但你的阅读和理解能力来自原子在你身体中形成的更高层次结构所产生的特征，比如神经元和它们的放电模式，而不仅仅是来自原子间的相互作用。一些神经科学家最近批评强涌现性有引发"形而上学上的难以置信"（metaphysical implausibility）的危险，因为对于这种涌现是如何发生的，既没有明确的因果机制，也没有任何解释。这些批评者和格雷戈里一样，声称依靠涌现性来解释复杂现象表明神经科学正处于一个关键的历史转折点，就像炼金术慢慢转变为化学的那个时期一样。[19] 但面对神经科学的诸多谜团，我们往往只能诉诸涌现性。而且涌现性也并不是像看起来那么"傻"：深度学习程序的惊人特性在本质上就是涌现属性，而设计这些程序的人根本无法解释这些特性。

有趣的是，虽然有些神经科学家对涌现性的形而上学感到困惑，人工智能的研究者却陶醉于这个想法中。他们认为，现代计算机的高度复杂性或者它们通过互联网建立的互联性将推动一个关键转折点的到来，这个夸张的转折点被称为奇点。那时，机器将变得具有意识。关于这种可能性，有很多虚构作品做了探索。在这些作品中，对所有相关的人来说，事情往往都以糟糕的结局告终。这个主题当然会激发公众的想象力，但除了我们对意识如何运作的无知外，没有其他理由可以让我们相信这种可能性会在不久的将来出现。从原理上讲，这肯定是可能的，因为我们的现有假说认为心智是物质的产物，因此我们应该能够在一个装置中模仿它。但即使是最简单的脑，其复杂程度也足以令我们目前所能想象的任何机器相形见绌。在未来的几十年甚至几个世纪里，奇点都只会出现在科幻小说而不是科学中。

　　一个与意识本质相关的观点把"脑就像一台计算机"的隐喻变成了一个严格的类比。一些研究者将心智视为一种在神经硬件上运行的操作系统，我们的心智被视为一种特殊的计算状态，这意味着心智可以被上传到某个设备或另一个脑中。按照其通常的表述方式，这种想法是错误的，或者至少是天真到了无可救药的地步。现有的关于脑的唯物主义观的假说是，无论是在人、果蝇的幼虫，还是其他动物中，脑和心智都是一回事。因此，神经元和它们所支持的过程（尽管具体细节还不清楚，但也包括意识）是一回事。在计算机中，软件和硬件是分开的。然而，我们的脑和我们的心智是由最好被描述为"湿件"（wetware）的东西组成的，其中正在发生的事情和事情正在发生的地点是完全交织在一起的。

　　想象一下，我们可以改换我们神经系统的用途，让它运行不同的程序，或者把我们的心智上传到服务器上。这听起来可能很科学，但在这个想法背后隐藏着一种可以追溯到笛卡儿和他的前辈的非唯物主义的观点。这暗示着我们的思想以某种方式漂浮在我们的脑中，可以将它转移到另一个头脑中，或是被另一个心智取代。读取一组神经元的状态并将其写入新的基质（有机的或人造的），通过这样的假设，我们有可能给这个想法披上一层科学的体面外衣。但即使是试图想象这是如何在现实中操作的，我们也需要对神经元功能的深入理解，深入程度已经远远超出了我们目前所能设想的深度。不仅如此，我们还需要超乎想象的强大计算能力以及能精确模仿脑结构的模拟能力。哪怕是要理出一个可行的原理，我们首先也要能建立一个令人满意的神经系统活动模型，这个模型要能够保持单一的状态，要建立思想的活动模型就更难了。再一次，龙虾的胃凸显了我们的无知，也提示了我们要走的路还有多远。

目前，"脑就像一台计算机"这个隐喻仍然占据着主导地位，尽管人们对于这个隐喻的贴切程度的看法存在分歧。[20] 2015 年，在论文集《这个想法必须消亡》（*This Idea Must Die*）收录的他的一篇文章中，机器人专家罗德尼·布鲁克斯（Rodney Brooks）把脑的计算机隐喻选为了他最反感的观点。早在 20 多年前，历史学家 S. 瑞安·约翰森（S. Ryan Johansson）就指出："无休止地争论'脑是一台计算机'这类隐喻的真伪是在浪费时间。它提出的关系是隐喻性的，是在敦促我们去做某些事情，而不是在试图告诉我们真相是什么。"[21] 虽然这些话的言辞不像布鲁克斯的态度那么尖锐，但结论是类似的。同样，神经科学家马泰奥·卡兰蒂尼（Matteo Carandini）认为，脑与当前尖端技术的类比可能很快就会过时并显得古怪，[①] 但他仍然强调计算机隐喻有一定的价值："脑无疑是一个信息处理器官，因此对脑和我们最好的信息处理设备进行比较，这是有意义的。"加里·马库斯则为脑的计算机隐喻做了更为有力的辩护：

> 简而言之，计算机是接受输入、编码和操纵信息并将输入转化为输出的系统结构。就我们所知，脑也是如此。真正的问题不是脑本身是不是一个信息处理器，而是脑如何存储和编码信息，以及一旦信息被编码，脑会对这些信息进行什么操作。[22]

马库斯接着说，神经科学的任务是对脑开展"逆向工程"，就像研究计算机那样，检查其组成部分及其相互连接，以破译其工作原理。这个提议已经存在一段时间了。1989 年，克里克认识到了这种策略的吸引力，但觉得它不会成功，因为脑有着复杂而混乱的进化史——他夸张地宣称，这会像是尝试对一项"外星科技"开展逆向工程。[23] 克里克认为，试图从逻辑出发通过脑的结构找出脑工作机制的总体解释注定会失败，因为几乎可以肯

---

① 过度热情地应用最新的技术来解释脑存在风险，这一点可以从卡尔·普里布拉姆（Karl Pribram）的观点中看出来。他在 20 世纪六七十年代的一系列文章中提出："除了其他东西外，脑可能还会利用到当前已知最复杂的信息存储原理——全息图原理。"然而情况并非如此。见：Pribram, K. (1969), *Scientific American* 220(1):73–86。

定的是，这么做的出发点就是错误的——脑如何工作并没有一个整体的逻辑。

计算机的逆向工程通常被用作思维实验，以展示我们在原理上理解脑的可能性。这些思维实验毫无疑问是成功的，它们鼓励我们以这种方式去理解我们脑袋里的这个柔软器官。但是在 2017 年，两位神经科学家决定在一个真实的计算机芯片上做这个实验，这个芯片有真实的逻辑、真实的组件和设计明确的功能。事情并没有像预期的那样发展。

这两位科学家分别是埃里克·乔纳斯（Eric Jonas）和康拉德·保罗·科尔丁（Konrad Paul Kording），他们使用了通常用于分析脑的技术，并将其应用到 MOS 6507 处理器上。MOS 6507 处理器是一种 20 世纪 70 年代末和 80 年代初的计算机使用的处理器，能使这些计算机运行《大金刚》《太空侵略者》《陷阱》等视频游戏。首先，他们扫描了芯片中的 3 510 个增强型晶体管，获得了它们的连接组，并在一台现代计算机上模拟了这种芯片（包括运行游戏程序 10 秒钟）。然后他们使用了神经科学的各种技术来研究这张模拟的芯片，如"损毁"（把某些晶体管从模拟芯片中移除）、分析虚拟晶体管的"锋电位"活动并研究它们之间的连接，以及通过测量其运行每个游戏的能力来观察各种操作对系统行为的影响。

移除晶体管（这相当于破坏一个脑区）产生了一些颇具吸引力的明晰结果。例如，乔纳斯和科尔丁总共发现了 98 个晶体管，如果单独移除其中的任何一个，就会使系统无法启动《大金刚》，但对《太空侵略者》或《陷阱》没有影响。但正如作者们认识到的那样，这并不意味着处理器中存在任何类似"大金刚晶体管"的东西。他们表示，把这些晶体管描述成"大金刚晶体管"会产生"严重的误导"。事实上，每个组件都只是完成了一个简单并且基本的功能，这些功能对《大金刚》是必要的，而其他两个游戏则不需要。

虽然使用了这些强有力的分析方法，而且研究者对芯片的工作原理事实上也已经有明确的解释（用技术术语来说，它拥有"基准真相"），但这项研究未能检测出芯片内部信息处理的层级结构。正如乔纳斯和科尔丁所说，这些技术不能产生"有意义的理解"。他们的结论是悲观的："最终，问题不是神经科学家无法理解微处理器，而是他们目前所采用的方法使他们无法理解它。"[24]

这个令人警醒的结果表明，尽管计算机隐喻很有吸引力，而且脑确实在处理信息，并以某种方式表征外部世界，但我们仍然需要理论方面的重大突破。即便我们的脑是按照逻辑来设计的，我们目前的概念和分析工具也完全不足以解释脑。更何况脑不是按照逻辑设计出来的。但这并不意味着模拟研究毫无意义：通过建模（或者模拟），我们可以检验假设，通过将模型与已建立的、可以精确操纵的系统联系起来，我们可以深入理解真正的脑是如何运作的。[25] 这是一种极其强大的工具，但这类研究在给出结论时需要有一定程度的谨慎。此外，面对将脑和人工系统进行类比时存在的困难，我们需要现实一点。

甚至像计算人脑的存储容量这样简单直接的事情，研究者在尝试时也会崩溃。泰瑞·谢诺夫斯基的团队曾对树突棘的数量和大小以及突触上神经递质囊泡的数量进行了仔细的解剖学研究，根据他们的计算，每个突触平均至少能存储 4.7 比特的信息。[26]这表明人脑可以存储至少 1 拍字节（petabyte）的信息，也就是100 万吉字节（gigabyte）的信息。不管这听起来多么值得注意，或者对于那些认同数学和工程学可以告诉我们脑如何工作的人来说多么有吸引力，这种计算的出发点是扭曲的。神经元不是数字的（这是信息数字化的基础），脑（即使是线虫那算不上脑的脑）也不是硬连接的（hard-wired）。每个脑都在不断地改变突触的数量和强度，而且最重要的是，脑并不仅仅依靠突触工作。神经调质和神经激素也会影响脑的运作方式，但由于它们的作用方式和起效的时间尺度与计算机隐喻不相符，所以这类研究中没有把它们的影响纳入考虑。

计算脑的存储容量充满了概念和实践上的困难。脑的运作是自然的、进化的现象，脑不是数字设备。使用粗糙的（甚至是复杂的）信息概念无法完全理解脑。

更根本的问题是，脑和计算机的结构完全不同。2006 年，在一本由 23 位顶尖神经科学家撰写的著作中，拉里·阿博特重点阐述了一些有待解决的问题（其中大部分问题至今仍未得到令人满意的回答）。[27]在他撰写的文章《这东西的转换开关在哪儿？》（Where Are the Switches on This Thing?）中，阿博特探讨了电子设备的最基本组件——转换开关在脑中可能的生物物理对应物。尽管抑制性突触可以通过使下游神经元失去响应来改变神经活动的流动，但这种相互作用在脑中是相对较少的。细胞并不像二元转换开关那样可以开关，进而组成一个电路。相反，神经系统改变其运作模式的主要方式是改变细胞网络的活动模式，这些细胞网络由大量单元组成。正是这些网络来引导、切换和分流神经活动。这些网络的节点与我们目前能设想的任何设备的不同之处在于，它们不是像晶体管或电子管那样的稳定点，而是一组组的神经元（成百上千甚至成千上万之多）。这些神经元能作为一个网络随着时间的推移做出一致的响应，即便这些细胞会表现出不一致的行为。

在大型生物的脑中，理解脑功能所需的分析似乎越来越不应该停留在霍拉斯·巴洛"五法则"那样的细胞层面了，脑就像一台计算机甚至脑内有一张连线图的想法似乎也不再有效了。真实情况要比这复杂得多。

对于那些通过结构基础（连接组或无论什么）来理解脑功能的理论，有一个更大的问题。如果我们把 MOS 6507 芯片及其相关组件想象成克里克提到的"外星科技"，想象成降落到地球的火星飞船上发现的一个设备，我们就能发现这个问题。通过对其组件的全面分析，我们会发现外部输入可能会改变它的功能，但我们似乎不太可能想象得到火星人会用这个设备来玩游戏。如果

　　　　　　　　　　　　　　　　　　　　　大脑传

没有观察到火星人与这台机器的互动，我们永远不会完全理解它是如何工作的。如果没有这个决定性的外部因素，那么这个设备的意义和作用模式就会始终模糊不清。

当我们将这一见解延展到对脑的理解时，1997 年发表的一篇文章的标题以惊人的方式点明了其关键含义——《脑有一个身体》（The Brain Has a Body）。[28] 身体处于环境之中，两者都会影响脑实现功能的方式。这似乎是显而易见的，但在试图理解脑的建模方法中，都没有包含身体和环境的要素。所有脑所处的生理现实是，从它们开始发育的那一刻起，它们就在与身体和外部环境相互作用。如果模型或者实验设置中不体现这些方面，那么获得的对脑的理解必然是不充分的。

模拟放在大缸中的脑（"人脑计划"本质上正是在这么做，不过只是涉及大鼠脑的一小片），令系统缺失了它需要的一个必不可少的组成部分——来自外部世界的输入。用奥拉夫·斯波恩斯的话来说："神经元不只是被动地对输入做出反应，通过影响运动活动和行为，它们也在积极地决定输入的是什么。"[29] 我们在模拟或分离出的神经元网络中观察到的，有可能是一个无法正常运转的系统。将模拟研究的结果与活的动物的脑活动进行比较——就像在斑马鱼中所做的那样——将有助于我们弄清这一点。[30]

这种观点也打击了近来脑类器官（brain organoid）研究的一些令人兴奋的发现。脑类器官是在培养皿中用干细胞培养的一小团脑组织。研究人员发现，一些相应的脑细胞类型（包括小胶质细胞）在脑类器官中一致并可复制地出现。<sup>①</sup> 类器官中的神经元可以表现出有节律的行为，就像 20 世纪 50 年代那些粗陋的计算机模拟结果那样，甚至有人声称这些节律行为与早产儿神经元的活动很相似。在其他实验中，一个类器官上视网膜组织生长的区域会对光线有反应，而在另一些实验中，实验者甚至观察到脑类器官能与小鼠的脊髓结合到一起并引起肌肉的收缩。[31] 怪异之处在于，类器官的生长永远不会超出几毫米的大小，其细胞数目也不会超出约 300 万个（与人脑细胞的数目相比，这非常少），因为身体在与环境的互动中会产生无数可以引导脑发育的因子，而类器官的生长则欠缺这些因子的影响。

这些小扁豆大小的小团组织将为我们提供重要的见解，让我们了解简单的脑结构在健康和疾病情况下是如何发育的，以及它们是如何进化出来的。[32] 但有些人已经准备用脑类器官做一些不那么美妙的表演了。一位自作聪明的研究人员打算利用尼安德特人的基因组创造出脑类器官，将它们与"机器人螃蟹"连接起来，然后与由人脑类器官控制的"机器人螃蟹"进行比赛。[33] 这样的奇观并不能告诉我们什么。面对这种轻率的想法，科学家和生物伦理学家主张为类器官研究建立一个伦理框架，以阻止研究者在这些最新的科学事物上开展无意义或者具有潜在破坏性的实验。[34] 虽然一个类器官变得具有意识的可能性微乎其微，但我

---

① 这里的"一致并可复制地出现"指的是这些细胞在不同批次的实验以及不同实验室开展的实验中总会出现。——译者注

们很难知道该如何分辨真相。回想一下 1874 年可怜的玛丽·拉弗蒂的遭遇，审慎应该居于好奇和娱乐之前。

　　脑存在于身体这个环境中，牢记这一点非常重要，这可以从脑与肠道微生物相互作用的方式看出来。使用肠道内没有微生物的"无菌小鼠"开展的研究发现，这些小鼠脑中的 5-羟色胺水平发生了变化，焦虑行为的水平也降低了。微生物和行为之间似乎不太可能有因果联系，但当正常的肠道微生物被引入"无菌小鼠"体内时，这种因果联系就显现出来了——上述两种结果被逆转了，这说明肠道中的微生物可以影响脑中生物化学过程的基本方面。[35]

　　许多科学家确实在采用一种综合的方法来理解脑。例如，在他们 2018 年出版的著作《情绪的神经科学》（*The Neuroscience of Emotion*）中，拉尔夫·阿道夫斯（Ralph Adolphs）和大卫·安德森（David Anderson）重点探讨了精神活动中一个最棘手也最有影响力，但又极少被触及的领域——情绪。阿道夫斯和安德森在书中引用了涵盖动物世界的很多研究结果，研究对象包括章鱼、果蝇和哺乳动物。他们探索了动物——甚至是那些被视作简单生物体的生物——的生理和心理状态是如何相互作用的。不管他们的理论是否坚实，我们得到的启示是，要想完全理解情绪，就必须在与外部世界互动的整个生命体中开展研究。[36]神经科学家艾伦·贾萨诺夫（Alan Jasanoff）也提出了同样的看法。在他的著作《生物心智》（*The Biological Mind*）中，贾萨诺夫对他称为"大脑神秘性"（the cerebral mystique）的观点提出了批评。这种观点单纯地将人的心智活动还原为我们脑的活动，经常暗示我们的心智是漂浮在大规模神经元复合体中的幽灵。[37] 通过将脑置于其解剖、生理和进化背景下，我们可以更丰富地理解我们身体的各个部分是如何相互作用，进而产生我们的行为，并最终产生我们的心智的。这一点甚至扩展到了神经元功能领域。在他们的学术著作《神经设计原理》（*Principles of Neural Design*）中，彼得·斯特林（Peter Sterling）和西蒙·劳林（Simon Laughlin）强调了理解脑的基本构造法则的重要性，这些法则根植于生理学和生物能量学（bioenergetics），即使在最简单的脑中也是如此。[38]

在我们自身的精神体验中，我们能体会到身体的重要性，这也表明，那些认为人类心智并不位于头脑中而是位居身体其他部位的旧观念，也许并不像原来认为的那么大错特错。在一项研究中，芬兰的研究人员要求拥有不同文化和母语的受试者描述与情绪有关的身体感觉，以及不同感觉所在的物理位置。[39] 研究结果显得并不令人意外：躯干，更具体地说是心脏的位置，似乎与许多情绪有关，尤其是焦虑、骄傲、恐惧和愤怒；而所有的认知感受——思考、推理、记忆等等，则都集中在头部。我的猜测是，这种认为脑是思想中心的感受是现代知识（modern knowledge）的产物，而将某些情绪定位到我们身体的某个部位则是人体生物学的直接产物。

对于理解脑的最佳前进道路，我个人的偏好是将资源投入到分散的、可执行的项目中，这些项目必须能提供可以被整合为一个更全面方法的深入见解。在我看来，克里克研究意识的方法适用于整个脑。理论物理学某些领域的经验表明，那些不植根于实验现实的雄心勃勃的想法或许足以让科学家兴奋不已并占据很多人的整个学术生涯，但并不一定能让我们的理解前进一步。通过发展分析技术和理论框架来理解一只果蝇在思考什么，我们将为理解更复杂的脑奠定基础。单单是努力去理解简单动物的脑，就足以让我们在本世纪余下的时间里忙个不停了。如果你觉得任何关于脑的研究都必须涉及脊椎动物才会真正有趣的话，那么斑马鱼微小的幼鱼只有 10 万个神经元的脑显然应该归入小型脑的范畴。

对人脑的成像研究，以及未来对神经元活动和神经元相互连接的更精确的全脑测量，可能确实会提供一些见解，但概念上的进步来自更简单的系统的可能性似乎更大。这并不是说所有关于脑及其功能的研究都应该遵循还原论，而是说在不同的物种中，如果结构和功能上有相似甚至相同的地方，那么在更简单的系统上发展出分析技术和方法学层面的技术会更加容易。这就是规模庞大的"人类基因组计划"（Human Genome Project）所使用的方法。这个计划从获取和分析简单生物（细菌、线虫和果蝇）的基因组为起点，然后将这些经验应用到人类的基因组上。无论是在技术上还是在概念上，这都比理解任何动物的脑要简单得多。

小型脑也使我们能够从两种历史的函数[①]的角度来研究脑的结构。一个是动物的个体史——内部和外部的刺激影响了动物脑在胚胎和成年前的发育，并在此后继续改变它的活动，另一个则是物种的进化史。发育效应有助于解释个体间的差异，而物种间的比较研究则为一些根本性问题提供了见解。例如，果蝇有很多个物种，这些不同的种所处的生态位不同，并表现出了感觉系统结构和行为的差异。正如达尔文所预测的那样，这些差异将反映在脑的结构和功能上。对这些物种的比较，为我们提供了一个新的研究角度——探索个体史和进化史在理解脑功能方面的意义。[40] 这也将有助于我们解答一个棘手的问题——所有的脑是否都是同源的？换句话说，你、果蝇和章鱼的共同祖先是否有同一个脑？如果答案是肯定的，那么可以预期，所有动物都会有一些与脑功能相关的共同基因、结构和过程；如果答案是否定的，当我们对不同动物谱系的脑开展更细致的研究时，我们就有望发现它们之间的重要差异。

对昆虫、线虫、斑马鱼幼鱼和其他生物的脑的关注，并不意味着我们不能研究复杂的行为。2007 年，当第一批对大量相关物种开展的基因组研究的结果公布时（其中有 11 种果蝇），我

---

① 作者此处"函数"的意思事实上就是指两种历史会影响并塑造脑的结构。——译者注

**大脑传**

的朋友、美国神经科学家莱斯莉·沃斯霍尔（Leslie Vosshall）在《自然》杂志上发表了一篇文章，标题很吸引眼球——《进入一只果蝇的心智》（Into the Mind of a Fly）。她预测，比较基因组学使我们站在了一个全新研究领域的门槛上：

> 我们现在或许已经有能力研究果蝇更复杂的行为甚至情绪。在任何动物的遗传或功能层面上，这些行为的神经生物学基础都没有得到很好的阐释。这些行为包括：社会性、常识、利他主义、同理心、挫折、动机、仇恨、嫉妒、同侪压力等等。研究这些特性的唯一一个先天限制是，我们是否相信果蝇可以表达出这些情绪，以及我们能否设计出合理的行为范式来衡量它们。[41]

虽然当时我对此持怀疑态度，但这些年间，她的大胆预测得到了证实。CRISPR 基因编辑技术的出现让我们可以改变能在实验室里饲养的任何动物的基因，这为我们提供了一个强大的新工具，让我们能够研究所谓"非模式生物"（换句话说，就是小鼠、果蝇和秀丽隐杆线虫之外的生物）①的脑。正如发育生物学家尼帕姆·帕特尔（Nipam Patel）最近所说的那样："进化已经解决了我们感兴趣的所有问题，我们只需要找到那些生物，并想办法

---

① 作者此处的表述不够严谨，模式生物并不限于小鼠、果蝇和秀丽隐杆线虫，酵母、斑马鱼等都是模式生物。——译者注

询问它们是如何做到这一点的就行了。"[42]

目前我们已经知道，小型脑能产生与人类行为非常相似的行为，包括感知、学习、兴奋、犹豫不决、预测、预见、攻击性、个性和对疼痛的反应。[43]它们甚至能帮助阐明人类存在的一个关键方面——本体感受和内感受（interoception）这一对感官。本体感受是我们对四肢所处位置的感觉（这使你能够在闭着眼睛的情况下用手指触摸到鼻子），而内感受则是我们存在于自己身体中的那种感觉。在人类中，内省活动告诉我们，我们的自我意识与这些感觉至少是部分地交织在一起的。果蝇知道自己有多大，它们会避免试图跨越它们那细小的腿无法跨越的空隙。这个知识是后天习得的，未经学习的果蝇往往会把腿伸得过长。很显然，它们以为自己的身体与蛆虫时期可伸展的身体是一样大的，但视觉反馈会使它们很快提高自己估计伸腿长短的能力。果蝇会将有关它们体形的记忆以长期记忆的形式储存起来，这些记忆被编码在一组已经被鉴定出的神经元的活动中，这些神经元位于它们脑的中心部位。[44]如果我们能构想出恰当的实验来开展研究，那么这一现象背后的过程可能会为脑如何表征身体及其与外部世界的关系等更复杂的例子带来启发。

肯尼斯·克雷克认为，人脑是"一台能够模拟或并行处理外部事件的计算机器"，这一观点同样适用于小型脑——它们使动物能够解释环境中的事件并预测结果，虽然预测可能会很粗略。如果我们能够理解这些达尔文所谓的"最神奇的物质原子"，①也就是说能在一系列的环境下预测它们的行为（无论是在整体水平上，还是在其组成部分和相互作用的水平上），那么我们就将朝着理解人类自己的脑迈出巨大的一步。一些科学家认为，这种方法甚至可能破解意识的古老起源，但就目前而言，单单是控制秀丽隐杆线虫的运动也证明远比我们预期的要复杂。[45]在我们理解人类的意识是如何运作的之前，我们是否能够理解动物那微弱意识的神经生物学基础，我们仍无法确定。[46]

除了探索更复杂的、条件化的行为外，还有一种可能有效的方法：选择研究一种明显是完全由作用于内部感觉模板（sensory template）的外部因素所决定的行为（这种行为在个体之间显示出极少的差别或者完全没有差别），然后尝试理解控制这种行为的潜在神经网络。例如，在我特别喜欢的一篇 1978 年的科学论文中，论文作者安德鲁·史密斯（Andrew Smith）描述了一种澳大利亚独居的泥胡蜂建造它的巢穴入口的过程，入口从地面伸出，是一个弯曲的伞状"漏斗"。[47]这种胡蜂是分阶段建造这个结构的。通过打碎这个结构的某些部分，或者在它周围垫高地面，史密斯揭示了导致胡蜂产生不同行为方式的关键感官刺激。

例如，如果看到一个洞，这种胡蜂就会开始建造一个垂直的"漏斗"。当胡蜂外出收集泥土时，如果史密斯在接近完成的结构顶部打一个洞，这只倒霉的胡蜂就会开始建造一个新的垂直

---

① 在《物种起源》中，达尔文将蚂蚁的脑描述为"世界上最神奇的物质原子"。——译者注

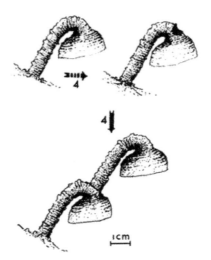

安德鲁·史密斯绘制的图示，展示了泥胡蜂
修筑巢穴的顺序

"漏斗"，从而形成一个两层结构。在这种胡蜂的脑中，并没有
最终结构的整体形象，只有在特定的刺激下，它才能完成下一步
的动作。产生这种一成不变的行为的行为通路可以用一个简单的
流程图来描述。在胡蜂脑中的某个地方，有与这些通路相对应的
神经元。找到这些神经元并搞清楚它们是如何相互作用进而产生
这种行为的，这必然是可以实现的。

　　虽然独居的胡蜂不是理想的实验动物，但 CRISPR 基因编辑
技术的出现意味着从原理上看，应该可以从基因层面操纵这些生
物，并了解它们的脑是如何工作的。目前，对于一种被广泛研究
的寄生蜂——丽蝇蛹集金小蜂（*Nasonia vitripennis*）的脑，我们
已经有了详尽的解剖学描述，这为泥胡蜂等动物的比较研究奠定

　　　　　　　　　　　　　　　　　　　　　　　　　　**大脑传**

了基础。[48] 如果泥胡蜂太难养，那么还有一种替代方法——在更好养的昆虫的脑中探索导航行为是如何实现的，这正是爱丁堡大学的芭芭拉·韦布（Barbara Webb）和纽约大学的马克·格尔肖（Marc Gershow）目前正在探索的方法。[49] 无论研究什么动物，原理都是一样的：通过找到一个明显的严格受控行为的神经元基础，我们或许能深入了解更灵活和复杂的行为是如何出现的。

至于哺乳动物脑的复杂性，我们对小鼠的研究，包括越来越复杂的连接组，以及我们操纵单个细胞的能力，这一切将创造一个最终能解释人脑功能运行的框架。随着我们理解的深入，功能的定位化将变得越来越模糊和不精确，研究者将主要从环路及其相互作用的角度来理解脑，而不是基于模块化的解剖区域的角度。一些在小型脑上发展和验证的模型将脑视作能对传入的感觉信息做出反应的活跃器官，可以探索和选择未来的可能性，而不是单纯地处理和传输信号。这类模型的应用将为我们提供一幅脑功能的动态视图。研究者越来越感兴趣的一个问题是，利用全脑数据来探索神经元作为群体的反应，并将这些复杂的反应与种类繁多的行为联系起来（即便是最简单的动物也有非常丰富的行为）。[50] 在小鼠的初级视觉皮层中，单个细胞活动的微小变化就可以对周围细胞的活动产生涟漪效应。[51] 群体活动会受到个体细胞的影响。

并非所有人都认同这种强调在单细胞水平上理解脑活动的观点。许多哺乳动物脑的研究者都会同意约翰斯·霍普金斯大学的大卫·罗宾逊的观点，他在 1992 年指出："试图从一个个细胞出发，以还原论为基础来解释任何真正的神经网络是如何工作的，这样的尝试是徒劳的，我们可能不得不接受尝试在更高层次的组织上理解脑。"[52]虽然我们还无法理解龙虾的胃，对各种脑的群体水平研究也越来越多并且越发复杂，但群体活动始终是受组成成分影响的。因为这种复杂性，或者说虽然存在这种复杂性，意识之谜终将以我现在无法猜测到的方式得到解答。

这些只是我认为应该发生的事情。关于我们对脑的理解在未来会如何发展，有许多可能出现的情形：

各种计算类研究项目可能得到很好的结果，理论家会破解出所有脑功能的运行原理；或者是，连接组研究将揭示我们目前还不知道的脑功能的原理；或者是，一个理论将以某种方式从我们正在生成的大量成像数据中突然冒出来；或者是，我们将从一系列彼此独立但令人满意的解释中慢慢拼出一个（或多个）理论；或者是，通过对简单神经网络原理的研究，我们得以理解更高水平的组织方式；或者是，某种将生理学、生物化学和解剖学结合起来的全新方法将对脑中正在发生的事情提供决定性的启示；或者是，新的比较进化研究将阐明其他动物是如何具有意识的，并为理解人脑的功能提供深入的见解；或者是，为了解释简单的脑而开发出的模型被证明具有可扩展性，也能用于解释人脑；或者是，在人脑中发现的默认模式网络被证明同样适用于其他动物，并且在脑的整体功能中扮演着关键角色；或者是，超乎想象的新技术将为脑提供一个全新的隐喻，从而改变我们所有人的观点；或者是，我们的计算机系统将变得具有意识，给我们带来令人警醒的新见解；或者是，从控制论、控制理论、复杂性和动力系统理论、语义学和符号学中将涌现出一个新的框架；或者是，我们将接受根本就不存在一个全面的有关脑的理论这一点，因为脑没有整体的逻辑，因此我们只能解释脑的各个微小的部分，而我们必须满足于此；又或者是……

# 致　谢

我与约翰·戴维在 2015 年初共同构想了这本书。约翰是我当时在伦敦 Profile Books 出版社的出版人，可惜他已于 2017 年去世。我认为这本书是约翰的主意，如果没有他的热情和友谊，这本书一定不会存在。约翰去世后，艾德·莱克接任了编辑一职，他正是那种你想与之合作的编辑——在需要支持时他会给予你支持，在需要坦率时他会直言不讳。我的第一份草稿松垮而散漫。在艾德的鼓励下，我从书中砍掉了 25 000 个单词，却没有对本书的思想或结构造成任何伤害，最后的阅读效果好了很多，尽管在那之后我又不断地往里面塞进了新东西。在纽约，Basic Books 出版社的 T. J. 凯莱赫给我的书起了这个标题，并鼓励我在绪论中更清楚地展示我的主题。

这本书是献给凯文·康诺利的，但我也要感谢 20 世纪 70 年代中期谢菲尔德大学心理学系凯文的所有同事。遗传学系的巴里·伯内特和凯文一起指导我攻读博士学位，他们扮演了人类社会中那个宝贵而独特的角色——他们是我的老师。我在写这本书的时候反复发现，当时他们教给我的许多东西都是我在过去40年里一直在思考的想法和方法，这些想法和方法如今出现在了这本书里。感谢保罗·迪恩、约翰·弗里斯比、玛格丽特·马卢、约翰·梅休、罗德·尼克尔森、杰夫·皮尔金顿、彼得·雷德格雷夫、泰瑞·里克、大卫·夏皮罗、阿德里安·辛普森、克里斯·史密斯、马克斯·韦斯特比和其他许多人，你们成就了我，也成就了这本书。

读过本书各版本草稿或大纲的朋友和同事应当特别提及：安-索菲·巴威奇、海伦·毕比、托尼·克里斯蒂、杰瑞·科因、加布里埃尔·芬克尔斯坦、凯茜·麦克罗汗、凯文·米切尔、迈克·尼塔巴赫、达米安·维尔和莱斯莉·沃斯霍尔。他们都给出了非常有用的评论，我的经纪人彼得·塔拉克在最初的计划阶段也是如此。特别感谢我的叔叔戈登·兰利博士。通过电子邮件和推特，很多人给我提供了建议或者回答了我的问题，又或者面对面地带领我走上了正确的方向，他们包括菲利普·鲍尔、雪莉·凯尔尼、亚当·卡尔霍恩、阿尔伯特·卡多纳、丹·戴维斯、卡斯帕·亨德森、安德鲁·霍奇斯、汤姆·赫兰德（不是演蜘蛛侠那位，而是另一位）、布里吉特·涅利希、亚当·卢瑟福、苏菲·斯科特、保罗·萨莫格拉德、乔什·维斯伯格，以及博客 Neuroskeptic 的博主和推特账号 @neuro_skeptic 的推主。选修卡斯滕·蒂默尔曼在曼彻斯特大学开设的本科一年级课程"20件物品中的生物学史"的学生也给我提供了很多建议。所有这些人都以不同的方式帮助过我，当然，任何遗留下来的错误和疏漏都要完全由我负责。

在写这本书的 50 多个月里，无论是在全球领域还是个人层面都发生了许多事情，其中很多都影响了我。特朗普出任总统、英国脱欧的混乱、曼彻斯特体育场爆炸、我所在大学的员工为了保住工作和养老金而发生的罢工、我的亲人遭遇疾病和去世，以及我同时为其他两本书所做的工作，都在我写作的过程中与我的感情交织在一起。我所爱的人帮助我度过了这一切，所以，我要感谢蒂娜、劳伦和伊芙，特别是蒂娜，对不起，并且谢谢你们。

# 注　释

为了节省篇幅，注释部分省略了期刊论文和图书章节的标题，但使用注释中提供的信息应当仍然可以直接找到本书引用的所有材料。在 theideaofthebrain.com 网站上可以找到完整的参考文献，以及各种视频和其他形式的补充信息。注释中列出的大部分论文都可以在互联网上找到，但有一些是需要付费的。没有订阅的读者可以通过各种方式获取这些论文，包括通过电子邮件联系论文的作者索要副本，或者使用 Sci-Hub。1945 年以前的大部分书籍都可以在谷歌图书或互联网档案馆（archive.org）网站上免费阅读，其余的则可以从图书馆借阅到。在可能的情况下，注释中引用的网站页面都被保存到了互联网档案馆网站上的时光倒流机（Wayback Machine）上，然后被链接到一个简单的短网址（TinyURL）地址，这样既便于输入链接，也能够确保相关页面在未来很长一段时间内仍然可用。正文中未提及的两本著作是本书极好的搭配：安德鲁·威肯斯（Andrew Wickens）的《脑的历史》（*A History of the Brain*）（心理学出版社，2014），这部著作更偏重解剖学方面的论述，因此强烈推荐。而乔恩·特尼（Jon Turney）的《破解神经科学》（*Cracking Neuroscience*）（卡塞尔出版社，2018）则提供了对神经科学现状的一个非常容易理解的概述。

## 第 1 章　心：史前时代至 17 世纪

1.　Lind, R. (2007), *The Seat of Consciousness in Ancient Literature* (London: McFarland), pp. 57–8.

2.　Wallis Budge, E. (1972), *From Fetish to God in Ancient Egypt* (New York: Blom), p. 15.

3.　Alter, R. (2007), *The Book of Psalms: A Translation with Commentary* (New York: Norton), p. 19, note 10, and p. 255, note 21.

4.　Hultkrantz, A. (1953), *Conceptions of the Soul Among North American Indians: A Study in Religious Ethnology* (Stockholm: Ethnographical Museum of Sweden), p. 178; Spier, L. (1928), *Anthropological Papers of the American Museum of Natural History 29*. 巴布亚新几内亚的南法雷人中有吃掉死者尸体的仪式性活动，吃掉的部分也包括脑。这无意中导致了致命的神经退行性朊病毒病——库鲁病的传播，但脑在这种病传播过程中的作用并不比身体的其他部分更大，见：Whitfield, J., et al. (2015), *Le Journal de la Société des Océanistes* 141: 303–21。

5.　Jung, C. (1983), *Memories, Dreams, Reflections* (London: Flamingo), p. 276.

6.　澳大利亚福林德斯大学（Flinders University）的雪莉·凯尔尼帮助我认识到了看似简单的问题的复杂性。令人震惊的是，在 Horton, D. (ed.) (1994), *The Encyclopedia of Aboriginal Australia: Aboriginal and Torres Strait Islander History, Society and Culture* (Canberra: Aboriginal Studies Press) 中，脑、心智和心脏分别出现了 2 次、3 次和 11 次，但均与思想的中枢无关。

7.　Shogimen, T. (2009), in C. Nederman and T. Shogimen (eds.), *Western Political Thought in Dialogue with Asia* (Plymouth: Lexington), pp. 279–300.

8.　Sanchez, G. and Meltzer, E. (2012), *The Edwin Smith Papyrus: Updated Translation of the Trauma Treatise and Modern Medical Commentaries* (Atlanta: Lockwood Press); Finger, S. (2000), *Minds Behind the Brain: A History of the Pioneers and Their Discoveries* (Oxford: Oxford University Press).

9.　1979 年，朱利安·杰恩斯（Julian Jaynes）发表了 *The Origin of Consciousness in the Breakdown of the Bicameral Mind*。在该书中，他引用了荷马所著的《伊利亚特》中的证据，提出意识是大约 4 000 年前社会复杂性的产物。杰恩斯声称，人们在此之前是通过神的声音来体验意识的。无论是《伊利亚特》还是古希腊社会，都不能代表整个地球上世世代代的人类体验的总和，而且这两者也不支持杰恩斯的论点。狩猎采集者是人类历史的绝对主角，他们无论在过去还是现在，都跟你和我一样具有意识。见：Jaynes, J. (1979), *The Origin of Consciousness in the Breakdown of the Bicameral Mind* (Harmondsworth: Penguin); Greenwood, V. (2015), Nautilus https://tinyurl.com/Jaynes-Bicameral。

10. Lloyd, G. (1991), in G. Lloyd (ed.), *Methods and Problems in Greek Science: Selected Papers* (Cambridge: Cambridge University Press), pp. 164–98; Doty, R. (2007), *Neuroscience* 147: 561–8.

11. Temkin, O. (1971), *The Falling Sickness: A History of Epilepsy from the Greeks to the Beginnings of Modern Neurology* (Baltimore: Johns Hopkins University Press), pp. 5–10.

12. Gross, C. (2009), *A Hole in the Head: More Tales in the History of Neuroscience* (London: MIT Press), p. 26.

13. Temkin (1971).

14. Lisowski, F. (1967), in D. Brothwell and A. Sanderson (eds.), *Diseases in Antiquity: A Survey of the Diseases, Injuries and Surgery of Early Populations* (Springfield: Thomas), pp. 651–72; Gross, C. (2002a), in R. Arnott, et al. (eds.), *Trepanation: History, Discovery, Theory* (Lisse: Swets and Zeitlinger), pp. 307–22.

15. Gross, C. (1995), *The Neuroscientist* 1: 245–50.

16. Von Staden, E. (1989), *Herophilus: The Art of Medicine in Early Alexandria* (Cambridge: Cambridge University Press), p. 26; Lang, P. (2013), *Medicine and Society in Ptolemaic Egypt* (Leiden: Brill), p. 258.

17. French, R. (2003), *Medicine Before Science: The Business of Medicine from the Middle Ages to the Enlightenment* (Cambridge: Cambridge University Press), pp. 30–31.

18. Boudon-Millot, V. (2012), *Galien de Pergame* (Paris: Les Belles Lettres).

19. Gill, C., et al. (2009), in C. Gill, et al. (eds.), *Galen and the World of Knowledge* (Cambridge: Cambridge University Press), pp. 1–18, p. 6.

20. Gleason, M. (2009), in C. Gill, et al. (eds.), *Galen and the World of Knowledge* (Cambridge: Cambridge University Press), pp. 85–114, p. 112; Rocca, J. (2003), *Galen on the Brain: Anatomical Knowledge and Physiological Speculation in the*

*Second Century A.D.* (Leiden: Brill).

21.　下面的这些引述来自 Gleason (2009), pp. 99–102。

22.　Gleason (2009), p. 100.

23.　Al-Khalili, J. (2010), *Pathfinders: The Golden Age of Arab Science* (London: Allen Lane).

24.　Frampton, M. (2008), *Embodiments of Will: Anatomical and Physiological Theories of Voluntary Animal Motion from Greek Antiquity to the Latin Middle Ages, 400 BC – AD 1300* (Saarbruck: Verlag Dr. Müller), p. 370.

25.　Micheau, F. (1994), in C. Burnett and D. Jacquart (eds.), *Constantine the African and 'Alī ibn al-'Abbās Maǧūsī: The Pantegni and Related Texts* (London: Brill), p. 15. See Kwakkel, E. and Newton, S. (2019), *Medicine at Monte Cassino: Constantine the African and the Oldest Manuscript of his Pantegni* (Turnhout: Brepols).

26.　本条和下一条引述来自 Frampton (2008), pp. 335, 339。

27.　Green, C. (2003), *Journal of the History of the Behavioral Sciences* 39: 131–42.

28.　Van der Eijk, P. (2008), *The Lancet* 372: 440–41; Green (2003). 另一位据传提出脑室定位论的人是一位名叫波西多尼乌斯（Posidonious）的作家，人们对此人知之甚少。

29.　Manzoni, T. (1998), *Archives Italiennes de Biologie* 136: 103–52.

30.　Frampton (2008), p. 372.

31.　Ibid., p. 381.

32.　French (2003), p. 113.

33.　Savage-Smith, E. (1995), *Journal of the History of Medicine and Allied Sciences* 50: 67–110.

34.　Frampton (2008), pp. 383–6.

35.　Berengario da Carpi, J. (1521), *Commentaria cum amplissimis additionibus super Anatomia Mundini una cum textu ejusdem in pristinum & verum nitorem redacto* (Bologna: de Benedictis).

36.　Dryander, J. (1536), *Anatomia capitis humani* (Marpurg: Cervicorni).

37.　Catani, M. and Sandrone, S. (2015), *Brain Renaissance from Vesalius to Modern Neuroscience* (Oxford: Oxford University Press).

38.　Fleck, L. (1979), *Genesis and Development of a Scientific Fact* (London: University of Chicago Press), p. 141.

39. 贝伦加里奥·达·卡尔皮在 20多年前就已得出了类似的结论，见：Pranghofer, S. (2009), *Medical History* 53: 561–86。

40. Catani and Sandrone (2015), *Brain Renaissance from Vesalius to Modern Neuroscience* (Oxford: Oxford University Press), pp. 153–4.

41. 本条和下一段的引述来自 Catani and Sandrone (2015), pp. 49, 98, 48。

42. 本条和下一条引述来自 Du Laurens, A. (1599), *A Discourse of the Preservation of the Sight: of Melancholike Diseases; of Rheumes, and of Old Age* (London: Kingston, Iacson), pp. 3, 77。

43. 对于 17 世纪的英语作家如何探索脑功能问题，深入探讨参见：Habinek, L. (2018), *The Subtle Knot: Early Modern English Literature and the Birth of Neuroscience* (London: McGill-Queen's University Press)。也可能有一些类似的书关注的是采用其他语言的作家。

## 第 2 章　力：17 世纪至 18 世纪

1. Steno, N. (1669), *Discours de Monsieur Stenon, sur l'Anatomie du Cerveau* (Paris: de Ninville).

2. Martensen, R. (2004), *The Brain Takes Shape* (Oxford: Oxford University Press), pp. 52–5.

3. The Passions of the Soul, paragraphs 33, in Descartes, R. (1985), *The Philosophical Writings of Descartes* (Cambridge, Cambridge University Press), p. 341.

4. 笛卡儿关于动物机器的观点究竟是什么意思，有很多哲学上的争论，一个可供参考的例子见：Newman, L. (2001), *Canadian Journal of Philosophy* 31: 389–426。

5. The Passions of the Soul, paragraphs 32 and 34, in Descartes (1985), pp. 340–41.

6. Descartes (1985), pp. 100–101.

7. 具体讨论见：Huxley, T. (1898), *Collected Essays, vol. 1: Method and Results* (London: Macmillan), pp. 211–12。

8. Steno, N. (1965), *Nicolaus Steno's Lecture on the Anatomy of the Brain* (Copenhagen: Nyt Nordisk Forlag Arnold Busck), p. 124.

9. 所有的材料来自 Swammerdam, J. (1758), *The Book of Nature* (London: Seyffert), vol. 2, can be found on pp. 122–32; Malpighi, M. (1666), *Philosophical Transactions of the Royal Society* 2: 491–2; Cobb, M. (2002), *Nature Reviews Neuroscience* 3: 395–400。

10. Dick, O. (ed.) (2016), *Aubrey's Brief Lives* (London: Vintage), p. cxx.

11. Frank, R. (1990), in G. Rousseau (ed.), *The Language of Psyche: Mind and Body in Enlightenment Thought* (Berkeley: University of California Press), pp. 107–47, p. 123; Zimmer, C. (2004), *Soul Made Flesh: Thomas Willis, the English Civil War and the Mapping of the Mind* (London: Heinemann).

12. Cole, F. (1944), *A History of Comparative Anatomy: From Aristotle to the Eighteenth Century* (London: Macmillan), p. 222.

13. Frank (1990), p. 126.

14. 材料来自 Willis, T. (1684), *Dr Willis's Practice of Physick, Being the Whole Works of That Renowned and Famous Physician* (London: Dring, Harper and Lee), can be found on pp. 71, 75, 92–3, 96。

15. Cobb, M. (2006), *The Egg and Sperm Race: The Seventeenth Century Scientists Who Unravelled the Secrets of Sex, Life and Growth* (London: Free Press).

16. Kardel, T. and Maquet, P. (eds.) (2013), *Nicolaus Steno: Biography and Original Papers of a 17th Century Scientist* (London: Springer), p. 508.

17. 本条和下一条引述来自 Steno (1965), pp. 127, 136。

18. Kardel and Maquet (2013), p. 516.

19. Collingwood, R. (1945), *The Idea of Nature* (Oxford: Clarendon).

20. Hobbes, T. (1651), *Leviathan, or, The Matter, Forme, and Power of a Common Wealth, Ecclesiasticall and Civil* (London: Crooke), p. 1.

21. Whitaker, K. (2004), *Mad Madge: Margaret Cavendish, Duchess of Newcastle, Royalist, Writer and Romantic* (London: Vintage).

22. Cavendish, M. (1664), *Philosophical Letters* (London: n.p.), p. 185. See Cunning, D. (2006), *History of Philosophy Quarterly* 23: 117–36.

23. https://tinyurl.com/Descartes-Elizabeth.

24. Spinoza, *Ethics*, part III, proposition 2.

25. Cunning (2006), p. 118. 本条引述来自莱布尼茨的《单子论》（*Monadology*）。

大脑传

关于莱布尼茨观点的现代评论，见：Churchland, P. (1995), *The Engine of Reason, the Seat of the Soul: A Philosophical Journey into the Brain* (London: MIT Press)。

26. Yolton, J. (1983), *Thinking Matter: Materialism in Eighteenth-Century Britain* (Oxford: Blackwell); Hamou, P. (2007), in P. Anstey (ed.), *John Locke: Critical Assessments of Leading Philosophers*, series II, vol. 3 (London: Routledge).

27. Locke, J. (1689), *An Essay Concerning Human Understanding*, 4.3.6.

28. Browne, P. (1728), *The Procedure, Extent, and Limits of Human Understanding* (London: Innys).

29. Bentley, R. (1692), *Matter and Motion Cannot Think, or, A Confutation of Atheism from the Faculties of Soul* (London: Parkhurst, Mortlock), pp. 14–15.

30. Giglioni, G. (2008), *Science in Context* 21: 1–29.

31. Bentley (1692), p. 29.

32. Thomson, A. (2010), *Early Science and Medicine* 15: 3–37, p. 20.

33. Uzgalis, W. (2008), in J. Perry (ed.), *Personal Identity* (London: University of California Press), pp. 283–314, p. 296.

34. Uzgalis (2008), p. 284.

35. Thomson (2010).

36. Uzgalis (2008).

37. Ditton, H. (1712), *A Discourse Concerning the Resurrection of Jesus Christ* (London: Bell and Lintott), p. 474; Ditton, H. (1714), *The New Law of Fluids* (London: Cowse), p. 9.

38. Ditton (1714), appendix, p. 24.

39. Vartanian, A. (1960), *La Mettrie's L'Homme Machine: A Study in the Origins of an Idea* (Princeton: Princeton University Press), p. 74; Niderst, A. (1969), *L'Ame matériel* (ouvrage anonyme). *Edition critique, avec une introduction et des notes* (Paris: Nizet).

40. Fearing, F. (1970), *Reflex Action: A Study in the History of Physiological Psychology* (Cambridge, MA: MIT Press).

41. Yolton (1983), p. 177.

42. 这几条引述和下一条引述来自 Boerhaave, H. (1743), *Dr. Boerhaave's Academical*

注　释

*Lectures on the Theory of Physic*, vol. 2 (London: Innys), pp. 290 and 312–13。

43. Koehler, P. (2007), in H. Whitaker, et al. (eds.), *Brain, Mind and Medicine: Neuroscience in the 18th Century* (New York: Springer), pp. 213–31, p. 219; Steinke, H. (2005), *Irritating Experiments: Haller's Concept and the European Controversy on Irritability and Sensitivity, 1750–90* (Amsterdam: Rodopi), pp. 21–2.

44. 本条和下面几条引述来自 Temkin, O. (1936), *Bulletin of the History of Medicine* 4: 651–99, pp. 675, 657, 661; Steinke (2005)。

45. Koehler (2007), p. 223.

46. Munro, A. (1781), *The Works of Alexander Monro, M.D.* (Edinburgh: Elliot, Robinson), p. 324.

47. Smith, C. (2007), in H. Whitaker, et al. (eds.), *Brain, Mind and Medicine: Neuroscience in the 18th Century* (New York: Springer), pp. 15–28 and p. 27, note 4.

48. Anonymous (1747), *An Enquiry into the Origin of the Human Appetites and Affections, Shewing How Each Arises from Association* (Lincoln: Dodsley), p. 41.

49. Glassman, R. and Buckingham, H. (2007), in H. Whitaker, et al. (eds.), *Brain, Mind and Medicine: Essays in Eighteenth-Century Neuroscience* (Boston, MA: Springer), pp. 177–90.

50. Hartley, D. (1749), *Observations on Man, His Frame, His Duty, and His Expectations* (London: Hitch and Austen), part I, p. iv.

51. Whytt, R. (1751), *An Essay on the Vital and Other Involuntary Motions of Animals* (Edinburgh: Hamilton, Balfour and Neill), p. 239; French, R. (1969), *Robert Whytt, the Soul, and Medicine* (London: Wellcome), p. 69.

52. Temkin (1936), p. 683.

53. French (1969).

54. 这几条引述来自 Whytt (1751), pp. 2, 252。

55. Fearing (1970), p. 69.

56. French (1969), pp. 75, 91.

57. Fearing (1970), pp. 82–3.

58. Wellman, K. (1992), *La Mettrie: Medicine, Philosophy and Enlightenment* (London: Duke University Press); Thomson, A. (ed.) (1996), *La Mettrie: Machine Man and Other Writings* (Cambridge: Cambridge University Press).

大脑传

59. Thomson (1996), p. 26.

60. La Mettrie, J. de (1748), *L'Homme machine* (Leiden: Luzac). 近期的译作见：Vartanian (1960); La Mettrie, J. de (1994), *Man a Machine; and, Man a Plant* (Indianapolis: Hackett); Thomson (1996)。拉美特利著作的完整目录见：Stoddard, R. (1992), *The Papers of the Bibliographic Society of America* 86: 411–59。

61. 这几条引述来自 Thomson (1996), pp. 13, 9, 25, 35, 6。

62. Makari, G. (2015), *Soul Machine: The Invention of the Modern Mind* (London: Norton).

63. 本条和下一条引述来自 Thomson (1996), pp. 28, 31, 33。

64. Vartanian (1960), p. 139.

65. Riskin, J. (2016), *The Restless Clock: A History of the Centuries-Long Argument Over What Makes Living Things Tick* (Chicago: University of Chicago Press), pp. 162–3.

66. De Saussure, R. (1949), *Journal of the History of Medicine and Allied Sciences* 4: 431–49, p. 432.

67. Thomson (1996), p. x; *Vartanian* (1960), p. 116.

68. Riskin (2016), p. 156.

69. Morange, M. (2016), *Une Histoire de la biologie* (Paris: Seuil), p. 101.

70. Braudy, L. (1970), *Eighteenth-Century Studies* 4: 21–40.

71. Riskin (2016), pp. 116–22.

72. Colliber, S. (1734), *Free Thoughts Concerning Souls* (London: Robinson), p. 8.

73. Priestley, J. (1777), *Disquisitions Relating to Matter and Spirit* (London: Johnson), p. 27.

74. Priestley, J. (1778), *A Free Discussion of the Doctrines of Materialism, and Philosophical Necessity* (London: Johnson, Cadell), p. 61.

75. Priestley (1777), p. 27.

76. Brown, T. (1974), *Journal of the History of Biology* 7: 179–216.

77. Fearing (1970), p. 94.

注 释

## 第 3 章 电：18 世纪至 19 世纪

1. Shelley, M. (2003), *Frankenstein* (London: Penguin), pp. 6–7.

2. Holmes, R. (2008), *The Age of Wonder: How the Romantic Generation Discovered the Beauty and Terror of Science* (London: Harper).

3. Fara, P. (2002), *An Entertainment for Angels* (London: Icon).

4. 埃瓦尔德·格奥尔格·冯·克莱斯特（Ewald Georg von Kleist）于此前 1 年在波美拉尼亚发明了一个类似的装置，见：Torlais, J. (1963), *Revue d'histoire des sciences et de leurs applications* 16: 211–19。

5. Priestley, J. (1769), *The History and Present State of Electricity, with Original Experiments* (London: Dodsley, Johnson, Payne, Cadell), p. 98.

6. Bertucci, P. (2007), in H. Whitaker, et al. (eds.), *Brain, Mind and Medicine: Neuroscience in the 18th Century* (New York: Springer), pp. 271–83.

7. Beccaria, G. (1776), *A Treatise Upon Artificial Electricity* (London: Nourse), p. 270.

8. Haller, A. von (1762), *Mémoires sur les parties sensibles et irritables du corps animal, tôme troisième* (Lausanne: Grasset); Kaplan, P. (2002), *Journal of the Royal Society of Medicine* 95: 577–8, p. 577.

9. Priestley (1769), p. 622.

10. Hartley (1749), part 1, p. 88.

11. Bonnet, C. (1755), *Essai de psychologie; ou considérations sur les opérations de l'âme, sur l'habitude et sur l'éducation* (London: n.p.), p. 268.

12. Bonnet, C. (1760), *Essai analytique sur les facultés de l'âme* (Copenhagen: Philibert), pp. 21–2.

13. Home, R. (1970), *Journal of the History of Biology* 3: 235–51.

14. Koehler, P., et al. (2009), *Journal of the History of Biology* 42: 715–63.

15. 材料来自 Piccolino, M. (2007), in H. Whitaker, et al. (eds.), *Brain, Mind and Medicine: Neuroscience in the 18th Century* (New York: Springer), pp. 125–43; Finger, S. (2013), *Progress in Brain Research* 205: 3–17。

16. Home (1970), p. 250.

17. Bertholon, P. (1780), *De l'électricité du corps humain dans l'état de santé et de maladie* (Paris: Didot), pp. 70, 94.

18. Galvani, L. (1953), *Commentary on the Effect of Electricity on Muscular Motion* (Cambridge, MA: Elizabeth Licht); Bresadola, M. (2003), in F. Holmes, et al. (eds.), *Reworking the Bench: Research Notebooks in the History of Science* (Dordrecht: Kluwer), pp. 67–92.

19. Galvani (1953), p. 46.

20. Ibid., p. 97.

21. Ibid., pp. 60, 66, 67.

22. Ibid., p. 72.

23. 本段中的材料来自 Valli, E. (1793), *Experiments on Animal Electricity, with Their Application to Physiology* (London: Johnson), pp. 5, 241–2。

24. Fowler, R. (1793), *Experiments and Observations Relative to the Influence Lately Discovered by M. Galvani, and Commonly Called Animal Electricity* (Edinburgh: Duncan, Hill, Robertson & Berry, add Mudie).

25. Volta, A. (1816), *Collezione dell'opere del cavaliere Conte Alessandro Volta*, vol. 2, part I (Florence: Piatti), p. 111.

26. Finger, S., et al. (2013), *Journal of the History of the Neurosciences* 22: 237–352.

27. Mauro, A. (1969), *Journal of the History of Medicine* 24: 140–50.

28. Hoff, H. (1936), *Annals of Science* 1: 157–72. 对该现象的首次阐述见：Matteucci, C. (1842), *Annales de chimie et de physique*, Série 3 6: 301–39。

29. Darwin, E. (1801), *Zoonomia; Or, the Laws of Organic Life*, vol. 1 (London: Johnson), p. 83.

30. Pancaldi, G. (1990), *Historical Studies in the Physical and Biological Sciences* 21: 123–60.

31. Volta, A. (1800), *Philosophical Transactions of the Royal Society of London* 90: 403–31.

32. Holmes (2008), pp. 274, 325. 没有证据表明戈德温真的参加了这次演讲，但戴维的演讲内容与《弗兰肯斯坦》在文本上具有惊人的相似性，这说明如果戈德温没有到场，那么她显然读过演讲内容的印刷版。

33. 我隐藏了一些细节，其中部分内容见：Aldini, J. (1803), *An Account of the Late Improvements in Galvanism* (London: Murray), pp. 68–80。

34. Aldini (1803); Aldini, J. (1804), *Essai théorique et expérimental sur le galvinisme*

(Bologna: Piranesi).

35. Aldini (1803), p. 193.

36. *The Times*, 22 January 1803, p. 3.

37. Aldini (1804), p. 216.

38. 本条和下一条引述来自 Aldini (1803), pp. 57, 63–4。

39. 这些引述来自 Aldini (1804), pp. 116–20; Bolwig, T. and Fink, M. (2009), *Journal of Electro-Convulsive Therapy* 25: 15–18。阿尔蒂尼对一位名叫查尔斯·贝尔里尼的劳工进行了同样的操作，并且得到了类似的结果。

40. Finger, S. and Law, M. (1998), *Journal of the History of Medicine* 53: 161–80, p. 167.

41. Neuburger, M. (1981), *The Historical Development of Experimental Brain and Spinal Cord Physiology Before Flourens* (London: Johns Hopkins University Press), p. 199. 如果你想了解更多细节，并且能够忍受得了（请记住，虽然结果并不正确，但对操作过程的描述极有可能是准确的），见：Finger and Law (1998)。

42. Finger and Law (1998), p. 169.

43. Neuburger (1981), pp. 199, 220.

44. Finger and Law (1998), p. 165.

45. Roget, P. (1824a), *Supplement to the Fourth, Fifth, and Sixth Editions of the Encyclopaedia Britannica*, vol. 6 (Edinburgh: Constable), p. 187 – entry on Physiology.

46. Rogers, J. (1998), in E. Yeo (ed.), *Radical Femininity: Women's Representation in the Public Sphere* (Manchester: Manchester University Press), pp. 52–78.

47. Sharples, E. (1832), *The Isis* 6: 81–5, p. 85.

48. Anonymous (1844), *Vestiges of the Natural History of Creation* (London: Churchill); Secord, J. (2000), *Victorian Sensation: The Extraordinary Publication, Reception, and Secret Authorship of Vestiges of the Natural History of Creation* (Chicago: University of Chicago Press).

49. Anonymous (1844), p. 334.

50. Ibid., p. 335.

51. Longet, F.-A. (1842), *Anatomie et physiologie du système nerveux de l'homme et des animaux vertebrés*, vol. 1 (Paris: Fortin, Masson et Cie), pp. 138–9.

52. Matteucci, C. (1844), *Traité des phénomènes électro-physiologiques des animaux* (Paris: Fortin, Masson et Cie).

53. Matteucci, C. (1845), *Philosophical Transactions of the Royal Society of London* 135: 303–17, p. 317.

54. Matteucci, C. (1850), *Philosophical Transactions of the Royal Society of London* 140: 645–9, p. 648.

55. Finger, S. and Wade, N. (2002a), *Journal of the History of the Neurosciences* 11: 136–55; Finger, S. and Wade, N. (2002b), *Journal of the History of the Neurosciences* 11: 234–54.

56. 本条和下一条引述来自 Müller, J. (1843), *Elements of Physiology* (Philadelphia: Lea and Blanchard), pp. 513, 515, 532。

57. Otis, L. (2007), *Müller's Lab* (Oxford: Oxford University Press).

58. Finkelstein, G. (2014), in C. Smith and H. Whitaker (eds.), *Brain, Mind and Consciousness in the History of Neuroscience* (New York: Springer), pp. 163–84, p. 164.

59. Clarke, E. and Jacyna, L. (1987), *Nineteenth-Century Origins of Neuroscientific Concepts* (London: University of California Press), p. 211.

60. Bowditch, H. (1886), *Science* 8: 196–8, pp. 196–7.

61. Meulders, M. (2010), *Helmholtz: From Enlightenment to Neuroscience* (Cambridge, MA: MIT Press).

62. Finger and Wade (2002a), p. 152.

63. Lenoir, T. (1994), *Osiris* 9: 184–207.

64. Helmholtz, H. (1875), *On the Sensations of Tone as a Physiological Basis for the Theory of Music* (London: Longmans, Green), p. 224.

65. Odling, E. (1878), *Memoir of the Late Alfred Smee, FRS, by his Daughter* (London: Bell and Sons). 在为撰写本章展开的调研中，我从科学史家伊万·里斯·莫罗斯（Iwan Rhys Morus）的著作中看到了斯密的名字。在此之前，我没有听说过斯密。

66. Smee, A. (1849), *Elements of Electro-Biology, or, the Voltaic Mechanism of Man* (London: Longman, Brown, Green, and Longmans), p. 39.

67. Ibid., p. 45.

68. 本条引述和后面几个段落中的引述来自 Smee, A. (1850), *Instinct and Reason Deduced from Electro-Biology* (London: Reeve, Benham and Reeve), pp. 29, 211, 98。图是第 210 页反面的 8 号板。

69. Morus, I. (1998), *Frankenstein's Children: Electricity, Exhibition, and Experiment in Early-Nineteenth-Century London* (Princeton: Princeton University Press), p. 150.

70. 本段和后面两段来自 Smee, A. (1851), *The Process of Thought Adapted to Words and Language, Together with a Description of the Relational and Differential Machines* (London: Longman, Brown, Green, and Longmans), pp. xv, 2, 39, 40, 42–3, 45, 49–50. Boden, M. (2006), *Mind as Machine: A History of Cognitive Science*, 2 vols. (Oxford: Clarendon), vol. 1, p. 121 处指出，斯密受到了乔治·布尔出版于 1847 年的著作 *The Mathematical Analysis of Logic* 的影响。斯密的著作中没有引用布尔的著作或提及布尔的思想，计算领域的历史学家认为二人之间没有关系，见：Buck, G. and Hunka, S. (1999), *IEEE Annals of the History of Computing* 21: 21–7。

71. Aspray, W. (1990), *Computing Before Computers* (Ames: Iowa State University Press), pp. 108–10.

## 第 4 章　功能：19 世纪

1. Liebknecht, K. (1908), *Karl Marx: Biographical Memoirs* (Chicago: Kerr), p. 64. 在 1850 年举办聚餐的这个组织一般被称作 "德国劳工教育协会" 或者 "共产主义者俱乐部"。

2. Parssinen, T. (1974), *Journal of Social History* 7: 1–20, p. 1.

3. Shuttleworth, S. (1989), in J. Christie and S. Shuttleworth (eds.), *Nature Transfigured: Science and Literature*, 1700–1900 (Manchester: Manchester University Press), pp. 121–51; Boshears, R. and Whitaker, H. (2013), *Progress in Brain Research* 205: 87–112.

4. McLaren, A. (1981), *Comparative Studies in Society and History* 23: 3–22.

5. Clark and Jacyna (1987), pp. 222–3.

6. Gall, F. and Spurzheim, G. (1810), *Anatomie et physiologie du système nerveux en général, et du cerveau en particulier*, vol. 1 (Paris: Schoell), p. xvii.

7. Young, R. (1990), *Mind, Brain and Adaptation in the Nineteenth Century: Cerebral Localization and its Biological Context from Gall to Ferrier* (Oxford: Oxford University Press), p. 56.

8. Gall, F. and Spurzheim, G. (1812), *Anatomie et physiologie du système nerveux en général, et du cerveau en particulier*, vol. 2 (Paris: Schoell), p. 225; Gall, F. (1818), *Anatomie et physiologie du système nerveux en général, et du cerveau en particulier*, vol. 3 (Paris: Librairie Grècquelatine-allemande), pp. 307–22.

9. 加尔使用了"hauteur"这个词来表示"自尊心",这个词还有"高度"的意思。

10. Boring, E. (1950), *A History of Experimental Psychology* (Englewood Cliffs: Prentice-Hall), p. 53; Boshears and Whitaker (2013).

11. Spurzheim, J. (1815), *The Physiognomical System of Drs. Gall and Spurzheim* (London: Baldwin, Cradock, and Joy).

12. Gall (1818), p. xxix.

13. Ibid. and McLaren (1981).

14. Cooter, R. (1984), *The Cultural Meaning of Popular Science: Phrenology and the Organisation of Consent in Nineteenth-Century Britain* (Cambridge: Cambridge University Press).

15. Combe, G. (1836), *Testimonials on Behalf of George Combe, as a Candidate for the Chair of Logic in the University of Edinburgh* (Edinburgh: Anderson), p. 5; Parsinnen (1974), p. 1.

16. McLaren (1981).

17. Hegel, G. (2003), *The Phenomenology of Mind* (Mineola: Dover), pp. 175–98.

18. Napoleon (1824), *Profils des contemporains* (Paris: Pollet), p. 54.

19. 所有引述均来自Roget, P. (1824b), *Supplement to the Fourth, Fifth, and Sixth Editions of the Encyclopaedia Britannica*, vol. 3 (Edinburgh: Constable) – entry on Cranioscopy。

20. Clark, J. and Hughes, T. (1980), *The Life and Letters of the Reverend Adam Sedgwick*, vol. 2 (Cambridge: Cambridge University Press), p. 83.

21. Parssinen (1974), p. 12.

22. Young (1990), p. 61.

注　释

23. 材料来自 Flourens, P. (1842), *Recherches expérimentales sur les propriétés et les fonctions du système nerveux, dans les animaux vertébrés* (Paris: Ballière), pp. 135, 131, 132, 244。

24. Swazey, J. (1970), *Journal of the History of Biology* 3: 213–34.

25. Flourens, P. (1824), *Recherches expérimentales sur les propriétés et les fonctions du système nerveux, dans les animaux vertébrés* (Paris: Crevot), p. 122.

26. Luzzatti, C. and Whitaker, H. (2001), *Archives of Neurology* 58: 1157–62.

27. Andral, G. (1840), *Clinique médicale, ou choix d'observations recueillies à l'Hôpital de la Charité*, vol. 5: *Maladies de l'encéphale* (Paris: Fortin, Masson), pp. 155, 523; Stookey, B. (1963), *Journal of the American Medical Association* 184: 1024–9.

28. Finger (2000), p. 139.

29. Broca, P. (1861a), *Bulletins de la Société d'anthropologie de Paris* 2: 139–204, 301–21, 441–6; LaPointe, L. (2013), *Paul Broca and the Origins of Language in the Brain* (San Diego: Plural Publishing).

30. Pearce, J. (2006), *European Neurology* 56: 262–4; Schiller, F. (1979), *Paul Broca: Founder of French Anthropology, Explorer of the Brain* (Berkeley: University of California Press), p. 175.

31. Auburtin, E. (1863), *Considérations sur les localisations cérébrales et en particulier sur le siège de la faculté du langage articulé* (Paris: Masson et Fils), pp. 24–5.

32. Joynt, R. (1961), *Archives of Internal Medicine* 108: 953–6; Schiller, F. (1963), *Medical History* 7: 79–81.

33. Broca, P. (1861b), *Bulletins de la Société d'anthropologie de Paris* 2: 235–38, p. 238; Schiller (1979), p. 178.

34. Broca, P. (1861c), *Bulletins de la Société anatomique de Paris* 36: 330–57.

35. Broca, P. (1861d), *Bulletins de la Société anatomique de Paris* 36: 398–407.

36. Ibid., pp. 406–7.

37. Broca, P. (1863), *Bulletins de la Société d'anthropologie de Paris* 4: 200–202, p. 202.

38. Dax, M. (1865), *Gazette hebdomadaire de médecine et de chirurgie* 17: 259–60; Dax, M. G. (1865), *Gazette hebdomodaire de médecine et de chirurgie* 17: 260–62; Finger, S. (1996), *Archives of Neurology* 53: 806–13.

39. Dax, M. G. (1865), p. 262.

大脑传

40. Broca, P. (1865), *Bulletins de la Société d'anthropologie de Paris* 6: 377–93, p. 383.

41. Glickstein, M. (2014), *Neuroscience: A Historical Introduction* (Cambridge, MA: MIT Press), p. 278.

42. Rutten, G.-J. (2017), *The Broca–Wernicke Doctrine. A Historical and Clinical Perspective on Localization of Language Functions* (Cham, Switzerland: Springer).

43. Duval, A. (1864), *Bulletins de la Société d'anthropologie de Paris* 5: 213–17, p. 215.

44. Bartholow, R. (1874a), *American Journal of the Medical Sciences* 134: 305–13; Bartholow, R. (1874b), *British Medical Journal* 1(700): 727.

45. Ferrier, D. (1876), *The Functions of the Brain* (London: Smith, Elder), p. 296; Harris, L. and Almerigi, J. (2009), *Brain and Cognition* 70: 92–115.

46. Fritsch, G. and Hitzig, E. (1870), *Archiv für Anatomie, Physiologi und wissenschaftliche Medizin* 37: 300–332, 翻译版见：Wilkins, R. (1963), *Journal of Neurosurgery* 20: 904–16。Taylor, C. and Gross, C. (2003), *The Neuroscientist* 9: 332–42; Hagner, M. (2012), *Journal of the History of the Neurosciences* 21: 237–49.

47. Ferrier (1876), p. 80.

48. Wilkins (1963), p. 909.

49. Ibid., p. 916.

50. Ferrier (1876); Taylor and Gross (2003).

51. 这些引述来自 Ferrier (1876), pp. 44–5, 124–5, 39, 40, 213, 130, 141–5。

52. Macmillan, M. (2000), *An Odd Kind of Fame: Stories of Phineas Gage* (London: MIT Press). 这些引述来自 Ferrier (1876), pp. 231–2。

53. Ferrier, D. (1878a), *British Medical Journal* 1: 443–7; Ferrier, D. (1878b), *The Localisation of Cerebral Function* (London: Smith, Elder).

54. Macmillan (2000), pp. 401–22, 414–15.

55. Ibid., pp. 314–33 罗列了各种各样错误的描述。

56. 这些引述来自 Ferrier (1876), pp. 288, 255–8。

## 第 5 章　进化：19 世纪

1. Abercrombie, J. (1838), *Inquiries Concerning the Intellectual Powers and the Investigation of Truth* (London: Murray), p. 34.

2.    https://www.biodiversitylibrary.org/title/50381#page/52/mode/1up.

3.    Barrett, P., et al. (eds.) (2008), *Charles Darwin's Notebooks, 1836–1844: Geology, Transmutation of Species, Metaphysical Enquiries* (Cambridge: Cambridge University Press), p. 165.

4.    Müller (1843), https://www.biodiversitylibrary.org/item/105993#page/53/mode/1up; Richards, R. (1987), *Darwin and the Emergence of Evolutionary Theories of Mind and Behavior* (Chicago: University of Chicago Press), p. 94; Swisher, C. (1967), *Bulletin of the History of Medicine* 41: 24–43, p. 27.

5.    Barrett et al. (2008), pp. 291, 614.

6.    Partridge, D. (2015), *Biological Journal of the Linnean Society* 116: 247–51.

7.    Darwin, C. (2004), *The Descent of Man, and Selection in Relation to Sex* (London: Penguin), p. 17; Bizzo, N. (1992), *Journal of the History of Biology* 25: 137–47.

8.    Chadwick, O. (1975), *The Secularisation of the European Mind in the Nineteenth Century* (Cambridge: Cambridge University Press), p. 184.

9.    Tyndall, J. (1875), *Popular Science Monthly*, February 1875, pp. 422–40, p. 438.

10.   Harrington, A. (1987), *Medicine, Mind, and the Double Brain* (Princeton: Princeton University Press), p. 124.

11.   Anonymous (1875), *Popular Science Monthly*, February 1875, pp. 501–4, p. 503. 见：Tyndall, J. (1874), *John Tyndall's Address Delivered Before the British Association Assembled at Belfast, with Additions* (London: Longmans, Green) 以及 *Popular Science*1875 年 2 月期上的多篇文章。

12.   Finkelstein (2014), p. 165; Finkelstein, G. (2013), *Emil du Bois-Reymond: Neuroscience, Self, and Society in Nineteenth-Century Germany* (London: MIT Press).

13.   Van Strien, M. (2015), *Annals of Science* 72: 381–400, p. 387.

14.   Richards (1987), pp. 176–9.

15.   Ibid., p. 178; Wallace, A. (1871), *Contributions to the Theory of Natural Selection. A Series of Essays* (London: Macmillan).

16.   Smith, C. (2010), *Journal of the History of the Neurosciences* 19: 105–20, p. 118.

17.   Lyell, C. (1863), *Geological Evidences of the Antiquity of Man* (London: John Murray); Cohen, C. (1998), in D. Blundell and A. Scott (eds.), *Lyell: The Past is the*

大脑传

*Key to the Present* (Bath: Geological Society), pp. 83–93.

18. Lyell (1863), p. 201; Richards, R. (2009), in J. Hodge and G. Radick (eds.), *The Cambridge Companion to Darwin* (Cambridge: Cambridge University Press), pp. 96–119, p. 106.

19. 本条引述和后面两段中的材料来自 Darwin (2004), pp. 86, 231, 240。

20. Darwin (2004), p. 87.

21. 本条引述和后面几条引述来自 ibid., pp. 74, 88–9, 151; Smith (2010)。

22. Huxley, T. (1874), *Nature* 6: 362–6; Wallace, A. (1874), *Nature* 10: 502–3; Wetterhan, I. (1874), *Nature* 6: 438; Anger, S. (2009), *Victorian Review* 35: 50–52.

23. Huxley (1874), p. 365.

24. 本条引述和后面几条引述来自 Huxley (1898), pp. 237, 240, 244, 191; also Huxley (1874)。

25. Richards (1987), pp. 352, 368.

26. 本条引述和下一条引述来自 Lloyd Morgan, C. (1900), *Animal Behaviour* (London: Edward Arnold), pp. 95, 93。

27. McGrath, L. (2014), *Journal of the Western Society for French History* 42: 1–12, p. 1.

28. Maudsley, H. (1872), *The Lancet* 100: 185–9, pp. 186–7.

29. Maudsley, H. (1883), *Body and Will* (London: Kegan Paul, Trench), pp. 101–2.

30. Hughlings Jackson, J. (1887), *Journal of Mental Science* 33: 25–48, pp. 37–8.

## 第 6 章　抑制：19 世纪

1. Diamond, S., et al. (1963), *Inhibition and Choice: A Neurobehavioral Approach to Problems of Plasticity in Behavior* (New York: Harper & Row); Smith. R. (1992a), *Inhibition: History and Meaning in the Sciences of Mind and Brain* (Berkeley: University of California Press).

2. Smith (1992a), pp. 80–81.

3. Ibid., p. 77.

4. 这些引述来自 Sechenov, I. (1965), *Reflexes of the Brain* (Cambridge, MA: MIT Press), pp. 19, 86。

5. Young (1990), p. 205.

6. Sechenov (1965), p. 89.

7. Maudsley, H. (1867), *The Physiology and Pathology of the Mind* (New York: Appleton), p. 83.

8. Ferrier (1876), p. 287.

9. James, W. (1890), *Principles of Psychology*, 2 vols. (New York: Holt), vol. 2, p. 68.

10. Smith (1992a), pp. 132–3.

11. Diamond et al. (1963), p. 41.

12. Smith (1992a), p. 134.

13. McDougall, W. (1905), *Physiological Psychology* (London: Dent), p. 103.

14. Diamond et al. (1963), pp. 40, 45.

15. Ferrier (1876), p. 18.

16. Anstie, F. (1865), *Stimulants and Narcotics, Their Mutual Relations* (Philadelphia: Lindsay and Blakiston), pp. 86–7.

17. Smith, R. (1992b), *Science in Context* 5: 237–63.

18. Hughlings Jackson (1887), p. 37.

19. Smith (1992a), p. 154.

20. Lloyd Morgan, C. (1896), *An Introduction to Comparative Psychology* (New York: Walter Scott), p. 182.

21. Morton, W. (1880), *Scientific American Supplement* 256: 4085–6, p. 4085. 如果希望更了解夏尔科和同事的工作，以及神经梅毒在精神病的生物学模型的发展中起的重要作用，见：Ropper, A. and Burrell, B. (2020), *How the Brain Lost Its Mind: Sex, Hysteria and the Riddle of Mental Illness* (London: Atlantic)。

22. Goetz, C., et al. (1995), *Charcot: Constructing Neurology* (Oxford: Oxford University Press).

23. Heidenhain, R. (1899), *Hypnotism or Animal Magnetism: Physiological Observations* (London: Kegan Paul, Trench, Trübner), p. 46.

24. Smith (1992a), p. 129.

25. Fletcher, J. (2013), *Freud and the Scene of Trauma* (New York: Fordham University Press), p. 28.

26. Freud, S. (1963), in P. Rieff (ed.), *General Psychological Theory: Papers on Metapsychology* (New York: Collier), pp. 116–50, p. 125.

大脑传

27.　Crews, F. (2017), *Freud: The Making of an Illusion* (London: Profile), p. 448.

28.　可以预料的是，Crews (2017), pp. 435–51 对这部作品持批判态度，而 Makari, G. (2008), *Revolution in Mind: The Creation of Psychoanalysis* (London: Duckworth), pp. 70–74 对这部作品表示赞同。

29.　Todes, D. (2014), *Ivan Pavlov: A Russian Life in Science* (New York: Oxford University Press).

30.　Helmholtz, H. von (1962), *Helmholtz's Treatise on Physiological Optics*, vol. 3 (New York: Dover), pp. 3, 4.

31.　Ibid., pp. 4, 27.

32.　Ibid., p. 14.

33.　Ibid., p. 6.

34.　Heidelberger, M. (1993), in D. Cahan (ed.), *Hermann von Helmholtz and the Foundations of Nineteenth-Century Science* (San Francisco: University of California Press), pp. 461–97, p. 493.

35.　Cahan, D. (2018), Helmholtz: *A Life in Science* (Chicago: University of Chicago Press), p. 532.

36.　Arbib, M. (2000), *Perspectives in Biology and Medicine* 43: 193–216.

37.　Meulders (2010), p. 145.

38.　Sherrington, C. (1906), *The Integrative Action of the Nervous System* (New Haven: Yale University Press); Swazey, J. (1969), *Reflexes and Motor Integration: Sherrington's Concept of Integrative Action* (Cambridge, MA: Harvard University Press).

39.　Sherrington (1906), pp. 7, 16, 181.

40.　Ibid., p. 238.

41.　Ibid., p. 55.

42.　Ibid., pp. 65, 113, 187.

43.　本段中的材料见：ibid., pp. 308–31, 352, 393。

44.　Bastian, H. (1880), *The Brain as an Organ of Mind* (New York: Appleton).

45.　Sherrington (1906), p. 35.

46.　Ferrier (1876), pp. 290, 294.

47.　Sherrington (1906), p. 83. 图在第 108 页上。

注　释

## 第 7 章　神经元：19 至 20 世纪

1. Shepherd, G. (2016), *Foundations of the Neuron Doctrine*, 25th Anniversary Edition (Oxford: Oxford University Press).

2. Pannese, E. (1999), *Journal of the History of the Neurosciences* 8: 132–40; Shepherd, G. (1999), *Journal of the History of the Neurosciences* 8: 209–14.

3. 本条引述和后面几条引述来自 Golgi, C. (1883), *The Alienist and Neurologist* 4: 236–269, 383–416, pp. 396, 394, 401。

4. Cajal, S. (1937), *Memoirs of the American Philosophical Society* 8: 1–638, p. 305.

5. Ibid., p. 321.

6. Cajal, S. (1909), *Histologie du système nerveux de l'homme et des vertébrés*, vol. 1 (Paris: Maloine), p. 29.

7. Ranvier, L.-A. (1878), *Leçons sur l'Histologie du système nerveux* (Paris: Savy), p. 131; Boullerne, A. (2016), *Experimental Neurology* 283B: 431–45.

8. Shepherd (2016), p. 163.

9. Cajal (1937), pp. 356–7.

10. Ibid., p. 358.

11. Jones, E. (1999), *Journal of the History of the Neurosciences* 8: 170–78; Bock, O. (2013), *Endeavour* 37: 228–34.

12. Shepherd (2016), p. 189.

13. Ibid., p. 229.

14. López-Muñoz, F., et al. (2006), *Brain Research Bulletin* 70: 391–405.

15. Golgi, C. (1967), in Nobel Foundation (ed.) *Nobel Lectures. Physiology or Medicine, 1901–1921* (Amsterdam: Elsevier), pp. 215, 216.

16. Cajal, S. (1894a), *Proceedings of the Royal Society of London* 55: 444–68，均由我翻译。Jones (1999).

17. Cajal (1894a), p. 444.

18. 在 Cajal (1894a), pp. 457, 465 处可以找到 "单元" 的概念。

19. Ibid., p. 450.

20. Ibid., p. 465; Berlucchi, G. (1999), *Journal of the History of the Neurosciences* 8: 191–201.

21. Shepherd (2016), pp. 203–10.

22. James (1890), vol. 2, p. 581.

23. Cajal (1894a), p. 452.

24. Otis, L. (2001), *Networking: Communicating with Bodies and Machines in the Nineteenth Century* (Ann Arbor: University of Michigan Press); Otis, L. (2002), *Journal of the History of Ideas* 63: 105–28. 这些著作和论文对我帮助很大。

25. Cajal (1894a), pp. 466, 467.

26. Demoor, J. (1896), *Archives de Biologie* 14: 723–52; Jones, E. (1994), *Trends in Neurosciences* 17: 190–92; Berlucchi, G. (2002), *Journal of the History of the Neurosciences* 11: 305–9.

27. Cajal (1894a), pp. 467–8. 卡哈尔著作的一些近期英文译本认为，卡哈尔采用了马克斯·诺尔道（Max Nordau）的表述，将感觉器官描述为"真正的计算机器"，见：Cajal, S. (1999), *Texture of the Nervous System of Man and the Vertebrates* (Berlin: Springer), p. 8，或者"计算装置"，见：Cajal, S. (1995), *Histology of the Nervous System* (Oxford: Oxford University Press)。事实上，Nordau (1885), *Paradoxe* (Leipzig: Elischer Nachfolger) 中使用的短语是"Zusammenfassung zahlreiche Organe"，意思是"多个器官的组合"。看起来极有可能是卡哈尔或其他人对此翻译有误，令这个问题从此变得复杂。没有证据显示卡哈尔将神经系统的任何部分看作某种计算装置。对该问题的全面讨论见 theideaofthebrain.com。

28. Cajal, S. (1894b), *Les Nouvelles idées sur la structure du système nerveux chez l'homme et chez les vertébrés* (Paris: Reinwald), p. x.

29. Bergson, H. (1911), *Matter and Memory* (London: Allen and Unwin), pp. 19–20.

30. Keith, A. (1919), *The Engines of the Human Body* (London: Williams and Norgate), p. 259; Kirkland, K. (2002), *Perspectives in Biology and Medicine* 45: 212–23.

31. Keith (1919), pp. 261–2.

32. Otis (2001), p. 67.

33. Robinson, J. (2001), *Mechanisms of Synaptic Transmission: Bridging the Gaps (1890–1990)* (Oxford: Oxford University Press), p. 21.

34. Foster, M. and Sherrington, C. (1897), *A Text Book of Physiology, part III: The Central Nervous System* (London: Macmillan), pp. 928–9.

35. Ibid., p. 969.

36. 材料来自 Sherrington (1906), pp. 2, 3, 18。

37. 引述来自 ibid., pp. 141, 155, 39。

38. Ibid., p. 39.

39. Valenstein, E. (2005), *The War of the Soups and the Sparks: The Discovery of Neurotransmitters and the Dispute Over How Nerves Communicate* (New York: Columbia University Press). 另见：Dupont, J.-C. (1999), *Histoire de la neurotransmission* (Paris: Presses Universitaires de France); Robinson (2001); Marcum, J. (2006), *Annals of Science* 63: 139–56。我并未引用沃尔特·加斯科尔和沃尔特·坎农的工作，因为这会令大家的注意力从核心思想中偏离。

40. Valenstein (2005), p. 6.

41. Ackerknecht, E. (1974), *Medical History* 18: 1–8.

42. Valenstein (2005), p. 19.

43. Ibid., p. 22.

44. Ibid., p. 43.

45. Dale, H. (1914), *Journal of Pharmacology and Experimental Therapeutics* 6: 147–90.

46. Loewi, O. (1960), *Perspectives in Biology and Medicine* 4: 3–25, p. 17.

47. Valenstein (2005), p. 58.

48. Robinson (2001), pp. 63–7.

49. Valenstein (2005), pp. 59–60.

50. Ibid., p. 125; Eccles, J. (1976), *Notes and Records of the Royal Society of London* 30: 219–30, p. 221.

51. Eccles (1976), p. 225; Brooks, C. and Eccles, J. (1947), *Nature* 159: 760–64.

52. Brock, L., et al. (1952), *Journal of Physiology* 117: 431–60, pp. 452, 455.

## 第 8 章　机器：1900 至 1930 年

1. Riskin (2016), pp. 296–304.

2. 例证见：Cohen, J. (1966), *Human Robots in Myth and Science* (London: Allen & Unwin); Mayor, A. (2018), *Gods and Robots: Myths, Machines, and Ancient Dreams*

*of Technology* (Princeton: Princeton University Press)。

3. Hill, A. (1927), *Living Machinery* (London: Bell); Herrick, C. (1929), *The Thinking Machine* (Chicago: University of Chicago Press). 令人失望的是，赫里克并没有写什么关于会思考的机器的内容。

4. Loeb, J. (1912), *The Mechanistic Conception of Life: Biological Essays* (Chicago: University of Chicago Press); Watson, J. (1913), *Psychological Review* 20: 158–77.

5. Rignano, E. (1926), *Man Not a Machine: A Study of the Finalistic Aspects of Life* (London: Kegan Paul, Trench, Trübner); Needham, J. (1927), *Man a Machine* (London: Kegan Paul, Trench, Trübner).

6. Meyer, M. (1911), *The Fundamental Laws of Human Behaviour* (Boston: Badger), p. 39.

7. Russell, S. (1913), *Journal of Animal Behavior* 3: 15–35, p. 17, note 5.

8. Ibid., p. 35.

9. Miessner, B. (1916), *Radiodynamics: The Wireless Control of Torpedoes and Other Mechanisms* (New York: Van Nostrand), p. 195.

10. Loeb, J. (1918), *Forced Movements, Tropisms and Animal Conduct* (London: Lippincott), pp. 68–9.

11. Miessner (1916), p. 199; Cordeschi, R. (2002), *The Discovery of the Artificial: Behavior, Mind and Machines Before and Beyond Cybernetics* (London: Kluwer).

12. Uexküll, J. von (1926), *Theoretical Biology* (London: Kegan Paul, Trench, Trübner).

13. Magnus, R. (1930), *Lane Lectures on Experimental Pharmacology and Medicine* (Stanford: Stanford University Press), p. 333.

14. Uexküll (1926), p. 273.

15. Lotka, A. (1925), *Elements of Physical Biology* (Baltimore: Williams & Wilkins), p. 342.

16. Hull, C. and Baernstein, H. (1929), *Science* 70: 14–15; Baernstein, H. and Hull, C. (1931), *Journal of General Psychology* 5: 99–106; Krueger, R. and Hull, C. (1931), *Journal of General Psychology* 5: 262–9.

17. Krueger and Hull (1931), p. 267.

18. Baernstein and Hull (1931), p. 99.

19. Ross, T. (1933), *Scientific American* 148: 206–8.

注　释

20. Ross, T. (1935), *Psychological Review* 42: 387–93, p. 387.

21. Ross, T. (1938), *Psychological Review* 45: 185–9, p. 138.

22. *Time*, 16 September 1935.

23. Bernstein, J. (1868), *Pflüger, Archiv für Physiologie* 1: 173–207; Seyfarth, E.-A. (2006), *Biological Cybernetics* 94: 2–8.

24. Bernstein, J. (1902), *Pflüger, Archiv für Physiologie* 92: 521–62.

25. McComas, A. (2011), *Galvani's Spark: The Story of the Nerve Impulse* (Oxford: Oxford University Press); Campenot, R. (2016), *Animal Electricity: How We Learned That the Body and Brain are Electric Machines* (London: Harvard University Press).

26. Gotch, F. and Burch, G. (1899), *Journal of Physiology* 24: 410–26.

27. Gotch, F. (1902), *Journal of Physiology* 28: 395–416, p. 414.

28. Frank, R. (1994), Osiris 9: 208–35.

29. https://tinyurl.com/Adrian-Nobel.

30. Hodgkin, A. (1979), *Biographical Memoirs of Fellows of the Royal Society* 25: 1–73; Frank (1994); Garson, J. (2015), *Science in Context* 28: 31–52.

31. Adrian, E. (1914), *Journal of Physiology* 47: 460–74.

32. McComas (2011), pp. 73–4.

33. Forbes, A. and Thacher C. (1920), *American Journal of Physiology* 52: 409–71, p. 468. 英国的达利（Daly）和德国的霍贝尔（Höber）也有类似的思想。Adrian, E. (1928), *The Basis of Sensation* (London: Christophers), p. 42.

34. Frank (1994), p. 218.

35. Hodgkin (1979), p. 25.

36. Ibid., p. 21.

37. Adrian, E. (1926a), *Journal of Physiology* 61: 49–72; Adrian, E. (1926b), *Journal of Physiology* 62: 33–51; Adrian, E. and Zotterman, Y. (1926a), *Journal of Physiology* 61: 151–71; Adrian, E. and Zotterman, Y. (1926b), *Journal of Physiology* 61: 465–83.

38. Frank (1994), p. 209.

39. Adrian, E. and Matthews, B. (1934), *Brain* 57: 355–85, p. 355.

40. Ibid., p. 384. 我们至今仍然没有完全搞清楚脑电波是如何产生的，见：Cohen, M. (2017), *Trends in Neurosciences* 40: 208–18。

41. 本条引述和后面几条引述来自 Adrian (1928), pp. 6, 118–19, 120, 112。

42. Adrian, E. (1932), *The Mechanism of Nervous Action: Electrical Studies of the Neurone* (Philadelphia: University of Pennsylvania Press), p. 12.

43. Thomson, S. and Smith, H. (1853), *A Dictionary of Domestic Medicine and Household Surgery* (Philadelphia: Lippincott, Grambo), p. 291.

44. Adrian (1928), pp. 91, 100, 98.

45. Garson (2015), p. 46.

## 第 9 章　控制：1930 至 1950 年

1. Smalheiser, N. (2000), *Perspectives in Biology and Medicine* 43: 217–26, pp. 217–18.

2. Easterling, K. (2001), *Cabinet 5*, https://tinyurl.com/Easterling-Pitts; Gefter, A. (2015), *Nautilus* 21, https://tinyurl.com/Gefter-Pitts.

3. Chen, Z. (1999), in R. Wilson and F. Keil (eds.), *MIT Encyclopedia of Cognitive Science* (Cambridge, MA: MIT Press), pp. 650–52, p. 650.

4. 拉舍夫斯基最终惹怒了芝加哥大学当局和他的主要资助者——洛克菲勒基金会。院长理查德·陆文顿（Richard Lewontin）关停了这个小组，他回忆道："拉舍夫斯基和他的学派并没有将生物学家的信念纳入考量，生物学家坚信真正的生命体是复杂系统，生命体真实的行为会在理想化中迷失。该学派的工作被认为与生物学无关并且于 20 世纪 60 年代终止，没有留下什么长久的痕迹。"见：Lewontin, R. (2003), *New York Review of Books*, 1 May。

5. 本章的内容受益于塔拉·亚伯拉罕（Tara Abraham）和玛格丽特·博登的工作，见：Abraham, T. (2002), *Journal of the History of the Behavioral Sciences* 38: 3–25; Abraham, T. (2004), *Journal of the History of Biology* 37: 333–85; Abraham, T. (2016), *Rebel Genius: Warren S. McCulloch's Transdisciplinary Life in Science* (London: MIT Press); Boden (2006)。

6. Rashevsky, N. (1936), *Psychometrika* 1: 1–26, p. 1.

7. Kubie, L. (1930), *Brain* 53: 166–77.

8. Pitts, W. (1942a), *Bulletin of Mathematical Biophysics* 4: 121–9; Pitts, W. (1942b). *Bulletin for Mathematical Biophysics* 4: 169–75.

9. 两个时间均由 Abraham (2002) 提供，她很明智地没有贸然选择其中的某一个。

10. Abraham (2016); Magnus (1930).

11. Lettvin, J., et al. (1959), *Proceedings of the Institute of Radio Engineers* 47: 1940–51, p. 1950. 埃里克·坎德尔将他在海兔上开展的工作描述为对康德观点的验证，见：Kandel, E. (2006), *In Search of Memory: The Emergence of a New Science of Mind* (New York: Norton), p. 202。

12. Hull, C. (1937), *Psychological Review* 44: 1–32.

13. Arbib (2000), p. 199; Heims, S. (1991), *Constructing a Social Science for Postwar America: The Cybernetics Group, 1946–1953* (London: MIT Press), p. 38.

14. Heims (1991), pp. 40–41; Conway, F. and Siegelman, J. (2005), *Dark Hero of the Information Age: In Search of Norbert Wiener the Father of Cybernetics* (New York: Basic).

15. McCulloch, W. and Pitts, W. (1943), *Bulletin of Mathematical Biophysics* 5: 115–33.

16. Arbib (2000), p. 207; Kay, L. (2001), *Science in Context* 14: 591–614, p. 592.

17. McCulloch, W. (1965), *Embodiments of Mind* (Cambridge, MA: MIT Press).

18. Ibid., p. 9.

19. Arbib (2000), p. 199.

20. 这些引述来自 McCulloch and Pitts (1943), pp. 122, 123, 120。

21. Masani, P. (1990), *Norbert Wiener 1894–1964* (Basel: Birkhaüser Verlag); Kay (2001); Abraham (2004); Piccinini, G. (2004), *Synthèse* 141: 175–215; Koch, C. (1999), *Biophysics of Computation: Information Processing in Single Neurons* (New York: Oxford University Press); 关于单个细胞中含有"与"门控的近期例证，见：Dobosiewicz, M., et al. (2019), *eLife* 8: e50566。

22. Heims, S. (1980), *John von Neumann & Norbert Weiner: From Mathematics to the Technologies of Life and Death* (London: MIT Press), pp. 192–9.

23. 这些引述来自 von Neumann, J. (1993), *IEEE Annals of the History of Computing* 15: 27–43, pp. 33, 37, 38。

24. Conway and Siegelman (2005).

25. Abraham (2016), p. 89.

26. Rosenblueth, A., et al. (1943), *Philosophy of Science* 10: 18–24, p. 20.

27. Craik, K. (1943), *The Nature of Explanation* (Cambridge: Cambridge University Press), p. 52; Zangwill, O. (1980), *British Journal of Psychology* 71: 1–16.

28. Craik (1943), p. 53.

29. Ibid., p. 61.

30. Collins, A. (2012), *Interdisciplinary Science Reviews* 37: 254–68.

31. Craik (1943), p. 115.

32. Adrian, E. (1947), *The Physical Background of Perception* (Oxford: Clarendon Press), pp. 93–4.

33. Turing, A. (1937), *Proceedings of the London Mathematical Society* 42: 230–65.

34. McCulloch and Pitts (1943), p. 129.

35. Von Neumann, J. (1951), in L. Jeffress (ed.), *Cerebral Mechanisms in Behavior: The Hixon Symposium* (London: Hafner), pp. 1–41, p. 32.

36. Soni, J. and Goodman, R. (2017), *A Mind at Play: How Claude Shannon Invented the Information Age* (London: Simon and Schuster), p. 107.

37. Hodges, A. (2012), *Alan Turing: The Enigma* (London: Vintage), p. 251.

38. Heims (1991), p. 20.

39. Masani (1990), pp. 243–5.

40. 该会议由希克森基金会（Hixon Fund）组织，因此通常被称为希克森大会或希克森会议。

41. 这些引述来自 von Neumann (1951), pp. 10, 20, 24, 34。

42. 这些引述来自 McCulloch, W. (1951), in L. Jeffress (ed.), *Cerebral Mechanisms in Behavior: The Hixon Symposium* (New York: Wiley), pp. 45–57, p. 55。

43. Conway and Siegelman (2005), pp. 199, 169.

44. Wiener, N. (1948), *Cybernetics: or, Control and Communication in the Animal and the Machine* (New York: Technology Press), p. 124.

45. Pias, C. (ed.) (2016), *Cybernetics: The Macy Conferences 1946–1953* (Zurich: Diaphenes), pp. 171–202.

46. Von Neumann, J. (1958), *The Computer and the Brain* (New Haven: Yale University Press), p. 82.

47. Olby, R. (1994), *The Path to the Double Helix: The Discovery of DNA* (New York: Dover), p. 354.

48. Pias (2016), p. 128.

49. Conway and Siegelman (2005), pp. 217–29.

注 释

50. Husbands, P. and Holland, O. (2008), in P. Husbands, et al. (eds.), *The Mechanical Mind in History* (London: MIT Press), pp. 91–148; Pickering, A. (2010), *The Cybernetic Brain: Sketches of Another Future* (London: University of Chicago Press).

51. Husbands and Holland (2008), pp. 116–17; Husbands, P. and Holland, O. (2012), *Interdisciplinary Science Reviews* 37: 237–53.

52. Hodges (2012), p. 251. 源自霍奇斯对图灵的学生罗宾·甘迪（Robin Gandy）的采访。

53. Pias (2016), pp. 474–9.

54. Soni and Goodman (2017), p. 204. 全片见：https://www.youtube.com/watch?v=vPKkXibQXGA。

55. Pias (2016), p. 478.

56. Soni and Goodman (2017), p. 205.

57. Pias (2016), p. 346.

58. 我知道这听起来讲不通。这是一个《神秘博士》式的玩笑。

59. Paul Mandel, 'Deux ex Machina', *The Harvard Crimson*, 5 May 1950.

60. Riskin (2016), p. 321.

61. https://www.youtube.com/watch?v=wQE82derooc.

62. Pias (2016), pp. 593–619; Dupuy, J.-P. (2009), *On the Origins of Cognitive Science: The Mechanization of the Mind* (London: MIT Press), pp. 148–50.

63. 阿什比书中的内容并不像书名表现的那么有料，见：Ashby, R. (1952), *Design for a Brain* (London: Chapman & Hall)。对稳态保持器的探索既有有用的研究（比如，Cariani, P., 2009, *International Journal of General Systems* 38: 139–54），也有晦涩到令人恼火的研究（比如，Dupuy, 2009）。

64. Dupuy (2009); Boden (2006), vol. 1, pp. 222–32.

65. Ryle, G. (1949), *The Concept of Mind* (London: Hutchinson); Turing, A. (1950), *Mind* 59: 433–60.

66. Turing (1950), p. 442.

67. Ibid., p. 455.

68. MacKay, D. (1951), *British Journal for the Philosophy of Science* 2: 105–21, p. 120.

69. Laslett, P. (ed.) (1950), *The Physical Basis of Mind* (Oxford: Blackwell); Young, J.

(1951), *Doubt and Certainty in Science: A Biologist's Reflection on the Brain* (Oxford: Clarendon).

70. Young (1951), pp. 50–51.

71. Sherrington, C. (1940), *Man on his Nature* (Cambridge: Cambridge University Press), p. 225.

72. Smith, R. (2001), *Science in Context* 14: 511–39.

73. Sherrington (1940), p. 357.

74. McCulloch and Pitts (1943), p. 132.

**第二部分　现　在**

1. Fields, R. (2018), *Journal of Neuroscience* 38: 9311–17; Carandini, M. (2019), *Neuron* 102: 732–4.

2. Hughes, J. and Söderqvist, T. (1999), *Endeavour* 23: 1–2.

**第 10 章　记忆：1950 年至今**

1. Eccles, J. and Feindel, F. (1978), *Biographical Memoirs of Fellows of the Royal Society* 24: 473–513; Lewis, J. (1981), *Something Hidden: A Biography of Wilder Penfield* (Toronto: Doubleday).

2. Penfield, W. (1952), *Archives of Neurology and Psychiatry* 67: 178–91, p. 178.

3. Lashley, K. (1950), *Symposia of the Society for Experimental Biology* 4: 454–82; Bruce, D. (2001), *Journal of the History of the Neurosciences* 10: 308–18.

4. Lashley (1950), pp. 477–8.

5. Penfield (1952), p. 185.

6. Ibid., p. 196.

7. Penfield, W. (1954), in J. Delafresnaye (ed.), *Brain Mechanisms and Consciousness* (Oxford: Blackwell Scientific), pp. 284–304, p. 306.

8. Higgins, J., et al. (1956), *Archives of Neurology and Psychiatry* 76: 399–419; Jacobs, J., et al. (2012), *Journal of Cognitive Neuroscience* 24: 553–63.

9. 彭菲尔德在Penfield, W. (1975), *The Mystery of the Mind: A Critical Study of*

*Consciousness and the Human Brain* (Princeton: Princeton University Press) 中对他观点的变化做了解释。

10. Penfield, W. and Boldrey, E. (1937), *Brain* 60: 389–443.

11. Pogliano, C. (2012), *Nuncius* 27: 141–62.

12. Penfield, W. and Rasmussen, T. (1950), *The Cerebral Cortex of Man* (New York: Macmillan).

13. 彭菲尔德还描述了一个丘脑中的小人，但他承认其"在细节上不能算准确"，见：Penfield, W. and Jasper, H. (1954), *Epilepsy and the Functional Anatomy of the Human Brain* (New York: Little, Brown), p. 159。后来的一位研究者在评论彭菲尔德的丘脑小人时说："难以判别这些图示的任何科学意义。"见：Schott, G. (1993), *Journal of Neurology, Neurosurgery and Psychiatry* 56: 329–33, p. 331。

14. Hebb, D. (1949), *The Organization of Behavior: A Neuropsychological Theory* (London: Chapman & Hall); Brown, R. and Milner, P. (2003), *Nature Reviews Neuroscience* 4: 1013–19.

15. Hebb (1949), p. xiii.

16. 这些引述和材料来自 ibid., pp. 12, 62, 70, 76, 197, 166。

17. Corkin, S. (2013), *Permanent Present Tense: The Man with No Memory, and What He Taught the World* (London: Allen Lane); Dittrich, L. (2016), *Patient H. M. – A Story of Memory, Madness, and Family Secrets* (London: Chatto & Windus).

18. Scoville, W. and Milner, B. (1957), *Journal of Neurology, Neurosurgery and Psychiatry* 20: 11–21, p. 11.

19. Milner, B., et al. (1968). *Neuropsychologia* 6: 215–34, p. 217.

20. 米尔纳于 2018 年度过了她的 100 岁生日，她在 90 多岁高龄时仍能保持工作状态。

21. Scoville and Milner (1957).

22. Shepherd, G. (2010), *Creating Modern Neuroscience: The Revolutionary 1950s* (Oxford: Oxford University Press), p. 173. 我发现这本佳作有无与伦比的价值。

23. Dittrich (2016), p. 233.

24. Milner et al. (1968); Dittrich (2016).

25. Scoville and Milner (1957).

26. Annese, J., et al. (2014), *Nature Communications* 5: 3122.

27. Dittrich (2016), p. 230.

28. Tolman, E. (1949), *Psychological Review* 55: 189–208.

29. O' Keefe, J. (2014), *The Nobel Prizes 2014*, pp. 275–307.

30. O' Keefe, J. and Dostrovsky, J. (1971), *Brain Research* 34: 171–5, p. 174.

31. Yartsev, M. and Ulanovsky, N. (2013), *Science* 340: 367–72.

32. Hafting, T., et al. (2005), *Nature* 436: 801–6; Moser, E., et al. (2008), *Annual Review of Neuroscience* 31: 69–89.

33. O' Keefe (2014); Moser, E. (2014), https://www.nobelprize.org/prizes/ medicine/2014/edvard-moser/lecture; Moser, M.-B. (2014), https://www.nobelprize. org/prizes/medicine/2014/may-britt-moser/lecture.

34. Maguire, E., et al. (1998), *Science* 280: 921–4; Maguire, E., et al. (2000), *Proceedings of the National Academy of Sciences USA* 97: 4398–403.

35. Butler, W., et al. (2019), *Science* 363: 1447–52; Baraduc, P., et al. (2019), *Science* 363: 635–9.

36. Omer, D., et al. (2018), *Science* 359: 218–24; Danjo, T., et al. (2018), *Science* 359: 213–18.

37. Wilson, M. and McNaughton, B. (1994), *Science* 265: 676–9.

38. Ólafsdóttir, H., et al. (2015), *eLife* 4: e06063; Stachenfeld, K., et al. (2017), *Nature Neuroscience* 20: 1643–53.

39. Schuck, M. and Niv, Y. (2019), *Science* 364: eaaw5181; Liu, Y., et al. (2019), *Cell* 178: 640–52.

40. Eichenbaum, H. (2016), *Learning and Behavior* 44: 209–22, p. 213.

41. Lisman, J., et al. (2017), *Nature Neuroscience* 20: 1434–47.

42. Brodt, S., et al. (2018), *Science* 362: 1045–8.

43. Teyler, T. and DiScenna, P. (1986), *Behavioral Neuroscience* 100: 147–54.

44. Tanaka, K., et al. (2018), *Science* 361: 392–7.

45. Igarashi, K., et al. (2014), *Nature* 510: 143–7.

46. Eichenbaum, H., et al. (1983), *Brain* 106: 459–72.

47. Dahmani, L., et al. (2018), *Nature Communications* 9: 4162; Bao, X., et al. (2019), *Neuron* 102: 1066–75.

48. Knierim, J. (2015), *Current Biology* 25: R1116–R1121.

49. Kandel (2006), p. 134.

50. Hodgkin, A. and Huxley, A. (1952), *Proceedings of the Royal Society of London B* 140: 177–83.

51. Kandel (2006), p. 147.

52. Hesse, R., et al. (2019), https://www.biorxiv.org/content/10.1101/631556v1; Asok, A., et al. (2019), *Trends in Neuroscience* 42: 14–22.

53. McConnell, J., et al. (1959), *Journal of Comparative and Physiological Psychology* 52: 1–5; Travis, G. (1981), *Social Studies of Science* 11: 11–32.

54. Morange, M. (2006), *Journal of Bioscience* 31: 323–7.

55. Byrne, W., et al. (1966), *Science* 153: 658–9.

56. Malin, D. and Guttman, H. (1972), *Science* 178: 1219–20.

57. Ungar, G., et al. (1972), *Nature* 238: 198–202.

58. Stewart, W. (1972), *Nature* 238: 202–9.

59. Wilson, D. (1986), *Nature* 320: 313–14.

60. Irwin, L. (2007), *Scotophobin: Darkness at the Dawn of the Search for Memory Molecules* (Plymouth: Hamilton); Setlow, B. (1997), *Journal of the History of the Neurosciences* 6: 181–92.

61. Nye, M. (1980), *Historical Studies in the Physical Sciences* 11: 125–56.

62. Shomrat, T. and Levin, M. (2013), *Journal of Experimental Biology* 216: 3799–810.

63. Bliss, T. and Lømo, T. (1973), *Journal of Physiology* 232: 331–56.

64. Lømo, T. (2017), *Acta Physiologica* 222: e12921.

65. Cooke, S. and Bliss, T. (2006), *Brain* 129: 1659–73.

66. Bliss, T. and Collingridge, G. (1993), *Nature* 361: 31–9.

67. Cooke and Bliss (2006).

68. Nabavi, S., et al. (2014), *Nature* 511: 348–52; Titley, H., et al. (2017), *Neuron* 95: 19–32.

69. Ryan, T., et al. (2015), *Science* 348: 1007–13.

70. Tonegawa, S., et al. (2018), *Nature Reviews Neuroscience* 19: 485–98.

71. Crick, F. (1982), *Trends in Neuroscience* 5: 44–6.

72. Roberts, T., et al. (2010), *Nature* 463: 948–52; Hayashi-Takagi, A., et al. (2015), *Nature* 525: 333–8.

　　　　　　　　　　　　　　　　　　　　　　　　　大脑传

73.　Adamsky, A., et al. (2018), *Cell* 174: 59–71.

74.　其他学习的形式可参见：Tonegawa et al. (2018)。

75.　Han, J., et al. (2009), *Science* 323: 1492–6.

76.　Ramirez, S., et al. (2013), *Science* 341: 387–91.

77.　Redondo, R., et al. (2014), *Nature* 513: 426–30.

78.　Ramirez, S., et al. (2015), *Nature* 522: 335–9.

79.　Vetere, G., et al. (2019), *Nature Neuroscience* 22: 933–40.

80.　Saunders, B., et al. (2018), *Nature Neuroscience* 21: 1072–83.

81.　Phelps, E. and Hofmann, G. (2019) *Nature* 572: 43–50.

82.　Liu, X., et al. (2014), *Philosophical Transactions of the Royal Society of London: B* 369: 20130142.

83.　Poo, M.-M., et al. (2016), *BMC Biology* 14: 40.

## 第 11 章　环路：1950 年至今

1.　Hubel, D. and Wiesel, T. (2005), *Brain and Visual Perception: The Story of a 25-Year Collaboration* (Oxford: Oxford University Press), p. 60; Hubel, D. and Wiesel, T. (1959), *Journal of Physiology* 148: 574–91; Hubel, D. and Wiesel, T. (2012), *Neuron* 75: 182–4.

2.　Barlow, H. (1953), *Journal of Physiology* 119: 69–88.

3.　Lorente de Nó, R. (1938), *Journal of Neurophysiology* 1: 207–44.

4.　Mountcastle, V. (1957), *Journal of Neurophysiology* 20: 408–34.

5.　Lettvin et al. (1959); Maturana, H., et al. (1960), *Journal of General Physiology* 43: 129–76.

6.　Spinelli, D., et al. (1968), *Experimental Neurology* 22: 75–84; Cayco-Gajic, N. and Sweeney, Y. (2018), *Journal of Neuroscience* 38: 6442–4.

7.　Blakemore, C. and Cooper, G. (1970), *Nature* 228: 477–8.

8.　Hebb (1949), p. 31.

9.　Gross, C. (2002b), *The Neuroscientist* 8: 512–18; 如果希望进一步了解 "祖母细胞" 的历史和哲学意涵，见：Barwich, A.-S. (2019) *Frontiers in Neuroscience* 13: 1121。

10. Konorski, J. (1967), *Integrative Action of the Brain: A Multidisciplinary Approach* (Chicago: University of Chicago Press); Gross (2002b).

11. Gross, C., et al. (1972), *Journal of Neurophysiology* 35: 96–111.

12. Gross, C., et al. (1969), *Science* 166: 1303–6; Gross, C. (1998), *Brain, Vision, Memory: Tales in the History of Neuroscience* (London: MIT Press).

13. Perrett, D., et al. (1982), *Experimental Brain Research* 47: 329–42; Kendrick, K. and Baldwin, B. (1987), *Science* 236: 448–50.

14. Kendrick and Baldwin (1987), p. 450.

15. Quian Quiroga, R., et al. (2005), *Nature* 435: 1102–7.

16. Koch, C. (2012), *Consciousness: Confessions of a Romantic Reductionist* (London: MIT Press), p. 65.

17. Quian Quiroga, R., et al. (2008), *Trends in Cognitive Science* 12: 87–91.

18. Waydo, S., et al. (2006), *Journal of Neuroscience* 26: 10232–4.

19. Yuste, R. (2015), *Nature Reviews Neuroscience* 16: 487–97, p. 488.

20. Goodale, M. and Milner, A. (1992), *Trends in Neuroscience* 15: 20–25.

21. Milner, A. (2017), *Experimental Brain Research* 235: 1297–308.

22. Vargas-Irwin, C., et al. (2015), *Journal of Neuroscience* 35: 10888–97.

23. Saur, D., et al. (2008), *Proceedings of the National Academy of Sciences USA* 105: 18035–40.

24. Barlow, H. (1972), *Perception* 1: 371–94; Barlow, H. (2009), *Perception* 38: 795–807.

25. Crick, F. (1958), *Symposia of the Society of Experimental Biology* 12: 138–63.

26. Boden (2006), vol. 2, p. 1206.

27. James (1890), vol. 1, p. 179.

28. Barlow (1972), p. 390.

29. Ibid., p. 381.

30. Barlow (2009), p. 797.

31. White, J., et al. (1986), *Philosophical Transactions of the Royal Society of London: B* 314: 1–340.

32. White J. (2013), in The *C. elegans* Research Community (eds.), WormBook, https://tinyurl.com/mindofworm.

33. Crick, F. and Jones, E. (1993), *Nature* 361: 109–10.

34. Felleman, D. and Van Essen, D. (1991), *Cerebral Cortex* 1: 1–47.

35. Sporns O., et al. (2005), *PLoS Computational Biology* 1: e42, p. 245; Hagmann, P. (2005), 'From Diffusion MRI to Brain Connectomics' (PhD Thesis, Lausanne: EPFL), doi: 10.5075/epfl-thesis-3230; Seung, S. (2012), *Connectome: How the Brain's Wiring Makes Us Who We Are* (Boston: Houghton Mifflin Harcourt).

36. Morabito, C. (2017), *Nuncius* 32: 472–500.

37. Swanson, L. and Lichtman, J. (2016), *Annual Review of Neuroscience* 39: 197–216, p. 197.

38. Bardin, J. (2012), *Nature* 483: 394–6.

39. Smith, S., et al. (2015), *Nature Neuroscience* 18: 1565–7.

40. Ingalhalikar, M., et al. (2014), *Proceedings of the National Academy of Sciences USA* 111: 823–8; Joel, D. and Tarrasch, R. (2014), *Proceedings of the National Academy of Sciences USA* 111: E637; Cahill, L. (2015), *Proceedings of the National Academy of Sciences USA* 111: 577–8.

41. Morgan, J. and Lichtman, J. (2013), *Nature Methods* 10: 494–500, p. 497.

42. Economo, M., et al. (2016), *eLife* 5: e10566.

43. Wolff, S. and Ölveczky, B. (2018), *Current Opinion in Neurobiology* 49: 84–94; Winnubst. J., et al. (2019), *Cell*, 179: 268–81.

44. Erö, C., et al. (2018), *Frontiers in Neuroinformatics* 12: 00084.

45. Bargmann, C. (2013), *Bioessays* 34: 458–65, p. 464.

46. White (2013).

47. Swanson and Lichtman (2016), p. 198.

48. Bargmann, C. and Marder, E. (2013), *Nature Methods* 10: 483–90.

49. Shimizu, K. and Stopfer, M. (2013), *Current Biology* 23: R1026–R1031.

50. Ohyama, T., et al. (2015), *Nature* 520: 633–9.

51. Morgan, J. and Lichtman, J. (2019), https://www.biorxiv.org/nt/10.1101/683276v1.

52. Sasaki, T., et al. (2012), *Proceedings of the National Academy of Sciences USA* 109: 20720–5.

53. Mu, Y., et al. (2019), *Cell* 178: 27–43.

54. Savtchouk I. and Volterra, A. (2018), *Journal of Neuroscience* 38: 14–25; Fiacco, T.

注　释

and McCarthy, K. (2018), *Journal of Neuroscience* 38: 3–13.

55.   Fitzsimonds, R., et al. (1997), *Nature* 388: 439–48.

56.   Bullock, T., et al. (2005), *Science* 310: 791–2.

57.   Yuste (2015).

58.   Harvey, C., et al. (2012), *Nature* 484: 62–8.

59.   Yuste (2015), p. 494.

60.   Buzsáki, G. (2010), *Neuron* 68: 362–85; Buzsáki, G. (2019), *The Brain from Inside Out* (New York: Oxford University Press).

61.   Saxena, S. and Cunningham, J. (2019), *Current Opinion in Neurobiology* 55: 103–11.

62.   低维流形的简单解释见：Richard Gao's blog post: https://tinyurl.com/manifold-explanation。

63.   Gallego, J., et al. (2017), *Neuron* 94: 978–84; Gonzalez, W., et al. (2019), *Science* 365: 821–5; Oby, E., et al. (2019), *Proceedings of the National Academy of Sciences* 116: 15210–5.

64.   Nassim, C. (2018), *Lessons from the Lobster: Eve Marder's Work in Neuroscience* (Cambridge, MA: MIT Press).

65.   Delcomyn, F. (1980), *Science* 210: 492–8; Marder, E. and Bucher, D. (2001), *Current Biology* 11: R986–R996.

66.   Selverston, A. (1980), *Behavioral and Brain Sciences* 3: 535–40.

67.   Nusbaum, N., et al. (2017), *Nature Reviews Neuroscience* 18: 389–403.

68.   Turrigiano, G., et al. (1994), *Science* 264: 974–7.

69.   Stern, S., et al. (2017), *Cell* 171: 1649–62.

70.   Nassim (2018), p. 163.

71.   Prinz, A., et al. (2004), *Nature Neuroscience* 7: 1345–52; Calabrese, R. (2018), *Trends in Neurosciences* 41: 488–91.

72.   Sakurai, A. and Katz, P. (2017), *Current Biology* 27: 1721–34.

73.   Bargmann and Marder (2013).

74.   Hassenstein, B. and Reichardt, W. (1956), *Zeitschrift Für Naturforschung: B* 11: 513–24; Barlow, H. and Levick, W. (1965), *Journal of Physiology* 178: 477–504; Chi, K. (2016), *Nature* 531: S16–S17.

75.   Takemura, S.-Y, et al. (2017), *eLife* 6: e24394.

大脑传

76. Bargmann and Marder (2013); Motta, A., et al. (2019), *Science* 366: eaay3134.

77. Haley, J., et al. (2018), *eLife* 7: e41877; Bhattacharya, A., et al. (2019), *Cell* 176: 1174–89.

78. Kato, S., et al. (2015), *Cell* 163: 656–69.

79. Ryan, K., et al. (2016), *eLife* 5: e16962.

80. Wang, X., et al. (2018), *Science* 361: eaat5691.

81. Moffitt, J., et al. (2018), *Science* 362: eaau5324; Tasic, B., et al. (2018), *Nature* 563: 72–8.

82. Economo, M., et al. (2018), *Nature* 563: 79–84.

83. Mountcastle, V. (1998), *Perceptual Neuroscience: The Cerebral Cortex* (Cambridge, MA: Harvard University Press), p. 366.

84. Ohyama et al. (2015); Miroschnikow, A., et al. (2018), *eLife* 7: e40247.

85. https://tinyurl.com/Fly-brain-quote.

86. Vladimirov, N., et al. (2018), *Nature Methods* 15: 1117–25; Hanchate, N., et al. (2019), https://www.biorxiv.org/content/10.1101/454835v1; Kunst, M., et al. (2019), *Neuron* 103: 21–38.

87. Laurent, G. (2016), *e-Neuroforum* 7: 54–5.

88. Tosches, M., et al. (2018), *Science* 360: 881–8.

89. Mars, R., et al. (2018), *eLife* 7: e35237.

90. Laurent (2016), p. 55.

91. Morgan and Lichtman (2013).

92. Ibid., p. 497.

93. Marr, D. (1982), *Vision* (London: W. H. Freeman), p. 15.

## 第 12 章 计算机：1950 年至今

1. Boden (2006); Abbott, L. (2008), *Neuron* 60: 489–95; Gerstner, W., et al. (2012), *Science* 338: 60–65.

2. Rochester, N., et al. (1956), *IRE Transactions on Information Theory* 2: 80–93.

3. Selfridge, O. (1959), in *Symposium on the Mechanisation of Thought Processes* (London: HMSO), pp. 513–26, p. 516.

4. Grainger, J., et al. (2008), *Trends in Cognitive Sciences* 12: 381–7.

5. Boden (2006), vol. 2, p. 899.

6. Rosenblatt, F. (1958), *Psychological Review* 65: 386–408.

7. Rosenblatt, F. (1959), *Two Theorems of Statistical Separability in the Perceptron* (Buffalo: Cornell Aeronautical Laboratory), p. 424.

8. 照片见：Rosenblatt, F. (1961), *Principles of Neurodynamics: Perceptrons and the Theory of Brain Mechanisms*。Report no. 1196-G-8, 15 March 1961 (Buffalo: Cornell Aeronautical Laboratory).

9. *New York Times*, 7 July 1958.

10. McCorduck, P. (1979), *Machines Who Think: A Personal Inquiry into the History and Prospects of Artificial Intelligence* (San Francisco: W. H. Freeman), p. 87.

11. Rosenblatt (1961), p. 28.

12. Cowan, J. (1967), *Nature* 213: 237.

13. Minsky, M. and Papert, S. (1969), *Perceptrons: An Introduction to Computational Geometry* (Cambridge, MA: MIT Press); Boden (2006), vol. 2, p. 915.

14. Olazaran, M. (1996), *Social Studies of Science* 26: 611–59 认为，明斯基和佩珀特的评论的影响力被夸大了。

15. Marr (1982), pp. 13–14.

16. Ibid., p. xvii.

17. Glennerster, A. (2007), *Current Biology* 17: R397–R399; Frisby, J. and Stone, J. (2012), *Perception* 41: 1040–52; Stevens, K. (2012), *Perception* 41: 1061–72.

18. Marr (1982), p. 361.

19. Frisby, J. and Stone, J. (2010)，见：*The Computational Approach to Biological Vision* (Cambridge, MA: MIT Press), p. 548。当我还在谢菲尔德大学心理学专业读书时，约翰·弗里斯比曾试图向我讲解马尔的想法，但没有成功，问题在我。

20. Marr (1982), p. 27.

21. Marr, D. (1976), *Cold Spring Harbor Symposia on Quantitative Biology* 40: 647–62, p. 653; Marr, D. and Hildreth, E. (1980), *Proceedings of the Royal Society: Biological Sciences* 207: 187–217; Martinez-Conde, S., et al. (2018), *Trends in Neurosciences* 41: 163–5.

22. Greene, M. and Hansen, B. (2018), *PLoS Computational Biology* 14: e1006327.

23. Stevens (2012), p. 1071.

24. Chang, L. and Tsao, D. (2017), *Cell* 169: 1013–28.

25. Landi, S. and Freiwald, W. (2017), *Science* 357: 591–5.

26. Abbott, A. (2018), *Nature* 564: 176–9, p. 179.

27. Kadipasaoglu, C., et al. (2017), *PLoS One* 12: e0188834.

28. Ponce, C., et al. (2019), *Cell* 177: 999–1009.

29. Bashivan, P., et al. (2019), *Science* 364: eaav9436.

30. Carrillo-Reid, L., et al. (2019), *Cell* 178: 447–57; Marshel, J., et al. (2019), *Science* 365: eaaw5202.

31. Rumelhart, D., et al. (eds.) (1986), *Parallel Distributed Processing: Explorations in the Microstructure of Cognition*, vol. 1: *Foundations*; vol. 2: *Psychological and Biological Models* (Cambridge, MA: MIT Press); Anderson, J. and Rosenfeld, E. (eds.) (1998), *Talking Nets: An Oral History of Neural Networks* (Cambridge, MA: MIT Press).

32. Sejnowski, T. (2018), *The Deep Learning Revolution* (London: MIT Press), p. 118.

33. Crick, F. (1989), *Nature* 337: 129–32, p. 130.

34. Crick, F. (1994), *The Astonishing Hypothesis: The Scientific Search for the Soul* (New York: Charles Scribner's Sons), p. 186.

35. Sejnowski, T. and Rosenberg, C. (1987), *Complex Systems* 1: 145–68.

36. Rumelhart, D. and McClelland, J. (1986), in D. Rumelhart, et al. (eds.), *Parallel Distributed Processing: Explorations in the Microstructure of Cognition*, vol. 1: *Foundations* (Cambridge, MA: MIT Press), pp. 216–71.

37. Le, Q., et al. (2016), https://ai.google/research/pubs/pub38115.

38. Hochreiter, S. and Schmidhuber, J. (1997), *Neural Computation* 9: 1735–80; LeCun, Y., et al. (2015), *Nature* 521: 436–44.

39. Banino, A., et al. (2018), *Nature* 557: 429–33.

40. Rajalingham, R., et al. (2018), *Journal of Neuroscience* 38: 7255–69; Gangopadhyay, P. and Das, J. (2019), *Journal of Neuroscience* 39: 946–8.

41. Marcus, G. (2015), in G. Marcus and J. Freeman (eds.), *The Future of the Brain: Essays by the World's Leading Neuroscientists* (Oxford: Princeton University Press),

注　释

pp. 204–15, p. 206.

42. Hassabis, D., et al. (2017), *Neuron* 95: 245–58.

43. Silver, D., et al. (2016), *Nature* 529: 484–9.

44. O' Doherty, J., et al. (2003), *Neuron* 38: 329–37.

45. Caron, S., et al. (2013), *Nature* 497: 113–17.

46. Aso, Y., et al. (2014), *eLife* 3: e04577.

47. Thum, A. and Gerber, B. (2019), *Current Opinion in Neurobiology* 54: 146–54.

48. Ullman, S. (2019), *Science* 363: 692–3. 对系统神经科学家更关注深度学习研究结果的呼吁，见：Richards, B. (2019), *Nature Neuroscience* 22: 1761–70。

49. Sejnowksi and Rosenberg (1987), p. 157.

50. Hutson, M. (2018), https://tinyurl.com/AI-alchemy. 如果想了解听众们被激怒的反应，见：Sejnowski, T. (2015), *Daedalus* 144: 123–32, p. 122。

51. https://tinyurl.com/Hinton-quote.

52. Crick (1989). 1963 年，克里克发表了一篇关于分子遗传学突破性进展的文章，题为《编码难题之近期佳讯》。

53. Ibid., p. 130.

54. Ibid., p. 132.

55. Husbands, P., et al. (1998), *Connection Science* 10: 185–210.

56. Lillicrap, T., et al. (2016), *Nature Communications* 7: 13276.

57. LeCun et al. (2015).

58. Wilson, M. and Bower, J. (1992), *Journal of Neurophysiology* 67: 981–95.

59. Bower, J. (1994), in J. Bower and D. Beeman (eds.), *The Book of GENESIS: Exploring Realistic Neural Models with the GEneral NEural SImulation System* (New York: Springer-Verlag/TELOS), pp. 195–202, p. 196.

60. Markram, H., et al. (2011), *Procedia Computing Science* 7: 39–42, p. 40.

61. Kandel, E., et al. (2013), *Nature Neuroscience* 14: 659–66, p. 659; Hill, S. (2015), in G. Marcus and J. Freeman (eds.), *The Future of the Brain: Essays by the World's Leading Neuroscientists* (Oxford: Princeton University Press), pp. 111–24.

62. Dudai, Y. and Evers, K. (2014), *Neuron* 84: 254–61; Serban, M. (2017), *Progress in Brain Research* 233: 129–48.

63. Tiesinga, P., et al. (2015) *Current Opinion in Neurobiology* 32: 107–14.

64. Frégnac, Y. and Laurent, G. (2014), *Nature* 513: 27–9. 列昂尼德·施耐德（Leonid Schneider）关于"人脑计划"的重要观点见：https://tinyurl.com/Schneider-HBP。计算神经科学家马克·汉弗莱斯的观点见：https://tinyurl.com/Humphries-HBP。

65. Markram, H., et al. (2015), *Cell* 163: 456–92; Ramaswamy, S., et al. (2015), *Frontiers in Neural Circuits* 9: 44; Reimann, M., et al. (2015), *Frontiers in Computational Neuroscience* 9: 28.

66. Markram et al. (2015), p. 483.

67. Fan, X. and Markram, H. (2019) *Frontiers in Neuroinformatics* 13: 32.

68. https://tinyurl.com/EdYong-HBP.

69. Eliasmith, C., et al. (2012), *Science* 338: 1202–5.

70. 这些引述来自 Chi (2016)。

71. Seth, A. (2015), in T. Metzinger and J. Windt (eds.), *Open MIND* (Frankfurt: MIND Group), pp. 1–24; Clark, A. (2016), *Surfing Uncertainty: Prediction, Action and the Embodied Mind* (Oxford: Oxford University Press).

72. Gregory, R. (1980), *Philosophical Transactions of the Royal Society of London: B* 290: 192–7.

73. Frith, C. (2007), *Making Up the Mind: How the Brain Creates Our Mental World* (London: Wiley-Blackwell).

74. Friston, K. (2009), *Trends in Cognitive Sciences* 13: 293–301, p. 293.

75. Friston, K. (2003), *Neural Networks* 116: 1325–52.

76. Friston (2009), p. 294.

77. Seth, A. and Tsakiris, M. (2018), *Trends in Cognitive Sciences* 22: 969–81.

78. Gregory, R. (1983), *Perception* 12: 233–8.

79. Clark (2016), Seth and Tsakiris (2018).

80. Pascual-Leone, A. and Walsh, V. (2001), *Science* 292: 510–12. 有一个与此相关的现象被称为"盲视"，即生理上失明的受试者仍然可以准确地猜测出视觉刺激的位置，见：Weiskrantz, L., et al. (1974), *Brain* 97: 709–28。

81. Knill, D. and Pouget, A. (2004), *Trends in Neurosciences* 27: 712–19, p. 712. 普热和同事用了不到 4 年的时间就拿出了这样的数据，此后许多研究也重复出了该研究的结果，见：Beck, J., et al. (2008), *Neuron* 60: 1142–52。

82. Sohn, H., et al. (2019), *Neuron* 104: 458–470.

83. Collett, T. and Land, M. (1978), *Journal of Comparative Physiology* 125: 191–204.

84. Fabian, S., et al. (2018), *Journal of the Royal Society Interface* 15: 20180466; Mischiati, M., et al. (2015), *Nature* 517: 333–8; Dickinson, M. (2014), *Current Biology* 25: R232–R234.

85. Cannon, W. (1927), *American Journal of Psychology* 39: 106–24; Cannon, W. (1931), *Psychological Review* 38: 281–95.

86. Dalgleish, T. (2004), *Nature Reviews Neuroscience* 5: 582–9; Adolphs, R. and Anderson, D. (2018), *The Neuroscience of Emotion: A New Synthesis* (Princeton: Princeton University Press).

87. Hess, W. (1958), *The Functional Organization of the Diencephalon* (New York: Grune & Stratton).

88. Marzullo, T. (2017), *Journal of Undergraduate Neuroscience Education* 15: R29–R35, p. R33.

89. *New York Times*, 17 May 1965.

90. Delgado, J. (1965), *International Review of Neurobiology* 6: 349–449; Horgan, J. (2005), *Scientific American*, October 2005; Keiper, A. (2006), *New Atlantis* Winter 2006: 4–41.

91. Frank, L. (2018), *The Pleasure Shock: The Rise of Deep Brain Stimulation and Its Forgotten Inventor* (New York: Dutton); Baumeister, A. (2000), *Journal of the History of the Neurosciences* 9: 262–78.

92. Moan, C. and Heath, R. (1972), *Journal of Behavior Therapy and Experimental Psychiatry* 3: 23–30.

93. Bishop, M., et al. (1963), *Science* 140: 394–6.

94. Olds, J. and Milner, P. (1954), *Journal of Comparative and Physiological Psychology* 47: 419–27.

95. Olds, J. (1958), *Science* 127: 315–24.

96. https://www.defense.gov/Explore/News/Article/Article/1164793/darpa-funds-brain-stimulation-research-to-speed-learning/.

97. Reardon, S. (2017), *Nature* 551: 549–50.

98. Chen, S. (2019), *Science* 365: 456–7.

99. Donoghue, J. (2015), in G. Marcus and J. Freeman (eds.), *The Future of the Brain:*

*Essays by the World's Leading Neuroscientists* (Oxford: Princeton University Press), pp. 219–33.

100. Hochberg, L., et al. (2012), *Nature* 485: 372–5.

101. https://tinyurl.com/Cathy-coffee.

102. Ajiboye, A., et al. (2017), *The Lancet* 389: 1821–30.

103. George, J., et al. (2019) *Science Robotics* 4: eaax2352.

104. Penaloza, C. and Nishio, S. (2018), *Science Robotics* 3: eaat1228.

105. Dobelle, W. (2000), *ASAIO Journal* 46: 3–9.

106. Akbari, H., et al. (2019), *Scientific Reports* 9: 874; Anumanchipalli, G., et al. (2019), *Nature* 568: 493–8.

107. Gilbert, F., et al. (2019), *Science and Engineering Ethics* 25: 83–96, pp. 87–8.

108. Drew, L. (2019), *Nature* 571: S19–S21. 耳蜗植入物也会存在问题，在发展中国家尤其如此。修复破损植入物的价格可能极高，高到设备不得不被移除。应对残障采用非技术手段可能更加合适，案例研究见：Friedner, M., et al. (2019), *New England Journal of Medicine* 381: 2381–4。

## 第 13 章　化学：1950 年至今

1. Hofmann, A. (1979), *Journal of Psychedelic Drugs* 11: 53–60. LSD 是德语 "Lyserg-Saure-Diathylamid" 的缩写。

2. Ban, T. (2006), *Dialogues in Clinical Neuroscience* 8: 335–44.

3. 本段中的材料来自 Healy, D. (2004), *The Creation of Psychopharmacology* (Cambridge, MA: Harvard University Press), pp. 91, 99。

4. Rose, S. (2005), *The 21st Century Brain: Explaining, Mending and Manipulating the Mind* (London: Cape), pp. 221–42.

5. Osmond, H. and Smythies, J. (1952), *Journal of Mental Science* 98: 309–15.

6. Barber, P. (2018), *Psychedelic Revolutionaries: Three Medical Pioneers, the Fall of Hallucinogenic Research and the Rise of Big Pharma* (London: Zed).

7. Hoffer, A., et al. (1954), *Journal of Mental Science* 100: 29–45, p. 39; Smythies, J. (2002), *Neurotoxicity Research* 4: 147–50.

8. Twarog, B. and Page, I. (1953), *American Journal of Physiology* 175: 157–61;

Shore, P., et al. (1955), *Science* 122: 284–5; Costa, E., et al. (1989), *Annual Review of Pharmacology and Toxicology* 29: 1–21.

9.     Brodie, B., et al. (1955), *Science* 122: 968; Brodie, B. and Shore, P. (1957), *Annals of the New York Academy of Sciences* 66: 631–42.

10.   Loomer, H., et al. (1957), *Psychiatric Research Reports* 8: 129–41.

11.   Ban (2006).

12.   Cade, J. (1949), *Medical Journal of Australia* 1949–2: 349–51, p. 350.

13.   Schou, M., et al. (1954), *Journal of Neurology, Neurosurgery and Psychiatry* 17: 250–60.

14.   Harrington, A. (2019), *Mind Fixers: Psychiatry's Troubled Search for the Biology of Mental Illness* (London: Norton); Brown, A. (2019), *Lithium: A Doctor, a Drug, and a Breakthrough* (New York: Liveright).

15.   Dupont (1999), p. 207.

16.   Baumeister, A. (2011), *Journal of the History of the Neurosciences* 20: 106–22.

17.   Frank (2018), p. 251.

18.   Kety, S. (1959), *Science* 129: 1528–32, 1590–96.

19.   Ibid., p. 1593.

20.   *The Lancet*, 2 September 1961, p. 530 的一篇未署名的书评首次使用了这个词，该词在文中用作形容词。

21.   Carlsson, A. (2001), *Science* 294: 1021, p. 1021.

22.   Burgen, A. (1964), *Nature* 204: 412.

23.   1998 年，罗伯特·福齐戈特（Robert Furchgott）、路易斯·伊格纳罗（Louis Ignarro）和弗里德·穆拉德（Ferid Murad）因阐明一氧化氮的功能而获得诺贝尔生理学或医学奖。

24.   Snyder, S. (2018), in D. Linden (ed.), *Think Tank: Forty Neuroscientists Explore the Biological Roots of Human Experience* (London: Yale University Press), pp. 88–93.

25.   Dupont (1999), p. 227.

26.   Zhu, S., et al. (2018), *Nature* 559: 67–72.

27.   Leng, G. (2018), *The Heart of the Brain: The Hypothalamus and Its Hormones* (London: MIT Press).

28.   Ibid.

29. Pert, C. and Snyder, S. (1973), *Science* 179: 1011–14.

30. Hughes, J., et al. (1975), *Nature* 258: 577–80.

31. Simantov, R. and Snyder, S. (1976), *Proceedings of the National Academy of Sciences USA* 73: 2515–19.

32. Pollin, W. (1979), *Science* 204: 8; Snyder, S. (2017), *Annual Review of Pharmacology and Toxicology* 57: 1–11.

33. Jones, E. and Mendell, L. (1999), *Science* 284: 739.

34. Vander Weele, C., et al. (2018), *Nature* 563: 397–401.

35. Salinas-Hernández, X., et al. (2018), *eLife* 7: e38818; Mohebi, A., et al. (2019), *Nature* 570: 65–70.

36. Handler, A., et al. (2019), *Cell* 178: 60–75.

37. Leshner, A. (1997), *Science* 278: 45–7.

38. Nutt, D., et al. (2015), *Nature Reviews Neuroscience* 16: 305–12.

39. Lüscher, C. and Malenka, R. (2011), *Neuron* 69: 650–63; Sulzer, D. (2011), *Neuron* 69: 628–49.

40. Volkow, N., et al. (2016), *New England Journal of Medicine* 374: 363–71.

41. *Observer*, 4 March 2018.

42. Koepp, M., et al. (1998), *Nature* 393: 266–8.

43. Kirk, S. and Kutchins, H. (1992), *The Selling of DSM: The Rhetoric of Science in Psychiatry* (New York: Aldine de Gruyter); Decker, H. (2013), *The Making of DSM-III. A Diagnostic Manual's Conquest of American Psychiatry* (New York: Oxford University Press); Stein, D., et al. (2010), *Psychological Medicine* 40: 1759–65.

44. Andrews, P., et al. (2015), *Neuroscience and Biobehavioral Reviews* 51: 164–88.

45. Howard, D., et al. (2019), *Nature Neuroscience* 22: 343–52, p. 350.

46. Gøtsche, P. (2014), *The Lancet Psychiatry* 1: 104–6; Nutt, D., et al. (2014), *The Lancet Psychiatry* 1: 102–4.

47. McGrath, C., et al. (2013), *JAMA Psychiatry* 70: 821–9 这篇论文的目标正是如此。

48. Schildkraut, J. (1965), *American Journal of Psychiatry* 122: 509–22; Coppen, A. (1967), *British Journal of Psychiatry* 113: 1237–64, p. 1258.

49. Mendels, J. and Frazer, A. (1974), *Archives of General Psychiatry* 30: 447–51.

50. Van Praag, H. and de Haan, S. (1979), *Psychiatry Research* 1: 219–24.

注　释

51. 我找到的最早的关于该表述的引文是Lurie, S. (1991), *American Journal of Psychotherapy* 45: 348–58。France, C., et al. (2007), *Professional Psychology: Research and Practice* 38: 411–20 试图找到这个概念的起源，但也只能追溯到 1991 年。这个表述迅速进入了大众文化。1992 年，在情景喜剧《宋飞正传》的第 4 季第 6 集中，杰瑞·宋飞在提到另一个角色时说："他不是疯了，他有化学失衡。"

52. Leo, J. and Lacasse, J. (2008), *Society* 45: 35–45. 对于精神病学界如何接纳这个概念，以及顶级精神病学家对此提出的精彩评论，见：Lacasse, J. and Leo, J. (2015), *The Behavior Therapist* 38: 206–13, Pies, R. (2015), *The Behavior Therapist* 38: 260–2, and Carlat, D. (2015), *The Behavior Therapist* 38: 262–3。拉卡斯（Lacasse）和里奥（Leo）在同一期期刊 pp. 263–6 上针对评论给出了回复。皮斯（Pies）继续坚定地指出，精神病学家们从未真正采纳过这个理论，见：https://tinyurl.com/imbalance-myth。

53. Fibiger, H. (2012), *Schizophrenia Bulletin* 38: 649–50.

54. Rose, N. (2019), *Our Psychiatric Future: The Politics of Mental Health* (Cambridge: Polity).

55. De Kovel, C. and Francks, C. (2019), *Scientific Reports* 9: 5986.

56. Border, R., et al. (2019), *American Journal of Psychiatry* 176: 376–87.

57. Mitchell, K. (2015), in G. Marcus and J. Freeman (eds.), *The Future of the Brain: Essays by the World's Leading Neuroscientists* (Oxford: Princeton University Press), pp. 234–42; Mitchell, K. (2018), *Innate: How the Wiring of Our Brains Shapes Who We Are* (Oxford: Princeton University Press).

58. The PsychENCODE Consortium (2018), *Science* 362: 1262–3.

59. Shorter, E. and Healy, D. (2007), *Shock Therapy: A History of Electroconvulsive Treatment in Mental Illness* (New Brunswick, NJ: Rutgers University Press); Hirshbein, L. (2012), *Journal of the History of the Neurosciences* 21: 147–69.

60. Plath, S. (2005), *The Bell Jar* (London: Faber & Faber), p. 138.

61. Leiknes, K., et al. (2012), *Brain and Behavior* 2: 283–345.

62. Pollan, M. (2018), *How to Change Your Mind: The New Science of Psychedelics* (London: Allen Lane).

63. Preller, K., et al. (2019), *Proceedings of the National Academy of Sciences USA* 116: 2743–8.

64. Deco, G., et al. (2018), *Current Biology* 28: 3065–74. e6.

65. Berman, R., et al. (2000), *Biological Psychiatry* 47: 351–4.

66. https://twitter.com/NIMHDirector/status/1103120788272697346.

67. https://www.wired.com/2017/05/star-neuroscientist-tom-insel-leaves-google-spawned-verily-startup/.

## 第 14 章 定位：1950 年至今

1. Uttal, W. (2001), *The New Phrenology: The Limits of Localizing Cognitive Processes in the Brain* (Cambridge, MA: MIT Press); Raichle, M. (2008), *Trends in Neurosciences* 32: 118–26; Poldrack, R. (2018), *The New Mind Readers: What Neuroimaging Can and Cannot Reveal about Our Thoughts* (Princeton: Princeton University Press).

2. Beckmann, E. (2006), *British Journal of Radiology* 79: 5–8, pp. 6–7.

3. Ter-Pogossian, M. (1992), *Seminars in Nuclear Medicine* 22: 140–49.

4. Petersen, S., et al. (1988), *Nature* 331: 585–9; Posner, M., et al. (1988), *Science* 240: 1627–31.

5. 坎维舍的这些引述来自 Kanwisher, N. (2017), *Journal of Neuroscience* 37: 1056–61, p. 1056。

6. Logothetis, N., et al. (2001), *Nature* 412: 150–57.

7. Racine, E., et al. (2005), *Nature Reviews Neuroscience* 6: 159–64.

8. Sajous-Turner, A., et al. (2019), *Brain Imaging and Behavior*, https://doi.org/10.1007/s11682-019-00155-y.

9. Rusconi, E. and Mitchener-Nissen, T. (2013), *Frontiers in Human Neuroscience* 7: 594; Satel, S. and Lilienfeld, S. (2013), *Brainwashed: The Seductive Appeal of Mindless Neuroscience* (New York: Basic Books); Sahakian, B. and Gottwald, J. (2017), *Sex, Lies, and Brain Scans: How fMRI Reveals What Really Goes On in Our Minds* (Oxford: Oxford University Press).

10. Eklund, A., et al. (2016), *Proceedings of the National Academy of Sciences USA* 113: 7900–905.

11. Brown, E. and Behrmann, M. (2017), *Proceedings of the National Academy of*

*Sciences USA* 114: E3368–E3369; Cox, R., et al. (2017), *Proceedings of the National Academy of Sciences USA* 114: E3370–E3371; Eklund, A., et al. (2017), *Proceedings of the National Academy of Sciences USA* 114: E3374–E3375; Kessler, D., et al. (2017), *Proceedings of the National Academy of Sciences USA* 114: E3372–E3373.

12. Logothetis, N. (2008), *Nature* 453: 869–78, pp. 876–7.

13. Poldrack, R. (2017), *Nature* 541: 156.

14. Vaidya, A. and Fellows, L. (2015), *Nature Communications* 6: 10120.

15. Vul, E., et al. (2009), *Perspectives in Psychological Science* 4: 274–90.

16. Margulies, D. (2012), in S. Choudhury and J. Slaby (eds.), *Critical Neuroscience: A Handbook of the Social and Cultural Contexts of Neuroscience* (Oxford: Blackwell), pp. 273–85.

17. Bennett, C., et al. (2009), *NeuroImage* 47: S39–S40.

18. Poldrack, R., et al. (2017), *Nature Reviews Neuroscience* 18: 115–26; Poldrack (2018).

19. Haxby, J., et al. (2001), *Science* 293: 2425–30.

20. Kanwisher, N. (2010), *Proceedings of the National Academy of Sciences USA* 107: 11163–70, p. 11165.

21. Kanwisher (2017), p. 1060.

22. https://tinyurl.com/macarthur-tweet; https://tinyurl.com/cardonatweet; https://tinyurl.com/mitchell-tweet.

23. Poldrack, R. and Farah, M. (2015), *Nature* 526: 371–9.

24. Logothetis (2008).

25. Dubois, J., et al. (2015), *Journal of Neuroscience* 35: 2791–802.

26. Guest, O. and Love, B. (2017), *eLife* 6: e21397.

27. Bargmann, C. (2015), *Journal of the American Medical Association* 314: 221–2.

28. Kashyap, S., et al. (2018), *Scientific Reports* 8: 17063.

29. 对性别差异研究的评论见：Fine, C. (2010), *Delusions of Gender: The Real Science Behind Sex Differences* (London: Norton); Rippon, G. (2019), *The Gendered Brain: The New Neuroscience That Shatters the Myth of the Female Brain* (London: Bodley Head)。

30. 西蒙·巴伦-科恩（Simon Baron-Cohen）认为，性别差异在自闭症谱系障碍中表现得非常鲜明，两个性别的自闭症患者均表现出"极端的男性脑"特征，见: Baron-Cohen, S. (2003), *The Essential Difference: Men, Women and the Extreme Male Brain* (London: Allen Lane)。

31. Ritchie, S., et al. (2018), *Cerebral Cortex* 28: 2959–75.

32. Knickmeyer, R., et al. (2014), *Cerebral Cortex* 24: 2721–31.

33. Vidal, F. and Ortega, F. (2017), *Being Brains: Making the Cerebral Subject* (New York: Fordham University Press).

34. Huth, A., et al. (2016), *Nature* 532: 453–8; Brennan, J. (2018), *Trends in Neurosciences* 41: 770–2.

35. Damasio, H., et al. (1996), *Nature* 380: 499–505.

36. Uttal (2001); Rose (2005); Nobre, A. and van Ede, F. (2020), *Journal of Neuroscience* 40: 89–100.

37. Raichle, M., et al. (2001), *Proceedings of the National Academy of Sciences USA* 98: 676–82.

38. Raichle, M. (2015), *Annual Review of Neuroscience* 38: 433–47; Sormaz, M., et al. (2018), *Proceedings of the National Academy of Sciences USA* 115: 9318–23; Kaplan, R., et al. (2016), *Current Biology* 26: 686–91.

39. Fox, K., et al. (2018), *Trends in Cognitive Sciences* 20: 307–24.

40. Frégnac, Y. (2017), *Science* 358: 470–77, p. 472.

41. Lange, F. (1877), *History of Materialism and Criticism of Its Present Importance*, vol. 3 (London: Trübner), p. 137.

42. 这些引述来自 Gregory, R. (1959), in *Symposium on the Mechanisation of Thought Processes* (London: HMSO), pp. 669–82, pp. 680, 664。

43. Gregory, R. (1961), in W. Thorpe and O. Zangwill (eds.), *Current Problems in Animal Behaviour* (Cambridge: Cambridge University Press), pp. 307–30; Gregory, R. (1981), *Mind in Science: A History of Explanations in Psychology and Physics* (London: Weidenfeld and Nicolson).

44. Gregory (1981), p. 84.

45. Friston, K. (2011), *Brain Connectivity* 1: 13–36.

46. Paré, D. and Quirk, G. (2017), *npj Science of Learning* 2: 6; Adolphs and Anderson (2018).

47. Pignatelli, M. and Beyeler, A. (2019), *Current Opinion in Behavioral Sciences* 26:

注　释

97–106; Corder, G., et al. (2019), *Science* 363: 276–81; Morrow, K., et al. (2019), *Journal of Neuroscience* 39: 3663–75; Chen, P., et al. (2019), *Cell* 176: 1206–21. e18.

48.  Padmanabhan, K., et al. (2019), *Frontiers in Neuroanatomy* 12: 115.

49.  Baumann, O., et al. (2015), *Cerebellum* 14: 197–220; Carta, I., et al. (2019), Science 363: eaav058.

50.  Genon, S., et al. (2018), *Trends in Cognitive Sciences* 22: 350–63.

51.  Harrington, A. (1990), in Harrington, A. (ed.), *So Human a Brain: Knowledge and Values in the Neurosciences* (New York: Springer), pp. 247–325, p. 268; Butler, A. (2009), in L. Squire (ed.), *Encyclopedia of Neuroscience* (New York: Academic Press).

52.  Pogliano, C. (2017), *Nuncius* 32: 330–75, p. 352.

53.  Koestler, A. (1967), *The Ghost in the Machine* (London: Hutchinson), p. 296.

54.  Sagan, C. (1977), *The Dragons of Eden: Speculations on the Evolution of Human Intelligence* (London: Hodder and Stoughton). 另 见: Holden, B. (1979), *Science* 204: 1066–8。

55.  Sagan (1977), p. 142. 萨根大篇幅地写了这类东西，这在当时是很荒谬的。

56.  MacLean, P. (1990), *The Triune Brain in Evolution: Role in Paleocerebral Functions* (New York: Plenum).

57.  Reiner, A. (1990), *Science* 250: 303–5.

58.  Guillery, R. (1987), *Nature* 330: 29.

59.  Di Pellegrino, G., et al. (1992), *Experimental Brain Research* 91: 176–80; Rizzolatti, G. and Craighero, L. (2004), *Annual Review of Neuroscience* 27: 169–19; Hickok, G. (2014), *The Myth of Mirror Neurons: The Real Neuroscience of Communication and Cognition* (London: Norton).

60.  Gallese, V. (2006), *Brain Research* 1079: 15–24.

61.  Ramachandran, V. (2011), *The Tell-Tale Brain: Unlocking the Mystery of Human Nature* (London: Norton), p. 125.

62.  Mukamel, R., et al. (2010), *Current Biology* 20: 750–56.

63.  Grabenhorst, F., et al. (2019), *Cell* 177: 986–8.

64.  Feuillet, L., et al. (2007), *The Lancet* 370: 262; Weiss, T., et al. (2020), *Neuron* 105:

35–45.

65.  Yu, F., et al. (2015), *Brain* 138: e353.

66.  García, A., et al. (2017), *Frontiers in Aging Neuroscience* 8: 335.

67.  Otchy, T., et al. (2015), *Nature* 528: 358–63.

68.  Li, X., et al. (2018), *Journal of Neuroscience* 38: 8549–62.

69.  Allen, W., et al. (2019), *Science* 364: eaav3932.

70.  Stringer, C., et al. (2019), *Science* 364: 255; Steinmetz, N., et al. (2019), *Nature* 576: 266–73.

71.  Prior, H., et al. (2008), *PLoS Biology* 6: e202.

72.  Maler, L. (2018), *Current Biology* 28: R213–R215.

## 第 15 章　意识：1950 年至今

1.  Miller, G. (2005), *Science* 309: 79. 这两个关键问题在哲学中被探讨了数千年，而科学至今仍然没有答案。哲学家们可以打起精神了。

2.  Sutherland, S. (1989), *International Dictionary of Psychology* (New York: Crossroad), p. 95.

3.  1969 年到 2016 年间，神经科学界就这个主题只举办过两场小型研讨会，见：Storm, J., et al. (2017), *Journal of Neuroscience* 37: 10882–93. 许多神经科学家（也包括我在内）并不研究任何一种脑，更别提心智意识了。

4.  Seth, A. (2017), in K. Almqvist and A. Haag (eds.), *The Return of Consciousness: A New Science on Old Questions* (Stockholm: Axel and Margaret Ax:son Johnson Foundation), pp. 13–37; Strawson, G. (2017), in K. Almqvist and A. Haag (eds.), *The Return of Consciousness: A New Science on Old Questions* (Stockholm: Axel and Margaret Ax:son Johnson Foundation), pp. 79–92.

5.  Delafresnaye, J. (ed.) (1954), *Brain Mechanisms and Consciousness* (Oxford: Blackwell Scientific).

6.  Marshall, L. (2004), *Biographical Memoirs* 84: 251–69. 这个发现源自一个意外：他们施加刺激的时候用电过强，见：Moruzzi, G. and Magoun, H. (1949), *Electroencephalography and Clinical Neurophysiology* 1: 455–73。

7.  Magoun, H. (1954), in J. Delafresnaye (ed.), *Brain Mechanisms and Consciousness*

(Oxford: Blackwell Scientific), pp. 1–20, p. 1.

8.    Penfield (1954), pp. 286, 289.

9.    Cobb, S. (1952), *Archives of Neurology and Psychiatry* 42: 172–7, p. 176.

10.   Fessard. A. (1954), in J. Delafresnaye (ed.), *Brain Mechanisms and Consciousness* (Oxford: Blackwell Scientific), pp. 200–235, p. 206; Tyč-Dumont, S., et al. (2012), *Journal of the History of the Neurosciences* 21: 170–88.

11.   Jung, R. (1954), in J. Delafresnaye (ed.), *Brain Mechanisms and Consciousness* (Oxford: Blackwell Scientific), pp. 310–44.

12.   Penfield (1954), p. 304.

13.   Delafresnaye (1954), p. 499.

14.   Eccles, J. (1953), *The Neurophysiological Basis of Mind: The Principles of Neurophysiology* (Oxford: Oxford University Press), p. vi.

15.   Eccles, J. (1951), *Nature* 168: 53–7, p. 56.

16.   Delafresnaye (1954), p. 501.

17.   Smith, C. (2001), *Brain and Cognition* 46: 364–72; Smith, C. (2014), in C. Smith and H. Whitaker (eds.), *Brain, Mind and Consciousness in the History of Neuroscience* (Dordrecht: Springer), pp. 255–72; Borck, C. (2017), *Nuncius* 32: 286–329.

18.   Penfield (1975), p. 114.

19.   Ibid., pp. 80, 114.

20.   Place, U. (1956), *British Journal of Psychology* 47: 44–50.

21.   Smart, J. (1959), *Philosophical Review* 68: 141–56.

22.   Miller, G. (1962), *Psychology: The Science of Mental Life* (New York: HarperCollins), p. 40.

23.   Meyer, D. and Meyer, P. (1963), *Annual Review of Psychology* 14: 155–74.

24.   Lashley (1950).

25.   Sperry, R. (1961), *Science* 133: 1749–57.

26.   Gazzaniga, M. (2015), *Tales from Both Sides of the Brain: A Life in Neuroscience* (New York: HarperCollins); Schechter, E. (2018), *Self-Consciousness and 'Split' Brains: The Mind's I* (Oxford: Oxford University Press).

27.   Bogen, J. (2006), *The History of Neuroscience in Autobiography* 5: 46–122, p. 90.

28.   Gazzaniga (2015), pp. 35–7; https://vimeo.com/96626442.

大脑传

29. Shen, H. (2014), *Proceedings of the National Academy of Sciences USA* 111: 18097.

30. Sperry, R. (1966), in J. Eccles (ed.), *Brain and Conscious Experience* (New York: Springer), pp. 298–313, p. 304.

31. Gazzaniga, M. (2018), *The Consciousness Instinct: Unraveling the Mystery of How the Brain Makes the Mind* (New York: Farrar, Straus and Giroux), pp. 204–5.

32. Gazzaniga, M., et al. (1962), *Proceedings of the National Academy of Sciences USA* 48: 1765–9; Gazzaniga, M., et al. (1963), *Neuropsychologia* 1: 209–15; Gazzaniga, M., et al. (1965), *Brain* 88: 221–36; Gazzaniga, M. and Sperry, R. (1967), *Brain* 90: 131–48.

33. Gazzaniga, M., et al. (1987), *Neurology* 37: 682–2.

34. Gazzaniga (2015), p. 90, https://vimeo.com/96627695.

35. Ibid., pp. 151, 153.

36. Pinto, Y., et al. (2017a), *Brain* 140: 1231–7; Pinto, Y., et al. (2017b), *Brain* 140: e68; Volz, L. and Gazzaniga, M. (2017), *Brain* 140: 2051–60; Volz, L., et al. (2018), *Brain* 141: e15; Corballis, M., et al. (2018), *Brain* 141: e46.

37. Miller, M., et al. (2010), *Neuropsychologia* 48: 2215–20.

38. Steckler, C., et al. (2017), *Royal Society Open Science* 4: 170172.

39. Gazzaniga (2018), p. 204.

40. Corballis, M. (2014), *PLoS Biology* 12: e1001767; Toga, A. and Thompson, P. (2003), *Nature Reviews Neuroscience* 4: 37–48; Kliemann, D., et al. (2019), *Cell Reports* 29: 2398–407.

41. Gazzaniga, M. (2014), *Proceedings of the National Academy of Sciences USA* 111: 18093–4.

42. Gazzaniga (2018), p. 230.

43. Koch (2012), p. 20.

44. Crick, F. (1979), *Scientific American* 241: 219–32.

45. Treisman, A. and Gelade, G. (1980), *Cognitive Psychology* 12: 97–136; Crick, F. (1984), *Proceedings of the National Academy of Sciences USA* 81: 4586–90.

46. Crick, F. and Koch, C. (1990), *Seminars in the Neurosciences* 2: 263–175.

47. Ibid., p. 264.

48. Dennett, D. (1991), *Consciousness Explained* (London: Penguin), p. 255.

注　释

49. Crick (1994), p. 3.

50. Ibid., p. 259.

51. Crick, F. and Koch, C. (2003), *Nature Neuroscience* 6: 119–26, p. 123.

52. Crick, F. and Koch, C. (2005), *Philosophical Transactions of the Royal Society: B* 360: 1271–9, p. 1277.

53. Koch, C., et al. (2016), *Nature Reviews Neuroscience* 17: 307–21; Jackson, J., et al. (2018), *Neuron* 99: 1029–39.

54. Koch et al. (2016); Storm et al. (2017); van Vugt, B., et al. (2018), *Science* 360: 537–42.

55. Boly, M., et al. (2017), *Journal of Neuroscience* 37: 9603–13; Odegaard, B., et al. (2017), *Journal of Neuroscience* 37: 9593–602.

56. Owen, A., et al. (2006), *Science* 313: 1402; Stender, J., et al. (2014), *The Lancet* 384: 514–22; Owen, A. (2019), *Neuron* 102: 526–8.

57. Naci, L., et al. (2014), *Proceedings of the National Academy of Sciences USA* 111: 14277–82; Casarotto, S., et al. (2016), *Annals of Neurology* 80: 718–29; Massamini, M. and Tononi, G. (2018), *Sizing Up Consciousness: Towards an Objective Measure of the Capacity for Experience* (Oxford: Oxford University Press); Demertzi, A., et al. (2019), *Science Advances* 5: eaat7603.

58. Crick, F. and Koch, C. (1998), *Cerebral Cortex* 8: 97–107, p. 105.

59. Quian Quiroga, R., et al. (2008), *Proceedings of the National Academy of Sciences USA* 105: 3599–604.

60. Gelbard-Sagiv, H., et al. (2018), *Nature Communications* 9: 2057.

61. Crick, F. and Koch, C. (1995a), *Nature* 375: 121–3; Crick, F. and Koch, C. (1995b), *Nature* 377: 294–5; Pollen, D. (1995), *Nature* 377: 293–4; Block, N. (1996), *Trends in Neurosciences* 19: 456–9.

62. Fahrenfort, J., et al. (2017), *Proceedings of the National Academy of Sciences USA* 114: 3744–9; Dehaene, S. (2014), *Consciousness and the Brain: Deciphering how the Brain Codes Our Thoughts* (New York: Penguin); Block, N. (2015), in G. Marcus and J. Freeman (eds.), *The Future of the Brain: Essays by the World's Leading Neuroscientists* (Oxford: Princeton University Press), pp. 161–76.

63. Olby, R. (2009), *Francis Crick: Hunter of Life's Secrets* (Cold Spring Harbor: Cold

Spring Harbor Laboratory Press), p. 418.

64. Libet, B., et al. (1979), *Brain* 102: 193–224.

65. Dominik, T., et al. (2018), *Consciousness and Cognition* 65: 1–26.

66. Maoz, U., et al. (2019), *eLife* 8: e39787.

67. Frith, C. and Haggard, P. (2018), *Trends in Neurosciences* 41: 405–7.

68. Libet, B. (1994), *Journal of Consciousness Studies* 1: 119–26; Libet, B. (2006), *Progress in Neurobiology* 78: 322–6, p. 324.

69. Koch et al. (2016).

70. Rangarajan, V., et al. (2014), *Journal of Neuroscience* 34: 12828–36, p. 12831.

71. Jonas, J., et al. (2018), *Cortex* 99: 296–310.

72. Parvizi, J., et al. (2013), *Neuron* 80: 1359–67.

73. Churchland, P. (2013), *Neuron* 80: 1337–8, p. 1337.

74. Ibid., p. 1338.

75. Chalmers, D. (1995), *Journal of Consciousness Studies* 2: 200–219.

76. Nagel, T. (1974), *Philosophical Review* 83: 435–50; Strawson (2017).

77. Nagel, T. (2017), in K. Almqvist and A. Haag (eds.), *The Return of Consciousness: A New Science on Old Questions* (Stockholm: Axel and Margaret Ax:son Johnson Foundation), pp. 41–6, p. 45.

78. Koch (2012), p. 3.

79. Strawson (2017).

80. Dehaene, S. and Changeux, J.-P. (2011), *Neuron* 70: 200–227; Dehaene (2014).

81. Dehaene (2014), p. 233.

82. 例如: Edelman, G. and Tononi, G. (2000), *Consciousness: How Matter Becomes Imagination* (London: Penguin), and Tononi, G., et al. (2016), *Nature Reviews Neuroscience* 17: 450–61.

83. Tononi, G. (2008), *Biological Bulletin* 215: 216–42. 论文中包含一些着实令人困惑的图表。

84. Baluška, F. and Reber, A. (2019), *BioEssays* 2019: 1800229.

85. Tononi, G. and Koch. C. (2015), *Philosophical Transactions of the Royal Society: B* 370: 20140167; Koch (2012).

86. Pennartz, C. (2018), *Trends in Cognitive Sciences* 22: 137–53; Morsella, E., et al.

注　释

(2016), *Behavioral and Brain Sciences* 39: e168. 另见论文后面关于他们各自立场的批判性讨论。

87. 例如：Penrose, R. (1995), *Shadows of The Mind: A Search for the Missing Science of Consciousness* (London: Vintage)。

88. Gazzaniga (2018).

89. Litt, A., et al. (2006), *Cognitive Science* 30: 593–603.

90. 例证参见：Dehaene (2014); Clark (2016); Shea, N. and Frith, C. (2019), *Trends in Cognitive Sciences* 23: 560–71。

91. Tononi and Koch (2015), p. 10 宣称他们的整合信息理论能够"预测"裂脑患者出现分裂心智的现象。事件出现后再去预测总是容易的。两个理论提出的检验方式的细节见：Reardon, S. (2019), *Science* 366: 293。

92. Dehaene, S., et al. (2017), *Science* 358: 486–92.

93. Sarasso, S., et al. (2015), *Current Biology* 25: 3099–105.

94. Snaprud, P. (2018), *New Scientist*, 23 June 2018.

## 第三部分　未　来

1. Churchland, A. and Abbott, L. (2016), *Nature Neuroscience* 19: 348–9. 对未来 50 年神经科学发展的总体预测见：Altimus, C., et al. (2020), *Journal of Neuroscience* 40: 101–6。

2. Sporns, O. (2015), in G. Marcus and J. Freeman (eds.), *The Future of the Brain: Essays by the World's Leading Neuroscientists* (Oxford: Princeton University Press), pp. 90–99, p. 95.

3. *Science*, 27 October 2017.

4. 这些引述来自 Frégnac (2017), pp. 471, 472。

5. Churchland, P. and Sejnowski, T. (1992), *The Computational Brain* (Cambridge, MA: MIT Press), p. 413.

6. Churchland and Abbott (2016), p. 346.

7. Pagán, O. (2019), *Philosophical Transactions of the Royal Society B* 374: 20180383.

8. Ballard, D. (2015), *Brain Computation as Hierarchical Abstraction* (Cambridge, MA: MIT Press); Borthakur, A. and Cleland, T. (2019), *Frontiers in Neuroscience* 13:

656.

9.    Churchland and Abbott (2016), p. 349.

10.   Abraham (2016), pp. 146–7.

11.   Brette, R. (2019), *Behavioral and Brain Sciences* 42: e15. 同一期上还有对这篇论文的评论。

12.   Barlow, H. (1961), in W. Rosenblith (ed.), *Sensory Communication* (Cambridge, MA: MIT Press), pp. 217–34. 布雷特给出的数字是 15 000。他的资料来自谷歌学术搜索，我的资料来自知识网平台（Web of Knowledge）。我自己的研究论文采用编码隐喻来探讨果蝇幼虫嗅觉系统的神经元如何对气味做出反应，例如：Hoare, D., et al. (2008), *Journal of Neuroscience* 28: 9710–22; Grillet, M., et al. (2016), *Proceedings of the Royal Society B* 283: 20160665。

13.   Freeman, W. and Skarda, C. (1990), in J. McGaugh, et al. (eds.) *Third Conference, Brain Organization and Memory: Cells, Systems and Circuits* (New York: Guilford Press), pp. 375–80.

14.   Buzsáki, G. (2019), *The Brain from Inside Out* (New York: Oxford University Press).

15.   Arbib, M. (1972), *The Metaphorical Brain* (London: Wiley); Arbib, M. (1989), *The Metaphorical Brain 2* (London: Wiley); Keller, E. (1995), *Refiguring Life: Metaphors of Twentieth Century Biology* (New York: Columbia University Press); Brown, T. (2003), *Making Truth: Metaphor in Science* (Chicago: University of Illinois Press); Reynolds, A. (2018), *The Third Lens: Metaphor and the Creation of Modern Cell Biology* (Chicago: University of Chicago Press); Nicholson, D. (2019), *Journal of Theoretical Biology* 477: 108–26; Olson, M., et al. (2019), *Trends in Ecology and Evolution* 34: 605–15.

16.   Kriegeskorte, N. and Diedrichsen, J. (2019), *Annual Review of Neuroscience* 42: 407–32.

17.   Cazé, R., et al. (2013), *PLoS Computational Biology* 9: e1002867; https://tinyurl.com/Humphries-blog.

18.   Gregory (1981), p. 187.

19.   Turkheimer, F. (2019), *Neuroscience and Biobehavioral Reviews* 99: 3–10.

20.   Daugman, J. (1990), in E. Schwartz (ed.), *Computational Neuroscience* (London: MIT Press), pp. 9–18; Gigerenzer, G. and Goldstein, D. (1996), *Creativity Research*

注  释

*Journal* 9: 131–44; Kirkland (2002); Borck (2012); Abrahams, N. (2018), *Humanity Journal* 8, https://novaojs.newcastle.edu.au/hass/index.php/humanity/article/download/49/53; Borck, C. (2012), in S. Choudhury and J. Slaby (eds.), *Critical Neuroscience: A Handbook of the Social and Cultural Contexts of Neuroscience* (London: Blackwell), pp. 113–33.

21.　Brooks, R. (2015), in J. Brockman (ed.), *This Idea Must Die: Scientific Theories That Are Blocking Progress* (New York: HarperPerennial), pp. 295–8; Johansson, S. (1993), in H. Haken, et al. (eds.), *The Machine as Metaphor and Tool* (Berlin: Springer-Verlag), pp. 9–44, p. 38.

22.　Carandini, M. (2015), in G. Marcus and J. Freeman (eds.), *The Future of the Brain: Essays by the World's Leading Neuroscientists* (Oxford: Princeton University Press), pp. 177–85, p. 179; Marcus (2015), p. 210.

23.　Crick (1989), p. 132. 克里克引用了 Churchland and Sejnowski (1988) 作为这个观点的起源，但我没有找到他们做出过这样的比较。Brown, J. (2014), *Frontiers in Neuroscience* 8: 349.

24.　Jonas, E. and Kording, K. (2017), *PLoS Computational Biology* 13: e1005268, pp. 1, 18.

25.　对这类方法的辩护见：Einevoll, G., et al. (2019) *Neuron* 102: 735–44。建模专家的精彩评论参见马克·汉弗莱斯的博客文章《为什么要给脑建模？》: https://tinyurl.com/Humphries-Why。

26.　Bartol, T., et al. (2015), *eLife* 4: e10778.

27.　Abbott, L. (2006), in J. van Hemmen and T. Sejnowski (eds.), *23 Problems in Systems Neuroscience* (Oxford: Oxford University Press), pp. 423–31.

28.　Chiel, H. and Beer, R. (1997), *Trends in Neurosciences* 20: 553–7; Gomez-Marin, A. and Ghazanfar, A. (2019), *Neuron* 104: 25–36, p. 34.

29.　Sporns (2015), p. 99. 如果希望了解这是如何被应用到人脑的成像研究上的，见：Nobre and van Ede (2019)。

30.　Dunn, T., et al. (2016), *eLife* 5: e12741.

31.　Ormel, P., et al. (2018), *Nature Communications* 9: 4167; Quadrato, G., et al. (2017), *Nature* 545: 48–53; Giandomenico, S., et al. (2019), *Nature Neuroscience* 22: 669–79; Velasco, C., et al. (2019), *Nature* 570: 523–7.

32. Di Lullo, E. and Kriegstein, A. (2017), *Nature Reviews Neuroscience* 18: 573–84; Pollen, A., et al. (2019), *Cell* 176: 743–56; Ball, P. (2019), *How to Grow a Human: Adventures in Who We Are and How We Are Made* (London: Collins).

33. Cohen, J. (2018), *Science* 360: 1284.

34. Farahany, N., et al. (2018), *Nature* 556: 429–32.

35. Clarke, G., et al. (2013), *Molecular Psychiatry* 18: 666–73; Jameson, K. and Hsiao, E. (2018), *Trends in Neurosciences* 41: 413–14.

36. Adolphs and Anderson (2018).

37. Jasanoff, A. (2018), *The Biological Mind: How Brain, Body, and Environment Collaborate to Make Us Who We Are* (New York: Basic).

38. Sterling, P. and Laughlin, S. (2015), *Principles of Neural Design* (London: MIT Press).

39. Nummenmaa, L., et al. (2014), *Proceedings of the National Academy of Sciences USA* 111: 646–51; Nummenmaa, L., et al. (2018), *Proceedings of the National Academy of Sciences USA* 115: 9198–203.

40. Keesy, I., et al. (2019), *Nature Communications* 10: 1162.

41. Vosshall, L. (2007), *Nature* 450: 193–7.

42. https://tinyurl.com/Patel-quote.

43. Perry, C. and Chittka, L. (2019), *Current Opinion in Neurobiology* 54: 171–7; Buchanan, S., et al. (2015), *Proceedings of the National Academy of Sciences USA* 112: 6700–705; Khuong, T., et al (2019), *Science Advances* 5: eaaw4099.

44. Krause, T., et al. (2019), *Current Biology* 29: 1833–41.

45. Feinberg, T. and Mallat, J. (2016), *The Ancient Origins of Consciousness: How the Brain Created Experience* (London: MIT Press); Scholz, M., et al. (2018), https://www.biorxiv.org/content/10.1101/445643v1. 另见对其的评论。

46. Gutfreund, Y. (2017), *Trends in Neurosciences* 40: 196–9.

47. Smith, A. (1978), *Animal Behaviour* 26: 232–40.

48. Groothius, J., et al. (2019), *Arthropod Structure & Development* 51: 41–51.

49. Webb, B. (2019), *Journal of Experimental Biology* 222: jeb188094; Calhoun, A., et al. (2019), *Nature Neuroscience* 22: 2040–9.

50. Saxena and Cunningham (2019); Marques, J., et al. (2020), *Nature* 577: 239–43.

51. Chettih, S. and Harvey, C. (2019), *Nature* 567: 334–40.

52. Robinson, D. (1992), *Behavioral and Brain Sciences* 14: 644–55.

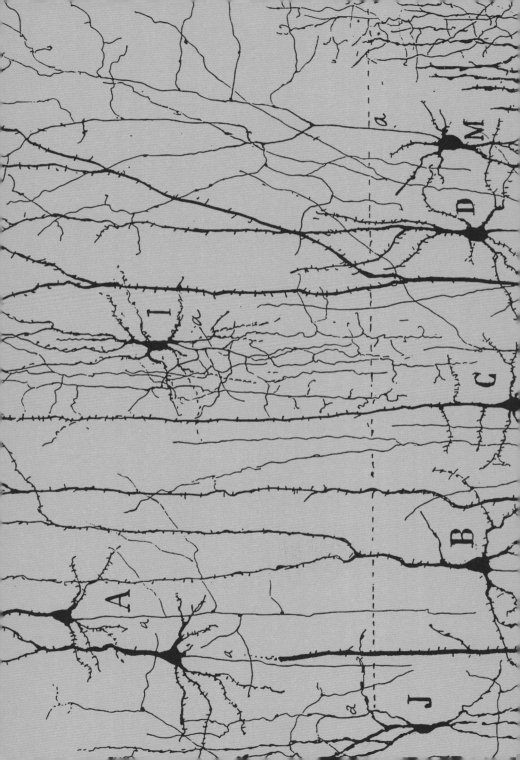